国家卫生和计划生育委员会"十二五"规划教材
全国中医药高职高专院校教材
全国高等医药教材建设研究会规划教材
供中医学、针灸推拿、中医骨伤、护理等专业用

西医妇产科学

第 3 版

主　编　周梅玲

副主编　项豪华　刘志宏　冯　玲

编　委　（按姓氏笔画为序）

王圣洁（安徽中医药高等专科学校）

冯　玲（湖北中医药高等专科学校）

刘志宏（山东中医药高等专科学校）

周晓娜（云南中医学院）

周梅玲（南阳医学高等专科学校）

项豪华（江西中医药高等专科学校）

赵　萍（南阳医学高等专科学校）

梁静琪（四川中医药高等专科学校）

U0390135

人民卫生出版社

图书在版编目(CIP)数据

西医妇产科学/周梅玲主编.—3版.—北京:人民
卫生出版社,2014

ISBN 978-7-117-19093-0

Ⅰ.①西… Ⅱ.①周… Ⅲ.①妇产科学-高等职业
教育-教材 Ⅳ.①R71

中国版本图书馆 CIP 数据核字(2014)第 103075 号

人卫社官网	www.pmph.com	出版物查询,在线购书
人卫医学网	www.ipmph.com	医学考试辅导,医学数 据库服务,医学教育资 源,大众健康资讯

西医妇产科学
第 3 版

主　　编:周梅玲
出版发行:人民卫生出版社 (中继线 010-59780011)
地　　址:北京市朝阳区潘家园南里 19 号
邮　　编:100021
E－mail:pmph @ pmph.com
购书热线:010-59787592　010-59787584　010-65264830
印　　刷:北京市安泰印刷厂
经　　销:新华书店
开　　本:787×1092　1/16　印张:21
字　　数:524 千字
版　　次:2005 年 6 月第 1 版　2014 年 7 月第 3 版
　　　　　2017 年 1 月第 3 版第 2 次印刷(总第 5 次印刷)
标准书号:ISBN 978-7-117-19093-0/R·19094
定　　价:38.00 元

打击盗版举报电话:010-59787491　E-mail:WQ @ pmph.com
　　(凡属印装质量问题请与本社市场营销中心联系退换)

《西医妇产科学》网络增值服务编委会名单

主　编　周梅玲

副主编　项豪华　刘志宏　冯　玲

编　委　（按姓氏笔画为序）

王圣洁（安徽中医药高等专科学校）

冯　玲（湖北中医药高等专科学校）

刘志宏（山东中医药高等专科学校）

周晓娜（云南中医学院）

周梅玲（南阳医学高等专科学校）

项豪华（江西中医药高等专科学校）

赵　萍（南阳医学高等专科学校）

梁静琪（四川中医药高等专科学校）

全国中医药高职高专国家卫生和计划生育委员会规划教材
第三轮修订说明

全国中医药高职高专卫生部规划教材第 1 版（6 个专业 63 种教材）2005 年 6 月正式出版发行，是以安徽、湖北、山东、湖南、江西、重庆、黑龙江等 7 个省市的中医药高等专科学校为主体，全国 20 余所中医药院校专家教授共同编写。该套教材首版以来及时缓解了中医药高职高专教材缺乏的状况，适应了中医药高职高专教学需求，对中医药高职高专教育的发展起到了重要的促进作用。

为了进一步适应中医药高等职业教育的快速发展，第 2 版教材于 2010 年 7 月正式出版发行，新版教材整合了中医学、中药、针灸推拿、中医骨伤、护理等 5 个专业，其中将中医护理学专业名称改为护理；新增了医疗美容技术、康复治疗技术 2 个新专业的教材。全套教材共 86 种，其中 38 种教材被教育部确定为普通高等教育"十一五"国家级规划教材。第 2 版教材由全国 30 余所中医药院校专家教授共同参与编写，整个教材编写工作彰显了中医药特色，突出了职业教育的特点，为我国中医药高等职业教育的人才培养作出了重要贡献。

在国家大力推进医药卫生体制改革，发展中医药事业和高等中医药职业教育教学改革的新形势下，为了更好地贯彻落实《国家中长期教育改革和发展规划纲要（2010–2020）》和《医药卫生中长期人才发展规划（2011–2020）》，推动中医药高职高专教育的发展，2013 年 6 月，全国高等医药教材建设研究会、人民卫生出版社在教育部、国家卫生和计划生育委员会、国家中医药管理局的领导下，全面组织和规划了全国中医药高职高专第三轮规划教材（国家卫生和计划生育委员会"十二五"规划教材）的编写和修订工作。

为做好本轮教材的出版工作，成立了第三届中医药高职高专教育教材建设指导委员会和各专业教材评审委员会，以指导和组织教材的编写和评审工作，确保教材编写质量；在充分调研的基础上，广泛听取了一线教师对前两版教材的使用意见，汲取前两版教材建设的成功经验，分析教材中存在的问题，力求在新版教材中有所创新，有所突破。新版教材仍设置中医学、中药、针灸推拿、中医骨伤、护理、医疗美容技术、康复治疗技术 7 个专业，并将中医药领域成熟的新理论、新知识、新技术、新成果根据需要吸收到教材中来，新增 5 种新教材，共 91 种教材。

新版教材具有以下特色：

1. 定位准确，特色鲜明　本套教材遵循各专业培养目标的要求，力求体现"专科特色、技能特点、时代特征"，既体现职业性，又体现其高等教育性，注意与本科教材、中专教材的区别，同时体现了明显的中医药特色。

2. 谨守大纲，重点突出　坚持"教材编写以教学计划为基本依据"的原则，本次教材修订的编写大纲，符合高职高专相关专业的培养目标与要求，以培养目标为导向、职业岗位能力需求为前提、综合职业能力培养为根本，注重基本理论、基本知识和基本技能的培养和全面素质的提高。体现职业教育对人才的要求,突出教学重点、知识点明确,有与之匹配的教学大纲。

3. 整体优化,有机衔接　本套教材编写从人才培养目标着眼,各门教材是为整个专业培养目标所设定的课程服务,淡化了各自学科的独立完整性和系统性意识。基础课教材内容服务于专业课教材,以"必需,够用"为度,强调基本技能的培养;专业课教材紧密围绕专业培养目标的需要进行选材。全套教材有机衔接,使之成为完成专业培养目标服务的有机整体。

4. 淡化理论,强化实用　本套教材的编写结合职业岗位的任职要求,编写内容对接岗位要求,以适应职业教育快速发展。严格把握教材内容的深度、广度和侧重点,突出应用型、技能型教育内容。避免理论与实际脱节,教育与实践脱节,人才培养与社会需求脱节的倾向。

5. 内容形式,服务学生　本套教材的编写体现以学生为中心的编写理念。教材内容的增减、结构的设置、编写风格等都有助于实现和满足学生的发展需求。为了解决调研过程中教材编写形式存在的问题,本套教材设有"学习要点"、"知识链接"、"知识拓展"、"病案分析(案例分析)"、"课堂讨论"、"操作要点"、"复习思考题"等模块,以增强学生学习的目的性和主动性及教材的可读性,强化知识的应用和实践技能的培养,提高学生分析问题、解决问题的能力。

6. 针对岗位,学考结合　本套教材编写要按照职业教育培养目标,将国家职业技能的相关标准和要求融入教材中。充分考虑学生考取相关职业资格证书、岗位证书的需要,与职业岗位证书相关的教材,其内容和实训项目的选取涵盖相关的考试内容,做到学考结合,体现了职业教育的特点。

7. 增值服务,丰富资源　新版教材最大的亮点之一就是建设集纸质教材和网络增值服务的立体化教材服务体系。以本套教材编写指导思想和整体规划为核心,并结合网络增值服务特点进行本套教材网络增值服务内容规划。本套教材的网络增值服务内容以精品化、多媒体化、立体化为特点,实现与教学要求匹配、与岗位需求对接、与执业考试接轨,打造优质、生动、立体的网络学习内容,为向读者和作者提供优质的教育服务、紧跟教育信息化发展趋势并提升教材的核心竞争力。

新版教材的编写,得到全国 40 余家中医药高职高专院校、本科院校及部分西医院校的专家和教师的积极支持和参与,他们从事高职高专教育工作多年,具有丰富的教学经验,并对编写本学科教材提出很多独到的见解。新版教材的编写,在中医药高职高专教育教材建设指导委员会和各专业教材评审委员会指导下,经过调研会议、论证会议、主编人会议、各专业编写会议、审定稿会议,确保了教材的科学性、先进性和实用性。在此,谨向有关单位和个人表示衷心的感谢!

希望本套教材能够对全国中医药高职高专人才的培养和教育教学改革产生积极的推动作用,同时希望各位专家、学者及读者朋友提出宝贵意见或建议,以便不断完善和提高。

全国高等医药教材建设研究会
第三届全国中医药高职高专教育教材建设指导委员会
人民卫生出版社
2014 年 4 月

全国中医药高职高专第三轮规划教材书目

中医学专业

1	大学语文（第3版）	孙　洁	12	中医妇科学（第3版）	盛　红
2	中医诊断学（第3版）	马维平	13	中医儿科学（第3版）★	聂绍通
3	中医基础理论（第3版）★	吕文亮	14	中医伤科学（第3版）	方家选
		徐宜兵	15	中药学（第3版）	杨德全
4	生理学（第3版）★	郭争鸣	16	方剂学（第3版）★	王义祁
5	病理学（第3版）	赵国胜	17	针灸学（第3版）	汪安宁
		苑光军	18	推拿学（第3版）	郭　翔
6	人体解剖学（第3版）	盖一峰	19	医学心理学（第3版）	侯再金
		高晓勤	20	西医内科学（第3版）★	许幼晖
7	免疫学与病原生物学（第3版）	刘文辉	21	西医外科学（第3版）	贾　奎
		刘维庆	22	西医妇产科学（第3版）	周梅玲
8	诊断学基础（第3版）	李广元	23	西医儿科学（第3版）	金荣华
9	药理学（第3版）	侯　晞	24	传染病学（第2版）	陈艳成
10	中医内科学（第3版）★	陈建章	25	预防医学	吴　娟
11	中医外科学（第3版）★	陈卫平			

中医骨伤专业

26	中医正骨（第3版）	莫善华	30	骨科手术（第3版）	黄振元
27	中医筋伤（第3版）	涂国卿	31	创伤急救（第3版）	魏宪纯
28	中医骨伤科基础（第3版）★	冼　华	32	骨伤科影像诊断技术	申小年
		陈中定	33	骨科手术入路解剖学	王春成
29	中医骨病（第3版）	谢　强			

中 药 专 业

34	中医学基础概要（第3版）	宋传荣	40	中药方剂学（第3版）	吴俊荣
		何正显			马　波
35	中药药理与应用（第3版）	徐晓玉	41	有机化学（第3版）★	王志江
36	中药药剂学（第3版）	胡志方			陈东林
		李建民	42	药用植物栽培技术（第2版）★	宋丽艳
37	中药炮制技术（第3版）	刘　波	43	药用植物学（第3版）★	郑小吉
		李　铭			金　虹
38	中药鉴定技术（第3版）	张钦德	44	药事管理与法规（第3版）	周铁文
39	中药化学技术（第3版）	李　端			潘年松
		陈　斌	45	无机化学（第3版）	冯务群

46 人体解剖生理学（第3版）　　刘春波　　48 中药储存与养护技术　　　沈　力
47 分析化学（第3版）　　　　　潘国石
　　　　　　　　　　　　　　　陈哲洪

针灸推拿专业

49 针灸治疗（第3版）　　　刘宝林　　52 推拿治疗（第3版）　　　梅利民
50 针法灸法（第3版）★　　刘　茜　　53 推拿手法（第3版）　　　那继文
51 小儿推拿（第3版）　　　佘建华　　54 经络与腧穴（第3版）★　王德敬

医疗美容技术专业

55 医学美学（第2版）　　　　　沙　涛　　61 美容实用技术（第2版）　　　张丽宏
56 美容辨证调护技术（第2版）　陈美仁　　62 美容皮肤科学（第2版）　　　陈丽娟
57 美容中药方剂学（第2版）★　黄丽萍　　63 美容礼仪（第2版）　　　　　位汶军
58 美容业经营管理学（第2版）　梁　娟　　64 美容解剖学与组织学（第2版）杨海旺
59 美容心理学（第2版）★　　　陈　敏　　65 美容保健技术（第2版）　　　陈景华
　　　　　　　　　　　　　　　汪启荣　　66 化妆品与调配技术（第2版）　谷建梅
60 美容手术概论（第2版）　　　李全兴

康复治疗技术专业

67 康复评定（第2版）　　　　　孙　权　　72 临床康复学（第2版）　　　邓　倩
68 物理治疗技术（第2版）　　　林成杰　　73 临床医学概要（第2版）　　周建军
69 作业治疗技术（第2版）　　　吴淑娥　　　　　　　　　　　　　　　符逢春
70 言语治疗技术（第2版）　　　田　莉　　74 康复医学导论（第2版）　　谭　工
71 中医养生康复技术（第2版）　王德瑜
　　　　　　　　　　　　　　　邓　沂

护 理 专 业

75 中医护理（第2版）★　　杨　洪　　83 精神科护理（第2版）　　　　井霖源
76 内科护理（第2版）　　　刘　杰　　84 健康评估（第2版）　　　　　刘惠莲
　　　　　　　　　　　　　吕云玲　　85 眼耳鼻咽喉口腔科护理（第2版）肖跃群
77 外科护理（第2版）　　　江跃华　　86 基础护理技术（第2版）　　　张少羽
　　　　　　　　　　　　　刘伟道　　87 护士人文修养（第2版）　　　胡爱明
78 妇产科护理（第2版）　　林　萍　　88 护理药理学（第2版）★　　　姜国贤
79 儿科护理（第2版）　　　艾学云　　89 护理学导论（第2版）　　　　陈香娟
80 社区护理（第2版）　　　张先庚　　　　　　　　　　　　　　　　曾晓英
81 急救护理（第2版）　　　李延玲　　90 传染病护理（第2版）　　　　王美芝
82 老年护理（第2版）　　　唐凤平　　91 康复护理　　　　　　　　　　黄学英

★为"十二五"职业教育国家规划教材。

第三届全国中医药高职高专教育教材建设指导委员会名单

顾 问

刘德培　于文明　王　晨　洪　净　文历阳　沈　彬　周　杰
王永炎　石学敏　张伯礼　邓铁涛　吴恒亚

主任委员

赵国胜　方家选

副主任委员（按姓氏笔画为序）

王义祁　王之虹　吕文亮　李　丽　李　铭　李建民　何文彬
何正显　张立祥　张同君　金鲁明　周建军　胡志方　侯再金
郭争鸣

委　员（按姓氏笔画为序）

王文政　王书林　王秀兰　王洪全　刘福昌　李灿东　李治田
李榆梅　杨思进　宋立华　张宏伟　张俊龙　张美林　张登山
陈文松　金玉忠　金安娜　周英信　周忠民　屈玉明　徐家正
董维春　董辉光　潘年松

秘　书

汪荣斌　王春成　马光宇

第三届全国中医药高职高专院校中医学专业教材评审委员会名单

主任委员

王义祁　郭争鸣

副主任委员

吕文亮　高晓勤

委　员（按姓氏笔画为序）

刘　冰　汪　欣　宋传荣　陈卫平　陈建章　陈景华　范俊德

　　为了更好地贯彻落实《国家中长期教育改革和发展规划纲要》和《医药卫生中长期人才发展规划（2011—2020年）》，推动中医药高职高专教育的发展，培养中医药类高级技能型人才，在总结汲取前两版教材成功经验的基础上，在全国高等医药教材建设研究会、全国中医药高职高专教材建设指导委员会的组织规划下，按照全国中医药高职高专院校各专业的培养目标，确立本课程的教学内容并编写了本教材。

　　2013年11月全国中医药高职高专院校教材第3轮规划教材编写会教材主编人会议在北京召开，会议讨论并制定了"全国中医药高职高专国家卫生和计划生育委员会规划教材第3版修订编写原则与要求"。《西医妇产科学》第3版教材是以本次会议精神为指导，以第2版为基础并广泛征求使用教材师生的意见进行修编的。教材编写全程始终坚持"三基（基本理论、基本知识、基本技能）、五性（思想性、科学性、启发性、先进性、实用性）、三特定（特定学制、特定专业方向、特定对象）"的基本原则；本教材根据培养目标（特定三年制高职高专学生）的实际需要，保持了本专业理论的系统性和完整性，结合临床岗位和各类执业资格考试的实效性，以能力培养为目标，反映了妇产科专业学术发展的成熟内容和教育改革的新成果。

　　为保持教材的连续性，以利于教师教学和学生自学，新版教材保留了第2版教材的基本内容。全书共27章，第1～25章为教学内容，包含产科、妇科、计划生育和妇女保健，第26、27章为妇产科常用特殊检查和常用手术，供学生自学和毕业实习、工作时参考。

　　本教材以培养面向基层、面向医疗卫生一线的应用人才为目标，力求做到重点突出、详略适度、便于自学，帮助学生掌握本专业所必需的基础知识，为学生今后进入综合性医疗机构、社区卫生保健机构、妇幼保健机构和计划生育机构从事临床工作奠定理论和实践基础。

　　为了保证教材的编写质量，《西医妇产科学》编写组多次召开审修书稿会议，并认真讨论了编写大纲。修订时参考了有关教材和有关专家的专著，在此特向各位作者深表谢意；特别感谢第2版教材的编写人员为此次修订打下的良好基础。由于编者水平有限，本书可能存在缺点和不当之处，敬请读者批评指正，并希望各院校学科专家、师生在使用过程中，多提宝贵意见，以利不断改进。

《西医妇产科学》编委会

2014年3月

目 录

第一章 绪论

一、妇产科学的概念与范畴

妇产科学是专门研究妇女特有的生理和病理变化以及生殖调控的一门临床学科,包括产科学、妇科学和计划生育三部分。

产科学是研究妇女妊娠、分娩和产褥全过程,并对该过程中孕产妇、胎儿及新生儿所发生的生理、心理、病理改变进行诊断、处理的医学学科。产科学包括产科学基础、生理产科学(妊娠生理、妊娠诊断、孕期监护及保健、正常分娩、正常产褥等)、病理产科学(妊娠病理、妊娠合并症、异常分娩、分娩期并发症、异常产褥等)和胎儿医学四部分。随着医学科学的发展,围生医学早已从单一的孕产妇监护模式,发展成以医用电子学、细胞遗传学、畸胎学、生物生理学、生物化学、药效学等相关学科为依托,以研究胚胎发育、胎儿生理与病理、早期新生儿和孕产妇疾病的诊断和防治的一门新兴学科。

妇科学是一门研究妇女非妊娠期生殖系统的生理和病理改变,并对其进行诊断、处理的医学学科。妇科学包括妇科学基础、女性生殖器炎症、女性生殖器肿瘤、生殖内分泌疾病、女性生殖器损伤、女性生殖器畸形、女性其他生殖器疾病等。

计划生育主要是研究女性生育的调控。计划生育是我国的一项基本国策,它不是孤立地控制生育、降低人口,而是密切与妇幼保健、妇女健康相结合,要求每对夫妇能够实现其生育目标,对生育时机、数量和间隔,自由地、知情地做出选择。计划生育部分包括避孕、绝育、优生等内容。

二、妇产科学的特点

妇产科学是医学科学组成的一部分,虽然已经成为一门独立学科,但妇产科学与女性的整体密不可分,女性生殖器官仅是整个人体的一部分。妇产科学虽然有女性独特的生理、心理和病理,但和人体其他脏器或系统均有密切相关性。例如:妇女月经来潮,是由大脑皮层-下丘脑-垂体-卵巢等一系列神经内分泌调节的结果,而不仅仅是子宫内膜发生变化,其中任何一个环节的功能出现异常,均能影响正常月经就是证明。妇产科学是个不可分割的整体,虽然人为地将其分为产科学、妇科学和计划生育三部分,但三者却有着共同基础,那就是均面对女性生殖器官的生理与病理,且两科疾病多互为因果关系。不少妇科疾病常常是产科问题的延续,例如产时盆底软组织损伤可以导致子宫脱垂、产后大出血造成希恩(Sheehan)综合征等。不少产科问题又是妇科疾病所造成,例如输卵管慢性炎症可以引起输卵管妊娠,盆腔肿瘤、子宫畸形可以造成流产、早产等。

妇产科学是临床医学,也是预防医学。做好孕期保健可以预防妊娠并发症;做好产时处理,能预防难产和产伤;认真开展产前诊断可以及早发现遗传性疾病和先天畸形;开展妇女病普查可以发现早期宫颈癌等,这些预防措施均是妇产科学的重要组成部分。

三、妇产科学近代进展

随着基础学科不断取得新进展,妇产科学也更新了观念,新理论、新技术的应用极大地丰富了妇产科学的内容,在实践中发挥着积极作用,突出表现在以下几方面:

(一) 产科学进展

1. 新的理论体系的确立 以往的产科学是以母亲为中心的理论体系,近年产科学理论体系有着显著转变,母子统一管理的理论体系的出现,在以往着重研究孕妇在妊娠期、分娩期、产褥期的母体变化等的同时,加强了对胎儿、新生儿的研究,导致围生医学、新生儿学等分支学科诞生。目前国内已广泛开展包括使用电子仪器在内的围生期监护技术,产科医生与新生儿科医生合作,从而大大地降低了围生期母婴死亡率,提高了出生人口素质。

2. 产前诊断技术不断发展 目前已经能够通过产前的一些特殊检查如羊水检查、影像学检查等,在妊娠早、中期明确诊断出一些遗传性疾病和先天畸形,避免了不良人口的出生,为家庭及社会减少极大负担。

3. 助孕技术飞跃发展 生殖生理理论的研究开发出了各种新技术,这些技术包括体外受精-胚泡移植、卵母细胞浆单精子显微注射、胚胎植入前遗传学诊断、配子输卵管内移植、宫腔内配子移植、供胚移植等。由于助孕技术的大力开展,也促进了生殖生理学的向前发展。

(二) 妇科学进展

1. 妇科诊治新技术不断创新 妇科应用性基础研究的发展使妇科内分泌疾病和肿瘤的临床研究从器官水平发展到分子水平,较清楚地了解了激素及其作用机制,神经与内分泌相互调控作用,肿瘤发生发展与女性激素、病毒、癌基因以及细胞因子之间的关系等关键性基础理论,使女性内分泌学和妇科肿瘤学迅速发展。内分泌学的发展,也促使了生殖生理学的发展。妇科肿瘤的根治手术和微创手术,使妇科手术进入了崭新的阶段。

2. 妇女保健学的建立 妇女保健学是根据女性生殖生理特征,以保健为中心,以群体为对象的一门新兴学科。主要研究妇女一生各时期的生理、心理、病理、适应社会能力的保健要求,我国建立健全妇女保健三级网就是明显的例子。

总之,妇产科学的进展,已经衍生了许多跨学科专科,要和其他有关学科合作,才能取得更大成绩。

四、怎样学好妇产科学

妇产科学作为一门独立的学科,既有自己的特点,又和其他系统有着密切的关系,妇产科学又是一门实践性较强的学科,必须理论联系实际。其课程分为系统学习和毕业实习两个阶段。系统学习妇产科学课程应该按照教学大纲的要求,扎扎实实学好基础理论、基本知识、基本技能;毕业实习是在上级医师具体指导下参加医学诊疗实践,培养实际工作能力。二者不可偏废,缺一不可。将来作为一名医生,必须具备高尚医德和良好医风,才能充分发挥自己的医术水平,成为一名合格的医生。要善于在为患者服务中学习,在服务过程中学好本领,再用学好的本领服务于患者,切不可粗心大意;产科医疗关系到母婴的安危,处理稍有疏忽就会给两条生命带来意外。因此学生必须坚持为孕产妇、妇科患者服务的大方向,努力学好妇产科学理论知识,自觉地贯彻理论与实践相结合的原则,满腔热情,积极工作,成为一名合格的妇产科医生。

（周梅玲）

第二章 女性生殖系统解剖和生理

 **学习要点**

女性内、外生殖器的解剖特点;女性骨盆的形态与组成;卵巢的周期性变化;子宫内膜的周期性变化;月经周期的调节机制。

第一节 女性生殖系统解剖

一、外生殖器

女性外生殖器又称外阴,指生殖器官的外露部分,位于两股内侧之间,前为耻骨联合,后为会阴,包括阴阜、大阴唇、小阴唇、阴蒂和阴道前庭。

（一）阴阜

为耻骨联合前面隆起的脂肪垫。青春期该部皮肤开始生长阴毛,呈倒三角形分布,阴毛的疏密、色泽存在种族和个体差异。

（二）大阴唇

为两股内侧一对纵行隆起的皮肤皱襞,前接阴阜,后连会阴。大阴唇外侧面为皮肤,有色素沉着和阴毛,内含皮脂腺和汗腺;内侧面湿润似黏膜。皮下脂肪层含丰富的血管、淋巴管和神经,外伤后易形成血肿。未产妇女两侧大阴唇自然合拢,产后向两侧分开,绝经后大阴唇呈萎缩状,阴毛稀少。

（三）小阴唇

系位于大阴唇内侧的一对薄皮肤皱襞。表面湿润、色褐、无毛,富含神经末梢。两侧小阴唇前端融合,并分为前后两叶包绕阴蒂,前叶形成阴蒂包皮,后叶形成阴蒂系带。大、小阴唇后端会合,在正中线形成阴唇系带。

（四）阴蒂

位于两小阴唇顶端的联合处,与男性阴茎同源,由海绵体构成,有勃起性。阴蒂分为3部分,前为阴蒂头,暴露于外阴,富含神经末梢,对性刺激敏感;中为阴蒂体;后为两阴蒂脚,附着于两侧耻骨支上。

（五）阴道前庭

为两小阴唇之间的菱形区。前为阴蒂,后为阴唇系带。阴道口与阴唇系带之间有一浅窝,称舟状窝。此区域内有以下结构:

1. 前庭球 又称球海绵体,位于前庭两侧,由具有勃起性的静脉丛构成。其前端与阴蒂相接,后端膨大,与同侧前庭大腺相邻,表面为球海绵体肌覆盖。

2. 前庭大腺 又称巴多林腺,位于大阴唇后部,为球海绵体肌覆盖,如黄豆大,左右各一。腺管细长(1~2cm),向内侧开口于阴道前庭后方小阴唇与处女膜之间的沟内。性兴奋时,分泌黏液起润滑作用。正常情况下此腺体不能触及,若腺管堵塞,可形成前庭大腺囊肿或脓肿。

3. 尿道外口　位于阴蒂头后下方,圆形,边缘折叠而合拢。其后壁上有一对并列腺体,称尿道旁腺。该腺体开口小,细菌容易潜伏。

4. 阴道口及处女膜　阴道口位于尿道外口后方、前庭的后部。其周缘覆有一层较薄的黏膜皱襞,称处女膜。膜的两面均为鳞状上皮覆盖,其间含结缔组织、血管与神经末梢。处女膜中央有一孔,孔的形状、大小及膜的厚薄因人而异。处女膜可因性交或剧烈运动而破裂,受分娩影响,产后仅留有处女膜痕。

二、内生殖器

女性内生殖器位于真骨盆内,包括阴道、子宫、输卵管及卵巢,后两者合称子宫附件。

(一) 阴道

阴道是性交器官,也是月经血排出和胎儿娩出的通道。

1. 位置和形态　阴道位于真骨盆下部中央,呈上宽下窄的管道,前壁长 7~9cm,与膀胱和尿道相邻;后壁长 10~12cm,与直肠贴近。上端包绕宫颈阴道部,下端开口于阴道前庭后部。环绕宫颈周围的部分称阴道穹隆,按其位置分为前、后、左、右四部分,其中后穹隆最深,与盆腔最低的直肠子宫陷凹紧密相邻,临床上可经此处穿刺或引流。

2. 组织结构　阴道壁自内向外由黏膜、肌层和纤维组织膜构成。黏膜层由非角化复层鳞状上皮覆盖,淡红色,无腺体,有许多横行皱襞,伸展性较大,受性激素影响有周期性变化。肌层由内环和外纵两层平滑肌构成,纤维组织膜与肌层紧密粘贴。阴道壁富有静脉丛,损伤后易出血或形成血肿。

(二) 子宫

子宫是产生月经、孕育胚胎及胎儿的器官。

1. 形态　子宫为一壁厚、腔小的肌性器官。成年人子宫呈前后略扁的倒置梨形,重约 50~70g,长 7~8cm,宽 4~5cm,厚 2~3cm,宫腔容量约 5ml。子宫上部较宽称宫体,其上端隆突部分称宫底,宫底两侧为宫角,与输卵管相通。子宫下部较窄呈圆柱状称宫颈。宫体与宫颈的比例,青春期前为 1:2,育龄期妇女为 2:1,绝经后为 1:1。

子宫腔为上宽下窄的三角形,两侧通输卵管,尖端朝下通宫颈管。在宫体与宫颈之间形成最狭窄的部分,称子宫峡部,非孕期长约 1cm,妊娠期逐渐伸展变长,妊娠末期可达 7~10cm,形成子宫下段,成为软产道的一部分。峡部上端因解剖上较狭窄,称为解剖学内口;下端因子宫内膜在此处转变为宫颈黏膜,称为组织学内口。宫颈内腔呈梭形,称为宫颈管,成年妇女长约 2.5~3.0cm,其下端称宫颈外口,通向阴道。宫颈以阴道为界,分为上下两部,在阴道以上的部分称宫颈阴道上部,伸入阴道内的部分称宫颈阴道部,宫颈阴道上部和宫颈阴道部之比为 2:1。未产妇的宫颈外口呈圆形,经产妇的宫颈外口受分娩影响形成横裂,被分为前唇和后唇。

2. 组织结构　宫体和宫颈的结构不同。

(1) 子宫体:宫体壁由 3 层组织构成,由内向外分为子宫内膜层、肌层和浆膜层。

1) 子宫内膜层:覆盖宫腔表面,无内膜下层组织。子宫内膜分为 3 层:致密层、海绵层和基底层。内膜表面 2/3 层为致密层和海绵层,统称为功能层,受卵巢性激素影响,发生周期性变化;余下 1/3 靠近子宫肌层的内膜,不受卵巢性激素影响,无周期性变化,称基底层。

2)子宫肌层:较厚,非孕时厚约 0.8cm,由大量平滑肌、少量弹力纤维及胶原纤维所组成。分 3 层:内层环行排列,中层交叉排列,外层纵行排列。子宫收缩时血管被压迫,能有效制止子宫出血。

3)子宫浆膜层:为覆盖宫底部及宫体前后面的脏层腹膜。在子宫前面近子宫峡部处,腹膜向前反折覆盖膀胱,形成膀胱子宫陷凹,该腹膜称膀胱子宫反折腹膜。在子宫后面,腹膜沿子宫壁向下,至宫颈后方及阴道后穹隆再折向直肠,形成直肠子宫陷凹,也称道格拉斯陷凹。

(2)子宫颈:主要由结缔组织构成,亦含有平滑肌纤维、血管及弹力纤维。宫颈管黏膜为单层高柱状上皮,黏膜内腺体分泌碱性黏液,其成分和性状受性激素的影响,发生周期性变化。宫颈阴道部为复层鳞状上皮覆盖,表面光滑。宫颈外口柱状上皮与鳞状上皮交界处是宫颈癌的好发部位。

3. 位置　子宫位于盆腔中央,前为膀胱,后为直肠,下端接阴道,两侧有输卵管和卵巢。宫底位于骨盆入口平面以下,宫颈外口位于坐骨棘水平稍上方。依靠子宫韧带、骨盆底肌和筋膜的支托,使子宫呈轻度前倾前屈位。

4. 子宫韧带　共有四对。

(1)圆韧带:呈圆索形得名,长 10～12cm,由平滑肌与结缔组织组成。起于宫角的前面、输卵管近端的下方,在阔韧带前叶的覆盖下向前外侧走行,到达骨盆壁侧壁后,穿过腹股沟管终于大阴唇前端。圆韧带使子宫保持前倾位置。

(2)阔韧带:位于子宫两侧,为一对双层翼状腹膜皱襞,由覆盖子宫前后壁的腹膜自子宫侧缘向两侧延伸达盆壁而形成,能限制子宫向两侧倾斜。阔韧带分前后两叶,其上缘游离,内 2/3 部包围输卵管(伞部无腹膜遮盖),外 1/3 部移行为骨盆漏斗韧带或称卵巢悬韧带,卵巢动静脉由此穿过。卵巢内侧与宫角之间的阔韧带稍增厚,称卵巢固有韧带或卵巢韧带。在输卵管以下、卵巢附着处以上的阔韧带称输卵管系膜,内含中肾管遗迹。卵巢与阔韧带后叶相接处称卵巢系膜。宫体两侧的阔韧带中有丰富的血管、神经、淋巴管及大量疏松结缔组织,称宫旁组织。子宫动静脉和输尿管均从阔韧带基底部穿过。

(3)主韧带:又称宫颈横韧带。在阔韧带的下部,横于宫颈两侧和骨盆侧壁之间。为一对坚韧的平滑肌与结缔组织纤维束,起固定宫颈位置、防止子宫下垂的作用。

(4)宫骶韧带:起自宫体和宫颈交界处后面的上侧方,向两侧绕过直肠到达第 2、3 骶椎前面的筋膜。韧带外覆腹膜,内含平滑肌、结缔组织和神经,短厚有力,向后向上牵引宫颈,维持子宫前倾位置。

(三)输卵管

输卵管为一对细长而弯曲的肌性管道,位于阔韧带上缘内,内侧与宫角相连通,外端游离,与卵巢接近,全长约 8～14cm,为卵子与精子相遇的场所,也是运送受精卵的管道。按输卵管的形态由内向外可分为 4 部分:①间质部:潜行于子宫壁内的部分,狭窄而短,长 1cm;②峡部:在间质部外侧,管腔狭窄,长 2～3cm;③壶腹部:在峡部外侧,壁薄,管腔宽大且弯曲,长 5～8cm,内含丰富皱襞;④伞部:为输卵管的末端,开口于腹腔,长 1～1.5cm,管口处有许多细长的指状突起,有"拾卵"作用。

输卵管壁由 3 层构成:外层为浆膜层,是腹膜的一部分;中层为平滑肌层,肌肉收缩,使输卵管由远端向近端蠕动,协助拾卵和运卵;内层为黏膜层,由单层高柱状上皮组成。上皮细胞分为纤毛细胞、无纤毛细胞、楔状细胞及未分化细胞4种。纤毛细胞的纤毛摆动,能协助运送受精卵;无纤毛细胞有分泌作用,又称分泌细胞;楔形细胞可能为无纤毛细胞的前身;未分化细胞又称游走细胞,为上皮的储备细胞。输卵管肌肉的收缩和黏膜上皮细胞的形态、分泌及纤毛摆动均受性激素影响,有周期性变化。

(四) 卵巢

为一对扁椭圆形的性腺,具有生殖和内分泌功能。由外侧的骨盆漏斗韧带和内侧的卵巢固有韧带悬于子宫和盆壁之间,卵巢前缘借卵巢系膜与阔韧带后叶相连。卵巢前缘中部有卵巢门,卵巢血管和神经通过卵巢系膜在此出入卵巢;卵巢后缘游离。青春期前,卵巢表面光滑;青春期开始排卵后,表面逐渐凹凸不平。成年女性的卵巢大小约4cm×3cm×1cm,重约5～6g,呈灰白色;绝经后卵巢萎缩变小变硬。

卵巢表面无腹膜,由单层立方上皮覆盖,称生发上皮。上皮的深面有一层纤维组织,称卵巢白膜。再往内为卵巢实质,外层为皮质,内层为髓质。皮质由大小不等的各级发育卵泡、黄体和它们退化形成的残余结构及间质组织组成;髓质与卵巢门相连,含疏松结缔组织及丰富血管、神经、淋巴管及少量与卵巢韧带相延续的平滑肌纤维。

三、内生殖器邻近器官

女性生殖器官与骨盆腔其他器官相邻,当某一器官有病变时,如创伤、感染、肿瘤等,易累及邻近器官。

(一) 尿道

为一肌性管道,位于耻骨联合和阴道前壁之间,长4～5cm,直径约0.6cm,始于膀胱三角尖端,穿过泌尿生殖膈,终止于阴道前庭部的尿道外口。女性尿道短而直,又邻近阴道,易引起泌尿系统感染。

(二) 膀胱

为一囊状肌性器官。排空的膀胱为锥体形,位于耻骨联合与子宫之间。膀胱充盈时可突向盆腔甚至腹腔,故妇科检查及手术时必须排空膀胱。膀胱底部与宫颈和阴道前壁相邻,其间组织较疏松,盆底肌肉及其筋膜受损时,膀胱和尿道可随宫颈及阴道前壁一并脱出。

(三) 输尿管

为一对圆索状肌性长管,全长约30cm,粗细不一,内径最细3～4mm,最粗7～8mm。女性输尿管在腹膜后,从肾盂开始沿腰大肌前面偏中线侧下行(腰段),在骶髂关节处经髂外动脉起点的前方进入骨盆腔(骨盆段),继续下行,于阔韧带基底部向前内方行,于宫颈外侧约2.0cm处,在子宫动脉的下方穿过,在宫颈阴道上部的外侧1.5～2.0cm处,斜向前内穿越输尿管隧道进入膀胱(膀胱段)。输尿管壁厚约1mm,分黏膜、肌层及外膜三层,输尿管走行过程中,支配肾、卵巢、子宫及膀胱的血管在其周围分支并相互吻合,形成丰富的血管丛,营养输尿管。在盆腔手术时,应避免损伤输尿管,并注意保护输尿管血运,以防输尿管瘘。

(四) 直肠

位于盆腔后部,上接乙状结肠,下接肛管,前为子宫及阴道,后为骶骨,全长15～20cm。直肠前面与阴道后壁相连,盆底肌肉及筋膜受损伤,常与阴道后壁一并脱出。肛管长2～3cm,借会阴体与阴道下段分开,阴道分娩时应注意保护会阴,避免损伤肛管。

(五) 阑尾

状似蚯蚓,通常位于右髂窝内,其位置、长短、粗细变异较大,下端有时可达右输卵管及卵巢部。患阑尾炎时可能累及子宫附件。妊娠时增大的子宫可使阑尾向外上方移位。

四、血管、淋巴及神经

(一) 动脉

女性内外生殖器官的血液供应主要来自卵巢动脉、子宫动脉、阴道动脉及阴部内动脉。

1. 卵巢动脉　自腹主动脉分出，在腹膜后沿腰大肌前下行至骨盆缘处，跨过输尿管与髂总动脉下段，经骨盆漏斗韧带向内横行，再向后经卵巢系膜进入卵巢。卵巢动脉在进入卵巢前，尚有分支走行于输卵管系膜内营养输卵管，其末梢在宫角附近与子宫动脉上行的卵巢支相吻合。

2. 子宫动脉　为髂内动脉前干分支，在腹膜后沿骨盆侧壁向下向前行，经阔韧带基底部、宫旁组织到达子宫外侧，距宫颈内口水平约2cm处，横跨输尿管至子宫侧缘，此后分为上下两支：上支较粗，在阔韧带内，沿子宫体侧缘迂曲上行，称宫体支，至宫角处又分为宫底支（分布于宫底部）、输卵管支（分布于输卵管）及卵巢支（与卵巢动脉末梢吻合）；下支较细，分布于宫颈及阴道上段，称宫颈-阴道支。

3. 阴道动脉　为髂内动脉前干分支，分布于阴道中下段前后壁、膀胱顶及膀胱颈。阴道动脉与子宫动脉的宫颈-阴道支和阴部内动脉分支相吻合。阴道上段由子宫动脉宫颈-阴道支供应，中段由阴道动脉供应，下段主要由阴部内动脉和痔中动脉供应。

4. 阴部内动脉　为髂内动脉前干终支，经坐骨大孔的梨状肌下孔穿出骨盆腔，绕过坐骨棘背面，再经坐骨小孔到达坐骨肛门窝，并分出4支：①痔下动脉，分布于直肠下段及肛门部；②会阴动脉，分布于会阴浅部；③阴唇动脉，分布于大、小阴唇；④阴蒂动脉，分布于阴蒂及前庭球。

(二) 静脉

盆腔静脉均与同名动脉伴行，并在相应器官及周围形成静脉丛，且相互吻合，故盆腔静脉感染容易蔓延。卵巢静脉与同名动脉伴行，右侧汇入下腔静脉，左侧汇入左肾静脉，故左侧盆腔静脉曲张较多见。

(三) 淋巴

女性生殖器官和盆腔具有丰富的淋巴系统，淋巴结一般沿相应的血管排列，成群或成串分布，其数目和确切位置均不恒定。分为外生殖器淋巴与盆腔淋巴两组。

1. 外生殖器淋巴　分为深浅两部分。

(1) 腹股沟浅淋巴结：分上下两组，上组沿腹股沟韧带排列，收纳外生殖器、会阴、阴道下段及肛门部的淋巴；下组位于大隐静脉末端周围，收纳会阴及下肢的淋巴。其输出管大部分汇入腹股沟深淋巴结，少部分汇入髂外淋巴结。

(2) 腹股沟深淋巴结：位于股静脉内侧，收纳阴蒂、腹股沟浅淋巴，汇入髂外、闭孔等淋巴结。

2. 盆腔淋巴　分为三组：

(1) 髂淋巴组：由闭孔、髂内、髂外及髂总淋巴结组成。

(2) 骶前淋巴组：位于骶骨前面。

(3) 腰淋巴组：位于腹主动脉旁。

阴道下段淋巴主要汇入腹股沟浅淋巴结。阴道上段淋巴回流基本与宫颈淋巴回流相同，大部分汇入髂内与闭孔淋巴结，小部分汇入髂外淋巴结，经髂总淋巴结汇入腰淋巴结和

（或）骶前淋巴结。宫底、输卵管、卵巢淋巴大部分汇入腰淋巴结，小部分汇入髂内外淋巴结。宫体两侧淋巴汇入腹股沟浅淋巴结。宫体前后壁淋巴分别回流至膀胱淋巴结和直肠淋巴结。当生殖器官发生感染或肿瘤时，往往沿各部回流的淋巴管扩散或转移。

（四）神经

1. 外生殖器的神经支配　主要由阴部神经支配。由第Ⅱ、Ⅲ、Ⅳ骶神经分支组成，含感觉和运动神经纤维，走行途径同阴部内动脉。阴部神经在坐骨结节内侧下方分成 3 支，即会阴神经、阴蒂背神经及肛门神经（又称痔下神经），分布于会阴、阴唇及肛门周围。

2. 内生殖器的神经支配　主要由交感神经与副交感神经支配。交感神经纤维自腹主动脉前神经丛分出，下行入盆腔后分为两部分：①卵巢神经丛：分布于卵巢和输卵管；②骶前神经丛：大部分在宫颈旁形成骨盆神经丛，分布于宫体、宫颈、膀胱上部等。骨盆神经丛中有来自第Ⅱ、Ⅲ、Ⅳ骶神经的副交感神经纤维及向心传导的感觉神经纤维。子宫平滑肌有自主节律活动，完全切除其神经后仍能有节律收缩，还能完成分娩活动。临床上可见低位截瘫的产妇仍能自然分娩。

五、骨盆

女性骨盆是胎儿娩出时必经的骨性产道，其大小、形状直接影响分娩过程。通常女性骨盆较男性骨盆宽而浅，有利于胎儿娩出。

（一）骨盆的组成

1. 骨盆的骨骼　骨盆由骶骨、尾骨及左右两块髋骨组成。每块髋骨又由髂骨、坐骨及耻骨融合而成；骶骨由 5~6 块骶椎融合而成，呈楔形，其上缘明显向前突起，称为骶岬，是骨盆内测量对角径的重要标志；尾骨由 4~5 块尾椎融合而成。

2. 骨盆的关节　包括耻骨联合、骶髂关节和骶尾关节。在骨盆的前方两耻骨之间由纤维软骨连接，称为耻骨联合。在骨盆后方由骶骨和两髂骨相连，形成骶髂关节。骶骨与尾骨相连，形成骶尾关节，该关节有一定活动度。

3. 骨盆的韧带　骨盆各部之间的韧带中有两对重要的韧带，一对是骶、尾骨与坐骨结节之间的骶结节韧带，另一对是骶、尾骨与坐骨棘之间的骶棘韧带，骶棘韧带宽度即坐骨切迹宽度，是判断中骨盆是否狭窄的重要指标。妊娠期受性激素影响，韧带松弛，有利于胎儿娩出。

（二）骨盆的分界

以耻骨联合上缘、髂耻缘及骶岬上缘的连线为界，将骨盆分为假骨盆和真骨盆。假骨盆又称大骨盆，位于骨盆分界线以上，为腹腔的一部分。真骨盆又称小骨盆，位于骨盆分界线以下，是胎儿娩出的骨产道。真骨盆有上、下两口，即骨盆入口与骨盆出口，两口之间为骨盆腔。骨盆腔后壁是骶骨与尾骨，两侧为坐骨、坐骨棘和骶棘韧带，前壁为耻骨联合及耻骨支。坐骨棘位于真骨盆中部，是分娩过程中衡量胎先露下降程度的重要标志，两坐骨棘连线的长短是衡量中骨盆横径的重要径线。骨盆腔呈前浅后深的形态，其中轴为骨盆轴，分娩时胎儿循此轴娩出。

（三）骨盆的类型

按骨盆形状分为 4 种，临床以混合型骨盆多见。其形态、大小常受种族、遗传、营养及性激素的影响。

1. 女型　骨盆入口呈横椭圆形，入口横径较前后径稍长，耻骨弓较宽，骨盆侧壁陡直，坐骨棘不突出,坐骨棘间径≥10cm。最常见,为女性正常骨盆。

2. 扁平型 骨盆入口呈扁椭圆形,入口横径大于前后径,耻骨弓宽,骶骨失去正常弯度,变直向后翘或深弧形,故骨盆浅。较常见。

3. 类人猿型 骨盆入口呈长椭圆形,入口前后径大于横径。骨盆侧壁稍内聚,坐骨棘较突出,坐骨切迹较宽,耻骨弓较窄,骶骨向后倾斜,故骨盆前部较窄而后部较宽。骶骨往往有6节,该骨盆较其他类型深。

4. 男型 骨盆入口略呈三角形,骨盆侧壁内聚,坐骨棘突出,耻骨弓较窄,坐骨切迹窄呈高弓形,骶骨较直而前倾,致出口后矢状径较短。骨盆腔呈漏斗形,往往造成难产。少见。

六、骨盆底组织

骨盆底由多层肌肉和筋膜所组成,封闭骨盆出口,承载并保持盆腔脏器于正常位置。若骨盆底结构和功能异常,可影响盆腔脏器的位置与功能。分娩会不同程度地损伤骨盆底组织或影响其功能。

骨盆底的前方为耻骨联合下缘,后方为尾骨尖,两侧为耻骨降支、坐骨升支及坐骨结节。两侧坐骨结节前缘的连线将骨盆底分为前、后两部分:前部为尿生殖三角,有尿道和阴道通过;后部为肛门三角,有肛管通过。

骨盆底自外向内分3层:

(一) 外层

外层位于外生殖器、会阴皮肤及皮下组织的下面,由会阴浅筋膜及其深面的3对肌肉及一括约肌组成。此层肌肉的肌腱汇合于阴道外口和肛门之间,形成中心腱。

1. 球海绵体肌 位于阴道两侧,覆盖前庭球及前庭大腺,向后与肛门外括约肌交叉混合。此肌收缩时能紧缩阴道,又称阴道括约肌。

2. 坐骨海绵体肌 始于坐骨结节内侧,沿坐骨升支与耻骨降支前行,向上止于阴蒂海绵体(阴蒂脚处)。

3. 会阴浅横肌 自两侧坐骨结节内侧面中线向中心腱汇合。

4. 肛门外括约肌 为围绕肛门的环行肌束,前端会合于中心腱。

(二) 中层

即泌尿生殖膈。由上、下两层坚韧筋膜及一层薄肌肉组成,覆盖在由耻骨弓与两坐骨结节所形成的骨盆出口前部三角形平面上,又称三角韧带,其中有尿道与阴道穿过。在两层筋膜间有一对由两侧坐骨结节至中心腱的会阴深横肌和环绕尿道的尿道括约肌。

(三) 内层

即盆膈。为骨盆底最坚韧的一层,由肛提肌及内外两层筋膜组成,自前向后依次有尿道、阴道及直肠贯通。

1. 肛提肌 是位于骨盆底的成对扁阔肌,向下向内合成漏斗形。每侧肛提肌自前内向后外由3部分组成:①耻尾肌:为肛提肌主要部分,肌纤维起自耻骨降支内侧,绕过阴道、直肠,向后止于尾骨,其中有小部分肌纤维终止于阴道和直肠周围。耻尾肌受损伤可导致膀胱、直肠脱垂;②髂尾肌:起自腱弓(即闭孔内肌表浅筋膜的增厚部分)后部,向中间及向后走行,与耻尾肌汇合,绕肛门两侧止于尾骨;③坐尾肌:起自两侧坐骨棘,止于尾骨及骶骨。在盆底肌肉中,肛提肌起最重要的支持作用,又因部分肌纤维在阴道及直肠周围密切交织,还有加强肛门与阴道括约肌的作用。

2. 会阴 广义的会阴是指封闭骨盆出口的所有软组织。狭义的会阴是指阴道口与肛门之间的软组织,又称会阴体,厚 3 ~ 4cm,呈楔状,由外向内为皮肤、皮下脂肪、筋膜、部分肛提肌和会阴中心腱。会阴中心腱由部分肛提肌及

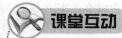

课堂互动

叙述四种骨盆的解剖特点及骨盆底组织的解剖结构。

其筋膜和会阴浅横肌、会阴深横肌、球海绵体肌和肛门外括约肌的肌腱共同交织而成。会阴伸展性大,妊娠晚期会阴组织变软有利于分娩。

第二节 女性生殖系统生理

一、妇女一生各阶段的生理特点

女性从胎儿形成到衰老是一个渐进的生理过程,也是下丘脑-垂体-卵巢轴功能发育、成熟和衰退的过程。按其生理特点妇女一生分为 7 个阶段,但无截然界限,受遗传、环境、营养等因素影响而有个体差异。

(一)胎儿期

受精卵是由父系和母系来源的 23 对(46 条)染色体组成的新个体,其中一对为性染色体,性染色体 X 与 Y 决定胎儿性别。若胚胎细胞不含 Y 染色体,性腺分化缓慢,至胚胎 8 ~ 10 周性腺组织才出现卵巢结构。原始生殖细胞分化为初级卵母细胞,性索皮质的扁平细胞围绕卵母细胞构成原始卵泡。因无雄激素及副中肾管抑制因子,致中肾管退化,副中肾管发育成为女性生殖道。

(二)新生儿期

出生后 4 周内称新生儿期。女性胎儿在母体内受到胎盘及母体卵巢所产生的女性激素影响,出生时新生儿外阴较丰满,乳房略隆起或少许泌乳。出生后脱离母体循环,血中女性激素水平迅速下降,可出现少量阴道流血。这些生理变化短期内能自然消失。

(三)儿童期

出生后 4 周到 12 岁左右称儿童期。约在 8 岁之前,下丘脑-垂体-卵巢轴的功能处于抑制状态,卵泡无雌激素分泌,生殖器仍为幼稚型,子宫、输卵管及卵巢位于腹腔内。约 8 岁后,下丘脑促性腺激素释放激素抑制状态解除,垂体开始分泌促性腺激素,卵泡受促性腺激素的影响,有一定发育并分泌性激素,但达不到成熟,卵巢形态逐步变为扁卵圆形。子宫、输卵管及卵巢逐渐向骨盆腔内下降,皮下脂肪在胸、髋、肩部及耻骨前面堆积,乳房开始发育,女性特征开始显现。

(四)青春期

是儿童到成人的转变期,是生殖器官、内分泌、体格逐渐发育至成熟的阶段。世界卫生组织(WHO)规定青春期为 10 ~ 19 岁。

青春期的生理特点有:

1. 第一性征发育 生殖器从幼稚型变为成人型。阴阜隆起,大、小阴唇变肥厚且有色素沉着;阴道长度及宽度增加,阴道黏膜变厚并出现皱襞;子宫增大,宫体占子宫全长的2/3;输卵管变粗,弯曲度减小;卵巢增大,皮质内有不同发育阶段的卵泡,使卵巢表面稍呈凹凸不平。此期已初具生育能力,但生殖系统功能尚未完善。

2. 第二性征出现 包括音调变高,乳房发育,出现阴毛及腋毛,骨盆横径发育大于前后

径,胸、肩、髋部皮下脂肪增多。其中乳房发育是青春期发动的标志。

3. 生长加速　此期体格生长呈直线加速,月经初潮后增长速度减慢。

4. 月经来潮　第一次月经来潮,称月经初潮,是青春期的重要标志。但此时中枢对雌激素的正反馈机制尚未成熟,有时卵泡成熟却不排卵,故初潮后月经周期常无规律,经 5 ~ 7 年卵巢有规律排卵后,月经才能正常。

(五) 性成熟期

性成熟期一般自 18 岁左右开始,历时约 30 年,是卵巢生殖功能和内分泌功能最旺盛的时期。此期卵巢功能成熟,已建立规律的周期性排卵并分泌性激素,生殖器官及乳房在卵巢性激素的作用下发生周期性变化。

(六) 绝经过渡期

指从开始出现绝经趋势直至最后一次月经的时期。可始于 40 岁,历时短则 1 ~ 2 年,长至 10 ~ 20 年。此期卵巢内卵泡数明显减少,卵泡不能成熟及排卵,故常出现无排卵性月经;由于雌激素水平降低,因而出现血管舒缩障碍和神经精神症状,表现为潮热、出汗、情绪不稳定、不安、抑郁或烦躁、失眠等,称绝经综合征。月经永久性停止称为绝经。我国妇女平均绝经年龄为 49.5 岁。

(七) 绝经后期

指绝经后的生命时期。早期阶段,卵巢停止分泌雌激素,但卵巢间质分泌的少量雄激素在外周转化为雌酮,成为血液循环中的主要雌激素。60 岁后妇女机体逐渐老化进入老年期。此期卵巢功能完全衰竭,雌激素水平更低,不足以维持女性第二性征,生殖器官进一步萎缩,骨代谢失常引起骨质疏松,易发生骨折。

二、月经及月经期的临床表现

(一) 月经

是指伴随卵巢周期性变化而出现的子宫内膜周期性脱落及出血。规律月经是生殖功能成熟的重要标志。

(二) 月经初潮

月经第一次来潮称月经初潮。初潮年龄多在 13 ~ 14 岁之间,可早至 11 岁或迟至 15 岁。初潮的早晚,主要受遗传因素控制,营养、体重也起重要作用。

(三) 月经周期

出血的第 1 日为月经周期的开始,相邻两次月经第 1 日的间隔时间称一个月经周期,一般为 21 ~ 35 天,平均 28 天。

(四) 经期及经量

每次月经持续的时间为经期,一般为 2 ~ 8 日,平均 4 ~ 6 日。一次月经总的失血量为经量,正常经量为 20 ~ 60ml,超过 80ml 为月经过多。

(五) 月经血的特征

月经血呈暗红色,除血液外,还有子宫内膜碎片、宫颈黏液及脱落的阴道上皮细胞。月经血中含有前列腺素和来自子宫内膜的纤溶酶,因此月经血的主要特点是不凝固,出血量多时可出现血凝块。

(六) 月经期的症状

经期由于盆腔充血及前列腺素的作用,有些妇女可有下腹及腰骶部下坠感,并可出现腹泻等胃肠功能紊乱症状,少数妇女可有头痛及轻度神经系统不稳定症状。

三、卵巢功能及其周期性变化

（一）卵巢的功能

卵巢是女性的性腺,具有排卵和分泌女性激素的功能,即生殖功能和内分泌功能。

（二）卵巢生殖功能的周期性变化

从青春期开始至绝经前,卵巢在形态和功能上发生周期性变化,称为卵巢周期。按卵泡发育及成熟、排卵、黄体形成及退化分述如下:

1. **卵泡的发育与成熟** 卵巢的基本生殖单位是始基卵泡,卵泡自胚胎形成后即进入自主发育和闭锁的轨道。出生时始基卵泡总数约200万个,儿童期多数卵泡退化,青春期卵泡数只剩约30万个。进入青春期后,卵泡由自主发育推进至发育成熟的过程依赖促性腺激素的刺激,生育期每月发育一批（3～11个）卵泡,经过募集、选择,一般只有一个卵泡发育成熟并排卵,其余的卵泡发育到一定程度自行退化,称卵泡闭锁。妇女一生一般只有400～500个卵泡发育成熟并排卵。

卵泡生长过程分为以下阶段:

（1）**始基卵泡**:由一个初级卵母细胞及环绕其周围的单层梭形前颗粒细胞层构成。

（2）**窦前卵泡**:梭形前颗粒细胞分化为单层立方形颗粒细胞后成为初级卵泡,颗粒细胞合成和分泌黏多糖,在卵子周围形成透明带。当单层立方形颗粒细胞变为复层,卵泡增大,形成次级卵泡。卵泡基底膜附近的梭形细胞形成卵泡内膜和卵泡外膜。

（3）**窦卵泡**:在雌激素和卵泡刺激素的作用下,颗粒细胞间积聚的卵泡液增加,最后融合形成卵泡腔,卵泡增大直径达 $500\mu m$。

（4）**排卵前卵泡**:当卵泡液急骤增多,卵泡体积增大,直径达18～23mm时即为成熟卵泡,又称格拉夫卵泡。成熟卵泡突向卵巢表面,自外向内其组织结构依次为卵泡外膜、卵泡内膜、颗粒细胞、卵泡腔、卵丘、放射冠、透明带。月经第一天至卵泡发育成熟为卵泡期,一般需10～14天。卵泡发育过程中卵泡内膜细胞及颗粒细胞产生雌激素。

2. **排卵** 卵细胞和它周围的卵丘颗粒细胞一起被排出的过程称排卵。排卵前,成熟卵泡分泌的雌激素高峰对下丘脑产生正反馈,下丘脑释放大量促性腺激素释放激素（gonadotropin-releasing hormone,GnRH）,刺激垂体释放促性腺激素（luteinizing hormone,LH 和 follicle-stimulating hormone,FSH）并出现峰值,在 LH 峰作用下,成熟卵泡黄素化,产生少量孕酮,在 LH 和 FSH 排卵峰和孕酮协同作用下完成排卵过程。排卵时随卵细胞同时排出的有透明带、放射冠及少量卵丘内的颗粒细胞。排卵多发生在下次月经来潮前14日左右。

3. **黄体形成及退化** 排卵后,卵泡液流出,卵泡腔内压下降,卵泡壁塌陷,形成许多皱襞,卵泡颗粒细胞和卵泡内膜细胞向内侵入,周围由卵泡外膜包围,共同形成黄体。此时的颗粒细胞及卵泡内膜细胞在 LH 排卵峰作用下进一步黄素化,细胞内出现了黄色颗粒,形成颗粒黄体细胞和卵泡膜黄体细胞,排卵后7～8日（相当于月经周期第22日左右）,黄体体积和功能达最高峰,直径约1～2cm,外观色黄。若卵子未受精,黄体在排卵后9～10日开始退化。退化时黄体细胞逐渐萎缩变小,周围的结缔组织及成纤维细胞侵入黄体,黄体逐渐由结缔组织代替,组织纤维化,外观色白,称为白体。排卵日至月经来潮为黄体期,一般为14日。黄体衰退后月经来潮,卵巢中又有新的卵泡发育,开始新的周期。

（三）卵巢内分泌功能的周期性变化

卵巢合成及分泌的性激素，主要为雌激素、孕激素和少量雄激素等甾体激素。正常妇女卵巢激素的分泌随卵巢周期而变化。

1. **雌激素** 卵泡开始发育时，雌激素分泌量很少，随着卵泡渐趋成熟，雌激素分泌也逐渐增加，于排卵前形成一高峰，排卵后卵泡液中的雌激素释放入腹腔，使循环中的雌激素暂时下降，排卵后 1 ~ 2 天，黄体开始分泌雌激素，使循环中的雌激素又逐渐上升，至排卵后 7 ~ 8 天黄体成熟时形成第二高峰，但峰值低于第一高峰。黄体萎缩时，雌激素水平急骤下降，在月经期达最低水平。

2. **孕激素** 卵泡早期不合成孕激素，当 LH 排卵峰发生时，成熟卵泡的颗粒细胞黄素化，分泌少量孕酮，排卵后孕激素分泌量开始增加，在排卵后 7 ~ 8 日黄体成熟时，分泌量达最高峰，以后逐渐下降，到月经来潮时降到卵泡期水平。

3. **雄激素** 女性的雄激素主要为睾酮和雄烯二酮，大部分来自肾上腺，小部分来自卵巢，后者由卵泡膜和卵巢间质合成。排卵前在 LH 峰作用下，卵巢合成雄激素增多，可促进非优势卵泡闭锁并提高性欲。

四、卵巢性激素的生理作用

（一）雌激素的生理作用

1. **子宫肌** 促使子宫肌细胞的增生和肥大，肌层变厚，血运增加，促进和维持子宫发育，增加子宫平滑肌对缩宫素的敏感性。

2. **子宫内膜** 使子宫内膜腺体和间质增生、修复。

3. **子宫颈** 使宫颈口松弛，黏液分泌增加，质变稀薄，易拉成丝状。

4. **输卵管** 促进输卵管肌层发育和上皮分泌，增强输卵管平滑肌节律性收缩的振幅。

5. **阴道** 使阴道上皮细胞增生和角化，黏膜变厚，增加细胞内糖原含量，维持阴道酸性环境。

6. **外生殖器** 使阴唇发育丰满，色素加深。

7. **卵巢** 协同 FSH 促进卵泡发育。

8. **乳房** 使乳腺腺管增生，乳头、乳晕着色。

9. **下丘脑、垂体** 雌激素通过对下丘脑和垂体的正负反馈调节，控制促性腺激素的分泌。

10. **代谢作用** 促进水钠潴留；促进肝脏高密度脂蛋白合成，抑制低密度脂蛋白合成，降低循环中胆固醇水平；维持和促进骨基质代谢。

（二）孕激素的生理作用

1. **子宫肌** 降低子宫平滑肌兴奋性及其对缩宫素的敏感性，抑制子宫收缩，有利于胚胎及胎儿在宫内生长发育。

2. **子宫内膜** 使增生期子宫内膜转化为分泌期内膜，为受精卵着床做好准备。

3. **子宫颈** 使宫颈口闭合，黏液分泌减少，质变黏稠，拉丝度降低。

4. **输卵管** 抑制输卵管肌节律性收缩的振幅。

5. **阴道** 加快阴道上皮细胞脱落。

6. **乳房** 促使乳腺腺泡发育。

7. **下丘脑、垂体** 月经中期，孕激素能增强雌激素对垂体 LH 排卵峰释放的正反馈作用；黄体期,孕激素对下丘脑、垂体有负反馈作用,抑制促性腺激素的分泌。

8. 体温 兴奋下丘脑体温调节中枢,使基础体温(basal body temperature,BBT)在排卵后升高 0.3~0.5℃,可作为排卵的重要指标。

9. 代谢作用 促进水钠的排泄。

(三)孕激素与雌激素的协同和拮抗作用

在雌激素作用的基础上,孕激素进一步促使女性生殖器和乳房的发育,为妊娠准备条件,二者有协同作用;另外,雌激素和孕激素又有拮抗作用,雌激素促进子宫内膜增生及修复,孕激素则限制子宫内膜增殖,并使子宫内膜由增生期向分泌期转化。在输卵管蠕动、子宫收缩、宫颈黏液变化、阴道上皮细胞角化和脱落以及水钠代谢等方面也有拮抗作用。

(四)雄激素的生理作用

雄激素能促进外阴部的发育,阴毛、腋毛的生长。大量雄激素有对抗雌激素的作用。促进蛋白质的合成及刺激红细胞增生。在性成熟前,促使长骨骨基质生长和钙的保留;性成熟后导致骨骺关闭,生长停止。雄激素还与性欲有关。

五、子宫内膜的周期性变化

卵巢周期使女性生殖器发生一系列周期性变化,以子宫内膜的周期性变化最显著。

子宫内膜在结构上分为基底层和功能层。功能层受卵巢激素的影响呈周期性变化;基底层在月经后再生,修复子宫内膜创面,重新形成功能层。以一个正常月经周期 28 日为例,其组织形态的周期性改变分为 3 个阶段。

(一)增殖期

月经周期第 5~14 天,与卵巢周期中的卵泡期对应。雌激素使子宫内膜上皮、腺体、间质、血管呈增殖性变化,称增殖期。可分为早、中、晚期 3 期。

1. 增殖早期 月经周期第 5~7 日。内膜薄,仅 1~2mm;腺体短、直、细且稀疏,腺上皮细胞呈立方形或低柱状;间质较致密,细胞呈星形;间质中的小动脉较直,壁薄。

2. 增殖中期 月经周期第 8~10 日。内膜腺体数增多、增长,稍弯曲;腺上皮细胞增生活跃,细胞呈柱状,有分裂象;此期间质水肿最明显。

3. 增殖晚期 月经周期第 11~14 日。内膜增厚至 3~5mm,表面高低不平,略呈波浪形;腺上皮呈高柱状,增殖为假复层上皮,核分裂象增多,腺体更长,呈弯曲状;间质细胞呈星状,并相互结合成网状;组织水肿明显;小动脉增生,呈弯曲状,管腔增大。

(二)分泌期

月经周期第 15~28 天,与卵巢周期中的黄体期对应。雌、孕激素使子宫内膜继续增厚,腺体更长而弯曲,出现分泌现象;血管迅速增加,更弯曲;间质疏松、水肿,称分泌期,可分为早、中、晚期 3 期。

1. 分泌早期 月经周期第 15~19 日。内膜腺体更长,屈曲更明显,腺上皮细胞开始出现含糖原的核下空泡,是该期的组织学特征;间质水肿,螺旋小动脉继续增生、弯曲。

2. 分泌中期 月经周期第 20~23 日。内膜较前更厚并呈锯齿状,腺体内的分泌上皮细胞顶端胞膜破裂,细胞内的糖原溢入腺腔,称顶浆分泌,为该期的组织学特征。此活动在排卵后 7 天达高峰,与孕囊植入同步。间质更加疏松、水肿,螺旋小动脉进一步增生、卷曲。

3. 分泌晚期 月经周期第 24~28 日。此期为月经来潮前期,子宫内膜厚达 10mm 并呈海绵状。内膜腺体开口面向宫腔,有糖原等分泌物溢出;间质更疏松、水肿,表面上皮细胞下的间质细胞分化为肥大的蜕膜样细胞。螺旋小动脉迅速增长,超出内膜厚度,也更弯曲,血管管腔也扩张。

(三) 月经期

月经周期第 1~4 日。此期雌、孕激素水平下降,使内膜中前列腺素的合成活化,前列腺素刺激子宫肌收缩而引起功能层内膜的螺旋小动脉持续痉挛,远端血管壁及组织缺血坏死、剥脱,脱落的内膜碎片及血液一起从阴道流出,形成月经。

六、月经周期的调节机制

女性生殖系统生理特点之一是其周期性。卵巢的周期性变化,引起整个生殖器官各部发生周期性变化,此变化称为性周期。月经是性周期最明显的表现。月经周期的调节机制极为复杂,主要涉及下丘脑、垂体和卵巢。下丘脑分泌促性腺激素释放激素(GnRH),通过调节垂体促性腺激素的分泌,调控卵巢功能。卵巢分泌的性激素对下丘脑、垂体又有反馈调节作用。下丘脑、垂体和卵巢之间相互调节、相互影响,形成一个完整而协调的神经内分泌系统,称为下丘脑-垂体-卵巢轴(hypothalamus-pituitary-ovary axis,H-P-O)。此外,HPO 轴的神经内分泌活动还受大脑皮层及其他内分泌腺的影响。

(一) 下丘脑生殖调节激素

下丘脑生殖调节激素为促性腺激素释放激素(GnRH),由下丘脑弓状核神经细胞呈脉冲式分泌,通过垂体门脉系统输送到腺垂体,调节垂体促性腺激素的合成与分泌。GnRH 的分泌受来自血液的激素信号(特别是垂体促性腺激素和卵巢性激素)的反馈调节,也受神经递质的调节。

(二) 腺垂体生殖激素

腺垂体分泌与生殖调节直接有关的激素,有促性腺激素和催乳激素两种。

1. 促性腺激素　包括卵泡刺激素(FSH)和黄体生成激素(LH)。受 GnRH 脉冲式分泌的刺激,腺垂体促性腺激素细胞分泌促性腺激素,也呈脉冲式。FSH 是卵泡发育必需的激素,其主要生理作用是直接促进窦前卵泡及窦状卵泡的生长发育;激活颗粒细胞芳香化酶,促进雌二醇的合成与分泌;调节优势卵泡的选择和非优势卵泡的闭锁;在卵泡晚期与雌激素协同,诱导颗粒细胞生成 LH 受体,为排卵及黄素化做准备。LH 的主要生理作用是在卵泡期刺激卵泡膜细胞合成雄激素,为雌二醇的合成提供底物;排卵前促使卵母细胞进一步成熟和排卵;在黄体期维持黄体功能,促进孕激素和雌激素的合成与分泌。

2. 催乳激素(prolactin,PRL)　由腺垂体催乳细胞分泌,主要受下丘脑分泌的多巴胺控制,具有促进乳汁合成的功能。

(三) 下丘脑-垂体-卵巢轴的相互关系

下丘脑-垂体-卵巢轴是完整而协调的神经内分泌系统。下丘脑通过分泌 GnRH 来调节垂体 FSH 和 LH 的释放,控制性腺发育及性激素的分泌。卵巢在促性腺激素的作用下发生周期性排卵,并周期性分泌性激素;而卵巢性激素对中枢生殖调节激素的合成与分泌又有反馈作用,使 FSH 和 LH 的分泌也发生周期性变化。

在卵泡期,当循环中的雌激素浓度低于 200pg/ml 时,雌激素会抑制下丘脑、垂体激素的分泌(负反馈)。随着卵泡的发育,雌激素水平逐渐升高,负反馈作用逐渐加强,循环中 FSH 浓度下降;当卵泡发育接近成熟时,卵泡分泌的雌激素达高峰,循环中的雌激素浓度大于或等于 200pg/ml 时,对下丘脑、垂体产生正反馈,形成排卵前 LH、FSH 峰;排卵后,卵巢形成黄体,分泌雌、孕激素,两者联合使 FSH、LH 合成与分泌受抑制,卵泡发育也受抑制;黄体萎缩时循环中的雌、孕激素下降,两者联合对 FSH、LH 的抑制被解除,循环中 FSH、LH 回升,卵泡又开始发育,新的卵巢周期开始。上述过程周而复始。若未受孕,黄体萎缩,子宫内膜失去雌、孕激素的支持而坏死、脱落、出血。月经来潮是一个性周期的结束,又是一个新的性周期的开始。

课堂互动

叙述下丘脑-垂体-卵巢轴是如何调节月经周期的。

（项豪华）

❓复习思考题

1. 简述女性内生殖器的组成及功能。
2. 简述女性骨盆的结构和骨性标志。
3. 简述卵巢的功能及周期性变化。
4. 子宫内膜受卵巢激素的影响有哪些周期性变化?
5. 简述月经周期的调节机制。

第三章 妊娠生理和妊娠诊断

 学习要点

　　胎儿附属物的形成及其功能;胎产式、胎先露、胎方位的概念;早、中、晚期妊娠的诊断方法。

第一节 妊 娠 生 理

　　妊娠是胚胎和胎儿在母体内发育成长的过程。成熟卵子受精是妊娠的开始,胎儿及其附属物自母体排出是妊娠的终止。

一、受精及受精卵的发育、输送与着床

　　精液射入阴道内,精子离开精液,经宫颈管进入宫腔和输卵管腔,在生殖道分泌物中的淀粉酶作用下,精子具有受精能力,称为精子获能。卵子从卵巢排出后,经输卵管伞部进入输卵管内,在壶腹部与峡部连接处等待受精。精子和卵子结合的过程称为受精。受精的卵子称为受精卵。受精发生在排卵后 12 小时内,整个受精过程约需 24 小时。受精卵的形成标志着新生命的诞生。

　　受精卵借助输卵管蠕动和输卵管上皮纤毛推动,向宫腔方向移动,在受精后 4~5 天到达宫腔,在运行过程中进行有丝分裂,称为卵裂。随后形成囊胚,囊胚侵入子宫内膜的过程称为着床。着床约在受精后第 6~7 天,着床部位多在子宫体的前壁或后壁。

 知识链接

　　受精卵着床必须具备的条件有:①透明带消失;②囊胚细胞滋养细胞分化出合体滋养细胞;③囊胚与子宫内膜同步发育且功能协调;④孕妇体内有足够量的孕酮,子宫有一个极短的窗口期允许受精卵着床。

　　受精卵着床后,子宫内膜迅速发生蜕膜变。按蜕膜与囊胚的关系,将蜕膜分为三部分:①底蜕膜:孕卵与子宫肌层之间的蜕膜,以后发育成胎盘的母体部分;②包蜕膜:覆盖在囊胚表面的蜕膜,随孕卵的发育逐渐突向宫腔;③真蜕膜:是除包蜕膜和底蜕膜以外,覆盖宫腔的蜕膜。

二、胎儿附属物的形成及功能

　　胎儿附属物包括胎盘、胎膜、脐带和羊水,对维持胎儿生命及生长发育起重要作用。

(一) 胎盘

1. 胎盘的结构　由底蜕膜、叶状绒毛膜和羊膜构成。

（1）底蜕膜:构成胎盘的母体部分,占足月胎盘很小部分。底蜕膜与固定绒毛的滋养层细胞共同形成绒毛间隙的底,称蜕膜板。从此板向绒毛方向伸出一些蜕膜间隔,不超过胎盘厚度的 2/3,将胎盘母体面分成肉眼可见的 20 个左右的母体叶。

（2）叶状绒毛膜:为胎盘的主要结构。胚胎发育至 13 ~ 21 日时,为绒毛膜发育分化最旺盛的时期。约在受精后第 3 周末,当绒毛内血管形成时,建立起胎儿-胎盘循环。

与底蜕膜相接触的绒毛,因营养丰富发育良好,称叶状绒毛膜。自绒毛膜板伸出的绒毛干逐渐分支,向绒毛间隙伸展形成终末绒毛网。每个绒毛干中均有脐动脉和脐静脉,随着绒毛干一再分支,脐血管越分越细,最终成为毛细血管进入绒毛末端。于妊娠晚期胎儿血液以每分钟 500ml 流量流经胎盘。

子宫螺旋动脉和静脉开口于绒毛间隙,使绒毛间隙充满不断循环的母血,游离绒毛悬浮在母血中,胎儿血液经脐动脉直至绒毛毛细血管,与绒毛间隙中的母血进行物质交换和排泄废物。

（3）羊膜:构成胎盘的胎儿部分,在胎盘的最内层,附着在绒毛膜板表面。羊膜光滑,无淋巴、血管和神经,为有一定弹性的半透明薄膜。

胎盘约在妊娠 12 ~ 14 周完全形成。足月胎盘呈圆形或椭圆形,直径 16 ~ 20cm,厚约 1 ~ 3cm,重约 450 ~ 650g,中央厚,边缘薄。胎盘分胎儿面和母体面。胎儿面被覆羊膜,呈灰白色,光滑半透明,脐带动静脉从附着处分支向四周呈放射状分布,直达胎盘边缘。母体面呈暗红色,有 20 个左右母体叶。

2. 胎盘的功能

（1）气体交换:在母体和胎儿之间,O_2 及 CO_2 是以简单扩散方式进行交换,替代了胎儿呼吸功能。

（2）营养物质供应:葡萄糖是胎儿代谢的主要能源,胎儿体内的葡萄糖均来自母体,以易化扩散方式通过胎盘。脂肪酸,钾、钠、镁,维生素 A、D、E、K 以简单扩散方式通过胎盘。氨基酸、钙、磷、碘和铁以主动运输方式通过胎盘。

（3）排出胎儿代谢产物:胎儿代谢产物如尿素、肌酐、肌酸等,经胎盘进入母血,由母体排出体外。

（4）防御功能:胎盘的屏障作用极为有限。各种病毒及大部分药物均能通过胎盘进入胎儿体内,影响胎儿;细菌、弓形虫、衣原体、螺旋体不能通过胎盘屏障,但可在胎盘部位形成病灶,破坏绒毛结构后,进入胎体感染胚胎及胎儿。母血中免疫抗体如 IgG 能通过胎盘进入胎儿体内,使胎儿在生后短时间内获得被动免疫力。

（5）合成功能:胎盘能合成激素和酶以维持妊娠。

1）人绒毛膜促性腺激素(human chorionic gonadotropin,HCG):由合体滋养细胞合成,受精后第 6 天开始分泌,受精后 10 日可自母血中测出,成为诊断早孕最敏感的方法。妊娠早期约 2 天增加一倍,着床后 10 周血清 HCG 浓度达最高峰,持续约 10 天后迅速下降,至妊娠中晚期仅为峰值的 10%,于产后 2 周内消失。

2）人胎盘生乳素(human placental lactogen,HPL):由合体滋养细胞合成。于妊娠 5 ~ 6 周可在母血中测出,随妊娠进展其分泌量持续增加,至妊娠 34 ~ 36 周达高峰并持续至分娩,产后迅速下降,产后 7 小时即测不出。

3）雌激素:妊娠早期由卵巢黄体产生,妊娠 10 周后,主要由胎儿-胎盘单位合成。

4）孕激素：妊娠早期由卵巢妊娠黄体产生，妊娠 8～10 周后，主要由胎盘合体滋养细胞产生。

（二）胎膜

是由平滑绒毛膜和羊膜组成。胎膜外层为绒毛膜，与包蜕膜相接触的绒毛，在发育过程中营养缺乏，逐渐萎缩退化成平滑绒毛膜。胎膜内层为羊膜，与覆盖胎盘、脐带的羊膜层相连。羊膜为无血管膜，能转运溶质和水，以维持羊水的平衡。胎膜的重要作用是维持羊膜腔的完整性，对分娩发动也有作用。

（三）脐带

是连接胎儿与胎盘的带状组织。脐带一端附着于胎盘胎儿面，另一端连于胎儿腹壁脐轮。妊娠足月胎儿的脐带平均长约 55cm，直径 0.8～2.0cm，表层为羊膜呈灰白色，内有一条脐静脉，两条脐动脉，脐血管周围有华通胶，有保护脐血管的作用。胎儿通过脐带与胎盘相连而摄取营养、排泄废物，脐带受压使血流受阻时，可致胎儿缺氧，甚至危及胎儿生命。

（四）羊水

充满羊膜腔内的液体称为羊水。

1. 羊水的来源及吸收　妊娠早期主要是母体血清经胎膜进入羊膜腔的透析液；妊娠中期后，胎儿尿液是羊水的重要来源；妊娠晚期胎儿肺参与羊水的生成。羊水的吸收约 50% 由胎膜完成；20 孕周前，胎儿角化前皮肤能吸收少量羊水；还可通过胎儿吞咽及脐带吸收羊水。

2. 羊水量、性状　妊娠足月时羊水量约 800ml。羊水呈中性或弱碱性，pH 值约为 7.20。羊水内含有胎脂、胎儿脱落上皮细胞、毳毛、毛发、少量白细胞、白蛋白、尿酸盐等，还含有大量激素和酶。

3. 母体、胎儿、羊水三者间的液体平衡　羊水在羊膜腔内不断进行液体交换，以保持羊水量相对恒定。母儿间的液体交换主要通过胎盘；母体与羊水的交换主要通过胎膜；羊水与胎儿间主要通过胎儿消化道、呼吸道、泌尿道以及角化前皮肤进行交换。

4. 羊水的功能

（1）保护胎儿：保持羊膜腔内恒温，避免胎儿受到挤压，防止胎体畸形及胎肢粘连，避免脐带直接受压所致的胎儿窘迫；临产宫缩时，羊水能使宫缩压力均匀分布，避免胎儿局部受压。

（2）保护母体：妊娠期减少胎动所致的不适感；临产后，前羊水囊扩张子宫颈口及阴道；破膜后羊水冲洗阴道，防止感染。

三、妊娠期母体的变化

为适应胚胎、胎儿生长发育的需要，在胎盘产生的激素和神经内分泌的作用下，母体各系统发生一系列适应性的生理变化。

（一）生殖系统和乳房的变化

1. 子宫体　逐渐增大、变软。至妊娠足月时子宫体积达 35cm×25cm×22cm；宫腔容量约 5000ml，增加约 1000 倍；子宫重量约 1100g，增加近 20 倍。子宫肌壁厚度非孕时约 1cm，至孕中期逐渐增厚达 2.0～2.5cm，至妊娠末期又逐渐变薄为 1.0～1.5cm。子宫增大主要是肌纤维肥大伸长。妊娠 12 周后,增大的子宫超出盆腔,在耻骨联合上方可触及。妊娠晚期的子宫呈不同程度右旋,与乙状结肠占据盆腔左侧有关。从妊娠 12~14 周起,子宫可出现不规则无痛性收缩,特点为稀发、不规律和不对称。

2. 子宫峡部　位于宫颈与宫体交界处。非孕时长约 1cm,妊娠后子宫峡部变软、逐渐伸展拉长变薄,成为宫腔的一部分。临产后伸展达 7~10cm,成为软产道的一部分,称子宫下段。

3. 子宫颈　充血、水肿、变软、呈紫蓝色,宫颈管内的腺体增生、肥大,黏液分泌量增多,形成黏稠的黏液栓,可防止细菌侵入宫腔。接近临产时,宫颈管变短并出现轻度扩张。

4. 输卵管和卵巢　妊娠期输卵管伸长,肌层并不增厚。黏膜上皮细胞变扁平,在基质中可见蜕膜细胞。卵巢略大,新卵泡发育和排卵均停止。一侧卵巢可见妊娠黄体,于妊娠 6~7 周前产生大量的雌激素和孕激素,以维持妊娠。黄体功能于妊娠 10 周后由胎盘完全取代,黄体开始萎缩。

5. 阴道和外阴　阴道黏膜变软,充血水肿呈紫蓝色。阴道壁皱襞增多,伸展性增加。阴道分泌物增多,酸度增高,有利于防止感染。外阴充血,皮肤增厚,大小阴唇色素沉着,会阴组织松软,伸展性增加。

6. 乳房的变化　乳房受性激素影响进一步发育增大,孕妇自觉乳房发胀。随着乳腺增大,皮肤下的浅静脉明显可见。乳头增大变黑,乳晕颜色加深,出现皮质腺结节,称蒙氏结节。

(二) 循环系统

增大的子宫使膈肌升高,心脏向左、上、前方移位,更加贴近胸壁,心浊音界略扩大。心脏移位使大血管轻度扭曲,加之血流量增加和血流速度加快,在部分孕妇的心尖区可听及 Ⅰ~Ⅱ 级柔和的吹风样收缩期杂音,产后逐渐消失。心脏容量至妊娠末期,增加约 10%,心率至妊娠末期休息时每分钟增加约 10~15 次。心排出量增加,至妊娠 32~34 周达高峰,持续至分娩。

增大的子宫压迫下腔静脉使血液回流受阻,下肢、外阴及直肠静脉压增高,以及妊娠期静脉壁扩张,孕妇容易发生下肢、外阴静脉曲张和痔。若孕妇长时间处于仰卧位,可引起回心血量减少,心排出量减少致血压下降,称为仰卧位低血压综合征。

(三) 血液系统

循环血容量于妊娠 6~8 周开始增加,至 32~34 孕周时达高峰,增加 40%~45%,平均增加约 1450ml,维持此水平直至分娩。妊娠期因血浆增加多于红细胞,血液相对稀释,出现生理性贫血。白细胞计数轻度增加,至孕 30 周达高峰,为 (5~12)×10^9/L,有时可达 15×10^9/L,主要为中性粒细胞增多。血小板数轻度减少。妊娠期一些凝血因子增加,血浆纤维蛋白原含量比非孕妇女增加约 50%,于妊娠末期平均达 4.5g/L,使妊娠期血液处于高凝状态。由于血液稀释,血浆蛋白从妊娠早期开始降低,至妊娠中期为 60~65g/L,主要是白蛋白减少,约为 35g/L,以此水平维持至分娩。

(四) 呼吸系统

妊娠期耗氧量增加,肺通气量增加,有利于供给孕妇本身及胎儿所需的氧。于妊娠晚期子宫增大,膈肌上升,膈肌活动幅度小,胸廓活动加大,以胸式呼吸为主,呼吸频率变化不大,但呼吸较深大。上呼吸道黏膜增厚,充血水肿,使局部抵抗力减低,容易发生感染。

（五）泌尿系统

由于孕妇及胎儿代谢产物的增多，肾脏负担过重。肾血流量增加，比非孕时多35%，肾小球滤过率也增加50%，但肾小管对葡萄糖再吸收能力不相应增加，约15%孕妇饭后出现生理性糖尿。受孕激素的影响，泌尿系统平滑肌张力下降，肾盂输尿管轻度扩张，输尿管蠕动减弱，尿流缓慢，加之右侧输尿管受右旋妊娠子宫的压迫，导致肾盂积水。孕妇易患急性肾盂肾炎，以右侧多见。

（六）消化系统

受雌激素影响，牙龈肥厚，易患牙龈炎致牙龈出血。孕激素使平滑肌松弛、张力降低，胃排空时间延长，容易出现上腹部饱满感；贲门括约肌松弛，胃内酸性内容物易反流至食管下部，产生胃烧灼感。肠蠕动减弱，易出现便秘。胆囊排空时间延长，胆汁浓缩使胆汁淤积，易诱发胆囊炎及胆石病。

（七）内分泌系统

1. 垂体　妊娠末期，腺垂体增生肥大明显。嗜酸细胞肥大增多，形成"妊娠细胞"。促性腺激素受胎盘分泌的大量雌激素和孕激素抑制，故妊娠期间卵巢内的卵泡不再发育成熟，也不排卵。催乳激素分泌增多，促进乳腺发育，为产后泌乳做准备。

2. 肾上腺皮质、甲状腺、甲状旁腺等功能都有不同程度的增加。

（八）皮肤

随妊娠子宫的增大，孕妇腹壁皮肤张力加大，皮肤的弹力纤维断裂，出现紫色或淡红色不规律平行略凹陷的条纹，称为妊娠纹，见于初产妇。旧妊娠纹呈银白色，见于经产妇。妊娠期黑色素增加，致使孕妇乳头、乳晕、腹白线、外阴等处出现色素沉着。面颊部呈蝶状褐色斑，习称妊娠黄褐斑，于产后逐渐消退。

（九）骨骼、关节和韧带

骨质在妊娠期间无改变，仅在妊娠次数过多、过密又不注意补充维生素D及钙时，才能引起骨质疏松症。部分孕妇自觉腰骶部及肢体疼痛不适，可能与松弛素使骨盆韧带及椎骨间的关节、韧带松弛有关。

（十）新陈代谢

基础代谢率于妊娠早期稍下降，于妊娠晚期逐渐增高，可增高15%~20%。体重自妊娠13周起开始增加，直至妊娠足月时体重平均增加约12.5kg。妊娠中、晚期为适应胎儿生长发育，糖、脂肪、蛋白质需要量增加，同时需要大量钙、磷、铁等，故孕期应加强营养，注意补充维生素D及钙、铁等。

四、胚胎、胎儿发育特征

以4周（一个妊娠月）为一个孕龄单位，描述胚胎及胎儿的发育特征。

4周末：可以辨认出胚盘与体蒂。

8周末：胚胎初具人形，头大，能分辨出眼、耳、鼻、口、手指及足趾。心脏已形成。

12周末：胎儿身长约9cm，外生殖器可初辨性别，四肢可活动。

16周末：胎儿身长约16cm，体重约110g。外生殖器可确认胎儿性别。头皮已长出毛发，出现呼吸运动。皮肤菲薄呈深红色，无皮下脂肪。部分孕妇能自觉胎动。

20周末：胎儿身长约25cm，体重约320g。皮肤暗红，出现胎脂，全身有毳毛。出现吞咽、排尿功能。自该周起胎儿体重呈线性增长。胎动明显增加。

24 周末:胎儿身长约 30cm,体重约 630g。各脏器均已发育,皮下脂肪少量沉积,皮肤呈皱褶状,出现眉毛和睫毛。细小支气管和肺泡已发育。

28 周末:胎儿身长约 35cm,体重约 1000g。皮下脂肪不多。皮肤粉红,表面有胎脂。瞳孔膜消失,眼睛半张开。四肢活动好,有呼吸运动。出生后可存活,但易患特发性呼吸窘迫综合征。

32 周末:胎儿身长约 40cm,体重约 1700g。皮肤深红仍呈皱褶状。出生后注意护理可能存活。

36 周末:胎儿身长约 45cm,体重约 2500g。皮下脂肪较多,面部皱褶消失。指(趾)甲已达指(趾)端。出生后能啼哭及吸吮,基本能存活。

40 周末:胎儿身长约 50cm,体重约 3400g。胎儿发育成熟,皮肤粉红色,皮下脂肪多,体型丰满。睾丸已降至阴囊内,大小阴唇发育良好。出生后哭声响亮,吸吮能力强,能很好存活。

第二节 妊 娠 诊 断

妊娠期全过程从末次月经第 1 天开始计算,共 280 天,40 周。临床上分为 3 个时期:妊娠第 13 周末以前称为早期妊娠,第 14~27 周末称为中期妊娠,第 28 周及其后称为晚期妊娠。

一、早期妊娠的诊断

【病史与症状】

1. 停经 育龄期有性生活史的健康妇女,平时月经周期规则,一旦月经过期 10 天以上,应高度怀疑妊娠。若停经超过 8 周,妊娠的可能性更大。停经是妊娠最早的症状,但不是妊娠的特有症状。

2. 早孕反应 于停经 6 周左右出现畏寒、头晕、乏力、嗜睡、食欲不振、偏食、恶心、晨起呕吐等症状,称为早孕反应。多在停经 12 周左右自行消失。

3. 尿频 前倾增大的子宫压迫膀胱出现尿频,妊娠 12 周以后,子宫增大超出盆腔,不再压迫膀胱,尿频症状自然消失。

4. 乳房变化 自觉乳房胀痛,乳房增大。哺乳期妇女妊娠后,乳汁明显减少。

【体征】

1. 乳房的变化 乳房体积逐渐增大,有明显的静脉显露,乳头及乳晕着色加深,乳晕周围有皮脂腺增生导致的深褐色蒙氏结节。

2. 生殖系统的变化 阴道壁及宫颈阴道部充血呈紫蓝色。停经 6~8 周,双合诊检查子宫峡部极软,感觉宫颈与宫体之间似不相连,称为黑加征(Hegar sign)。随妊娠进展,子宫逐渐增大变软,呈球形。停经 8 周时子宫为非孕时的 2 倍,停经 12 周时为非孕时的 3 倍,可在耻骨联合上方触及。

【辅助检查】

1. 妊娠试验 孕卵着床后滋养细胞分泌 HCG,进入血液循环并由孕妇尿中排出。临床上多用早早孕试纸法,检测受检者尿液,结果阳性结合临床表现可确诊为妊娠。

2. 超声检查 B型超声检查,诊断早孕快速、准确。阴道超声较腹部超声诊断早孕可提前一周。阴道超声最早在停经 4 ~ 5 周时,宫腔内可见妊娠囊;停经 6 周时,可见到胚芽及原始心管搏动,从而确诊为宫内妊娠、活胎。

3. 基础体温测定 双相型体温的已婚妇女,高温相持续 18 日不下降,早孕的可能性大。高温相持续 3 周以上,早孕的可能性更大。

4. 宫颈黏液检查 宫颈黏液量少而黏稠,涂片干燥后光镜下见到排列成行的椭圆体而未见羊齿植物叶状结晶,则妊娠的可能性很大。

二、中、晚期妊娠的诊断

【病史与症状】

有停经及早孕反应史,有早期妊娠的经过,孕妇自觉腹部逐渐增大。初孕妇于妊娠 20 周感觉胎动,经产妇出现略早些。

【体征】

1. 子宫增大 腹部检查可见隆起的子宫。根据手测宫底高度或尺测耻上子宫长度可以估计胎儿大小及孕周(表3-1)。宫底高度因孕妇的脐耻间距离,胎儿发育情况,羊水量,单胎、多胎等而有差异。不同孕周宫底的增长速度不同,还受孕妇营养、胎儿发育情况及羊水量的影响。正常情况下,宫底高度在 36 周时最高,至足月妊娠时略有下降。

表3-1 不同妊娠周数宫底高度与子宫长度

妊娠周数	手测宫底高度	尺测耻上子宫长度(cm)
12 周末	耻骨联合上 2 ~ 3 横指	
16 周末	脐耻之间	
20 周末	脐下 1 横指	18(15.3 ~ 21.4)
24 周末	脐上 1 横指	24(22.0 ~ 25.1)
28 周末	脐上 3 横指	26(22.4 ~ 29.0)
32 周末	脐与剑突之间	29(25.3 ~ 32.0)
36 周末	剑突下 2 横指	32(29.8 ~ 34.5)
40 周末	脐与剑突之间或略高	33(30.0 ~ 35.3)

2. 胎动 指胎儿的躯体活动。有时在腹部检查时可看到或触到。随妊娠周数增加,胎动逐渐增多,至妊娠 32 ~ 34 周达高峰,妊娠 38 周后逐渐减少。正常胎动每小时 3 ~ 5 次。

3. 胎体 于妊娠 20 周后,经腹壁可触及胎体。妊娠周数越多,胎体触得越清楚。妊娠 24 周以后,可触及圆而硬、有浮球感的胎头;宽而平坦的胎背;形状不规则,宽而软的胎臀;不规则活动的胎儿肢体。

4. 胎心音 于妊娠 12 周用多普勒胎心听诊仪能够探测到胎心音,于妊娠 18 ~ 20 周用一般听诊器经孕妇腹壁能听到胎心音。胎心音呈双音,似钟表"嘀嗒"声,正常时每分钟110 ~ 160 次。听到胎心音可确诊妊娠且为活胎。胎心音应与腹主动脉音、子宫杂音、脐带杂音相鉴别。

【辅助检查】

超声检查 B型超声检查不仅能够显示胎儿数目、胎产式、胎先露、胎方位、有无胎心搏动、胎盘位置及分级、羊水量,还能观察胎儿有无畸形及测量胎头双顶径、股骨长等,了解胎儿生长发育情况。

三、胎姿势、胎产式、胎先露、胎方位

妊娠28周以前,羊水相对较多,胎体较小,胎儿的活动范围大,胎儿的位置和姿势易改变。妊娠32周以后,胎儿生长迅速,羊水相对减少,胎儿的位置和姿势相对恒定。胎儿在子宫内的位置不同,出现不同的胎产式、胎先露、胎方位。

1. 胎姿势 胎儿在子宫内的姿势称胎姿势。正常胎姿势为胎头俯屈,颏部贴近胸壁,脊柱略前弯,四肢屈曲在胸腹前交叉,其体积和体表面积均明显缩小,整个胎体为头端小、臀端大的椭圆形。

2. 胎产式 胎体纵轴与母体纵轴的关系称胎产式。两纵轴平行者称为纵产式,占足月分娩总数的99.75%;两纵轴垂直者称为横产式,仅占足月分娩总数的0.25%;两纵轴交叉者称为斜产式,斜产式属暂时的,在分娩过程中多数转为纵产式,偶尔转成横产式。

3. 胎先露 最先进入骨盆入口的胎儿部分称胎先露。纵产式有头先露及臀先露,横产式为肩先露。头先露因胎头屈伸程度不同,分为枕先露、前囟先露、额先露及面先露。臀先露分为混合臀先露、单臀先露、单足先露和双足先露。横产式时最先进入骨盆入口的是胎儿肩部,为肩先露。偶见头先露或臀先露与胎手或胎足同时入盆,称复合先露。

4. 胎方位 胎儿先露部的指示点与母体骨盆的关系称胎方位。枕先露以枕骨、面先露以颏骨、臀先露以骶骨、肩先露以肩胛骨为指示点。根据指示点与母体骨盆入口前、后、左、右、横的关系而有不同的胎方位。以枕先露为例,胎头枕骨位于母体骨盆的左前方,应为枕左前位,以此类推(表3-2)。

表3-2 胎产式、胎先露和胎方位的关系及种类

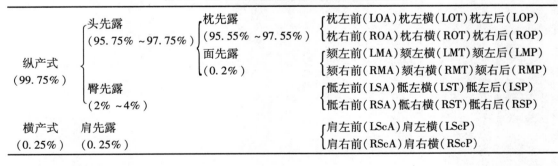

纵产式 (99.75%)	头先露 (95.75%~97.75%)	枕先露 (95.55%~97.55%)	枕左前(LOA)枕左横(LOT)枕左后(LOP) 枕右前(ROA)枕右横(ROT)枕右后(ROP)
		面先露 (0.2%)	颏左前(LMA)颏左横(LMT)颏左后(LMP) 颏右前(RMA)颏右横(RMT)颏右后(RMP)
	臀先露 (2%~4%)		骶左前(LSA)骶左横(LST)骶左后(LSP) 骶右前(RSA)骶右横(RST)骶右后(RSP)
横产式 (0.25%)	肩先露 (0.25%)		肩左前(LScA)肩左横(LScP) 肩右前(RScA)肩右横(RScP)

 课堂互动

根据胎方位的定义推出枕先露、面先露、臀先露、肩先露的所有胎方位。

(项豪华)

❓复习思考题

1. 简述胎儿附属物的组成。
2. 简述胎盘的形成及功能。
3. 简述早、中、晚期妊娠的临床表现及诊断。
4. 简述胎产式、胎先露、胎方位的概念。

第四章　产前保健

学习要点

围生期的范围;孕妇监护的内容及方法;胎儿监护的内容及方法;孕期指导及常见症状处理。

产前保健包括孕妇监护和胎儿监护,指导孕期营养和用药。通过产前保健,可以了解母体有无合并症及并发症,了解胎儿宫内发育状况,早期发现胎儿遗传性疾病及先天性缺陷,消除孕妇的紧张情绪。是贯彻预防为主,及早发现高危妊娠,降低围生期母儿并发症,保障孕妇和胎儿安全分娩的必要措施。

围生医学(perinatology)又称围产医学,是研究在围生期内对围生儿和孕产妇卫生保健的一门科学。围生期的规定有 4 种:①围生期Ⅰ:从妊娠满 28 周(即胎儿体重≥1000g 或身长≥35cm)至产后 1 周;②围生期Ⅱ:从妊娠满 20 周(即胎儿体重≥500g 或身长≥25cm)至产后 4 周;③围生期Ⅲ:从妊娠满 28 周至产后 4 周;④围生期Ⅳ:从胚胎形成至产后 1 周。目前我国采用围生期Ⅰ计算围生期死亡率。围生期死亡率是衡量产科和新生儿质量的重要指标,是一个国家或地区社会经济发展水平的重要标志。产前保健是围产期保健关键,对安全分娩、降低围生期死亡率、保障母儿健康意义十分重大。

第一节　孕妇监护与管理

一、孕妇监护

通过系统规范的产前检查,监护胎儿发育和宫内环境,观察孕妇全身变化,开展健康教育,减少出生缺陷,实现孕妇监护,确保母儿安康。妊娠早、中晚期孕妇和胎儿有很大变化,因此产前检查的内容与次数有别。

（一）产前检查的时间和次数

首次产前检查的时间应从确诊早期妊娠时开始,以妊娠 6~8 周时较宜。通过检查评估孕妇与胎儿的健康状况,估计并核对孕期或胎龄,制定系统规范的产前检查计划,如检查未发现异常情况者,则于妊娠 20~36 周每 4 周检查 1 次,从妊娠 37 周起每周检查 1 次,即 20、24、28、32、36、37、38、39、40 周,共行 9~11 次产前检查。若检查有异常者,应酌情增加产前检查次数,并转入高危门诊,及早给予评估与诊治,确保母儿安全。

（二）首次产前检查
首次产前检查包括详细询问病史、全面体格检查、产科检查和必要的辅助检查。
1. 病史
（1）年龄:年龄过小容易发生难产;年龄过大,尤其是 35 岁以上的初孕妇容易并发妊娠期高血压疾病、产力异常等。

（2）职业：如接触有毒有害物质的孕妇,应做血常规及肝功能等相应检查。

（3）推算预产期（expected date of confinement,EDC）：从末次月经（last menstrual period, LMP）第1日算起,月份减3或加9,日数加7,所得日期即为预产期。例如末次月经第1日为 2010年3月21日,预产期应为2010年12月28日。实际分娩日期与推算的预产期可以相 差1~2周。若孕妇未记清末次月经或哺乳期月经尚未来潮而妊娠者,可根据早孕反应出现 时间、胎动开始时间、子宫底高度、B超检测胎囊大小及胎儿双顶径值等推测预产期。

（4）月经史及既往孕产史：询问初潮年龄,了解月经史。月经周期的长短影响预产期推 算和胎儿生长发育的监测。如果月经周期延长,超过28~30天,则预产期可相应推迟。初 产妇重点询问孕次、流产史;经产妇了解分娩方式、有无难产史、有无死胎死产史及产后出血 史等,并询问出生时新生儿情况。

（5）既往史及手术史：孕前有无心脏病、高血压、糖尿病、血液病、肺结核、肝肾疾病等, 注意发病时间及治疗情况。了解有无手术史。

（6）本次妊娠过程：了解妊娠早期有无早孕反应、病毒感染及用药史、有无阴道流血等。

（7）家族史及配偶情况：了解家族中有无高血压、糖尿病、双胎妊娠、遗传病、精神病及 其他有关疾病。配偶有无遗传性疾病、肝炎病史等。

2. 全身检查 观察孕妇发育与精神状态;注意身高与体态,身高145cm以下者常伴有 骨盆狭窄;测体重,计算体重指数（body mass index,BMI）,$BMI=体重（kg）/[身高（m）]^2$,评 估营养状况;测量血压,孕妇正常时不应超过140/90mmHg;检查心脏有无病变;检查乳房发 育情况、乳头大小及乳头有无凹陷;注意脊柱及下肢有无畸形,警惕骨盆形态异常;常规妇科 检查了解生殖器官的发育及是否畸形。

3. 辅助检查 行血常规、血型、尿常规、肝功能、肾功能、空腹血糖、阴道分泌物、HBsAg、 HIV筛查等检查;妊娠早期B超对判断宫内妊娠、孕龄、胎儿数目及是否存活十分重要。

4. 健康教育 改变不良生活习惯如吸烟、酗酒;远离有害有毒物质如放射线、高温、农 药等;认识和预防阴道出血;慎用药物,避免影响胎儿生长发育;减少工作强度;保持心情 愉快。

（三）妊娠中晚期产前检查

首次产前检查无异常者,至妊娠中晚期按规定检查时间复诊。复诊检查的内容包括：

1. 询问病史 前次产前检查后有无出现异常情况,如头晕、头痛、眼花、水肿、阴道流 血、饮食、运动及胎动有无特殊变化等。

2. 全身检查 测量孕妇体重及血压,评估体重及血压变化是否正常。孕妇体重每周增 加不超过500g,超过者多有水肿或隐性水肿情况存在,应进一步明确诊断;血压不应超过 140/90mmHg,或与基础血压相比不超过30/15mmHg,超过者属病理情况。观察腹壁、下肢 有无水肿,孕晚期可有踝部或小腿以下水肿,经休息后消退者属于生理情况。

3. 产科检查 包括腹部检查、骨盆测量、阴道检查、肛门指诊。

（1）腹部检查：包括视诊、触诊、听诊。孕妇排尿后仰卧于检查床上,头部稍垫高,暴露 腹部,双腿略屈曲稍分开,使腹肌放松。检查者站在孕妇右侧。

1）视诊：注意腹部形状及大小、有无水肿及手术瘢痕等。腹部过大、宫底过高者,可能 为多胎妊娠、巨大胎儿、羊水过多;腹部过小、宫底过低者多考虑胎儿生长受限（fetal growth restriction,FGR）或孕周推算错误等;腹部呈横椭圆形者,肩先露的可能性大;尖腹或悬垂腹者可能伴有骨盆狭窄。

2）触诊：触诊前先用软尺测量子宫长度和腹围。将软尺从耻骨联合上缘经脐至宫底，测量宫底长度；再将软尺经脐绕腹部一周测量腹围值。随后进行四步触诊法检查子宫大小、胎先露、胎方位及先露部是否衔接（图4-1）。在做前三步检查时，检查者面向孕妇头部，做第四步检查时，检查者应面向孕妇足端。

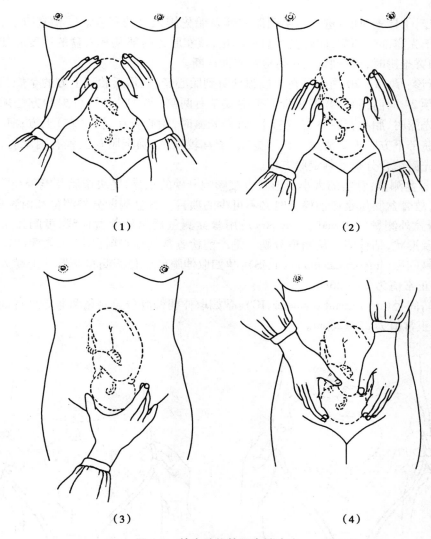

（1）　　　　　　　　　　　　（2）

（3）　　　　　　　　　　　　（4）

图4-1　检查胎位的四步触诊法

第一步：①检查目的：了解宫底的高度，估计胎儿大小与妊娠周数是否相符，判断宫底部的胎儿部分。②检查方法：检查者两手置于宫底部，手测宫底高度，估计胎儿大小与妊娠周数是否相符。然后以两手指腹相对交互轻推，若触及圆而硬且有浮球感的可能是胎头，宽而软且形态不规则的可能是胎臀。

第二步：①检查目的：分辨胎背与四肢。②检查方法：检查者两手分别置于腹部两侧，一手固定，另一手轻轻深按推送检查，两手交替进行。触到平坦饱满部分为胎背，并确定胎背向前、向后或向侧方;触及变形活动的高低不平部分是胎儿肢体,有时可感觉胎儿肢体的活动。

第三步:①检查目的:确定胎先露及胎先露是否衔接。②检查方法:检查者右手拇指与其余四指分开,置于耻骨联合上方握住胎先露部,进一步查清是胎头还是胎臀,左右推动以确定是否衔接入盆。若先露部仍可左右活动者,表示尚未衔接;若胎先露部不能被推动,则已衔接。

第四步:①检查目的:进一步明确胎先露及胎先露入盆的程度。②检查方法:检查者两手分别置于先露部的两侧,向骨盆入口处深按,核实胎先露部及其入盆的程度。如先露部已衔接,头和臀难辨时,可行肛诊、B超检查协助诊断。

3)听诊:孕18～20周起可在孕妇腹部听到胎心音,在靠近胎背上方的孕妇腹壁处听得最清楚。孕24周前,胎心音多在脐下正中或左右两侧;孕24周后,可据胎方位来决定听诊部位。枕先露时,胎心音在脐右(左)下方;臀先露时,胎心音在脐右(左)上方;肩先露时,胎心在靠近脐部下方听得最清楚。当腹壁紧、子宫较敏感,确定胎背位置有困难时,可借助胎心音及胎先露综合分析后判定胎方位。

(2)骨盆测量:骨盆的大小及形状直接影响分娩的难易,是决定胎儿能否经阴道分娩的重要因素,故骨盆测量是产前检查时必不可少的项目。骨盆测量分外测量和内测量。

1)骨盆外测量(external pelvimetry):用骨盆测量器测量骨盆径线,可间接了解骨盆内径的大小及形状,估计能否从阴道分娩。是产前检查常规检查项目之一,常测的径线为:

①髂棘间径(interspinal diameter,IS):孕妇取伸腿仰卧位。测量两髂前上棘外缘的距离(图4-2),正常值为23～26cm。

②髂嵴间径(intercristal diameter,IC):孕妇取伸腿仰卧位。测量两髂嵴外缘间最宽距离(图4-3),正常值为25～28cm。

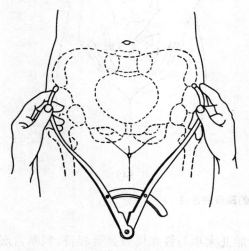
图4-2 测量髂棘间径

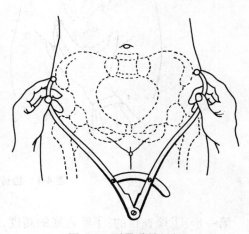
图4-3 测量髂嵴间径

③骶耻外径(external conjugate,EC):孕妇左侧卧位,右腿伸直,左腿屈曲。测量第5腰椎棘突下至耻骨联合上缘中点的距离(图4-4),正常值为18～20cm。第5腰椎棘突下相当于米氏菱形窝的上角,或相当于两侧髂嵴后连线中点下1.5cm处。此径线间接推测骨盆入口前后径的长度,是骨盆外测量中最重要的径线。

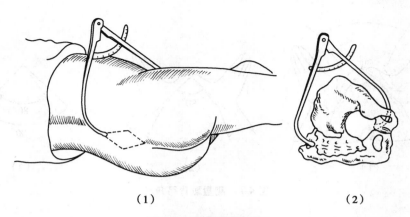

（1）　　　　　　　　　　　　（2）

图4-4　测量骶耻外径

④坐骨结节间径（intertuberal diameter,IT）或称出口横径（transverse outlet,TO）：孕妇取仰卧抱膝位,充分暴露坐骨结节。测量两坐骨结节内侧缘间的距离（图4-5）,正常值为8.5~9.5cm。也可用检查者手拳估计,能容纳一成人横置手拳即属正常。此径线若小于8cm,应加测出口后矢状径。

⑤出口后矢状径（posterior sagittal diameter of outlet）：为两侧坐骨结节间径中点至骶骨尖端的长度。检查者戴指套的右手食指伸入孕妇肛门向骶骨方向,拇指置于孕妇体外骶尾部,两指共同找到骶骨尖端,用骨盆出口测量器一端放于坐骨结节间径的中点,另一端放于骶骨尖端处测量出口后矢状径,（图4-6）,正常值为8~9cm。如出口后矢状径值与坐骨结节间径值之和>15cm,表明骨盆出口狭窄不明显。

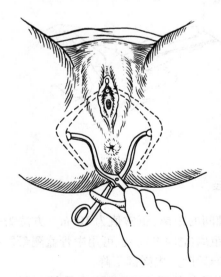

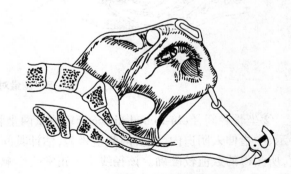

图4-5　测量坐骨结节间径图　　　　　图4-6　测量出口后矢状径

⑥耻骨弓角度（angle of pubic arch）：两手拇指尖斜着对拢置于耻骨联合下缘,两拇指平放在耻骨降支上,测量两拇指间形成的角度即耻骨弓角度,正常值为90°,小于80°为不正常（图4-7）。此角度反映骨盆出口横径的宽度。

2）骨盆内测量（internal pelvimetry）：能较准确地反映骨盆内径的大小,当骨盆外测量异

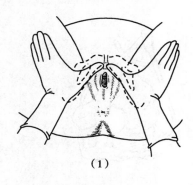
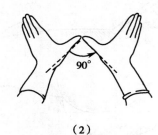
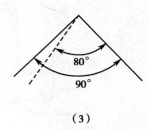

（1） （2） （3）

图 4-7 测量耻骨弓角度

常时进行。于妊娠 24～36 周时阴道松软时测量为宜。孕妇取仰卧截石位,检查者戴消毒手套涂润滑油,操作要轻柔。主要测量的径线为:

①对角径(diagonal conjugate,DC):为耻骨联合下缘至骶岬上缘中点间的距离,正常值为 12.5～13cm,此值减去 1.5～2cm 即骨盆入口前后径的长度,称真结合径(true conjugate)。方法是检查者将一手示、中指伸入阴道,用中指指尖触及骶岬上缘中点,食指上缘紧贴耻骨联合下缘,另一手食指正确标记该接触点,抽出阴道内手指,测其中指尖端到该接触点的距离,即为对角径(图 4-8)。若测量时阴道内的中指尖触不到骶岬,表示对角径值>12.5cm。

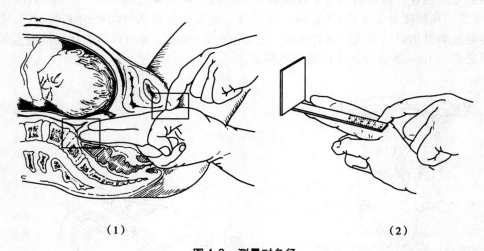

（1） （2）

图 4-8 测量对角径

②坐骨棘间径(bi-ischial diameter):测量两坐骨棘间的距离,正常值为 10cm。方法为一手示、中指伸入阴道内,触及两侧坐骨棘,估计其间的距离(图 4-9)。也可用中骨盆测量器测量,所测得的数值较准确。该径线小于正常会影响临产后胎儿先露部下降。

③坐骨切迹(incisura ischiadica)宽度:代表中骨盆后矢状径,其宽度为坐骨棘与骶骨下部间的距离,即骶棘韧带宽度。将阴道内的食指置于该韧带上移动(图 4-10),若能容纳 3 横指(约 5.5～6cm)为正常,否则为中骨盆狭窄。

（3）阴道检查:妊娠早期初诊,应行双合诊检查,妊娠 24 周左右进行首次产前检查时需测对角径。妊娠最后一个月内应避免阴道检查。

（4）肛门指诊:了解胎先露部、坐骨棘间径、坐骨切迹宽度、骶骨前面的弯曲度及骶尾关

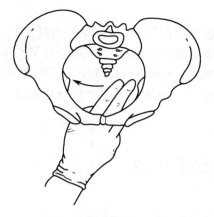

图 4-9 测量坐骨棘间径

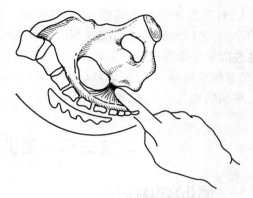

图 4-10 测量坐骨切迹宽度

节活动度,可测量骨盆出口后矢状径。

4. 辅助检查 常规查血常规、尿常规、肝功能、肾功能、糖耐量、宫颈细胞学检查、阴道分泌物、尿蛋白、尿糖等。若有高危因素则根据具体情况做以下检查:①若有妊娠合并症或并发症,做血液化学、电解质测定,必要时做胸透、心电图、乙肝表面抗原抗体等检查;②对胎位不正、胎心听不清、多胎妊娠、怀疑有胎儿畸形者,

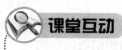

课堂互动

产前检查复诊的内容有哪些?

应行 B 超检查明确诊断;③对有死胎死产史、胎儿畸形史者、高龄孕妇和患有遗传性疾病的孕妇,应做甲胎蛋白测定、唐氏筛查、羊水细胞培养、染色体核型分析等。

5. 进行孕期卫生宣教,预约下次复诊时间。

二、孕妇管理

根据卫生部要求,我国对孕产期实行系统保健的三级管理,推广使用孕产妇系统保健手册,对高危妊娠进行重点筛查、监护和管理,其目的是降低孕产妇及围生儿的患病率,提高母儿生活质量。

1. 实行孕产期系统保健的三级管理 在我国城乡对孕产妇开展医疗保健机构三级系统管理,目的是做到医疗与预防紧密结合,加强产科工作的系统性以保证质量,并使有限的人力物力发挥更大的社会和经济效益。城市开展医院三级管理(市、区、街道)和妇幼保健机构三级管理(市、区、基层卫生院),农村也开展三级管理(县医院和县妇幼保健站、乡卫生院、村妇幼保健人员)。通过三级分工,基层医院或保健站对孕产妇负责,定期检查,一旦发现异常,可及早发现高危孕妇并转至上级医院进行监护处理,确保母儿安全。

2. 使用孕妇系统保健手册 目的是加强对孕妇的系统管理,提高产科防治与管理质量,降低孕产妇死亡率、围生儿死亡率和病残儿出生率。保健手册从确诊早孕时开始,系统管理至产褥期结束(产后满 6 周)。手册应记录每次产前检查时孕妇和胎儿情况及处理意见,住院分娩时应提交孕妇保健手册,出院时需将住院分娩及产后母婴情况填写完整后将手册交给产妇,由产妇交至居住的基层医疗保健组织,以便进行产后访视(共 3 次,分别为产妇出院 3 日内、产后 14 日、产后 28 日),产后访视结束后将保健手册汇总至县、区妇幼保健所进行详细的统计分析。

3. 对高危妊娠进行筛查、监护和管理 通过系统的产前检查,尽早筛查出具有高危因素的孕妇,进行专册登记,并在《孕产妇系统保健手册》上做特殊标记,及早给予评估与诊治。对高危因素复杂或病情严重者,应及早转诊上级医疗机构,不断提高高危妊娠管理的"三率"(高危妊娠检出率、高危妊娠随诊率、高危妊娠住院分娩率),从而降低孕产妇死亡率、围生儿死亡率和病残儿出生率,确保母儿安全。

第二节 胎儿健康状况评估

一、胎儿宫内监护

胎儿宫内监护包括确定是否为高危儿与胎儿宫内情况的监护。

(一) 确定是否是高危儿

高危儿包括:①孕龄<37 周,或 ≥42 周;②出生体重<2500g;③巨大儿(体重≥4000g);④生后 1 分钟 Apgar 评分 ≤4 分;⑤产时感染;⑥高危产妇分娩的新生儿;⑦手术产儿;⑧新生儿的兄姐有新生儿期死亡史;⑨多胎妊娠胎儿。

(二) 胎儿宫内监护的时间和内容

1. **妊娠早期** 行妇科检查确定子宫大小及是否与妊娠周数相符;B 超检查确定妊娠及周数,妊娠第 5 周可见妊娠囊,妊娠第 6 周可见胚芽及原始心管搏动。

2. **妊娠中期** 手测宫底高度或尺测子宫长度及腹围,判断胎儿大小及是否与妊娠周数相符;监测胎心率;在不同孕周应用 B 超测量胎头双顶径值监测胎头发育。

3. **妊娠晚期**

(1) 定期产前检查:询问孕妇自觉症状如头晕、眼花、水肿等,监测心率、血压变化,检查下肢水肿及必要的全身体检。手测宫底高度或尺测子宫长度及腹围值,了解胎儿大小、胎产式、胎方位、胎心。B 超检查测胎头双顶径值、判定胎位、胎盘位置及胎盘成熟度等。

(2) 胎动计数:孕妇自测胎动是评估胎儿宫内情况最简便有效的方法之一。随着孕周增加胎动次数逐渐增多,至妊娠足月,由于羊水量减少和胎儿活动空间变小胎动又逐渐减少。如果胎动次数≥6 次/2 小时为正常,<6 次/2 小时或减少 50% 者提示胎儿宫内缺氧。胎动也可以由 B 超监测。

(3) B 超检查:目前使用广泛。可测量胎头双顶径、股骨长等观察胎儿发育状况,了解胎动、羊水情况,进行胎儿畸形筛选,判断胎盘位置与成熟度等。

(4) 胎儿电子监护

1) 胎心率(FHR)监测:包括胎心率基线及胎心率一过性变化两种。

①胎心率基线(FHR-baseline,BFHR):指无胎动和无宫缩影响时,10 分钟以上的 FHR 平均值。可从每分钟心搏次数(bpm)及 FHR 变异两方面评估胎心率基线。正常 FHR 为 110 ~ 160bpm。FHR>160bpm 或<110bpm,持续 10 分钟,为心动过速或心动过缓。FHR 变异即基线摆动,指 FHR 有小的周期性波动,包括胎心率摆动幅度(正常波动范围为 10 ~ 25bpm)和摆动频率(1 分钟内波动次数,正常 ≥6 次),基线摆动表示胎儿有一定的储备能力,是胎儿健康的表现。FHR 基线变平即变异消失,提示胎儿储备能力丧失(图 4-11)。

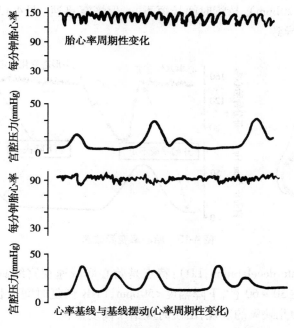

图 4-11　胎心率基线与基线摆动（1mmHg=0.133kPa）

②胎心率一过性变化:指与子宫收缩有关的 FHR 变化,也包括受胎动、触诊、声响等刺激后胎心率暂时性的变化,随后又能恢复到基线水平,是判断胎儿安危的重要指标。分为加速和减速两种。

加速:指子宫收缩时胎心率基线暂时增加 15bpm 以上,持续时间>15 秒,是胎儿良好的表现,可能因为胎儿躯干局部或脐静脉暂时受压。

减速:指随宫缩出现的暂时性胎心率减慢,分为 3 种:

ⅰ)早期减速(early deceleration,ED):特点为 FHR 曲线下降几乎与宫缩曲线上升同时开始,FHR 曲线的最低点与宫缩曲线高峰相对应,形成波谷对波峰现象,下降幅度<50bpm(图 4-12),时间短,恢复快,宫缩后即恢复正常。为宫缩时胎头受压,脑血流量一时减少的表现,不受孕妇体位或吸氧而改变。

ⅱ)变异减速(variable deceleration,VD):特点是胎心率减速与宫缩无固定关系,下降

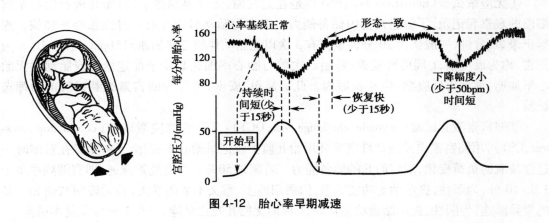

图 4-12　胎心率早期减速

迅速且下降幅度大（>70bpm），持续时间长短不一，但恢复迅速（图4-13）。为子宫收缩时脐带受压兴奋迷走神经导致。

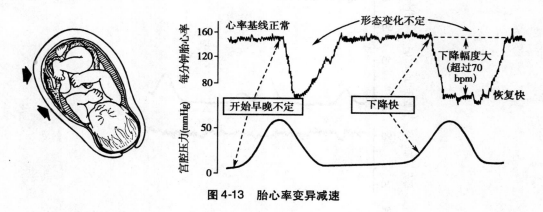

图4-13 胎心率变异减速

ⅲ）晚期减速（late deceleration，LD）：特点是胎心率减速在宫缩高峰后出现，即波谷落后于波峰，时间差多在30~60秒，下降幅度<50bpm，FHR恢复时间较长（图4-14）。一般认为是胎盘功能不良、胎儿缺氧的表现，出现时应给予高度重视。

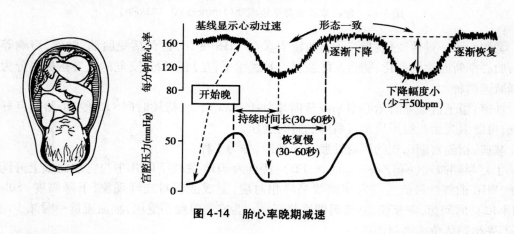

图4-14 胎心率晚期减速

2）预测胎儿宫内储备能力：包括无应激试验及缩宫素激惹试验。

①无应激试验（non-stress test，NST）：是在无宫缩、无外界刺激下，对胎儿进行胎心率宫缩图的观察和记录，了解胎儿宫内储备能力。正常为胎动时应伴有一过性胎心率加快。连续记录20分钟，一般认为20分钟至少有3次以上胎动伴胎心率加速>15bpm、持续>15秒为正常，称为反应型，1周后再复查；若胎动次数与胎心率加速数少于前述情况或胎动时无胎心率加速，称为无反应型，应查找原因。此法简单、安全，可作为缩宫素激惹试验前的筛选试验。

②缩宫素激惹试验（oxytocin challenge test，OCT）：又称宫缩应激试验（contraction stress test，CST），用缩宫素诱发规律性宫缩并用胎儿监护仪记录胎心率变化，了解胎盘在宫缩时一过性缺氧的负荷变化，测定胎儿的储备能力。若超过50%宫缩有晚期减速，即宫缩频率少于3次/10分，为阳性，提示胎盘功能减退，因假阳性多，意义不如阴性大；若无晚期减速和明显的变异减速，为阴性，提示胎盘功能良好，1周内无胎儿死亡危险，可在1周后重复本试验。

3）胎儿生物物理监测：是综合胎心电子监护及 B 超,观察胎儿宫内缺氧和胎儿酸中毒情况。Manning 评分法(表 4-1)通过监测胎儿呼吸运动、胎动、胎儿肌张力、羊水量、无应激试验 5 项指标判断胎儿有无急性或慢性缺氧。每项指标 2 分,满分 10 分,根据得分估计胎儿缺氧情况。10 ~ 8 分为无急慢性缺氧,8 ~ 6 分可能有急或慢性缺氧,6 ~ 4 分有急或慢性缺氧,4 ~ 2 分有急性缺氧伴慢性缺氧,0 分有急慢性缺氧。综合监测较之任何单项监测更准确。

表 4-1 Manning 评分法

项 目	2 分(正常)	0 分(异常)
无应激试验(20 分钟)	≥2 次胎动伴胎心率加速≥15bpm,持续<15 秒	<2 次胎动,胎心率加速<15bpm,持续≥15 秒
胎儿呼吸运动(30 分钟)	≥1 次,持续≥30 秒	无或持续<30 秒
胎动(30 分钟)	≥3 次躯干和肢体运动(连续出现计 1 次)	≤2 次躯干和肢体运动;无活动或肢体完全伸展
肌张力	≥1 次,躯干和肢体伸展复屈,手指摊开合拢	无活动;肢体完全伸展;伸展缓慢,部分复屈
羊水量	最大羊水暗区垂直直径≥2cm	无或最大暗区垂直直径<2cm

（5）羊膜镜检查:利用羊膜镜透过完整胎膜,观察羊水颜色,判断胎儿安危。正常者羊水呈透明淡青色或乳白色,可见胎发、漂浮胎脂片。若混有胎粪者呈黄色、黄绿色甚至深绿色,提示胎儿宫内缺氧。

（6）其他:彩色多普勒超声检查监测胎儿脐动脉和大脑中动脉血流。胎儿心电图监测是监护胎心的一项重要指标。

二、胎盘功能检查

1. 胎动　胎动与胎盘功能状态关系密切,胎动计数是判断胎儿宫内安危的重要指标。胎盘功能低下时,胎动较前期有所减少。

2. 孕妇尿雌三醇值　判断胎儿胎盘单位功能。妊娠期间雌三醇主要由孕妇体内的胆固醇经胎儿肾上腺、肝以及胎盘共同合成。正常值>15mg/24h,10 ~ 15mg/24h 为警戒值,<10mg/24h 为危险值。也可测雌激素/肌酐(E/C)比值,>15 为正常值,10 ~ 15 为警戒值,<10 为危险值。还可测定孕妇血清游离雌三醇值,正常妊娠足月时临界值为 40nmol/L,低于此值,表示胎盘功能低下。

3. 孕妇血清人胎盘生乳素(HPL)　妊娠足月 HPL 值为 4 ~ 11mg/L,若妊娠足月该值<4mg/L 或突然降低 50%,提示胎盘功能低下。

4. 缩宫素激惹试验(OCT)　无应激试验无反应型需做 OCT,OCT 阳性提示胎盘功能减退。

5. 阴道脱落细胞检查　舟状细胞成堆、无表层细胞、嗜伊红细胞指数(EI)<10%、致密核少者,提示胎盘功能良好;舟状细胞极少或消失、有外底层细胞出现、嗜伊红细胞指数>10%、致密核多者,提示胎盘功能减退。

三、胎儿成熟度检查

1. 正确推算妊娠周数,计算胎龄。

2. 估算胎儿大小 尺测子宫长度及腹围[胎儿体重(g)=宫高(cm)×腹围(cm)+200]。

3. B超检测 胎头双顶径值>8.5cm,提示胎儿已成熟。

4. 羊水检查 羊水中卵磷脂/鞘磷脂比值(L/S)>2,提示胎儿肺已成熟;羊水中肌酐值≥176.8μmol/L(2mg%),提示胎儿肾已成熟;羊水中胆红素类物质,用 ΔOD450 测该值<0.02,提示胎儿肝已成熟;羊水中淀粉酶值,碘显色法测该值≥450U/L,提示胎儿唾液腺已成熟;羊水含脂肪细胞出现率,若该值达 20%,提示胎儿皮肤已成熟。

四、胎儿先天畸形及其遗传性疾病的宫内诊断

妊娠期通过取绒毛或抽取羊水做胎儿遗传学检查,了解染色体疾病;测定羊水中某些酶和代谢产物,诊断胎儿神经管缺陷、先天性代谢性疾病;通过影像学检查诊断胎儿体表畸形、无脑儿、脊柱裂、右位心、连体双胎及泌尿系统畸形等。

 知识链接

唐氏综合征(Down syndrome)即 21-三体综合征,因染色体异常导致人类智力发育障碍致先天愚型。常用的产前诊断方法有:外周血细胞或羊水细胞染色体核型分析,荧光原位杂交,产前筛查孕妇血清标志物 HCG、AFP,胎儿脐静脉穿刺、胎儿镜检查等。科学的遗传咨询和系统的产前保健,尽可能早期明确诊断并积极干预,是防止唐氏综合征患儿出生的有效措施。

 课堂互动

如何评估胎儿发育是否成熟?

第三节 孕期指导及常见症状的处理

【营养指导】

孕期摄入的营养要高于非孕期,才能满足母体自身代谢及胎儿生长发育需要。若妊娠期母体营养不良,会直接影响胎儿生长和智力发育,导致器官发育不全、低体重儿及胎儿生长受限等,还可能导致流产、早产、胎儿畸形、胎死宫内。因此孕期应加强营养,摄入丰富的蛋白质、脂肪、碳水化合物、微量元素(铁、钙、锌等)、各种维生素(维生素 A、维生素 D 等),同时也需注意避免营养过度,以免导致巨大胎儿及微量元素过量发生中毒反应。

【卫生指导】

1. 活动与睡眠 孕妇需要充足的睡眠与休息,每日应有 8～9 小时的睡眠,要保证 1 小时的午休,均以左侧卧为宜。孕妇可坚持工作,应适当减轻劳动强度和频率。也可做日常家务,但避免重体力劳动。

2. 衣着与卫生 衣着应舒适宽松,不宜束胸束腹,不宜穿紧边高筒袜和高跟鞋,以免影

响血液循环和胎儿宫内活动,导致胎儿发育异常。妊娠期孕妇汗腺及皮脂腺分泌增多,应勤洗澡、勤更衣。妊娠最后 3 个月不宜盆浴,以免造成阴道感染。妊娠后期应用温水擦洗乳头,若乳头内陷,则可在孕期每日用手指轻轻向外牵拉使之凸起,以免哺乳时新生儿吸吮困难。

3. 性生活指导　妊娠前 3 个月和后 3 个月,均应避免性生活,以防流产、早产与感染。

【用药指导】

1. 用药原则　妊娠期间孕妇应谨慎用药,尤其孕早期为胎儿器官形成的关键时期,用药应选择对胚胎、胎儿无损害且对孕妇所患疾病最有效的药物。

基本原则是:用药需有明确指征且在医生指导下使用;能用一种药物的避免联合用药;能用疗效肯定的老药不用尚未确定对胎儿有无不良影响的新药;能用小剂量的尽量避免使用大剂量;严格掌握药物剂量和用药持续时间,注意及时停药;妊娠早期若病情允许,尽量推迟到妊娠中晚期再用药;若病情所需,在妊娠早期使用对胚胎、胎儿有害的致畸药物,则应终止妊娠。尽量采用 A、B 级药物,妊娠 12 周内不用 C、D、X 级药物。

2. 药物对胎儿的危害性等级　美国食品药品监督管理局(FDA)将药物对胎儿的危害分为 A、B、C、D、X 五级。

A、B 级药物,对胎儿无危害或无副作用,孕期一般可安全使用,如多种维生素类、一些抗生素(如青霉素族、头孢类)等。

C、D 级药物,对胎儿有危害(致畸或流产),但对孕妇有益,须权衡利弊后慎用。如一些抗生素、激素类药物。

X 级,对胎儿有危害,此类为孕期禁用药,如抗癌药物、性激素(雌激素、合成孕激素)等。

【常见症状及处理】

1. 消化系统　妊娠早期出现恶心、晨起呕吐者,饮食应清淡、少食多餐。给予维生素 B_6 10～20mg,每日 3 次口服;消化不良者,可给予维生素 B_1 20mg、干酵母 3 片及胃蛋白酶 0.3g,饭时与稀盐酸 1ml 同服,每日 3 次,也可服用健脾开胃中药。呕吐严重者按妊娠剧吐处理。

2. 贫血　孕妇于妊娠中晚期对铁需求量增多,饮食摄入往往不足,应适时补充铁剂,如富马酸亚铁 0.2g 或硫酸亚铁 0.3g,每日 1 次口服,预防贫血。已发生贫血者,应查明原因治疗。孕期缺铁性贫血多见,治疗时应加大铁剂量,可给予富马酸亚铁 0.4g 或硫酸亚铁 0.6g,同时补充维生素 C 和钙剂可增加铁吸收。

3. 下肢肌肉痉挛　是孕妇缺钙的表现,妊娠后期多见,常发生在小腿腓肠肌,常在夜间发作。痉挛发作时应将痉挛下肢伸直使腓肠肌紧张,并行局部按摩,痉挛常能迅速缓解。给予乳酸钙 1g、维生素 AD 胶丸 2 丸,每日 3 次;维生素 E 100mg,每日 1～2 次口服。

4. 便秘　妊娠期肠蠕动及肠张力减弱,加之增大的子宫及胎先露部压迫,易发生便秘及排便困难。每日清晨饮开水一杯,多吃含纤维素多的新鲜蔬菜和水果,适当增加散步等运动,养成良好的排便习惯。必要时口服缓泻剂,如睡前口服果导片 1～2 片,或用开塞露、甘油栓,禁用硫酸镁等泻剂,不宜灌肠,以免引起流产或早产。

5. 下肢及外阴静脉曲张　妊娠晚期增大的子宫压迫下腔静脉,致盆腔和下肢静脉回流受阻,孕妇常出现外阴及下肢静脉曲张且随妊娠次数增多逐渐加重。孕妇于妊娠后期应避免长久站立和蹲位,下肢可绑弹性绷带,睡眠时适当垫高下肢,以利静脉回流。分娩时防止外阴静脉曲张破裂。

6. **腰背痛** 妊娠期间由于关节韧带松弛,增大的子宫前突致躯体重心后移,腰椎前突使背伸肌处于持续紧张状态,常出现轻微腰背痛,休息时可在腰背部垫枕头缓解疼痛。若腰痛明显,应卧床休息,局部热敷按摩,仍不能缓解者,应查找原因,对因治疗。

7. **下肢水肿** 妊娠后期常有下肢轻度水肿,经休息后消退,属正常现象。低盐饮食,睡眠时取左侧卧位、下肢垫高15°可改善下肢血液回流,减轻下肢水肿。若不能消退或水肿明显者,应注意是否有妊娠期高血压疾病或肾脏疾病等。

8. **痔** 妊娠晚期多见或明显加重。增大的子宫压迫与腹压增高使痔静脉回流受阻导致静脉曲张。应多吃蔬菜和水果,适当轻微运动,少食辛辣食物可缓解。必要时口服缓泻剂软化大便纠正便秘,分娩后因压迫解除,痔疮减轻或消失。

9. **仰卧位低血压** 妊娠晚期孕妇若较长时间取仰卧姿势,由于增大的子宫压迫下腔静脉,致回心血量及心搏出量减少,出现低血压,此时应改为左侧卧位,血压可迅速恢复正常。

10. **外阴阴道假丝酵母菌病** 30%孕妇的阴道分泌物中可检测出假丝酵母菌。大部分孕妇没有症状,少数出现阴道分泌物增多、外阴瘙痒等症状者,可阴道局部放置克霉唑栓剂治疗。

第四节 遗传咨询、产前筛查与产前诊断

出生缺陷(birth defect)是指出生前已存在(在出生前或生后数年内发现)的结构、功能或代谢异常。多由遗传、环境因素或二者相互作用引起。出生缺陷分为三类:①胎儿自身发育不良导致的结构和功能畸形;②子宫内环境改变所致的胎儿结构畸形;③发育正常的胎儿受外界因素损害影响了正常发育过程。我国为出生缺陷高发国家之一,出生缺陷是导致儿童和成人残疾的主要原因,给家庭和社会带来极为沉重的负担。遗传咨询、产前筛查与产前诊断是防范出生缺陷的重要环节。

出生缺陷防治分三级:一级预防为孕前干预,通过婚前医学检查、孕前咨询和致病微生物检查,预防出生缺陷的发生;二级预防为产前干预,通过产前筛查与产前诊断,阻止缺陷儿出生或宫内治疗矫治畸形;三级预防为产后干预,开展新生儿疾病筛查,对出生缺陷患儿早期诊断及时治疗。对出生缺陷进行一级预防和二级预防是遗传咨询、产前筛查与产前诊断工作的重点。

一、遗传咨询

遗传咨询(genetic counselling)是由从事医学遗传的专业人员或咨询医师,对咨询者就其提出的家庭中遗传性疾病的发病原因、遗传方式、诊断、预后、复发风险、防治等问题予以解答,并就咨询者提出的婚育问题提出医学建议。遗传咨询是预防遗传性疾病和优生的重要措施之一。

(一)遗传咨询的意义

遗传疾病已成为人类常见病、多发病,病情严重者可导致终生残废。遗传咨询是在细胞

遗传学、分子生物学、分子遗传学的基础上,结合临床遗传学,及时确定遗传性疾病患者和携带者,预测其后代患病几率,商讨应对措施,减少遗传病儿出生,降低遗传性疾病发生率,提高人群遗传素质和人口质量,达到优生优育的目的。

（二）遗传咨询的对象

遗传性疾病高风险人群为遗传咨询对象:①夫妇双方或家系成员患有某些遗传病或先天畸形者,曾生育过遗传病患儿或先天畸形患儿的夫妇;②不明原因智力低下或先天畸形儿的父母;③不明原因的反复流产或有死胎、死产等情况的夫妇;④孕期接触不良环境因素以及患有某些慢性病的孕妇;⑤常规检查或常见遗传病筛查发现异常者;⑥其他需要咨询者,如婚后多年不育的夫妇、35 岁以上的高龄孕妇或长期接触不良环境因素的育龄青年男女。

（三）遗传咨询的步骤

1. 明确诊断　通过家系调查、系谱分析,结合临床特征,借助于实验室检查,确定是否存在遗传病。收集详细病史资料,了解夫妇双方三代直系血亲相关疾病状况,绘制家系图。若咨询者为近亲结婚,对其遗传性疾病的影响作正确评估,根据其临床表现作系统的体格检查和实验室检查,从而做出正确诊断。

2. 确定遗传方式　根据遗传性疾病类型和遗传方式,预测子代再发病的风险率。若宫内胚胎或胎儿接触致畸因素,要根据致畸原的毒性、剂量及胎龄等综合分析对胚胎或胎儿的危害性。

3. 近亲结婚对遗传性疾病的影响　近亲结婚指夫妇双方有共同祖先,有血缘关系,有共同的特定基因包括致病基因。因此近亲结婚子代遗传性疾病患病风险明显增加。

4. 提出医学建议

（1）不能结婚:①直系血亲和三代以内的旁系血亲;②重症智力低下者。男女双方均患病无法承担家庭义务及养育子女者;③男女双方均患相同的遗传性疾病或男女双方家系中患相同的遗传性疾病。

（2）暂缓结婚:有可以矫正的生殖器官畸形,在矫形手术前暂缓结婚,矫形手术后再择期结婚。

（3）可以结婚,但禁止生育:①男女双方患有严重的相同的常染色体隐性遗传病;②男女一方患严重的常染色体显性遗传病;③男女一方患多基因遗传病并属高发家系(指除患者本人外其父母兄弟姐妹中有一人或多人患同样疾病)者。

（4）限制生育:对于产前能准确诊断或植入前诊断的遗传病可在获得确诊报告后选择性生育健康胎儿。对不能产前诊断的 X 连锁隐性遗传病,可经产前诊断明确胎儿性别后选择性生育。

（5）领养孩子:对部分高风险夫妇,可领养孩子。

（6）人工授精:夫妇双方均是常染色体隐性遗传病携带者;男方为常染色体显性遗传病患者;男方为能导致高风险、可存活出生畸形的染色体平衡易位携带者,采用健康捐精者精液人工授精预防遗传病。

（7）捐卵者卵子体外授精,子宫内植入:适用于常染色体显性遗传病患者,或导致高风险、可存活出生畸形的染色体平衡易位携带者。

（四）遗传咨询的类别和对策

1. 婚前咨询 婚前医学检查：通过询问病史、家系调查、系谱分析、临床表现及实验室检查，确诊遗传缺陷。根据遗传规律，评估下一代发病风险，指导优生优育，防范遗传性疾病发生。婚前医学检查是婚前咨询的重要环节，若检查中发现男女任一方，或双方亲属中有遗传性疾病患者，要回答能否结婚，能否生育问题。发现影响婚育的遗传性疾病或先天畸形，提出医学建议按暂缓结婚、可以结婚禁止生育、限制生育、不能结婚4类情况指导。

2. 孕前咨询 孕前咨询是控制遗传性疾病或出生先天缺陷的最重要措施。夫妻准备生育前到医院进行孕前检查，可以早期发现生殖系统疾病，评估遗传性疾病风险，接受优生优育健康教育。在神经管畸形高发地区，指导妇女孕前服用叶酸，可降低70%的先天性神经管畸形的发生。

3. 产前咨询 主要内容：①夫妻一方或亲属中有遗传病儿或先天性畸形儿，下一代患病几率及能否预测；②已生育患儿再生育是否仍是患儿；③妊娠期尤其是妊娠前3个月接触过化学毒物、放射线或感染过风疹病毒等，是否会影响胎儿健康。

4. 一般遗传咨询 主要内容：①夫妇一方有遗传病家族史是否可累及本人及其子女；②生育过畸形儿是否是遗传病，能否影响下一代；③夫妇多年不孕或习惯性流产，希望获得生育指导；④夫妇一方已确诊为遗传病，咨询治疗措施及疗效；⑤夫妇一方接受放射线、化学物质或有害生物因素影响，是否影响下一代。

（五）遗传咨询必须遵循的原则

1. 尽可能收集证据原则 开展遗传咨询，首先要最大可能地获得正确的诊断。为此不仅要详细了解相关病例资料，还要注意收集其他佐证，如医院记录、既往基因诊断为携带者的检测报告等，方可使诊断和再发风险率的评估更加客观。既往不良分娩史如习惯性流产、死胎及死产史对诊断遗传性疾病也有十分重要的意义。

2. 非指令性咨询原则 在遗传咨询的选择中没有绝对正确的方案，也没有绝对错误的方案，因此遗传咨询应遵循非指令性咨询原则。我国2003年卫计委颁布的《产前诊断技术管理办法》中明确提出医生可提出医学建议，患者及亲属有自行选择权。

3. 尊重患者原则 在遗传咨询过程中咨询者最常见的心理表现为忧虑、罪恶感等，特别是在相关遗传性疾病知识缺乏或等待诊断结果时。因此应将咨询者本人的利益放在首位，对咨询者的疑虑，要针对性地解释，最大可能地减少咨询者及其家属的忧虑。

4. 知情同意原则 为了不给病人带来生理上或心理上的伤害，家属常常要求医生不要告知病人真相。随着社会的发展道德标准也在变化，告知真相已成为合乎道德的职责。对于产前诊断技术及诊断结果，经治医师应本着科学、负责的态度，向孕妇或家属告知技术的安全性、有效性和风险性，使孕妇或家属理解技术可能存在的风险和结果的不确定性。

5. 守密和信任原则 保密是遗传咨询的基本原则。在未取得许可时，不得将遗传检测结果告知除其家属以外的第三者，如雇主、保险公司和学校，以避免受到不公正侵扰或用于商业用途。同样在未取得许可时，也不能用于科学研究。

二、产前筛查

遗传筛查包括对成人、胎儿及新生儿遗传性疾病筛查三种,对胎儿遗传性疾病筛查又称产前筛查,是预防大多数先天缺陷儿出生的重要手段。遗传筛查方案要求:①被筛查者在人群中有较高的发病率并严重影响健康;②筛查出后有治疗或预防的方法;③筛查方法应是非创伤性的、容易实施且价格便宜;④筛查方法应统一,易推广。

目前产前筛查主要针对唐氏综合征和神经管畸形。产前筛查阳性的患者表明其患病风险较高,但需进一步检查才能确诊。因此工作中应遵循知情同意原则。

(一) 非整倍体染色体异常

非整倍体染色体胚胎 50% 在妊娠早期流产,存活者亦有明显的智力障碍,多见于唐氏综合征,故唐氏综合征是产前筛查的重点。根据检查方法分为孕妇血清学检查和超声检查,根据筛查时间分为妊娠早期筛查和妊娠中期筛查。

1. 妊娠中期筛查　采用三联法即甲胎蛋白(AFP)、人类绒毛膜促性腺激素(HCG)和游离雌三醇(E_3)。唐氏综合征患者 AFP 降低、HCG 升高、E_3 降低,根据三项指标的变化,结合孕妇年龄、孕龄,计算出唐氏综合征的风险度。风险阈值设定为 35 岁孕妇的风险度(妊娠中期为 1:280)时,阳性率为 5% ,可检测出 60% ~ 75% 的唐氏综合征和部分其他非整倍体染色体异常。

2. 妊娠早期筛查　包括孕妇血清学检查、超声检查或者二者结合。常用的血清学指标有 β-HCG 和妊娠相关血浆蛋白 A。超声检查指标为胎儿颈项透明层(nuchal translucency, NT)和胎儿鼻骨。联合应用血清学和 NT 方法检出唐氏综合征阳性率为 85% ~ 90% 。

3. 染色体疾病的高危因素　①孕妇年龄大于 35 岁的单胎妊娠;②孕妇年龄大于 31 岁的双卵双胎妊娠;③夫妇中一方存在染色体易位;④夫妇中一方存在染色体倒置;⑤夫妇非整倍体异常;⑥前胎常染色体三体史;⑦前胎 X 染色体三体(47,XXX 或 47,XXY)者;⑧前胎染色体三倍体;⑨妊娠早期反复流产;⑩产前超声发现胎儿存在严重的结构畸形。

(二) 神经管畸形

1. 血清学筛查　检测孕妇妊娠中期血清标记物 AFP,筛查胎儿神经管畸形(NTDs)。90% 神经管畸形患者 AFP 升高。95% 神经管畸形患者无家族史,影响孕妇血清 AFP 水平的因素包括孕龄、孕妇体重、糖尿病、胎儿畸形等。

2. 超声筛查　99% 神经管畸形患者可通过妊娠中期超声检查明确诊断。

3. 高危因素　①NTDs 家族史为 5% ;②暴露在特定的环境中如高热、Ⅰ 型糖尿病;③与 NTDs 有关的遗传综合征和结构畸形如 Jarco-Levin 综合征;④NTDs 高发的地区如我国东北地区;⑤在 NTDs 患者中发现抗叶酸受体抗体的比例增高。

(三) 先天性心脏病

先天性心脏病无遗传背景,发病率约 0.7% 。某些单纯性的瓣膜病变如房间隔缺损、室间隔缺损,目前无法产前诊断。但对存在心脏血流异常的高危儿如左(右)心脏发育不良、主动脉狭窄、主动脉瓣狭窄或肺动脉瓣狭窄等,应在妊娠 20 ~ 22 周常规进行超声心动图检查,于妊娠晚期复查。

三、产前诊断

产前诊断(prenatal diagnosis)又称宫内诊断(Intrauterine diagnosis)或出生前诊断(antenatal diagnosis),指在出生前通过影像学、生物化学、细胞遗传学等技术,了解胚胎或胎儿的发育状态如有无畸形,是否患有先天性与遗传性疾病,从而为宫内治疗(手术、药物或基因治疗)及选择性终止妊娠提供指导,达到优生目的。

(一) 产前诊断的对象

孕妇有下列情况之一者应进行产前诊断:①羊水过多或过少;②妊娠早期致畸物质接触史;③夫妇一方有先天性疾病或遗传性疾病,或有遗传病家族史;④生育过先天性严重缺陷儿;⑤胎儿发育异常或胎儿有可疑畸形;⑥35岁以上的高龄孕妇。

(二) 产前诊断的疾病

1. 染色体病 包括染色体数目异常和结构异常两类。数目异常包括整倍体和非整倍体;结构异常包括染色体缺失、易位、倒位、环形染色体等。

2. 性连锁遗传病 以X连锁隐性遗传病居多,如红绿色盲、白化病等,致病基因位于X染色体。携带致病基因的男性均发病,携带致病基因的女性为携带者。生育的男孩1/2可能发病;生育的女孩表型正常,但1/2为携带者。若检查确定为男胎则可终止妊娠。

3. 遗传性代谢缺陷病 常染色体隐性遗传病多见。因基因突变致某种酶缺失引起代谢抑制,代谢中间产物累积致病。只有少数疾病在早期可用饮食控制(如苯丙酮尿症)、药物治疗(如肝豆状核变性),其余均无理想的治疗方法。

4. 先天性结构畸形 有明显结构改变如脊柱裂、无脑儿、先天性心脏病等。

(三) 产前诊断常用方法

1. 观察胎儿的结构 运用超声波、胎儿镜、X射线、磁共振(MRI)等观察胎儿的结构是否存在畸形。应用最为广泛的是B型超声检查。

2. 染色体核型分析 运用绒毛、羊水、胎儿细胞培养,检测胎儿染色体疾病。

3. 基因检测 运用原位荧光杂交、聚合酶链反应技术、DNA分子杂交等检测胎儿基因核苷酸序列,诊断胎儿基因疾病。

4. 检测基因产物 运用绒毛细胞或血液、羊水、羊水细胞,进行蛋白质、酶及代谢产物分析,发现某些胎儿先天性代谢疾病、神经管缺陷等。

(四) 胎儿染色体病的产前诊断

胎儿染色体病的产前诊断依靠细胞遗传学方法。获取胎儿细胞和染色体的方法包括胚胎植入前遗传诊断、羊膜腔穿刺术、绒毛穿刺取样、胎儿组织活检、经皮脐血穿刺术。

(五) 胎儿结构畸形的产前诊断

1. 胎儿超声检查 妊娠期胎儿超声检查可以发现很多严重的结构畸形及各种细微变化,已成为产前诊断的重要手段。超声诊断的出生缺陷特点是:①出生缺陷必须存在解剖异常;②超声诊断与孕龄有关;③胎儿非整倍体畸形多伴有结构畸形,如果超声发现与染色体疾病有关的结构畸形,应建议行胎儿核型分析。

2. 胎儿磁共振成像检查 磁共振成像具有较高的组织分辨率及空间分辨率,有助于检测评估超声检查不能明确诊断的疾病。主要用于:①中枢神经系统畸形;②胎儿颈部肿物,评价胎儿气道,利于分娩时采取有效措施;③胎儿胸部畸形如先天性膈疝;④胎儿腹部及盆腔畸形。

（冯 玲）

复习思考题

1. 试述腹部四步触诊的方法与意义。
2. 简述骨盆外测量的径线和正常值。
3. 胎盘功能检查有哪些方法?
4. 孕期常见症状有哪些,如何处理?

第五章 正常分娩

学习要点

影响分娩的四因素;枕先露的分娩机转;分娩的临床经过及处理措施。

妊娠满 28 周(196 日)及以后,胎儿及其附属物从临产发动到全部从母体娩出的过程称为分娩(delivery)。妊娠满 28 周至不满 37 周(196~258 日)间分娩称为早产(premature delivery);妊娠满 37 周至不满 42 周(259~293 日)间分娩称为足月产(term delivery);妊娠满 42 周(294 日)及以后分娩称为过期产(postterm delivery)。

知识链接

分 娩 动 因

分娩发动的原因目前仍不清楚,公认是多种因素综合作用的结果。有不少学说试图解释,如子宫下段形成及宫颈成熟学说、机械性理论学说、免疫学说、神经介质学说以及内分泌控制学说等,但都不能很好地阐明。随着分子生物学的发展,目前认为不管分娩动因如何,子宫颈成熟是分娩发动的必要条件,缩宫素与前列腺素是促进宫缩的最直接原因。

第一节 影响分娩的因素

影响分娩的因素有产力、产道、胎儿及精神心理因素,若各因素均正常并相互适应,胎儿能顺利经阴道自然娩出,称为正常分娩。

一、产力

将胎儿及其附属物从子宫腔内逼出的力量,称为产力。产力包括子宫收缩力(简称宫缩)、腹肌及膈肌收缩力(统称腹压)、肛提肌收缩力。

1. 子宫收缩力 是临产后的主要产力,贯穿于分娩全过程。临产后的子宫收缩力能使宫颈管缩短消失、宫口扩张、胎先露下降、胎儿及胎盘娩出。临产后正常的宫缩具有以下特点:

（1）节律性:宫缩的节律性,是临产的重要标志。宫缩是子宫体肌有节律、不随意的阵发性收缩。每次宫缩由弱渐强(进行期),维持一定时间(极期),随后又由强渐弱(退行期),直至消失进入间歇期,间歇期子宫肌肉松弛。阵缩如此反复出现,直至分娩全过程结束。

临产开始时,宫缩持续约 30 秒,间歇期约 5~6 分钟。随产程进展,宫缩持续时间逐渐延长,间歇期逐渐缩短。当宫口开全(10cm)后,持续时间长达 60 秒,间歇期缩短至 1~2 分钟。宫缩强度也随产程进展逐渐增加。宫缩时子宫壁血管及胎盘受压,致使子宫血流量减少,胎盘绒毛间隙的血流量亦减少;于宫缩间歇期,子宫壁放松,血流量又恢复到原来水平。宫缩的节律性可避免胎儿缺氧(图5-1)。

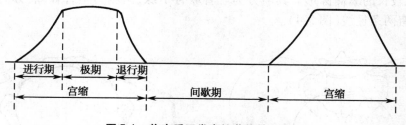

图5-1　临产后正常宫缩节律性示意图

（2）对称性和极性:正常宫缩起自两侧子宫角部,并迅速向宫底部中线集中,左右对称,然后向子宫下段扩散,最终均匀协调地扩散至整个子宫,此为宫缩的对称性。宫缩以子宫底部最强、最持久,向下则逐渐减弱,子宫底部收缩的强度几乎是子宫下段的两倍,此为宫缩的极性(图5-2)。

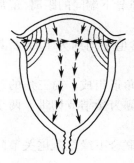

图5-2　子宫收缩力的对称性与极性

（3）缩复作用:当宫缩时,子宫体部的肌纤维缩短变粗,间歇期肌纤维松弛但不能完全恢复到原来的长度,经过反复收缩,肌纤维越来越短,此种现象称为缩复作用。缩复作用使子宫腔容积越来越小,迫使胎先露部逐渐下降、宫颈管逐渐缩短直至消失。

2.腹肌及膈肌收缩力　腹肌及膈肌收缩力(腹压)是第二产程时娩出胎儿的重要辅助力量。宫口开全后,胎先露部已降至阴道,每当宫缩时,胎先露部压迫骨盆底组织及直肠,反射性地引起排便动作,产妇主动屏气,腹肌及膈肌强有力的收缩使腹内压增高,促使胎儿娩出。腹压在第二产程,特别是第二产程末期配合宫缩运用最有效,过早运用容易使产妇疲劳和造成宫颈水肿,致使产程延长。腹压在第三产程还可促使已剥离的胎盘娩出。

3.肛提肌收缩力　肛提肌收缩力能协助胎先露部在产道内进行内旋转。当胎头枕部到达耻骨弓下时,能协助胎头仰伸娩出。第三产程,胎盘降至阴道时,肛提肌收缩能协助胎盘娩出。

二、产道

产道是胎儿娩出的通道,分骨产道和软产道两部分。

（一）骨产道

骨产道是指真骨盆。骨产道的大小、形态与分娩是否顺利有直接关系。为了便于了解分娩时胎先露部通过骨产道的过程,将骨盆分为3个假想平面。

1.骨盆入口平面　即真假骨盆的分界面,呈横椭圆形。其前方为耻骨联合上缘,两侧为髂耻缘,后方为骶岬前缘。此平面有4条径线(图5-3)。

（1）入口前后径:又称真结合径。指耻骨联合上缘中点至骶岬前缘正中间的距离,正常值平均约11cm。其长短与分娩机制关系密切,是胎先露进入骨盆入口的重要径线。

（2）入口横径:两髂耻缘间的最大距离,正常值平均约13cm。

（3）入口斜径:左右各一。左骶髂关节至右髂耻隆突间的距离称为左斜径,右骶髂关节至左髂耻隆突间的距离称为右斜径,正常值平均约为12.75cm。

2. 中骨盆平面 此平面具有产科临床重要性,为骨盆最小平面,是骨盆腔最狭窄的部分,呈前后径较长的纵椭圆形。其前方为耻骨联合下缘,两侧为坐骨棘,后方为骶骨下端。中骨盆平面有两条径线(图5-4)。

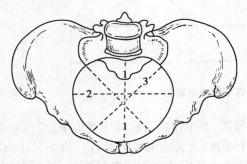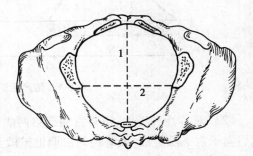

图5-3 骨盆入口平面各径线　　　　　图5-4 中骨盆平面各径线

（1）中骨盆前后径:耻骨联合下缘中点通过坐骨棘连线中点至骶骨下端间的距离,正常值平均约为11.5cm。

（2）中骨盆横径:又称坐骨棘间径。为两坐骨棘间的距离,正常值平均约为10cm。其长短与分娩机制的关系密切,是胎先露部通过中骨盆的重要径线。

3. 骨盆出口平面 即骨盆腔的下口,由两个不在同一平面的三角形组成。前三角的顶端为耻骨联合下缘,两侧为耻骨降支;后三角的顶端为骶尾关节,两侧为骶结节韧带。两个三角形共同的底边为坐骨结节间径。此平面有4条径线(图5-5)。

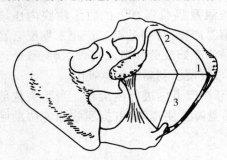

（1）出口前后径:耻骨联合下缘至骶尾关节间的距离,正常值平均约为11.5cm。

（2）出口横径:又称坐骨结节间径。指两坐骨结节末端内侧缘间的距离,正常值平均约为9cm。其长短与分娩机制关系密切。

（3）出口前矢状径:耻骨联合下缘中点至坐骨结节间径中点间的距离,正常值平均约为6cm。

（4）出口后矢状径:骶尾关节至坐骨结节间径中点间的距离,正常值平均约为8.5cm。如果出口

图5-5 出口平面各径线

横径稍短,则需测出口后矢状径,若两径之和>15cm,正常大小的妊娠足月胎头可通过后三角区经阴道娩出。

4. 骨盆轴 连接骨盆各假想平面中点的曲线,称为骨盆轴。此轴上段向下向后,中段向下,下段向下向前。分娩时胎儿沿此轴下降娩出,助产时也应按骨盆轴方向协助胎儿娩出(图5-6)。

5. 骨盆倾斜度 指妇女站立时,骨盆入口平面与地平面所形成的角度,一般为60°(图5-7)。若倾斜度过大,常影响胎头衔接。

（二）软产道

软产道是由子宫下段、子宫颈、阴道和骨盆底软组织构成的管道。

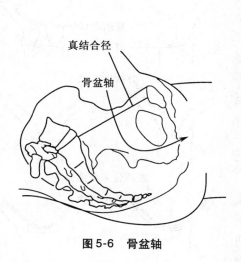

图 5-6 骨盆轴

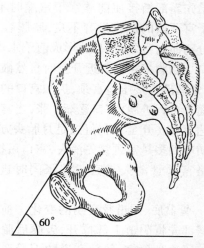

图 5-7 骨盆倾斜度

1. 子宫下段的形成　由非孕时长约 1cm 的子宫峡部形成。子宫峡部于妊娠 12 周后逐渐扩展成为宫腔的一部分,至妊娠末期逐渐被拉长形成子宫下段,临产后的规律宫缩使子宫下段进一步拉长达 7~10cm,肌壁变薄成为软产道的一部分。由于缩复作用,子宫上段肌壁越来越厚,下段肌壁被牵拉越来越薄(图 5-8)。由于上下段的肌壁厚薄不同,在子宫内面上下段间出现一环状隆起,称生理缩复环(图 5-9)。正常情况下,此环不易在腹部见到。

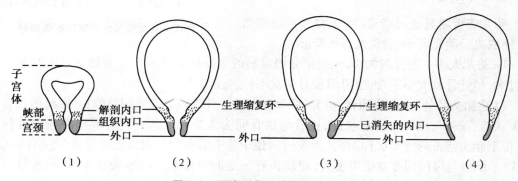

图 5-8　子宫下段形成及宫口扩张

2. 宫颈的变化

(1) 宫颈管消失:临产前的宫颈管长 2~3cm,初产妇较经产妇稍长。临产后的规律宫缩牵拉宫颈内口的子宫肌纤维及胎先露部支撑前羊水囊呈楔状,致使宫颈内口向上向外扩张,宫颈管形成漏斗形,随后宫颈管逐渐缩短直至消失。

(2) 宫口扩张:临产前,初产妇的宫颈外口仅容一指尖,经产妇能容纳一指。临产后,主要是子宫收缩及缩复向上牵拉使得宫口扩

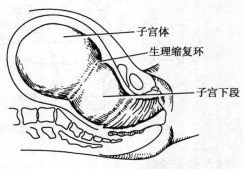

图 5-9　软产道在临产后的变化

49

张。胎先露部衔接使前羊水于宫缩时不能回流,加之子宫下段的蜕膜发育不良,胎膜容易与该处蜕膜分离而向宫颈管突出,形成前羊水囊,协助扩张宫口。胎膜多在宫口近开全时自然破裂。破膜后,胎先露部直接压迫宫颈,扩张宫口的作用更明显。随着产程进展,宫口逐渐扩张,当宫口扩张至直径达 10cm(开全)时,妊娠足月胎头方能通过。

初产妇多是宫颈管先消失,宫口后扩张;经产妇多是宫颈管消失与宫口扩张同时进行(图 5-10)。

3. 骨盆底、阴道及会阴的变化 前羊水囊及胎先露部先将阴道上部撑开,破膜后胎先露部下降直接压迫骨盆底,使软产道的下段形成一个向前弯的长筒,阴道黏膜皱襞展平,阴道扩张,使腔道加宽。肛提肌受压后向下向两侧扩展,肌纤维拉长,肌束分开,使厚约 4~5cm 的会阴体变薄到仅 2~4mm,便于胎儿通过。但若保护不当,容易造成裂伤。

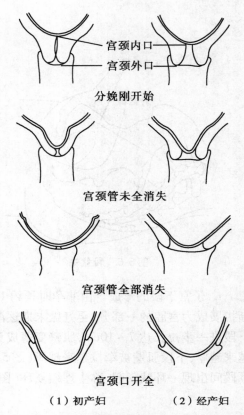

宫颈内口
宫颈外口
分娩刚开始

宫颈管未全消失

宫颈管全部消失

宫颈口开全
(1)初产妇　　(2)经产妇

图 5-10　宫颈管消失与宫口扩张步骤

三、胎儿

胎儿能否顺利通过产道,除产力和产道因素外,还取决于胎儿大小、胎位及有无畸形。

1. 胎儿大小 胎儿的大小,是决定分娩难易的重要因素之一。一般胎儿过大则胎头径线过大,尽管骨盆大小正常,也可因相对头盆不称造成难产。

(1)胎头颅骨:由两块顶骨、额骨、颞骨和一块枕骨构成。颅骨间缝隙称颅缝,两顶骨间为矢状缝,顶骨与额骨间为冠状缝,枕骨与顶骨间为人字缝。两颅缝交界空隙较大处称囟门,位于胎头前方的菱形区称前囟(大囟门),位于胎头后方的三角形区称后囟(小囟门)(图5-11)。颅缝与囟门均有软组织覆盖,使胎头有一定的可塑性。在分娩过程中,可通过颅缝轻度移位、重叠使头颅变形,缩小头颅体积,有利于胎头娩出。

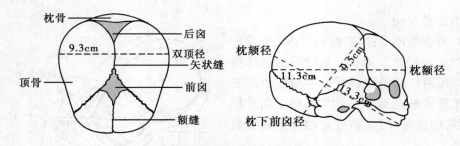

枕骨
后囟
9.3cm
双顶径
矢状缝
顶骨
前囟
额缝

枕额径
9.5cm
枕额径
11.3cm
13.3cm
枕下前囟径

图 5-11　胎儿颅骨、颅缝、囟门及径线

(2)胎头径线

1)双顶径(biparietal diameter,BPD):为两顶骨隆突间的距离,是胎头最大横径,妊娠足月时平均值约为9.3cm。临床常用B型超声测量此值以判断胎儿大小。

2）枕额径(occipito frontal diameter)：为鼻根至枕骨隆突的距离,妊娠足月时平均值约为11.3cm。入盆时,胎头常以此径衔接。

3）枕下前囟径(suboccipitobregmatic diameter)：又称小斜径,为前囟中央至枕骨隆突下方的距离,妊娠足月时平均值约为9.5cm。胎头俯屈后以此径通过产道。

4）枕颏径(occipito menal diameter)：又称大斜径,为颏骨下方中央至后囟顶部的距离,妊娠足月时平均值约为13.3cm。

2. 胎位　产道为一纵行管道。若为纵产式,胎体纵轴与骨盆轴相一致,容易通过产道。头先露时,是胎头先通过产道,在分娩过程中颅骨重叠,使胎头变形、周径变小,有利于胎头娩出。臀先露时,胎臀先通过产道,胎臀较胎头周径小且软,产道不需充分扩张即可娩出,而当胎头娩出时无变形机会,易导致胎头娩出困难。肩先露时,胎体纵轴与骨盆轴垂直,足月活胎不能通过产道,如勉强下降则对母儿威胁极大。

3. 胎儿畸形　如脑积水、联体儿等,由于胎头或胎体过大,难以通过产道。

四、精神心理因素

分娩虽是一种生理现象,但对于产妇确实是一种持久而强烈的应激源,分娩应激包括生理上的和精神心理上的。相当数量的产妇分娩时由于怕痛、怕发生难产、怕有生命危险等以及待产室的陌生和孤独环境,致使其临产后精神紧张。现已证实,产妇的紧张情绪会使机体产生一系列变化,如心率加快、血压升高、呼吸急促、肺内气体交换不足,导致子宫缺氧收缩乏力、宫口扩张缓慢、胎先露下降受阻、产程延长、产妇体力消耗过多等,加之宫缩逐渐强而频繁,亦能减少子宫胎盘血流量,极易发生胎儿窘迫。

在分娩过程中,医护人员应该耐心安慰产妇,鼓励进食,保持体力,讲解分娩过程,使产妇认识到分娩是生理过程,尽可能消除产妇不应有的焦虑和恐惧心理,教会产妇分娩时必要的呼吸技术和躯体放松技巧。有条件的可开展家庭式产房,允许丈夫、家人或有经验的人员陪伴(Doula制度),以便顺利度过分娩全过程。

 知识链接

Doula 式分娩

Doula 是希腊文,表示一个妇女照顾另一个妇女。现在这一名词被引申为一个有爱心、有生育经历的妇女,在整个产程中给产妇以持续的心理、生理及感情上的支持。实践证明,家属陪伴确实能减轻产妇焦虑,但有时他们比产妇还要焦虑和恐惧,反而加重了产妇的紧张情绪而影响产程进展。Doula 式分娩中,有经验的助产士对产妇进行热情的支持,密切观察产程的进展,及时发现问题予以纠正,解释每一阶段情况,表扬产妇所取得的良好进展,使整个产程在无焦虑、充满热情、关怀和鼓励的氛围中进行。有资料显示,采用 Doula 式分娩的产妇,剖宫产率、总产程、产后出血量等均明显降低,产妇一般情况和新生儿情况也优于对照组。

 课堂互动

试述分娩四因素产力、产道、胎儿和精神心理因素的相互影响。

第二节 枕先露的分娩机制

分娩机制(mechanism of labor)是指胎儿先露部在通过产道时,为了适应骨盆各平面的不同形态,被动地进行一系列适应性的转动,以其最小径线通过产道的全过程。临床上枕先露占95.55%~97.55%以上,又以枕左前位最多见,故本节以枕左前位的分娩机制为例讲解说明。

1. 衔接 胎头双顶径进入骨盆入口平面,胎头颅骨最低点接近或达到坐骨棘水平,称为衔接(engagement)(图5-12)。胎头呈半俯屈状态以枕额径衔接,由于枕额径较骨盆入口前后径大,衔接时胎头矢状缝坐落在骨盆入口右斜径上,枕骨在母体骨盆的左前方。初产妇一般在预产期前1~2周内胎头衔接,经产妇多在临产后胎头衔接。若初产妇已临产而胎头仍未衔接,可能因头盆不称所致,应提高警惕。

2. 下降 胎头沿骨盆轴前进的动作称为下降(descent)。下降间断贯穿于分娩全过程,即宫缩时胎头下降,间歇时胎头又稍回缩。胎头在下降过程中,同时发生俯屈、内旋转、仰伸、复位和外旋转等动作。临床上以观察胎头下降的程度作为产程进展的重要标志之一。

3. 俯屈 当胎头下降至骨盆底时,处于半俯屈状态的胎头枕部遇肛提肌阻力,借杠杆作用进一步俯屈(flexion),使下颏接近胸部,变胎头衔接时的枕额径(11.3cm)为枕下前囟径(9.5cm)(图5-13),以适应产道的形态,有利于胎头继续下降。

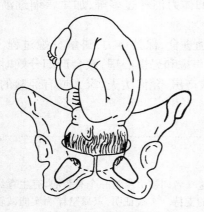

图5-12 胎头衔接

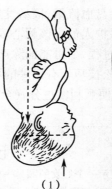

(1) (2)

图5-13 胎头俯屈

4. 内旋转 胎头围绕骨盆轴旋转,使其矢状缝与中骨盆及骨盆出口前后径相一致的动作称内旋转(internal rotation)。胎头俯屈下降过程中,枕部位置最低,当枕部到达骨盆底时遇到肛提肌阻力将其推向阻力小、部位宽的前方,胎头向前向中线旋转45°,后囟转至耻骨弓下方(图5-14),使胎头矢状缝与中骨盆及骨盆出口前后径相一致,即适应中骨盆及骨盆出口前后径大于横径的特点,有利于胎头下降娩出。胎头于第一产程末完成内旋转动作。

5. 仰伸 完成内旋转后,宫缩和腹压继续迫使胎头下降,当胎头下降达阴道外口时,肛提肌收缩力又将胎头向前推进,两者共同作用,使胎头沿骨盆轴下段的方向转向前,胎头枕骨下部达耻骨联合下缘时,枕骨以耻骨弓为支点,使胎头逐渐仰伸(extention),胎头的顶、额、鼻、口、颏相继于会阴前缘娩出(图5-15)。当胎头仰伸时,胎儿双肩径沿左斜径进入骨盆

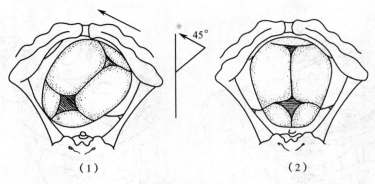

（1）   （2）

图 5-14　胎头内旋转

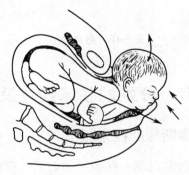

图 5-15　胎头仰伸

入口。

6. **复位及外旋转**　胎头娩出后,胎头枕部向左旋转 45°,使胎头恢复与胎肩的正常关系称复位(restitution)。胎肩在产道内继续下降,前(右)肩向前向中线旋转 45°,使胎儿双肩径与骨盆出口前后径相一致,胎头需在产道外继续向左旋转 45°以保持胎头与胎肩的垂直关系,称外旋转(external rotation)(图 5-16、图 5-17)。

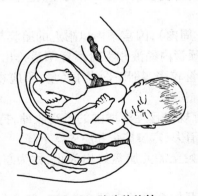

图 5-16　胎头外旋转

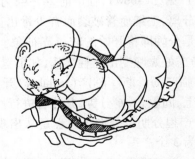

图 5-17　胎头娩出过程

7. **胎肩、胎体娩出**　胎头完成外旋转后,胎儿前(右)肩从耻骨弓下先娩出,随即后(左)肩从会阴前缘娩出(图 5-18)。胎儿双肩娩出后,胎体及胎儿下肢相继娩出。至此,胎儿娩出过程全部完成。

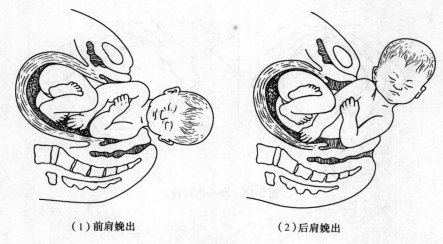

（1）前肩娩出　　　　　　　　　　　　（2）后肩娩出

图 5-18　胎肩娩出

第三节　分娩的临床经过及处理

一、先兆临产、临产的诊断与产程分期

1. 先兆临产　分娩发动前,常出现一些预示孕妇不久即将临产的症状,称为先兆临产(threatened labor)。

（1）假临产(false labor):分娩发动前,由于子宫肌的敏感性增强,常出现不规则子宫收缩,称为假临产。其特点是宫缩持续时间短(<30 秒)且不恒定,间歇时间长且不规律,宫缩强度并不逐渐增强,不伴宫颈管缩短和宫口扩张,宫缩引起下腹部轻微胀痛,常在夜间出现而清晨消失,给予镇静剂能抑制宫缩。

（2）胎儿下降感(lightening):又称轻松感。系因胎先露部下降进入骨盆入口,使子宫底下降的缘故。此时孕妇感到上腹部舒适,受压感减轻,进食量增多,呼吸轻快。但因降入盆腔的先露部压迫膀胱,可出现尿频症状。

（3）见红(show):临产前 24 ~ 48 小时内(少数 1 周内),因宫颈内口附近的胎膜与该处的宫壁分离,毛细血管破裂而有少量出血,血液与宫颈管内黏液相混合后经阴道排出,称为见红。是分娩即将开始的较可靠征象。若阴道流血量较多,超出平时月经量,不应视为见红,应考虑妊娠晚期出血性疾病,如前置胎盘、胎盘早剥等。

2. 临产的诊断　临产(in labor)开始的标志是有规律且逐渐增强的子宫收缩,持续 30 秒或以上,间歇 5 ~ 6 分钟,并伴有进行性宫颈管缩短消失、宫口扩张和胎先露下降。

3. 产程分期　分娩全过程是从出现规律宫缩开始至胎儿胎盘娩出为止,称为总产程。临床分为 3 个产程。

（1）第一产程:又称宫颈扩张期,指从规律宫缩开始至宫颈口开全为止。初产妇约需11 ~ 12 小时,经产妇约需 6 ~ 8 小时。

（2）第二产程:又称胎儿娩出期,指从宫颈口开全至胎儿娩出的过程。初产妇约需 1 ~ 2 小时,经产妇通常数分钟即可完成,但也有长达 1 小时者。

（3）第三产程:又称胎盘娩出期,指从胎儿娩出至胎盘娩出的过程。约需 5 ~ 15 分钟,不应超过 30 分钟。

二、第一产程的临床经过及处理

【临床表现】

1. 规律宫缩 产程开始时,宫缩持续时间较短(约 30 秒)且弱,间歇期较长(5~6 分钟)。随产程进展,持续时间渐长,间歇期渐短,且强度不断增加。当宫口近开全时,宫缩持续时间可长达 1 分钟或 1 分钟以上,间歇期仅 1 分钟或稍长。

2. 宫口扩张 频而强的子宫收缩,使宫颈管逐渐缩短、消失,宫口逐渐扩张至开全(10cm)。当宫口开全时,宫口边缘消失,子宫下段及阴道形成宽阔管腔。通过肛诊或阴道检查可以确定宫口扩张程度。

3. 胎先露下降 是决定能否经阴道分娩的重要观察项目。随产程进展,胎先露不断下降,为明确胎头下降的程度,应定时行肛门检查,并能协助判断胎方位。

4. 胎膜破裂 又称破膜。宫缩时,羊膜腔内压力增高,胎先露部下降,将羊水阻断为前后两部分,在胎先露部前面的羊水量不多,约 100ml,称前羊水,前羊水形成的前羊水囊称为胎胞,有助于扩张宫口。随宫缩增强,羊膜腔内压力不断增加,当达到一定程度时胎膜自然破裂,前羊水流出称为胎膜破裂。破膜通常发生在宫口近开全时。

【产程观察及处理】

为了对产程进展有全面的了解,做到及时记录检查结果,发现异常及时处理,目前多采用产程图。产程图以临产时间(小时)为横坐标,纵坐标左侧为宫口扩张程度(cm),右侧为胎头下降程度(cm),画出宫口扩张曲线和胎头下降曲线(图 5-19),使产程进展一目了然。

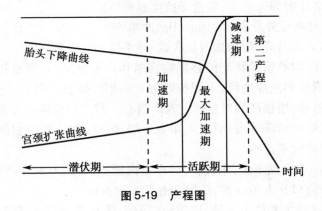

图 5-19 产程图

1. 子宫收缩 产程中必须定时连续观察宫缩持续时间、间歇时间、规律性以及强度,并及时记录。检查时助产人员以一手掌置于产妇腹壁上,宫缩时子宫体部隆起变硬,间歇期松弛变软。或用胎儿监护仪描记宫缩曲线,更能客观、准确地反映宫缩情况,可以看出宫缩的强度、频率和每次宫缩持续时间。

2. 胎心 胎心监测是产程中极为重要的观察指标。胎心听诊应在宫缩间歇期进行,潜伏期应每隔 1~2 小时听胎心 1 次,进入活跃期后宫缩频繁,应每 15~30 分钟听胎心 1 次,每次听诊 1 分钟。必要时用胎儿监护仪连续检测。正常胎心率为 110~160 次/分,若宫缩后出现胎心率减慢且不能迅即恢复,或胎心率<110 次/分或>160 次/分,均为胎儿缺氧表现,需立即给产妇吸氧,改左侧卧位,并积极查找原因以采取针对性处理措施。

3. **胎头下降及宫口扩张** 描记宫口扩张曲线及胎头下降曲线,是产程图中重要的两项,能表明产程进展情况,并能指导产程的处理。

(1)胎头下降曲线:坐骨棘平面是判断胎头高低的标志。临床上以胎头颅骨最低点与坐骨棘平面的距离表示胎头下降程度,胎头颅骨最低点平坐骨棘平面时,以"0"表示;在坐骨棘平面下 1cm 时,以"+1"表示;在坐骨棘平面上 1cm 时,以"-1"表示,以此类推(图 5-20)。胎头于潜伏期下降不明显,于活跃期下降速度加快,平均每小时下降 0.86cm,可作为估计分娩难易的有效指标之一。

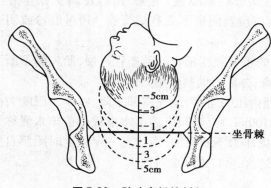

图 5-20 胎头高低的判断

(2)宫口扩张曲线:将第一产程分为潜伏期和活跃期。潜伏期是指从规律宫缩开始到宫口扩张 3cm。此期宫口扩张缓慢,平均每 2~3 小时扩张 1cm,约需 8 小时,最大时限为 16 小时,超过 16 小时称潜伏期延长。活跃期是指从宫口扩张 3cm 至 10cm。此期扩张速度明显加快,约需 4 小时,最大时限为 8 小时,超过 8 小时称活跃期延长。

胎头下降及宫口扩张情况可通过定时肛门检查来了解。

4. **胎膜破裂** 胎膜多在宫口近开全时破裂。一旦破膜,应立即听胎心,观察羊水的性状、颜色和流出量,并记录破膜时间。若已破膜而胎头尚未入盆,为预防脐带脱垂,应取侧卧位卧床;若破膜后 12 小时尚未分娩,应给予抗生素预防感染。

5. **血压** 宫缩时血压常升高 5~10mmHg,间歇期恢复原状。产程中应每隔 4~6 小时测血压 1 次,若发现血压升高,应增加测量次数,并予以相应处理。

6. **精神安慰** 产妇的精神状态能够影响宫缩和产程进展,特别是初产妇,由于产程较长,容易产生焦虑、紧张和急躁情绪,不能按时进食和很好休息。助产人员应安慰产妇并耐心讲解分娩是生理过程,增强产妇对自然分娩的信心。若产妇精神过度紧张,宫缩时喊叫不安,应指导产妇在宫缩时做深呼吸动作,或用双手轻揉下腹部。若产妇腰骶部胀痛,用手握拳压迫腰骶部,常可减轻不适感。

7. **活动与休息** 若宫缩不强,未破膜,可在室内适当活动,有利于产程进展。若初产妇宫口近开全,经产妇宫口开大 4cm 时,应卧床并行左侧卧位。

8. **饮食** 为保证精力和体力充沛,应鼓励产妇少量多餐,吃高热量易消化食物,摄入足够的水分,必要时静脉补液。

9. **排尿与排便** 临产后,鼓励产妇每 2~4 小时排尿 1 次,以免膀胱充盈影响宫缩及胎头下降。排尿困难者,应警惕头盆不称,必要时给予导尿。初产妇宫口扩张<4cm、经产妇<2cm 时,无灌肠禁忌证者可行温肥皂水灌肠。灌肠既能清除粪便,避免在分娩时排便造成污染,又能反射性刺激加强宫缩,加速产程进展。但有下列情况者不宜灌肠:胎位异常、头盆不称、胎膜早破、阴道流血、剖宫产史、宫缩强估计 1 小时内分娩以及患严重心脏病等。

10. **肛门检查** 可以了解宫颈软硬、厚薄及扩张程度,是否破膜,骨盆腔大小,确定胎方位及胎先露下降程度。肛查方法:产妇仰卧,两腿屈曲分开。检查者站在产妇右侧,用消毒纸巾遮盖阴道口,避免粪便污染阴道。右手食指戴指套蘸润滑剂后,轻轻伸入直肠内,拇指伸直,其余各指屈曲。食指向后触及尾骨尖端,了解尾骨活动度,再向两侧触摸坐骨棘是否突出,再确定胎头的高低,然后用指端掌面探查子宫颈口四周边缘,估计宫口扩张的厘米数。近开全时仅能摸到一个窄边,开全后摸不到边缘。若未破膜,在胎头前方可触有弹性的前羊膜囊,已破膜则能触到胎头,表面光滑,圆而硬,可摸到颅缝和囟门,有助于确定胎位。若触及条索状物,应考虑为脐带先露或脐带脱垂,此时应注意有无血管搏动,需及时处理。

肛查应在宫缩时进行,次数不宜过多,每 2～4 小时 1 次,经产妇或宫缩频者的间隔应缩短。若肛查结果不满意,应在严格消毒下行阴道检查。

11. 阴道检查　应在严格消毒后进行。阴道检查能直接摸清胎头,并能触清矢状缝及囟门,准确判断胎位、宫口扩张程度。适用于肛查胎先露部不明、宫口扩张及胎头下降程度不明、疑有脐带先露或脐带脱垂、轻度头盆不称经试产 4 小时产程进展缓慢者。

12. 其他　外阴部位应剃除阴毛,并用肥皂水和温开水清洗;初产妇、有难产史的经产妇,应再次行骨盆外测量;有妊娠合并症者,应给予相应治疗等。

三、第二产程的临床经过及处理

【临床经过】

宫口开全后,胎膜多已自然破裂,若仍未破膜,常影响胎头下降,应行人工破膜。破膜后,宫缩常暂时停止,随后重现的宫缩较前更强更频,每次持续 1 分钟或更长,间歇期 1～2 分钟。当胎头降至骨盆出口压迫盆底组织时,产妇有排便感,便不自主地向下屏气用力。随着产程进展,胎头下降压迫会阴,会阴体渐膨隆、变薄,肛门括约肌松弛,胎头在宫缩时显露于阴道口,在宫缩间歇期,又缩回阴道内,称胎头拨露。直至胎头双顶径越过骨盆出口,宫缩间歇时胎头不再回缩,称胎头着冠。产程继续进展,胎头仰伸娩出,接着胎头复位及外旋转,随后前肩和后肩相继娩出,胎体很快娩出,后羊水随之涌出,子宫迅速收缩,宫底降至脐平。

【观察产程进展和处理】

1. 密切监测胎心　此期宫缩频而强,应勤听胎心,以监测胎儿有无急性缺氧,通常 5～10 分钟听 1 次。发现异常者立即检查处理,尽快结束分娩。

2. 指导产妇屏气　正确运用腹压是缩短第二产程的关键。方法是:让产妇双足蹬在产床上,两手握住产床上的把手,宫缩时先深吸气,然后如解大便样向下用力屏气以增加腹压,于宫缩间歇期,产妇全身肌肉放松,安静休息。再次出现宫缩时,再做同样的屏气动作。如此反复用力,能加速产程进展。

3. 接产准备　当初产妇宫口开全,经产妇宫口扩张 4cm 且宫缩规律有力时,应将产妇送至分娩室并扶上产床,做好接产准备。嘱产妇仰卧于产床上,两腿屈曲分开,露出外阴部,臀下置便盆或塑料布,用消毒纱布球蘸肥皂水擦洗外阴,顺序依次是大阴唇、小阴唇、阴阜、大腿内上 1/3、会阴及肛门周围,然后用温开水冲洗干净(为防止冲洗液流入阴道,用消毒干纱布球堵住阴道口),最后用聚维酮碘消毒。取下阴道口的纱布球和臀下的便盆或塑料布。接产者按无菌操作常规洗手,戴消毒手套,穿手术衣,打开产包,铺无菌巾等,做好接产准备。

4. 接产　接产人员站在产妇右侧,当胎头拨露,阴唇后联合紧张时,开始保护会阴。方法是:接产人员右肘支在产床上,右手拇指与其余四指分开,用手掌大鱼际肌垫以纱布托住会阴部。当宫缩时右手向上向内方向托压,同时左手轻压胎头枕部使其俯屈并缓慢下降。宫缩间歇时,保护会阴的右手稍放松,以免压迫过久引起会阴水肿。当胎头枕部显露于耻骨弓下时,左手协助胎头仰伸,嘱产妇在宫缩时张口哈气解除腹压作用,待宫缩过后嘱产妇稍向下屏气,让胎头于宫缩间歇期缓慢娩出。胎头娩出后,不要急于娩出胎肩,右手继续保护会阴,左手自胎儿鼻根向下颏挤压,挤出口鼻内的黏液和羊水,然后协助胎头复位及外旋转,使胎儿双肩径与骨盆出口前后径相一致。左手向下轻压胎颈,协助前肩从耻骨弓下娩出,再向上托胎颈,使后肩从会阴前缘娩出。双肩娩出后,保护会阴的右手方可松开,然后双手协助胎体及下肢以侧位娩出(图5-21)。记录胎儿娩出时间。胎儿娩出后在距脐轮10~15cm处,用两把止血钳钳夹,在两钳间剪断脐带。胎儿娩出后,还应在产妇臀下放一接血盘,以测量出血量。

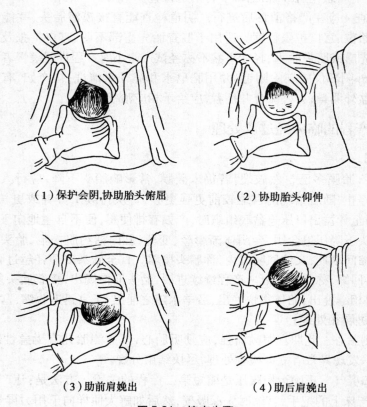

（1）保护会阴,协助胎头俯屈　　（2）协助胎头仰伸

（3）助前肩娩出　　（4）助后肩娩出

图5-21　接产步骤

若胎头娩出后发现脐带绕颈,绕颈一周且较松时,可用手将脐带顺胎肩推下或从胎头滑下,若绕颈过紧或绕颈2周以上,可用两把止血钳夹住一段脐带并剪断(图5-22)。

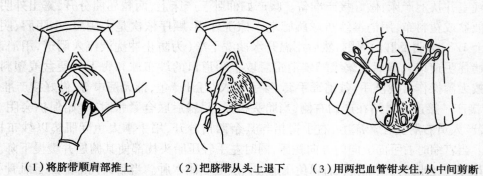

（1）将脐带顺肩部推上　　（2）把脐带从头上退下　　（3）用两把血管钳夹住,从中间剪断

图5-22　脐带绕颈的处理

5. 会阴切开 当会阴过紧、会阴水肿、胎儿过大、胎儿娩出过快等,估计分娩时会阴撕裂不可避免者,或母儿有病理情况急需结束分娩者,应及时行会阴切开术。

四、第三产程的临床经过及处理

【临床经过】

胎儿娩出后,子宫迅速收缩,宫底降至脐平,然后宫缩暂停,产妇感到轻松,几分钟后宫缩重又出现。由于宫腔容积突然缩小,胎盘不能相应缩小而与宫壁发生错位剥离,剥离面出血形成胎盘后血肿。子宫继续收缩,使剥离面积扩大直至胎盘完全剥离而排出。

胎盘剥离征象:①胎盘剥离后降至子宫下段,下段被扩张而子宫体被推向上,宫底上升达脐上,宫体变硬呈球形;②剥离后的胎盘降至子宫下段,显露于阴道口外的脐带自行延长;③阴道少量流血;④接产者用手掌尺侧在产妇耻骨联合上方轻压子宫下段时,子宫底上升而外露的脐带不再回缩。

【处理】

1. 新生儿处理

(1) 清理呼吸道:胎儿娩出断脐后,及时清理呼吸道。可用新生儿吸痰管或导尿管轻轻吸除新生儿咽部及鼻腔的黏液和羊水,以免发生吸入性肺炎。如确定呼吸道通畅而仍未啼哭时,可用手轻拍新生儿足底,刺激其啼哭。

(2) 阿普加评分(Apgar score)及意义:阿普加评分用以判断新生儿有无窒息及窒息的严重程度。以出生后一分钟内的心率、呼吸、肌张力、喉反射及皮肤颜色五项体征为依据,每项 0~2 分,满分 10 分(表5-1)。8~10 分属正常新生儿;4~7 分为轻度窒息又称青紫窒息,需清理呼吸道、人工呼吸、吸氧、用药等措施才能恢复;0~3 分为重度窒息又称苍白窒息,需紧急抢救,在喉镜直视下气管内插管,行心肺复苏。对缺氧严重的新生儿,应于出生后 5 分钟、10 分钟时再次评分,直至连续两次评分均≥8 分。

表5-1 新生儿阿普加评分法

体征	0 分	1 分	2 分
每分钟心率	0	<100 次	≥100 次
呼吸	0	浅慢且不规则	佳
肌张力	松弛	四肢稍屈曲	四肢屈曲,活动好
喉反射	无反射	有些动作	咳嗽、恶心
皮肤颜色	口唇发绀,全身苍白	躯干红,四肢青紫	全身红润

(3) 处理脐带:用75% 乙醇消毒脐带根部周围,在距脐根 0.5cm 处用无菌粗线结扎第一道,再于结扎线外0.5cm 处结扎第二道,于第二道结扎线外 0.5cm 处剪断脐带。挤出断端残余血液,以 5% 聚维酮碘溶液或75% 乙醇消毒脐带断面,药液不能接触新生儿皮肤,避免新生儿皮肤灼伤。脐带断面干后,用无菌纱布包盖好。处理脐带时,应注意新生儿保暖。目前多用气门芯、脐带夹等取代双重结扎脐带法,均有脐带脱落早和感染发生率低的效果。

(4) 新生儿处理:用5% 弱蛋白银或 0.25% 氯霉素液滴眼,以预防眼炎。擦净新生儿足底,打新生儿足印及产妇拇指印于病历上。详细体检后系以标明新生儿性别、体重、出生时间、母亲姓名及床号的手腕带和包被,然后让母亲将新生儿抱在怀中进行首次吸吮乳头。

2. 协助胎盘娩出　切忌在胎盘尚未完全剥离时用手按揉子宫或牵拉脐带,以免引起胎盘部分剥离而出血或拉断脐带,甚至造成子宫内翻。当确定胎盘已全部剥离时,接产者左手轻压子宫底,右手轻轻牵拉脐带,协助胎盘下降。当胎盘娩出至阴道口时,接产者用双手捧住胎盘,向一个方向旋转并轻轻向外牵拉,协助胎盘胎膜完整剥离排出(图5-23)。如发现胎膜部分断裂,可用止血钳夹住断裂上端胎膜继续向原方向旋转牵拉,直到胎膜全部娩出。

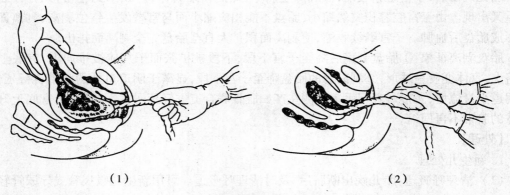

（1）　　　　　　　　　　　　　　　　（2）

图5-23　协助胎盘胎膜娩出

3. 检查胎盘胎膜　提起脐带检查胎膜是否完整,胎膜上有无断裂的血管,及时发现副胎盘(与正常胎盘间有血管相连的小胎盘)。再将胎盘铺平,检查母体面胎盘小叶有无缺损。若有副胎盘、部分胎盘或大块胎膜残留,应在无菌操作下徒手伸入宫腔内取出残留组织,以防产后出血及感染。

4. 检查软产道　应详细检查外阴、阴道、子宫颈有无裂伤。若有裂伤,及时缝合。

5. 预防产后出血　正常分娩出血量不超过300ml。对有产后出血高危因素(有产后出血史、多胎妊娠、羊水过多、巨大儿等)的产妇,可在胎儿前肩娩出时静注缩宫素10~20U,也可在在胎儿前肩娩出后立即肌内注射缩宫素10U或缩宫素10U加于0.9%氯化钠注射液20ml内静脉快速注入,均能促使胎盘迅速剥离而减少出血。若胎盘未完全剥离而出血多时,应行手取胎盘术。若第三产程超过30分钟,胎盘仍未排出且出血不多,应排空膀胱后,轻轻按压子宫,同时静注子宫收缩剂,若仍不能促使胎盘排出,应行手取胎盘术。若胎盘娩出后宫缩不良出血多时,可经下腹部直接注入宫体肌壁或肌注麦角新碱0.2~0.4mg(高血压患者禁用),并将缩宫素20U加入5%葡萄糖液500ml内静脉滴注。

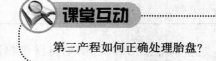

课堂互动

第三产程如何正确处理胎盘?

6. 产后观察　产后产妇应留在产房观察2小时,测量血压及脉搏,注意阴道流血量、子宫收缩、宫底高度、膀胱充盈情况、会阴阴道有无血肿等。如膀胱不充盈而宫底上升,表明宫腔有积血,应挤压子宫底排出积血并给予子宫收缩剂。2小时后,将一切正常的产妇连同新生儿送回休养室,继续巡视观察。

（赵　萍）

复习思考题

1. 影响分娩的因素有哪些？
2. 临产后子宫收缩力的特点有哪些？
3. 什么是先兆临产和临产？
4. 产程如何分期？
5. 简述各产程的临床经过和处理要点。
6. 胎盘剥离征象有哪些？
7. 简述 Apgar 评分的依据及意义。

第六章　正常产褥

 学习要点

产褥期的定义;产褥期母体的变化;产褥期的临床表现;产褥期的处理及保健。

从胎盘娩出后至产妇全身各器官(除乳腺外)恢复至正常未孕状态所需的一段时期,称为产褥期(puerperium),一般需要6周时间。

第一节　产褥期母体的变化

一、生殖系统的变化

(一) 子宫

产褥期子宫变化最大。胎盘娩出后子宫逐渐恢复至未孕状态的过程,称为子宫复旧(involution of uterus)。主要表现为子宫体肌纤维的缩复和子宫内膜的再生。

1. 子宫体肌纤维的缩复　子宫体肌纤维的不断缩复使肌细胞缩小但数目未变,肌细胞质中的蛋白质被分解排出,胞质减少,故子宫体积和重量均逐渐缩小。产后1周子宫缩小到约妊娠12周大小,在耻骨联合上方可扪及,产后10日降入盆腔内,腹部不能触及,至产后6周子宫体恢复至非妊娠时大小。子宫的重量也由分娩结束时的1000g,于产后1周降为500g,经过6周后降至非孕时的50g左右。

2. 子宫内膜再生　胎盘、胎膜娩出后,子宫内遗留的蜕膜表层坏死脱落,成为恶露的一部分自阴道排出;子宫基底层逐渐再生新的功能层,约于产后第3周,子宫腔表面除胎盘附着部位外均由新生的内膜修复。胎盘附着部位修复需至产后第6周。

3. 子宫血管变化　胎盘娩出后,胎盘附着面立即缩小,面积仅为原来的一半。子宫复旧致使开放的子宫螺旋动脉和静脉窦受压变窄并形成血栓,出血逐渐减少至停止。此时若子宫复旧不佳,可致胎盘附着面血栓脱落,引起晚期产后出血。

4. 子宫下段及子宫颈的变化　产后子宫下段肌纤维缩复,逐渐恢复至非孕时的子宫峡部。胎盘娩出后子宫颈松软水肿皱如袖口,于产后1周宫颈内口关闭。宫颈管逐渐复原,于产后4周宫颈恢复至非孕时形态。因分娩时宫颈外口3点及9点处多有损伤,初产妇的宫颈外口由原来的圆形(未产型)变为产后的"一"字形的横裂(已产型)。

(二) 阴道

分娩时阴道腔扩展,阴道黏膜及周围组织水肿,产后阴道壁松弛且肌张力低。产褥期阴道腔逐渐缩小,阴道壁张力逐渐恢复,阴道黏膜皱襞约在产后3周重新出现,但阴道在产褥期结束时仍不能完全恢复到孕前的紧张度。

（三）外阴

产后外阴轻度充血水肿,于产后2~3天内逐渐消退。若会阴有裂伤,缝合后伤口在3~5日内愈合。处女膜因分娩撕裂形成残留处女膜痕。

（四）盆底组织

分娩时因胎先露压迫,盆底肌及筋膜过度伸展甚至部分撕裂致弹性降低。产褥期若坚持产后康复锻炼,盆底组织可恢复至接近未孕状态。若发生严重撕裂造成盆底松弛,或过早进行重体力劳动,可致阴道壁膨出甚至子宫脱垂。

二、乳腺的变化

产后乳腺的变化主要是泌乳。

产后7日内分泌的乳汁称初乳(colostrum),呈淡黄色,质稠量少,含蛋白质和矿物质较多,含多种抗体尤其分泌型的IgA丰富,脂肪和糖较少,是新生儿理想的天然食物。接下来4周内分泌的乳汁脂肪和乳糖的含量逐渐增多,蛋白质的成分逐渐减少,逐步转变为成熟乳,蛋白质约占2%~3%,脂肪约占4%,糖约占8%~9%,无机盐约占0.4%~0.5%,还有维生素和大量的免疫抗体等,对新生儿的生长发育有重要作用。多数药物可经母血进入乳汁中,故哺乳期的妇女用药时,应充分考虑药物对新生儿有无不良影响。

三、其他系统的变化

（一）血液循环系统的变化

产后因子宫胎盘血循环中止及子宫缩复,大量血液从子宫涌入体循环,另外妊娠期增多的组织间液回到体循环,致产后72小时产妇血容量增加15%~25%,应预防心力衰竭发生。产妇血容量于产后2~3周恢复正常。

产褥早期血液仍然处于高凝状态,有利于胎盘剥离面形成血栓减少产后出血。血纤维蛋白原及凝血酶原等于产后2~4周内恢复正常。红细胞和血红蛋白水平于产后1周回升。白细胞总数于产褥早期仍较高,可增至$(15~30)×10^9/L$,常在产后1~2周恢复正常。血沉于产后3~4周降至正常。

（二）消化系统

产后1~2天内产妇常感口渴,食欲低下,喜进流质或半流食。妊娠期胃肠肌张力和蠕动力减弱,胃酸分泌量少,产后1~2周逐渐恢复。产褥期间产妇缺少运动,肠蠕动减弱,加之盆底肌肉和腹肌松弛,容易便秘。

（三）泌尿系统

妊娠期间体内潴留的水分在产褥期通过肾脏排出,故产妇在产后1周内尿量增多。孕期生理性扩张的输尿管和肾盂于产后2~8周恢复正常。分娩时因膀胱受压,黏膜充血水肿,肌张力降低,对充盈的敏感性也随之下降,加之不习惯卧床排尿及伤口疼痛的影响等原因,可引起排尿困难或尿潴留,特别易发生在产后24小时内。

（四）内分泌系统

产后产妇雌激素及孕激素急剧下降,产后1周降至未孕时的水平。胎盘生乳素产后6小时已不能测出。催乳素因是否哺乳有所不同,哺乳产妇催乳素于产后下降但高于非妊娠时水平,但新生儿吸吮时明显增高;未哺乳产妇于产后2周降至非孕时水平。

月经复潮及卵巢恢复排卵时间和是否哺乳有关。未哺乳的产妇多在产后6~10周月经复潮,于产后 10 周左右恢复排卵。哺乳产妇月经复潮延迟,部分哺乳产妇在哺乳期间一直不来潮,平均在产后 4~6 个月恢复排卵。产后月经复潮较晚者,首次月经来潮前多有排卵,因此哺乳产妇月经未复潮仍可受孕,应注意避孕。

（五）腹壁的变化

妊娠期间出现的下腹正中线色素沉着于产褥期逐渐消退。初产妇腹壁的妊娠纹由原来的紫红色变成永久银白色陈旧妊娠纹。产后腹壁明显松弛,其紧张度约 6~8 周恢复。

第二节 产褥期的临床表现、处理及保健

一、产褥期的临床表现

1. 生命体征 产后体温多数正常,但产后 24 小时内可稍升高,但不超过 38℃,为产程延长和过度疲劳所致。产后 3~4 天乳房血管、淋巴管极度充盈,乳房胀大,体温可升高达 37.8~39℃,称为泌乳热(breast fever),4~16 小时内可恢复正常,不属病理情况。产后脉搏略慢,60~70 次/分。呼吸深慢,14~16 次/分。血压平稳,变化不大。

2. 子宫复旧 胎盘娩出后,子宫圆而硬,宫底位于脐下一指。产后第 1 天略上升至平脐,然后每日下降 1~2cm,产后 10 日降入盆腔内,在耻骨联合上方不能扪及。

3. 产后宫缩痛(after pains) 产后 1~2 天因子宫收缩引起下腹部阵发性疼痛称产后宫缩痛,持续 2~3 天自然消失。多见于经产妇。哺乳时缩宫素反射性分泌增多使疼痛加剧,不需特殊处理。

4. 恶露(lochia) 分娩后随子宫蜕膜脱落,含血液、坏死蜕膜等组织经阴道排出,称恶露。分为三种:

（1）血性恶露(lochia rubra):量多,色鲜红。含有多量血液、坏死蜕膜组织、少量胎膜,有时有小凝血块。约持续 3~4 天,逐渐转为浆性恶露。

（2）浆性恶露(lochia serosa):量少,色淡红。含坏死的蜕膜组织、宫颈黏液、少量红细胞及白细胞,细菌等。持续 10 天左右后变为白色恶露。

（3）白色恶露(lochia alba):量少,黏稠,色白。含大量白细胞、坏死蜕膜组织、表皮细胞及细菌等。持续 3 周干净。

正常恶露有血腥味,但无臭味,持续 4~6 周,总量 250~500ml。若子宫复旧不良或宫腔内有胎盘胎膜组织残留或合并感染时,恶露量增多,持续时间延长伴有臭味。

5. 褥汗 产褥早期皮肤汗腺排泄旺盛,排出大量汗液,以夜间睡眠和初醒时明显,不属病理现象,于产后 1 周自行好转。

二、产褥期处理及保健

（一）产褥期处理

1. 产后 2 小时内的处理 产妇分娩后 2 小时内应留产房观察并协助产妇首次哺乳。测量产妇脉搏、血压,严密观察子宫收缩、宫底高度、阴道出血量及有无膀胱充盈情况。若发现子宫收缩乏力应按摩子宫并及时注射子宫收缩剂。如阴道流血不多、血压下降、宫缩不良且宫底升高者,注意宫腔积血,应及时处理。如有肛门坠胀感应考虑阴道壁血肿,行肛查确诊。若产后 2 小时一切正常,将产妇及新生儿送回病室,勤于巡视。

2. 饮食　产后 1 小时可进流质或清淡半流质饮食,之后可进普通饮食,饮食应营养丰富、热量和水分充足。哺乳者多进蛋白质、高热量的汤类食物,适当补充维生素和铁剂,推荐补充铁剂 3 个月。

3. 排尿与排便　产后尿量增多,应鼓励产妇排尿,产后 4 小时内应排尿 1 次。若排尿困难可选用以下方法处理:①用热水熏洗外阴,温开水冲洗尿道口周围,或热水袋热敷下腹部,按摩膀胱等措施刺激诱导排尿;②针刺穴位如关元、气海、三阴交、阴陵泉等促其排尿;③肌内注射甲硫酸新斯的明 1mg,兴奋膀胱逼尿肌促进排尿;④如上述方法处理均无效可导尿,必要时留置导尿管 1~2 天,给予抗生素预防感染。

产后由于卧床休息,食物中缺乏纤维素,加上肠蠕动减弱,早期盆底肌和腹肌张力降低,易出现便秘。产妇多吃蔬菜和水果,早日下床活动可预防便秘。若已发生便秘,可口服缓泻剂或开塞露,必要时行肥皂水灌肠。

4. 观察子宫复旧及恶露　每天同一时间测量宫底高度并观察恶露情况。测量前嘱产妇排空膀胱,按摩子宫促其收缩,再手测宫底高度,了解子宫复旧;同时观察恶露的量、颜色及气味。若子宫复旧不良,恶露增多且持续时间延长,应给予子宫收缩剂。若合并感染,则恶露有臭味且有子宫压痛,应给予广谱抗生素及甲硝唑控制感染。

5. 会阴处理　保持会阴清洁干燥,用 0.05% 聚维酮碘液擦洗外阴,每日 2~3 次。会阴部有水肿者,可用 50% 的硫酸镁溶液湿热敷,产后 24 小时后用红外线照射外阴。会阴有伤口者,应每天检查伤口处有无红肿、硬结及分泌物。于产后 3~5 天拆线。若伤口感染,应提前拆线引流或行扩创处理,定时换药。

6. 乳房护理　提倡母乳喂养,按需哺乳,母婴同室,做到早接触、早吸吮,正确指导哺乳方法。产后半小时内开始哺乳,通过新生儿吸吮刺激泌乳。哺乳的时间和频率视新生儿需要和产妇乳胀情况而定。哺乳前母亲应清洁双手、乳房及乳头。哺乳时母亲及新生儿取舒适体位,母亲一手拇指放在乳房上方,其余四指置于乳房下方,将乳头和大部分乳晕放入新生儿口中,用手托住乳房,防止堵塞新生儿鼻孔导致窒息。让新生儿吸空一侧乳房后再吸另一侧乳房。哺乳完毕后应佩戴合适的棉质乳罩。每次哺乳后,将新生儿抱起轻拍其背部 1~2 分钟,排出胃内空气防吐奶。对于阳光照射有限的新生儿,美国儿科协会推荐最初 2 个月每日补充维生素 D 400IU。哺乳期以 1 年为宜。乳汁确实不足可增添按比例稀释的牛奶。

哺乳期间可能出现的情况及处理:

(1) 乳胀:多由乳房过度充盈或乳腺管阻塞所致。哺乳前湿热敷 3~5 分钟,进行按摩、轻拍、抖动乳房,频繁哺乳,排空乳房。经以上处理无效时,可口服通乳散结中药,常用王不留行、木通等。

(2) 催乳:乳汁不足时,应帮助产妇树立母乳喂养的信心,指导产妇勤哺乳,按需哺乳,夜间哺乳,吸尽乳汁。调节饮食,增加富含营养的汤类食物。还可选用催乳的中药如通乳丹等。

(3) 回乳:产妇因疾病不能哺乳者需回乳。最简便的回乳方法是停止哺乳,少食汤汁,不排空乳房。部分产妇有乳房胀痛,佩戴合适的乳罩,口服 2~3 日镇痛药即可缓解。其他的回乳方法:①生麦芽 60~90g 水煎当茶饮,每日 1 剂,连服 3~5 日;②芒硝 250g 分装两个纱布袋内,敷于两侧乳房上并包扎,湿硬后更换;③维生素 B_6 200mg 口服,每日 3 次,共 5~7日。目前不推荐雌激素和溴隐亭回乳。

(4) 乳头皲裂:轻者可继续哺乳,哺乳前湿热敷 3~5 分钟,挤出少许乳汁使乳晕变软,利于新生儿含吮,哺乳后挤出少许乳汁涂在乳头和乳晕上,或在皲裂处涂 10% 的苯甲酸酊或抗生素软膏,于下次哺乳前洗净。皲裂严重者停止哺乳,可挤出或用吸奶器将乳汁吸出后喂给新生儿。

(二)产褥期保健

1. 产后适当活动与康复锻炼 产后适当活动与康复锻炼有助于恢复体力、排尿与排便,避免或减少静脉栓塞发生,促进盆底及腹肌张力恢复,利于子宫复旧及恶露排出。自然分娩的产妇,产后 6～12 小时内即可下床轻微活动,产后第 2 天在室内随意走动,适当做产后康复锻炼;会阴侧切或剖宫产的产妇,适当推迟活动时间,待拆线后伤口不感疼痛时适当做产后康复锻炼。产褥期内应避免重体力劳动,以防子宫脱垂和阴道壁膨出。

2. 计划生育指导 产褥期间禁止性生活。产后 42 天起应采取避孕措施,哺乳者以工具避孕为宜,未哺乳者可选用药物避孕。

3. 产后检查 包括产后访视与产后健康检查。分别于产妇出院后 3 天、产后 14 天、产后 28 天进行 3 次产后访视,了解母子健康状况及哺乳情况,观察子宫复旧及恶露,观察伤口愈合情况,重视产妇心理变化。如有异常应及时给予处理。产后 42 天产妇应到医院行全身检查与妇科检查,了解产妇全身情况如血压、脉搏,查血、尿常规,了解哺乳情况,尤其是生殖器的恢复情况;同时带婴儿一起到医院做 1 次全面检查。

 知识链接

母乳喂养好处

保护、促进和支持母乳喂养已是世界卫生组织卫生工作中的重要环节。母乳喂养好处有:促进宫缩预防产后出血;哺乳闭经,推迟妊娠间隔年限;降低患乳腺癌及卵巢癌危险;方便快捷,经济卫生。营养合理,增强免疫力,有利于新生儿健康成长;口腔运动,利于新生儿牙齿发育;增进母子情感,促进心理发育。

 课堂互动

如何预防尿潴留的发生?如何处理会阴伤口?

(冯 玲)

复习思考题

1. 产褥期生殖系统有哪些变化?
2. 产后如何观察子宫复旧和恶露情况?
3. 对乳胀、催乳、回乳如何处理?
4. 对产妇如何进行计划生育指导?

第七章 妊娠期病理

 学习要点

流产的临床类型及诊治方法;早产的临床特点及处理原则;输卵管妊娠的诊断及防治;前置胎盘及胎盘早剥的临床特点、诊断及防治;妊娠期高血压疾病诊断及防治。

第一节 流 产

妊娠不足 28 周、胎儿体重不足 1000g 而终止者,称为流产(abortion)。流产发生在妊娠 12 周前者,称为早期流产(early abortion);发生在妊娠 12 周及以后,不足 28 周者称为晚期流产(late abortion)。流产还可分为自然流产(spontaneous abortion)和人工流产(artificial abortion)。自然流产占妊娠总数的 10% ~15%,其中 80% 为早期流产。本节主要讲解自然流产。

【病因】

1. 胚胎因素　胚胎及胎儿染色体异常为早期流产最常见的原因,约占 50% ~60%。多为染色体数目异常,以三体最多,常见的有 13、16、18、21 和 22 三体;染色体结构异常较少见,如平衡易位、倒置、缺失等。此外,感染、药物等外源性因素也可引起胚胎染色体异常。

2. 胎盘因素　妊娠早期的滋养层发育不全或胎盘绒毛变性,使胎盘功能降低或血液循环障碍致胚胎死亡而发生流产。

3. 母体方面

(1) 全身性疾病:母体的全身性疾病,如高热可使子宫收缩导致流产;细菌毒素或病毒感染如 TORCH 感染可造成胚胎或胎儿死亡或发育异常而流产;慢性肝肾疾病、高血压、严重贫血、心力衰竭均可引起胚胎或胎儿异常致流产。

(2) 生殖器官疾病:子宫发育不良、子宫畸形(如纵隔子宫、双子宫等)、子宫肌瘤等,可影响胚胎着床或发育而导致流产。宫颈内口松弛、子宫颈重度裂伤可引起晚期流产。

(3) 内分泌失调:黄体功能不全、甲状腺功能亢进或低下、高催乳素血症、糖尿病孕妇血糖控制不良等均可导致流产。

(4) 其他因素:创伤、劳累、过度紧张、焦虑、恐惧、忧伤等不良躯体或心理刺激,孕妇过量吸烟、酗酒、过量饮咖啡、吸毒等,均可导致流产。

4. 环境因素　过多接触某些有毒有害的化学物质(如砷、铅、苯、甲醛、氯丁二烯、氧化乙烯等)或物理因素(如放射线、噪音及高温等),均可引起流产。

5. 免疫因素　妊娠犹如同种异体移植,胚胎与母体间存在复杂而特殊的免疫学关系,这种关系使胚胎不被排斥。若母儿双方免疫不适应,可引起母体对胚胎的排斥而致流产。

【病理变化】

早期流产多为胚胎先死亡,绒毛与蜕膜分离,血窦开放引起出血,已分离的胚胎组织落入子宫腔内成为异物,引起子宫收缩而被排出。所以,早期流产往往先有出血后有腹痛。

妊娠8周以前,绒毛发育尚不成熟,与子宫蜕膜的联系尚不牢固,此时发生流产,整个妊娠组织物容易从子宫蜕膜完全分离排出,出血不多。

妊娠8~12周,胎盘绒毛发育茂盛,与蜕膜联系较牢固,但胎盘尚未完全形成,此时若发生流产,妊娠物往往不易完整分离排出形成不全流产,宫腔内残留组织影响子宫收缩,致出血较多。

妊娠12周以后,胎盘已完全形成,其流产过程与足月分娩相似,往往先有腹痛,然后排出胎儿、胎盘。

【临床表现及分类】

流产的主要症状是停经后阴道流血和腹痛。按流产发展的各个不同阶段,分为以下临床类型。

1. 先兆流产(threatened abortion)　指妊娠28周前,出现少量阴道流血,或仅为血性白带,无妊娠组织物排出,有轻微下腹痛或腰背痛。妇科检查:宫颈口未开,胎膜未破,子宫大小与停经月份相符。经休息及治疗症状消失,可继续妊娠。

2. 难免流产(inevitable abortion)　流产已不可避免。在先兆流产基础上,阴道流血量增多,阵发性下腹疼痛加剧,或出现胎膜破裂。妇科检查:宫颈口已扩张,有时可见妊娠组织堵塞于宫颈口,若胎膜已破可见阴道流水,子宫大小与停经月份基本相符或略小。

3. 不全流产(incomplete abortion)　指妊娠组织物部分排出,还有部分仍残留在子宫腔内。残留组织影响子宫收缩,致使腹痛及阴道流血,可表现为反复间歇性出血或一次大量出血甚至休克,如不及时处理将危及生命。妇科检查:宫颈口已扩张,可见妊娠组织堵塞宫颈口及血液流出,子宫多小于停经月份。若流血时间过长,残留于宫腔内的组织可引起宫腔内感染。

4. 完全流产(complete abortion)　妊娠组织已完全排出,出血逐渐减少至停止,腹痛逐渐缓解消失。妇科检查:宫颈口已关闭,子宫接近正常大小。

此外,流产有3种特殊情况。

1. 稽留流产(missed abortion)　又称过期流产。指胚胎或胎儿已死亡滞留宫腔未自然排出体外者。表现为早孕反应消失,有或无先兆流产症状,子宫不再增大反而缩小。若到中期妊娠,孕妇腹部不见增大,胎动消失。妇科检查:子宫明显小于停经月份,宫颈口未开,未闻及胎心音。坏死后的妊娠组织稽留于宫腔时间过久,可释放凝血活酶进入母血,引发DIC。

2. 复发性流产(habitual abortion)　旧称习惯性流产,指同一性伴侣自然流产连续发生3次及3次以上者。每次流产多发生于同一妊娠月份,临床经过与一般流产相同。早期复发性流产的常见原因为染色体异常、黄体功能不全、甲状腺功能低下等;晚期复发性流产常见的原因为宫颈内口松弛、子宫畸形、子宫肌瘤等。

3. 流产合并感染(septic abortion)　流产过程中,若阴道流血时间过长,有组织残留于宫腔内或非法堕胎等,有可能引起宫腔感染,严重时感染可扩展至盆腔、腹腔甚至全身,并发盆腔炎、腹膜炎、败血症及感染性休克等。常为厌氧菌及需氧菌的混合感染。

【诊断】

根据病史及临床表现,一般诊断不难。确诊后,还应确定流产的临床类型,以采取相应的处理方法。

1. 病史　应询问患者有无停经史和早孕反应;有无阴道流血,阴道流血的量、持续时间;有无腹痛,腹痛的部位、性质及程度;阴道有无水样排液及有无妊娠物排出;阴道分泌物有无臭味等。还应询问有无反复流产的病史。

2. 体格检查　有无贫血及感染征象。测量体温、脉搏、呼吸、血压。妇科检查注意宫颈口是否扩张,羊膜囊是否膨出,宫颈口是否有妊娠物堵塞,子宫大小与停经周数是否相符,有无压痛等,检查双侧附件有无肿块、增厚及压痛。疑为先兆流产者慎做阴道检查。

3. 辅助检查

（1）B型超声显像:对疑为先兆流产者,可根据妊娠囊的形态、有无胎心搏动,确定胚胎或胎儿是否存活,以决定治疗方法。不全流产及稽留流产等可借助B型超声检查确诊。

（2）妊娠试验:早早孕诊断试纸法,对诊断妊娠有意义。放射免疫法连续测定血HCG水平可了解流产预后。

（3）激素测定:测定血孕酮的水平,可以协助判断先兆流产的预后。

【鉴别诊断】

1. 早期流产应与异位妊娠、葡萄胎、功能失调性子宫出血、子宫肌瘤等鉴别。

2. 流产类型的鉴别（表7-1）

表7-1　常见流产类型的鉴别诊断

流产类型	出血量	下腹痛	组织物排出	宫颈口	子宫大小	B超
先兆流产	少	轻或无	无	闭	与孕周符合	胚胎存活征象
难免流产	中→多	加剧	无	扩张	相符或略小	存活或死亡征象
不全流产	少→多	减轻	部分排出	扩张 或妊娠物堵塞	小于孕周	部分组织物残留
完全流产	少→无	消失	完全排出	闭	正常或略大	无组织物残留

【治疗】

根据流产的不同类型,及时进行相应的处理。

1. 先兆流产　卧床休息,禁性生活。保持情绪稳定,必要时给予对胎儿危害小的镇静剂。对黄体功能不足的患者,可给予黄体酮注射液10～20mg肌注,每日或隔日1次;或HCG3000U,隔日肌注1次;口服维生素E胶囊。经治疗2周,若症状无缓解甚至加重者,B型超声检查示胚胎发育不良,血HCG定量测定持续不升或下降,提示流产不可避免,应适时终止妊娠。

2. 难免流产　一旦确诊,应尽早清除宫腔内容物。早期流产应及时行清宫术,术后认真检查妊娠物,并送病理检查。晚期流产者,因子宫较大,吸宫或刮宫有困难,可用缩宫素10～20U加于5%葡萄糖注射液500ml内静脉滴注,促使子宫收缩,排出胎儿及胎盘,必要时行刮宫术清除宫腔内残留的妊娠物。术后给予抗生素预防感染。

3. 不全流产　一经确诊,应立即行吸宫术或钳刮术清除宫腔内残留组织。流血过多发生休克时,应同时补液或输血,并给予抗生素预防感染。

4. 完全流产　经B型超声检查证实宫腔内无妊娠组织物残留,且无感染征象,不需特殊处理。

5. 稽留流产　胎盘组织机化与子宫壁粘连紧密,致刮宫困难。坏死退化妊娠物稽留时间过长,可发生凝血功能障碍,导致 DIC。处理前,应检查血常规、凝血功能,并做好输血准备。有凝血功能障碍者应及早应用肝素、纤维蛋白原和输新鲜血,待凝血功能好转后行引产或刮宫。若凝血功能正常,可先口服炔雌醇 1mg,每日 2 次,连用 5 日,可提高子宫肌对缩宫素的敏感性。子宫<12 孕周者,可行刮宫术,术时注射缩宫素以减少出血。若胎盘机化与宫壁粘连较紧,须小心操作谨防子宫穿孔,1 次刮不干净,可于 5 ~ 7 日后再次刮宫。子宫>12 孕周者,应静脉滴注缩宫素,也可应用米非司酮加前列腺素或依沙吖啶等进行引产,促使胎儿、胎盘排出,若宫腔内妊娠物排出不全,再行清宫术。

6. **复发性流产** 有复发性流产史的妇女,妊娠前夫妇双方应进行遗传咨询及必要的检查,包括卵巢功能检查、夫妇双方血型及染色体检查、丈夫的精液检查,女方尚需进行生殖道的详细检查,以确定子宫有无畸形与病变,检查有无宫颈内口松弛等。一旦查出原因,应于妊娠前治疗。对于原因不明的复发性流产,当确定妊娠后,即按先兆流产处理,治疗直至妊娠 10 周或超过以往发生流产的妊娠月份。宫颈内口松弛者,于妊娠 14 ~ 18 周行宫颈内口环扎术,术后定期随诊,提前住院,待分娩发动前拆除缝线。若环扎术后有流产征象,应及时拆除缝线,以免造成宫颈撕裂。甲状腺功能低下者应补充甲状腺素。

7. **流产合并感染** 治疗原则为积极控制感染,尽快清除宫腔残留物。若阴道流血不多,应先用广谱抗生素控制感染后再刮宫。若阴道流血量多,应用广谱抗生素的同时,用卵圆钳将宫腔内大块组织夹出,减少出血,忌用刮匙全面

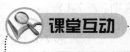

课堂互动

各型流产的鉴别要点是什么?

搔刮宫腔,以免感染扩散。术后继续应用抗生素,待感染控制后再彻底刮宫。严重感染性流产可并发盆腔脓肿、血栓性静脉炎、感染性休克等,应高度重视并积极预防,必要时切除子宫去除感染源。

第二节 早 产

妊娠满 28 周至不足 37 周(196 ~ 258 日)期间妊娠终止者称为早产(premature delivery)。此时娩出的新生儿称为早产儿,一般体重为 1000 ~ 2499g。早产儿各器官发育尚不够成熟,容易发生呼吸窘迫综合征,预后较差。出生孕周越小,体重越轻,其预后越差。

【病因】

早产按原因可分为:

1. **自发性早产** 最常见类型,约占 45%。其高危因素包括:早产史、宫内感染(解脲支原体和人型支原体)、细菌性阴道病、不良生活习惯(每日吸烟≥10 支、酗酒)、高强度劳动、子宫过度膨胀(羊水过多、多胎妊娠等)等。

2. **未足月胎膜早破早产** 高危因素包括:营养不良、吸烟、宫颈功能不全、生殖器官异常如子宫畸形(纵隔子宫、双角子宫等)、子宫过度膨胀、辅助生殖技术等。

3. **治疗性早产** 由于母体或胎儿健康原因不允许继续妊娠,在不足 37 周时终止妊娠,即为治疗性早产。常见指征有:子痫前期、胎儿窘迫、羊水过少或过多、妊娠合并症、胎盘早剥、前置胎盘出血等。

【临床表现及诊断】

早产主要临床表现是子宫收缩,最初为不规则宫缩,伴少量阴道流血或血性分泌物,逐

渐发展为规律宫缩,过程与足月分娩相似。先兆早产指有规则或不规则宫缩,伴宫颈管的进行性缩短。早产临产需符合下列条件:在妊娠满28周至不满37周,①出现规律宫缩(20分钟≥4次,持续时间≥30秒);②宫口扩张1cm以上;③伴宫颈管缩短80%以上。应注意与生理性子宫收缩(不规则,无痛感,不伴宫颈管缩短和宫口扩张等)鉴别。

【预防】

积极预防早产是降低围产儿死亡率的重要措施之一。

1. 定期产前检查,注意休息,加强营养,平衡饮食。

2. 加强高危妊娠管理,积极治疗妊娠合并症与并发症。

3. 指导孕期卫生,预防泌尿道、生殖道感染,孕晚期节制性生活,以免胎膜早破。

4. 宫颈内口松弛者可在妊娠14~18周行宫颈内口环扎术。

 知识链接

预测早产的方法

1. 阴道B型超声检查宫颈长度及宫颈内口漏斗形成情况,如宫颈长度<25mm,或宫颈内口漏斗形成伴宫颈缩短,提示早产风险性增大。

2. 阴道后穹隆分泌物胎儿纤维连结蛋白(fetal fibronectin,fFN)检测可预测早产的发生。一般fFN>50ng/ml为阳性,提示胎膜与蜕膜分离,早产风险增加。若fFN阴性,1周内不分娩的阴性预测值达97%,2周内不分娩的阴性预测值达95%。

【治疗】

1. 若胎膜未破,胎儿存活且无胎儿窘迫,孕妇无妊娠禁忌者,应设法抑制宫缩,尽可能延长孕周至34周。

(1) 一般治疗　适当减少活动,避免长时间站立,休息时取左侧卧位。

(2) 药物治疗

1) 促进胎肺成熟:妊娠<34周,可使用糖皮质激素促胎儿肺成熟。地塞米松注射液6mg肌内注射,每12小时1次,共4次。

2) 抑制宫缩:适当控制宫缩,能明显延长孕周。

①β-肾上腺素能受体激动剂:此类药物能够抑制子宫收缩,效果肯定,但主要有母儿心率增快、水钠潴留、血糖升高等不良反应,严重时可出现肺水肿、心衰,故心脏病、糖尿病者禁用。常用药物有:利托君:100mg加于5%葡萄糖液500ml静脉滴注,初始剂量为0.05mg/min,根据宫缩调整,每10分钟增加0.05mg/min,最大量至0.35mg/min,待宫缩消失后继续滴注12小时,停止滴注前30分钟改为口服10mg,每4~6小时1次。用药过程中应密切注意孕妇的主诉及心率、血压、宫缩的变化,并限制输液量(≤2000ml/d)。如患者心率>120次/分,应减量;出现胸痛,心率>140次/分应立即停药并进行心电监护。长期用药者应检测血糖、血钾、肝功等。硫酸沙丁胺醇:作用缓和,副作用较轻。通常首次剂量4.8mg,以后每8小时口服2.4~4.8mg,直至宫缩消失后停药。

②硫酸镁:具有抑制子宫收缩的作用。一般应用25%硫酸镁16ml加于5%葡萄糖液100ml静脉滴注,30~60分钟滴完,然后用25%的硫酸镁30ml加入5%的葡萄糖液500ml静脉滴注,速度1~2g/h,每日总量不超过30g。用药时谨防镁离子中毒,应密切观察膝反射、呼吸及尿量,一旦出现中毒现象,立即停药,并给予10%葡萄糖酸钙10ml缓慢静脉注射。

(3) 控制感染:感染是早产的重要诱因之一,抗感染治疗适用于泌尿道感染、阴道分泌物培养 B 族链球菌阳性或羊水细菌培养阳性者。

2. 若宫口开大 2cm 以上,或胎膜已破,早产已不可避免时,应积极采取以下措施提高早产儿成活率。

(1) 预防新生儿呼吸窘迫综合征:肾上腺糖皮质激素能促进胎儿肺成熟,降低新生儿呼吸窘迫综合征的发生率。可给予肌注地塞米松,紧急时,可经静脉或羊膜腔内注入地塞米松 10mg,后者可同时取羊水检测胎儿肺成熟度。

(2) 产时处理:停用宫缩抑制剂;临产后慎用吗啡、哌替啶等抑制新生儿呼吸中枢的药物;产程中给产妇吸氧,密切观察胎心变化;第二产程适时行会阴切开术,缩短胎头在产道内受压时间;出生后新生儿予以维生素 K_1 肌注降低颅内出血的发生率。

对于胎位异常者,可考虑剖宫产结束分娩,但这一手术的决定需在评估早产儿存活可能性的基础上加以权衡。

第三节 过 期 妊 娠

凡平时月经周期规则,妊娠达到或超过 42 周(≥294 日)尚未分娩者,称为过期妊娠(postterm pregnancy)。过期妊娠使胎儿窘迫、过熟综合征、新生儿窒息、巨大儿及难产等不良结局发生率增高。

【原因】

过期妊娠的原因尚不明确。可能与下列因素有关:①内源性前列腺素和雌激素分泌不足,孕激素过多,抑制前列腺素和缩宫素的作用;②头盆不称、胎位不正,使胎先露部不能紧贴子宫下段及宫颈内口,反射性子宫收缩减弱;③胎儿畸形如无脑儿,使妊娠末期胎儿肾上腺皮质功能低下,雌激素分泌减少;④遗传因素。

【病理】

1. 胎盘 过期妊娠的胎盘病理有两种类型。一种是胎盘功能正常,仅重量和体积略有增加。另一种是胎盘功能减退,肉眼观胎盘母体面出现梗死及钙化,镜下见绒毛内血管床减少等变化,使胎盘血流量减少。

2. 羊水 正常妊娠 38 周后,羊水量随妊娠周数增加逐渐减少。妊娠 42 周后羊水迅速减少,约有 30% 孕妇羊水量减少至 300ml 以下,羊水粪染率明显增高,是足月妊娠的 2～3 倍。

3. 胎儿 过期妊娠胎儿生长模式与胎盘功能相关,可有以下 3 种:

(1) 正常生长或巨大儿:胎盘功能正常者,胎儿继续生长,约 25% 成为巨大儿,阴道分娩困难。

(2) 胎儿过熟综合征:过熟儿表现出过熟综合征特征性外貌,与胎盘功能减退、血流灌注不足、胎儿氧及营养物质缺乏有关。

胎儿成熟障碍可分为 3 期:第Ⅰ期,胎脂消失,皮下脂肪减少,皮肤干燥松弛多皱褶,头发浓密,指(趾)甲长,身体瘦长,容貌似“小老人”,为过度成熟。第Ⅱ期,胎儿缺氧,肛门括约肌松弛,有胎粪排出,羊水及胎儿皮肤黄染,羊膜和脐带绿染。此期围生儿患病率和死亡率最高。第Ⅲ期,胎儿指(趾)甲和皮肤呈黄色,脐带和胎膜呈黄绿色,此期预后较第Ⅱ期好。

(3) 胎儿生长受限 约 1/3 过期妊娠死产儿为生长受限小样儿。

【对母儿的影响】

1. 对围生儿影响　胎儿过熟综合征、胎儿宫内窘迫、新生儿窒息、巨大儿等均使围产儿发病率及死亡率增高。

2. 对母体影响　因头盆不称、产程延长、胎儿窘迫等使手术产率及母体产伤明显增加。

【诊断】

1. 核实孕周　详细询问平时月经是否规律，月经周期的长短，末次月经时间，判断妊娠是否过期。月经不规则、末次月经记不清或哺乳期受孕的孕妇，可根据孕前基础体温提示的排卵期推算预产期，也可根据性交或辅助生殖技术日期推算预产期，也可参考①早孕反应出现的时间；②早孕期妇科检查时的子宫大小；③初次感到胎动的时间；④用听筒经腹壁首次听到胎心音的时间；⑤子宫底的高度；⑥B型超声测量胎儿的双顶径、股骨长度等推算预产期。若孕晚期子宫已达足月妊娠大小，宫颈已成熟，羊水逐渐减少，孕妇体重不再增加反而有所减轻，应视为过期妊娠。

2. 胎盘功能检查

（1）胎动计数：胎动计数>30次/12小时为正常，<10次/12小时或逐日下降超过50%，提示胎盘功能减退，胎儿宫内缺氧。

（2）尿雌三醇与肌酐（E/C）比值测定：采用单次尿测定E/C比值，若<10提示胎盘功能减退。

（3）胎心监护仪检测：无应激试验（NST）每周两次，无反应型者需进一步做缩宫素激惹试验（OCT）。若OCT反复多次出现胎心晚期减速，提示胎盘功能减退，胎儿明显缺氧。

（4）羊膜镜检查：观察羊水颜色。如已破膜，可直接观察羊水的性状。

3. B型超声检查　观察胎心、胎动、胎盘及羊水量情况。

4. 脐血流仪检查　了解胎儿脐动脉血流S/D比值，有助于判断胎儿宫内安危。

【处理】

一旦确诊为过期妊娠，应根据胎儿安危、胎儿大小、宫颈成熟度等情况综合分析，选择恰当的方式终止妊娠。

1. 引产　宫颈条件成熟，Bishop评分≥7分，胎头已衔接者，可行人工破膜。若羊水量多而清，可静脉滴注缩宫素经阴道分娩。宫颈条件未成熟者，可先促宫颈成熟，常用PGE$_2$阴道制剂和宫颈扩张球囊。

临产后应密切观察产程进展情况，注意胎心的变化，有无胎儿窘迫的发生，有条件者应用胎心监护仪监测，必要时随时改行剖宫产术。

2. 剖宫产　具有以下情况者均应剖宫产：①头盆不称；②巨大儿；③高龄初产妇，或同时存在妊娠合并症及并发症等；④破膜后，羊水少、黏稠、粪染；⑤引产失败；⑥产程长，胎先露下降不满意或出现胎儿宫内窘迫等。

无论是阴道分娩还是剖宫产，均应做好抢救新生儿的一切准备工作，及时发现和处理新生儿并发症。

第四节　异位妊娠

受精卵在子宫体腔以外的部位着床，称为异位妊娠（ectopic pregnancy），习称宫外孕。根据受精卵在子宫体腔外着床部位的不同分为输卵管妊娠、卵巢妊娠、腹腔妊娠、阔韧带妊娠及宫颈妊娠等(图7-1)。

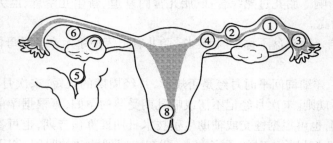

图 7-1 异位妊娠的发生部位

异位妊娠中以输卵管妊娠最为多见,约占95%。其中输卵管壶腹部妊娠最多见,约占78%,其次为峡部、伞部,间质部妊娠较少见。本节主要讲解输卵管妊娠。

【病因】

1. 慢性输卵管炎 是导致输卵管妊娠的主要病因。慢性输卵管炎轻者可引起输卵管黏膜粘连,纤毛缺损,管腔狭窄;重者输卵管管腔扭曲、堵塞,管壁僵硬,蠕动减弱,妨碍受精卵的正常运行。多由淋球菌、沙眼衣原体、结核杆菌等感染所致,而流产、分娩、放置宫内节育器是上述感染发生发展的常见诱因。

2. 输卵管发育或功能异常 输卵管过细、过长,黏膜纤毛缺乏,肌层发育差,输卵管憩室或副伞等均可导致输卵管妊娠。另外,输卵管痉挛和蠕动异常亦干扰受精卵的运送。

3. 输卵管妊娠史或手术史 曾有输卵管妊娠史的患者,再次妊娠复发的几率达10%。输卵管粘连分离术、输卵管成形术、输卵管绝育术后再通术等均可导致输卵管妊娠。

4. 其他 受精卵游走、输卵管周围肿瘤、宫内节育器或口服紧急避孕药避孕失败、辅助生殖技术等均增加输卵管妊娠的发生率。

【病理】

1. 输卵管妊娠的结局 输卵管管腔狭小,管壁薄弱,缺乏黏膜下组织,蜕膜样变化差,不利于胚胎的生长发育。因此,当输卵管妊娠发展到一定时期,常发生以下结局:

(1)输卵管妊娠流产:多见于输卵管壶腹部妊娠,一般发生于妊娠8~12周。由于蜕膜形成不良,受精卵逐渐发育长大向输卵管管腔突出,最终突破包膜而出血,胚胎从管壁附着处分离,落入管腔,刺激输卵管逆蠕动经伞端被排入腹腔。如胚胎完整地剥离排入腹腔,形成输卵管妊娠完全流产,出血一般不多(图7-2)。如仅有部分剥离排出至腹腔,部分绒毛残留输卵管管腔内,则形成输卵管妊娠不全流产。残留的绒毛组织继续侵蚀输卵管壁,导致持续或反复出血,积聚在输卵管内形成输卵管血肿,如血液不断流出并积聚在直肠子宫陷凹则形成盆腔血肿。

(2)输卵管妊娠破裂:多见于输卵管峡部妊娠,一般发生于妊娠6周左右。当绒毛侵蚀输卵管肌层及浆膜层时,可将管壁浆膜层穿破,胚胎由裂口排出,形成输卵管妊娠破裂(图7-3)。输卵管肌层血管丰富,破裂后短期内可发生大量出血,严重者可发生休克,其出血量远较输卵管妊娠流产多。也可反复出血,在盆腔和腹腔内形成较大的血肿。输卵管间质部妊娠,由于间质部周围肌肉组织较厚,破裂时间较晚,常发生在妊娠3~4个月时。此处血管丰富,一旦破裂犹如子宫破裂,症状极为严重,可危及生命。

(3)继发性腹腔妊娠:输卵管妊娠破裂或流产后,多数胚胎死亡,偶尔也有存活的。若

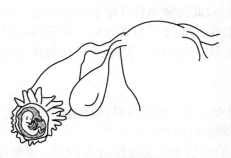

图 7-2　输卵管妊娠流产

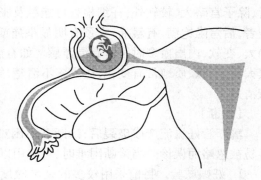

图 7-3　输卵管妊娠破裂

存活胚胎的绒毛组织仍附着于原来着床处或排入腹腔后种植于附近脏器组织而获得营养，胚胎仍能继续生长发育，形成继发性腹腔妊娠。

（4）陈旧性宫外孕：输卵管妊娠流产或破裂后，若长期少量反复内出血，死亡的胚胎机化并与盆腔、腹腔组织粘连形成包块，临床上称为陈旧性宫外孕。

2. 子宫的变化　异位妊娠时 HCG 水平通常比正常妊娠低，HCG 维持黄体生长，使甾体激素分泌增加，致月经停止来潮，子宫增大、变软，子宫内膜发生蜕膜反应。若胚胎死亡已久，子宫内膜可呈增生期改变，有时可见 Arias-Stella（A-S）反应，可能为甾体激素过度刺激所致。若胚胎死亡，滋养层细胞活力消失，HCG 水平下降，失去激素支持的蜕膜发生坏死、脱落而出现不规则阴道出血。蜕膜有时呈碎片状脱落，有时完整地自子宫壁剥离，随阴道流血排出三角形的蜕膜管型。

【临床表现】

输卵管妊娠的临床表现与受精卵的着床部位、有无流产或破裂以及出血量多少、出血速度快慢及时间长短等有关。其典型症状为停经后腹痛与阴道流血。

1. 停经　多数病人停经 6~8 周，输卵管间质部妊娠停经时间较长可达 12~16 周。有 20%~30% 患者无明显停经史，可能将不规则阴道流血误认月经，或由于月经仅过期几天，不认为是停经。

2. 腹痛　是输卵管妊娠的主要症状，也是本病患者就诊的主要原因。输卵管妊娠发生流产或破裂前，由于胚胎逐渐增大使输卵管膨胀，常表现为一侧下腹部隐痛或酸胀感。当发生输卵管妊娠流产或破裂时，患者突感一侧下腹部撕裂样疼痛，常伴有恶心、呕吐。当血液积聚在直肠子宫陷凹处时，刺激直肠出现肛门坠胀感。若出血多，血液由下腹部流向全腹，疼痛可向整个下腹或向全腹部扩散，血液刺激膈肌时，可引起肩胛部放射性疼痛及胸部疼痛。

3. 阴道流血　胚胎死亡后，常有不规则阴道流血，暗红或深褐色，量少呈点滴状。少数患者阴道流血量较多，类似月经。阴道流血可伴有蜕膜排出。一般病灶去除后出血方能停止。

4. 晕厥与休克　由于腹腔内急性出血及剧烈腹痛，症状轻者出现晕厥，重者出现休克。出血速度越快、量越多，症状出现也越迅速越严重，但与阴道流血量不成正比。

5. 腹部检查　下腹有明显压痛及反跳痛，尤以患侧最为显著，但腹肌紧张较轻。出血较多时，叩诊有移动性浊音。有些患者下腹部可触及包块。

6. 妇科检查　阴道、宫颈口可有少量暗红色血液流出。输卵管妊娠未发生流产或破裂者,除子宫略大、较软外,仔细检查可能触及胀大的输卵管,有轻压痛。输卵管妊娠流产或破裂者,后穹隆饱满、有触痛;宫颈有明显举痛或摇摆痛,此为输卵管妊娠主要体征之一;子宫稍大、变软,内出血多时子宫有漂浮感。如有血肿形成,多位于子宫侧方或直肠子宫陷凹处,其大小、形状、质地常有变化,边界多不清楚,触痛明显。病程较长者,包块机化变硬,边界也较清楚。

【诊断】

输卵管妊娠流产或破裂后,诊断并不困难。但在未流产或破裂时,或症状不典型者,则容易被忽略而误诊。当诊断困难时,可采用以下的辅助诊断方法:

1. 妊娠试验 目前采用较多的是灵敏度较高的放射免疫法测定血 β-HCG。异位妊娠时,β-HCG 水平较宫内妊娠低。如经保守治疗,妊娠试验持续阳性或 HCG 水平居高不下者,说明胚胎仍然存活,有再次出血的可能。

2. 超声检查 B 型超声检查,可发现宫腔内未探及妊娠囊,宫旁出现低回声区,其内探及胚芽及原始心管搏动,即可确诊异位妊娠。输卵管妊娠流产或破裂后,腹、盆腔内发现较大液性暗区,也有诊断价值。阴道超声检查较腹部超声检查准确性高。

诊断早期异位妊娠,若能将血 β-HCG 测定与 B 型超声相结合,对诊断帮助很大。当血 β-HCG≥2000IU/L 时,阴道 B 超便可看到妊娠囊,若未见宫内妊娠囊,则应高度怀疑异位妊娠。

3. 阴道后穹隆穿刺术 是一种简单可靠的诊断方法,适用于疑腹腔有内出血的患者。如抽出暗红色不凝血或为陈旧性血液,则内出血诊断成立。但内出血较少、血肿位置较高或直肠子宫陷凹有粘连时,可能抽不出血液,故穿刺阴性不能否定输卵管妊娠存在。如有移动性浊音,亦可做腹腔穿刺术。

4. 腹腔镜检查 目前腹腔镜检查是异位妊娠诊断的金标准,可在确诊同时行镜下手术治疗。适用于输卵管妊娠尚未破裂或流产的早期患者。有大量腹腔内出血或伴休克者,禁做腹腔镜检查。

5. 子宫内膜病理检查 诊断性刮宫对本病的诊断价值不大,仅用于阴道流血较多的患者止血和排除宫内妊娠流产。将刮出物或宫腔排出物送病理检查,仅见蜕膜而未见绒毛,有助于诊断异位妊娠。

【鉴别诊断】

1. 流产 患者多无不孕症病史,阴道流血量与失血表现一致。检查:子宫增大变软,宫口松弛,无宫颈举摆痛,阴道后穹隆穿刺阴性。B 型超声证实宫内妊娠或病理检查宫内排出物见到绒毛。

2. 急性盆腔炎 患者无停经史,多有生殖道感染史。表现为发热,下腹持续性疼痛。检查:下腹压痛、反跳痛,腹肌紧张明显。常见阴道、宫颈急性炎症表现,宫颈举痛明显,附件区增厚或有包块。阴道后穹隆穿刺可抽出渗出液或脓液。白细胞计数增高,HCG 阴性。

3. 急性阑尾炎 患者无停经史,无阴道出血。典型表现为转移性右下腹疼痛和麦氏点压痛、反跳痛。妇科检查多无异常。白细胞计数增高,HCG 阴性。

4. 黄体破裂 本病好发于黄体期,多无停经史,但应注意少数患者月经周期较长、周期不规则时造成停经假象。阴道后穹隆穿刺可抽出血液,但 HCG 阴性。

5. 卵巢囊肿蒂扭转 既往有盆腔包块史,无停经史。患者突发一侧下腹剧痛,可伴有因腹膜牵引所引起的恶心、呕吐甚至休克,无阴道流血及肛门坠胀感。检查:腹肌紧张较局限,子宫大小正常,附件区包块张力较大,有压痛,以瘤蒂处较明显。HCG 阴性,B 型超声检查可明确诊断。

【处理】

异位妊娠以手术治疗为主,药物治疗为辅。

1. 手术治疗 手术方式有二:一是切除患侧输卵管,即根治性手术;一是保留患侧输卵管,即保守性手术。

(1)根治性手术:适用于无生育要求的、内出血多并发休克的急症患者。应在抢救休克的同时,迅速开腹找到出血部位,立即用卵圆钳钳夹止血,清除积血后再进行输卵管切除,并酌情处理对侧输卵管。输卵管间质部妊娠,应争取在破裂前手术,以避免可能威胁生命的大出血。手术应做子宫角部楔形切除及患侧输卵管切除,必要时切除子宫。

(2)保守性手术:适用于有生育要求的年轻妇女,尤其是对侧输卵管有明显病变或已切除者。根据受精卵着床部位及输卵管病变情况选择术式:伞部妊娠可行挤压将妊娠物挤出;壶腹部妊娠行输卵管切开,取出胚胎后再缝合;峡部妊娠行病变节段切除及端端吻合术。

(3)腹腔镜手术:可在腹腔镜直视下穿刺输卵管内的妊娠囊,吸出部分囊液后注入药物(常用药物为 MTX),也可行输卵管切除术。

2. 药物治疗 药物治疗的指征:①要求保留生育能力的年轻患者;②未发破裂或流产,无内出血;③输卵管妊娠囊直径≤4cm;④血 HCG<2000IU/L;⑤无药物治疗禁忌证。采用药物治疗,常用甲氨蝶呤(MTX)0.4mg/(kg·d),肌注,5 日为一疗程。治疗期间应用 B 型超声和 HCG 严密监护病情变化及药物的毒副反应。若用药后 14 日血 HCG 下降并连续 3 次检测阴性,腹痛缓解或消失,阴道流血减少或停止者为显效。若病情无改善,甚至发生输卵管流产或破裂症状,则应立即进行手术治疗。

中医治疗以活血化瘀,消癥止血为治则,取得较好疗效。治疗时亦应严格掌握指征,严密监护。

 知识链接

其他异位妊娠的诊断标准

卵巢妊娠的诊断标准:①囊胚位于卵巢组织内;②卵巢与囊胚必须以卵巢固有韧带与子宫相连;③囊胚壁上有卵巢组织;④双侧输卵管正常。

原发性腹腔妊娠的诊断标准:①两侧输卵管和卵巢正常,无近期妊娠的依据;②无子宫腹膜瘘形成;③妊娠只存在于腹腔内,无输卵管妊娠等的可能性。

宫颈妊娠的诊断标准:①妊娠产物完全在宫颈管内;②膨大的宫颈上方为正常大小的子宫;③分段刮宫,宫腔内未发现任何妊娠产物。

第五节 前 置 胎 盘

正常情况下,胎盘附着于子宫体的前壁、后壁或侧壁。妊娠 28 周后,若胎盘附着于子宫下段,甚至胎盘下缘达到或覆盖子宫颈内口,其位置低于胎儿先露部,称为前置胎盘(placenta previa)。前置胎盘是妊娠晚期出血的主要原因之一,也是妊娠晚期阴道流血最常见的原因,严重威胁母儿安全。本病的发生率国内报道为 0.24% ~ 1.57%,国外报道为 0.5%。

【病因】

尚不清楚,可能与下列因素有关:

1. **子宫内膜病变**　由于多产、流产、引产、放置宫内节育器、多次刮宫、剖宫产、感染等引起的子宫内膜炎和子宫内膜损伤,使子宫内膜血管生长不全,蜕膜发育不良,孕卵植入后血液供应不足,为摄取足够的营养而不断扩大胎盘面积,因而伸展至子宫下段。经产妇多见。

2. **受精卵发育迟缓**　有时受精卵到达子宫腔时,其滋养层尚未发育到着床阶段,故继续下行,着床于子宫下段而发生前置胎盘。

3. **胎盘异常**　双胎引起的胎盘面积增大、副胎盘、膜状胎盘等均可使胎盘延伸至子宫下段,形成前置胎盘。

【分类】

根据胎盘下缘与子宫颈内口的关系,将前置胎盘分为3种类型(图7-4)。

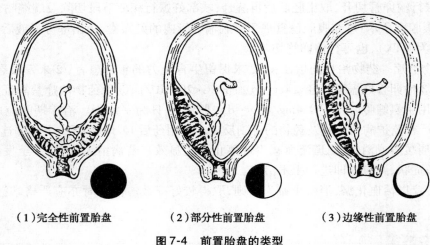

（1）完全性前置胎盘　　　　（2）部分性前置胎盘　　　　（3）边缘性前置胎盘

图7-4　前置胎盘的类型

1. **完全性前置胎盘**　又称中央性前置胎盘,胎盘组织完全覆盖子宫颈内口。

2. **部分性前置胎盘**　胎盘组织部分覆盖子宫颈内口。

3. **边缘性前置胎盘**　胎盘附着于子宫下段,胎盘下缘到达宫颈内口,但未覆盖宫颈内口。

此外,胎盘位于子宫下段,胎盘边缘极为接近但未达到宫颈内口,称为低置胎盘。胎盘边缘与宫颈内口的关系随孕周不同而变化,也可因宫颈管消失、宫口扩张而改变。目前均以处理前的最后一次检查决定分类。

根据疾病的凶险程度,前置胎盘又可分为凶险性和非凶险性。凶险性前置胎盘指前次有剖宫产史,此次妊娠为前置胎盘,发生胎盘植入的危险约为50%。

【临床表现】

1. **症状**　前置胎盘的典型症状是妊娠晚期或临产时,发生无诱因、无痛性、反复阴道流血。由于妊娠晚期或临产后,子宫下段肌纤维被动伸展,附着在子宫下段及宫颈内口上的胎盘不能相应扩展,导致前置部分的胎盘与其附着处分离,血窦破裂出血。初次出血量一般不多,剥离处血液凝固可暂时止血。随着子宫下段继续伸展,可多次反复出血,出血量越来越多,间隔时间愈来愈短。前置胎盘出血时间的早晚、出血次数及出血量的多少与其类型有关。完全性前置胎盘初次出血时间早,约在妊娠28周左右,反复出血的次数频繁,量较多,有时1次大出血即可导致病人休克。边缘性前置胎盘出血较迟,多在妊娠37~40周或临产后,出血量较少。部分性前置胎盘介于二者之间。

2. 体征

(1) 全身情况:反复少量出血者可出现贫血,贫血程度与外出血量成正比。大量出血时呈现面色苍白、血压下降甚至休克。

(2) 腹部检查:子宫大小与停经月份相符,子宫软、无压痛,胎心音清楚。若出血量过多,可引起胎儿窘迫,甚至胎死宫内。由于胎盘附着在子宫下段,先露不易入盆而高浮,可出现胎位异常,如臀位等。当前置胎盘附着于子宫前壁时,可在耻骨联合上听到胎盘杂音。

【诊断】

1. 病史与临床表现 对既往有多次刮宫、分娩史,或高龄孕妇、双胎等病史,有上述症状及体征,应考虑为前置胎盘。

2. 超声检查 B型超声检查能清楚地判断子宫壁、胎先露、胎盘和宫颈的位置,并根据胎盘边缘与子宫颈内口的关系可以进一步明确前置胎盘的类型,对胎盘定位的准确率可高达95%以上。

B型超声诊断前置胎盘时,须注意妊娠周数。妊娠中期胎盘覆盖宫壁的面积约为1/2,妊娠晚期减少到1/3或1/4,因此,妊娠中期胎盘近宫颈内口的机会较多。随着子宫下段的形成和伸展,增加了胎盘边缘与宫颈内口的距离,原似在下段的胎盘可能变成正常位置的胎盘。故妊娠中期B型超声发现的前置胎盘不宜过早诊断,而应称为胎盘前置状态。

3. 产后检查胎盘与胎膜 发现胎盘边缘有陈旧性凝血块和压迹,胎膜破口距胎盘边缘<7cm者,诊断即可成立。注意检查有无副胎盘。

【鉴别诊断】

前置胎盘应与胎盘早剥、胎盘边缘血窦破裂及宫颈病变如宫颈息肉、宫颈糜烂及子宫颈癌等相鉴别。

【对母儿的影响】

1. 对母体的影响

(1) 产后出血:由于前置胎盘附着的子宫下段,肌肉菲薄,产后收缩力差,血窦不易闭合,易发生产后出血。

(2) 产后感染:由于反复多次阴道出血,产妇贫血,抵抗力下降,又因胎盘剥离面距离阴道较近,易发生产褥感染。

(3) 植入性胎盘:因子宫下段蜕膜发育不良等原因,胎盘绒毛穿透底蜕膜,植入子宫肌层,使胎盘剥离不全而发生产后出血。

(4) 羊水栓塞:前置胎盘是羊水栓塞的诱因之一。

2. 对胎儿及新生儿的影响 出血多时易发生胎儿窘迫或胎死宫内;易发生早产,早产儿生存能力差,出生后发病率及死亡率高。

【预防】

搞好计划生育,防止多产,推广避孕,避免多次刮宫、引产,预防感染,减少子宫内膜损伤或子宫内膜炎的发生。加强孕期管理,对妊娠期出血,及时就医,做到及时诊断,正确处理。

【处理】

处理原则是抑制宫缩、止血、纠正贫血和预防感染。根据阴道流血量多少、有无休克、妊娠周数、产次、胎位、胎儿存活情况、是否临产及前置胎盘的类型等全面考虑,决定处理方法。

1. 期待疗法 在保证孕妇安全的前提下,尽可能延长孕周,以提高胎儿存活率。适用于妊娠<34 周、胎儿体重<2000g、胎儿存活、阴道流血不多、全身情况好的患者。患者应住院治疗,取左侧卧位,绝对卧床休息,禁止性生活;间断吸氧;适当给予地西泮等镇静药物;严密观察阴道出血情况,禁止阴道检查及肛查;积极纠正贫血;给予抗生素预防感染;可给予宫缩抑制剂,如硫酸沙丁胺醇、硫酸镁等;估计孕妇近日需终止妊娠者,若胎龄<34 周,应用地塞米松促胎肺成熟。期待至 36 周,胎儿已成熟者,可适时终止妊娠。

2. 终止妊娠 对阴道大出血或反复多次出血致贫血甚至休克者,无论胎儿成熟与否,为了母亲安全应终止妊娠;胎儿达孕 36 周以上;胎儿成熟度检查提示胎儿肺成熟者;胎龄未达孕 36 周,有胎儿宫内窘迫者;出血量多,危及胎儿;胎儿已死或有严重畸形。应根据具体情况,选择终止妊娠的方式。

(1) 剖宫产术:剖宫产能迅速结束分娩,达到止血目的,使母儿相对安全,是目前处理前置胎盘的主要手段。除完全性前置胎盘必须行剖宫产外,部分性或边缘性前置胎盘出血量较多,先露高浮,短时间内不能结束分娩者以及胎心异常者也需行剖宫产术。

剖宫产术切口选择:原则上应避开胎盘,可参考术前 B 型超声胎盘定位。胎盘附着于后壁可行下段横切口;胎盘位于子宫下段前壁,选下段偏高纵切口或体部切口;附着于侧壁,选择偏向对侧的子宫下段横切口。

由于子宫下段肌层菲薄,收缩力弱,胎盘附着面的血窦不易闭合止血,因而出血较多。胎儿娩出后,应立即在子宫肌壁上注射宫缩剂,迅速徒手剥离胎盘,并按摩子宫减少出血;也可在宫腔及下段填纱条压迫止血,24 小时后经阴道抽出。以上方法无效时可行子宫动脉、髂内动脉结扎术。仍出血不止,应考虑子宫切除术。

若为植入性胎盘,部分植入者可行梭形切口切除部分子宫肌组织,用可吸收线缝合止血;大部分植入,活动性出血无法控制者应行子宫全切术。同时应积极抢救出血与休克,给予抗生素预防感染。

(2) 阴道分娩:适用于边缘性前置胎盘、枕先露、出血不多、估计在短时间内能结束分娩者。决定阴道分娩后,先行人工破膜,破膜后使先露部下降压迫胎盘前置边缘止血,并可促进子宫收缩,加速分娩。若宫缩欠佳可用缩宫素静脉点滴。若破膜后胎先露部下降不理想,仍有出血,应立即改行剖宫产。

3. 预防产后出血及感染 当胎儿娩出后,立即使用宫缩剂,产时、产后给予抗生素,并注意纠正贫血。

4. 紧急情况转送的处理 患者阴道大量流血而当地无条件处理,应迅速建立静脉通道,输液、输血,抑制宫缩,腹部加压包扎以暂时压迫止血,立即护送到上级医院治疗。

第六节 胎盘早期剥离

妊娠 20 周后或分娩期,正常位置的胎盘在胎儿娩出前,部分或全部从子宫壁剥离,称胎盘早剥(placental abruption)。是妊娠晚期的一种严重威胁母儿生命的并发症,国内发生率约为 0.46% ~2.1% 。

【病因】

原因尚不清楚,与下述情况有关:

1. 血管病变 妊娠期高血压疾病尤其重度子痫前期、慢性肾炎或慢性高血压,合并上述疾病时,底蜕膜螺旋小动脉痉挛或硬化,引起远端毛细血管缺血坏死甚至破裂出血,血液流至底蜕膜层与胎盘之间,并形成血肿,导致胎盘从子宫壁剥离。

2. 宫腔内压力骤然改变 羊水过多,破膜时羊水流出速度过快;双胎妊娠时第一胎儿娩出过快,宫腔压力骤然降低,子宫突然收缩,胎盘与子宫壁错位而剥离。

3. 机械性因素 外伤(腹部直接受撞击)、外倒转术纠正胎位、脐带过短或脐带绕颈的胎儿分娩下降时,均可引起胎盘早剥。

4. 仰卧位低血压综合征 妊娠晚期或分娩时,孕产妇长时间仰卧位,增大的子宫压迫下腔静脉,回心血量减少,血压下降,而子宫静脉瘀血,静脉压升高,导致蜕膜静脉瘀血或破裂,导致胎盘后血肿,引起胎盘早剥。

【病理及类型】

胎盘早剥的主要病理变化是底蜕膜出血,在子宫壁与胎盘母体面之间形成血肿,使胎盘从附着处分离。若底蜕膜分离面小,出血量少,血液随即凝固,临床上可无症状,只是在胎盘娩出后检查时,发现在母体面有凝血块的压迹。

胎盘早剥分为显性、隐性及混合性剥离三种(图7-5)。①若底蜕膜出血不止,血肿逐渐增大时,胎盘剥离面亦不断扩大,当血肿内血液冲开胎盘边缘,沿胎膜与子宫壁之间流出体外时,称为显性剥离即外出血。②若血肿未将胎盘边缘冲开,则血液积聚在胎盘与子宫壁之间,形成胎盘后血肿,称为隐性剥离即内出血。③若胎盘后血液越积越多,宫底随之升高,血液冲开胎盘边缘向外流出,又称混合性出血。偶有出血穿破羊膜囊流入羊膜腔引起羊水血染。

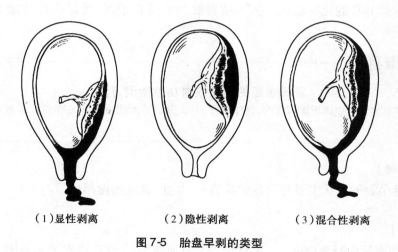

(1)显性剥离　　　(2)隐性剥离　　　(3)混合性剥离

图7-5 胎盘早剥的类型

胎盘后血肿产生的高张力使血液渗入子宫肌层,造成肌纤维分离、变性及坏死,当血液浸入浆膜层时子宫表面出现紫蓝色瘀斑,在胎盘附着处特别显著,有时整个子宫呈紫铜色,称为子宫胎盘卒中。

由于子宫肌层损害,产后子宫收缩不良,引起严重产后出血。渗血有时可延及阔韧带及输卵管系膜,甚至可经输卵管流入腹腔。部分严重患者,由于胎盘附着处组织损伤产生大量凝血活酶,进入母体血循环后引起弥散性血管内凝血(DIC),造成难以控制的产后出血,危及产妇生命。

【临床表现】

根据病情的严重程度,将胎盘早剥分为3度。

Ⅰ度:以外出血为主,多见于分娩期。剥离面积小,常无腹痛或腹痛轻微。贫血体征不明显,子宫软,与孕周相符,胎位清楚,胎心正常。产后检查见胎盘母体面有凝血块及压迹即可诊断。

Ⅱ度:剥离面占胎盘面积的1/3左右。主要症状为突发持续性腹痛、腰酸或腰背痛,疼痛程度与胎盘后积血量成正比。阴道流血少或无,贫血程度与阴道流血量不相符。腹部检查子宫大于妊娠月份,胎盘附着处压痛明显(胎盘位于后壁则不明显),宫缩有间歇,胎儿存活,可扪清胎位。

Ⅲ度:剥离面超过胎盘面积的1/2,症状较Ⅱ度重。可出现面色苍白、血压下降、脉搏细数等休克表现,休克程度多与阴道流血量不成正比。腹部检查子宫硬如板状,即使宫缩间歇也不能松弛,胎心消失,胎位不清。

【诊断】

1. 病史与体征　Ⅰ度病例症状与体征不典型,诊断较为困难,主要与前置胎盘相鉴别。Ⅱ度、Ⅲ度患者症状与体征较典型,诊断多无困难,主要与先兆子宫破裂相鉴别。

2. 辅助检查

(1) 超声检查:B型超声检查可见胎盘与子宫壁之间出现液性暗区,胎盘绒毛膜板向羊膜腔突出,提示胎盘后血肿存在。还可观察胎动及胎心搏动,了解胎儿的存活情况,并可排除前置胎盘。需注意,子宫后壁胎盘可呈阴性检查结果。

(2) 实验室检查:了解贫血程度及凝血功能,应进行血常规、血小板、出凝血时间及血纤维蛋白原等有关DIC的化验检查。为了解肾脏功能受损情况,可进行肾功能、尿常规等的检测。

 知识链接

急诊患者的简便凝血功能检测方法

抽取肘静脉血2ml放入干燥试管内,轻叩管壁,若7分钟不凝固或形成易碎的软凝血块,则提示凝血功能障碍。

【鉴别诊断】

Ⅰ度胎盘早剥的症状主要与前置胎盘鉴别,Ⅱ度、Ⅲ度胎盘早剥需与先兆子宫破裂相鉴别。见表7-2。

【并发症】

1. 弥散性血管内凝血(DIC)　胎盘早剥是妊娠期发生DIC最常见的原因,特别是胎死宫内患者发生率更高。患者出现皮下、黏膜、注射部位出血,子宫出血不凝或较软凝血块,甚至发生血尿、咯血及呕血现象,应密切观察,结合化验,积极防治。

2. 产后出血　胎盘早剥可致子宫胎盘卒中,影响子宫肌层收缩而易出血。一旦并发DIC,产后出血不可避免,必须提高警惕。

3. 急性肾衰竭　伴妊娠期高血压疾病的胎盘早剥,或失血过多及休克以及发生DIC,均严重影响肾血流灌注量,造成双侧肾小管或肾皮质缺血坏死,出现急性肾衰竭。

4. 胎儿宫内死亡　胎盘早剥面积超过胎盘面积的1/2时,胎儿多缺氧死亡。

表7-2 胎盘早剥、前置胎盘、先兆子宫破裂的鉴别诊断

	胎盘早剥	前置胎盘	先兆子宫破裂
病史	有妊娠期高血压疾病或外伤史	无诱因	有分娩梗阻史或剖宫产术史
腹痛	发病急有剧烈腹痛	发病缓慢无腹痛	强烈子宫收缩,烦躁不安
出血	有内外出血,阴道出血与全身失血症状不一致	有外出血,阴道出血量与失血症状一致	有少量阴道出血,有时出现血尿
子宫	子宫硬如板样,有压痛,子宫底升高	子宫软,无压痛	可见病理缩复环,子宫下段有压痛
胎儿	胎位不清,胎心多消失	胎位清楚,胎心正常	胎儿窘迫或胎心消失
阴道	未触及胎盘	宫口内触及胎盘	宫口内未触及胎盘
胎盘	胎盘母体面有凝血块及压迹	凝血块压迹,胎膜破口距胎盘边缘7cm以内	无变化
B超	胎盘位置正常,有胎盘后血肿	胎盘低于胎先露	无特殊变化

5. 羊水栓塞　羊水经过胎盘剥离面进入母体血循环,形成肺栓塞,引起肺动脉高压。

【预防】

加强产前检查,积极防治妊娠期高血压疾病、慢性高血压、慢性肾炎,并加强孕妇管理。妊娠晚期避免长时间仰卧位与外伤。行外转胎位术纠正胎位时操作必须轻柔,不强行倒转。对羊水过多与多胎妊娠分娩时,避免宫内压骤减。行羊膜腔穿刺前做B超胎盘定位,穿刺时避开胎盘。人工破膜时,应选宫缩间歇期高位穿刺,缓慢放出羊水。

【处理】

胎盘早剥处理不及时,严重危及母儿生命。治疗原则为早期识别,防治休克,及时终止妊娠,减少并发症。

1. 纠正休克　积极开放静脉通路,迅速补充血容量,最好输新鲜血,因新鲜血除补充血容量外,还可补充凝血因子,也可输注红细胞、血浆、冷沉淀等。

2. 终止妊娠　胎儿娩出前,胎盘剥离有可能进一步加重。因此Ⅱ度、Ⅲ度胎盘早剥孕妇,一旦确诊,应及时终止妊娠。根据孕妇病情轻重、胎儿宫内情况、产程进展、胎产式等决定分娩方式。

(1) 剖宫产:手术指征:①Ⅰ度胎盘早剥,有胎儿窘迫征象者;②Ⅱ度胎盘早剥,尤其是初产妇,短时间内不能结束分娩者;③Ⅲ度胎盘早剥,产妇病情继续恶化,胎儿已死,不能立即分娩者;④破膜后产程无进展者。

剖宫产取出胎儿胎盘后,立即注射宫缩剂并按摩子宫。发现子宫胎盘卒中,在按摩子宫和热盐水纱布垫湿热敷子宫后,多数子宫收缩好转。若子宫仍不收缩,出血不能控制时,宜在输新鲜血液、血小板的同时,行子宫次全切除术。

(2) 阴道分娩:适用于Ⅰ度患者,以外出血为主,一般情况良好,宫口已扩张,估计短时间内可经阴道分娩者。首先人工破膜,使羊水缓慢流出,缩小子宫腔容积,用腹带扎紧腹部压迫胎盘,使其不再继续剥离,必要时静脉滴注缩宫素,缩短第二产程。产程中密切观察病人的血压、脉搏、出血情况及胎心等,若发现病情加重或有胎儿窘迫征象,应改行剖宫产。

3. 防治并发症

(1) 凝血功能障碍:必须迅速终止妊娠,阻止促凝物质继续进入母体血循环。①补充凝

血因子:及时、足量输入新鲜血及血小板,同时输入纤维蛋白原更佳;②肝素的使用:DIC 高凝阶段及早应用;③抗纤溶药物的应用:应在肝素化和补充凝血因子的基础上使用,常用药物有氨基己酸、氨甲环酸等。

(2)肾衰竭:患者尿量<30ml/h,应及时补充血容量,补足后若尿量<17ml/h,给予 20% 甘露醇 500ml 快速静滴,或 20～40mg 呋塞米静推,必要时重复用药。1～2 天内尿量不增且血清尿素氮、肌酐、血钾进行性升高,二氧化碳结合力下降,提示肾衰竭。

(3)产后出血:胎儿娩出后立即给予宫缩剂,如缩宫素、麦角新碱、米索前列醇等;胎儿娩出后人工剥离胎盘,持续按摩子宫等。若子宫出血仍不能控制,应立即输新鲜血,同时行子宫次全切除术。

第七节 妊娠期高血压疾病

妊娠期高血压疾病(hypertensive disorders in pregnancy)是妊娠期特有的疾病,发生率 5%～12%。本病临床表现以妊娠 20 周后高血压、蛋白尿、水肿为特征,严重时出现抽搐、昏迷、心肾功能衰竭,甚至母儿死亡。该病是孕产妇和围生儿病率及死亡率的主要原因。

【病因】

病因尚不清,学说较多。

1. 免疫学说 妊娠可视为成功的自然同种异体移植,之所以胎儿在妊娠期内不受排斥是因为胎盘的免疫屏障作用、母体内免疫抑制细胞及免疫抑制物的作用。研究发现子痫前期孕妇组织相容性抗原 HLA-DR4 出现频率明显高于正常孕妇,其结果使母胎间抗原呈递及识别功能降低,导致封闭抗体产生不足,最终导致妊娠期高血压疾病的发生。

2. 血管内皮细胞受损 是子痫前期的基本病理变化。细胞毒性物质和炎性介质如肿瘤坏死因子、白细胞介素-6、氧自由基等均可引起血管内皮损伤。当血管内皮细胞受损时,导致血管收缩因子和舒张因子比例失调,收缩因子血栓素 A2(TXA2)产生增加,舒张因子一氧化氮(NO)、前列环素(PGI2)分泌减少,使血管痉挛,血压升高,从而引起一系列病理变化。

3. 遗传因素 妊娠期高血压疾病具有家族倾向性,提示遗传因素可能与本病发生有关,但遗传方式不明确。

4. 营养缺乏 已发现以白蛋白减少为主的低蛋白血症,钙、镁、锌、硒等缺乏与子痫前期的发生发展有关。若自孕 16 周开始每日补充维生素 C100mg 和维生素 E 400U,孕 20 周起每日补钙 2g,可有效降低妊娠期高血压疾病的发生率。

【高危因素】

初产妇、孕妇年龄小于 18 岁或大于 40 岁、抗磷脂抗体综合征、血管紧张素基因 T235 阳性、营养不良、低社会经济状况、慢性高血压、慢性肾炎、糖尿病、妊娠期高血压病史及家族史,本次妊娠多胎妊娠、初孕、妊娠间隔时间≥10 年及孕早期血压≥130/80mmHg 等均与妊娠期高血压疾病发病风险增加密切相关。

【病理生理变化及对母儿的影响】

妊娠期高血压疾病的基本病理生理变化是全身小血管痉挛,内皮细胞损伤,引起各器官供血不足,产生一系列症状和体征,对母儿造成危害。全身各主要器官的病理变化如下:

1. 脑 脑部血管痉挛,引起脑组织缺氧、水肿、局部缺血、血栓形成及出血等,轻者出现头晕、头痛、恶心、呕吐等症状,严重者抽搐、昏迷,甚至发生脑疝。

2. 肾脏　肾血管痉挛使肾血流量减少,肾小球滤过率下降。病理表现为肾小球扩张,内皮细胞肿胀,纤维素沉积于内皮细胞。肾功能损害可导致少尿、蛋白尿等,严重者可出现肾衰竭,若伴肾皮质坏死,肾功能损伤将无法逆转。

3. 心血管　血管痉挛,血压升高,外周阻力增加,心肌收缩力和射血阻力增加,心输出量明显减少。血管内皮细胞损伤使血管通透性增加,血管内液进入细胞间质,导致心肌缺血、间质水肿、心肌点状出血或坏死、肺水肿,严重时导致心力衰竭。

4. 肝脏　子痫前期可出现肝脏缺血、水肿、肝功能异常,各种转氨酶水平升高,血浆碱性磷酸酶升高。严重时门静脉周围出血甚至坏死,肝包膜下血肿形成,亦可发生肝破裂危及母儿生命。

5. 血液

（1）血容量:由于全身小动脉痉挛,血管壁通透性增加,在妊娠晚期大部分患者血容量不能像正常孕妇那样增加 1500ml 达到 5000ml,从而导致血液浓缩,红细胞比容升高。

（2）凝血:子痫前期和子痫患者伴有因凝血因子缺乏或变异所致的高凝血状态,严重的可发生微血管病性溶血,主要表现为血小板减少($<100\times10^9$/L)、肝酶升高、溶血（即 HELLP 综合征）。

6. 子宫胎盘血流灌注　绒毛浅着床及血管痉挛导致胎盘灌流下降。螺旋动脉出现急性动脉粥样硬化,胎盘功能下降导致胎儿生长受限、胎儿窘迫。若胎盘床血管破裂可致胎盘早剥,严重时威胁母儿生命。

【分类与临床表现】

妊娠高血压疾病的分类与临床表现见表7-3。

表7-3　妊娠期高血压疾病分类及临床表现

分类	临床表现
妊娠期高血压	BP≥140/90mmHg,妊娠期首次出现,并于产后 12 周恢复正常;尿蛋白(-);患者可伴有上腹部不适或血小板减少。产后方可确诊。
子痫前期	
轻度	妊娠 20 周以后出现 BP≥140/90mmHg;尿蛋白≥300mg/24h 或(+);可伴有上腹部不适、头痛等症状。
重度	BP≥160/110mmHg;尿蛋白≥2.0g/24h 或(++);血小板<100×10⁹/L;血清 ALT 或 AST 升高;血 LDH 升高;血肌酐>106umol/L;持续性头痛或其他脑神经或视觉障碍;持续性上腹不适。
子痫	子痫前期孕妇抽搐,不能用其他原因解释。 子痫前可有不断加重的重度子痫前期,也可发生于血压升高不显著、无蛋白尿或水肿的病例。子痫可发生在产前、产时、产后,产前子痫占71%。 子痫前驱症状短暂,抽搐进展迅速。典型发作过程首先表现为眼球固定、面部充血、牙关紧闭、口吐白沫,继而口角及面部肌肉颤动,数秒钟后发展为典型的全身高张阵挛惊厥,有节律的肌肉收缩和紧张。抽搐时,呼吸暂停,面色青紫,持续 1～1.5 分钟。抽搐停止,呼吸恢复,但患者仍昏迷。最后意识恢复,但困惑、易激惹、烦躁。
慢性高血压并发子痫前期	慢性高血压孕妇妊娠前无尿蛋白,妊娠后出现尿蛋白≥300mg/24h;或妊娠前有蛋白尿,妊娠后突然尿蛋白增加或血压进一步升高或血小板<100×10⁹/L。
妊娠合并慢性高血压	妊娠前或妊娠 20 周前血压≥140/90mmHg,妊娠期无明显加重;或妊娠 20 周后首次诊断高血压并持续到产后 12 周后。

重度子痫前期是妊娠 20 周后出现高血压、蛋白尿,且出现以下至少一种症状或体征,见表 7-4。

表 7-4 重度子痫前期的临床症状和体征

血压持续升高:收缩压≥160～180mmHg,或舒张压≥110mmHg	少尿,24 小时尿<500ml
	肺水肿,心力衰竭
24 小时尿蛋白>5.0g 或随机尿蛋白(+++)以上	凝血功能障碍
中枢神经系统功能障碍	微血管病性溶血(血 LDH 升高)
严重头痛(频发,常规镇痛药不缓解)	血小板<100×10⁹/L
脑血管意外	肝细胞功能障碍(血清 AST、ALT 升高)
视力模糊,眼底点状出血	胎儿生长受限,羊水过少,胎盘早剥

【诊断】

根据病史、临床表现、体征及辅助检查即可做出诊断,同时应该注意有无并发症及凝血机制障碍。

1. 病史 患者有发病的高危因素及本病的临床表现。

2. 高血压 同一手臂至少 2 次测量,收缩压≥140mmHg 和(或)舒张压≥90mmHg,对于首次发现血压升高者,应间隔 4 小时或以上复查血压。血压较基础血压升高 30/15mmHg,而低于 140/90mmHg 时,不作为诊断依据,须严密观察。舒张压的变化比收缩压更重要。

3. 尿蛋白 在 24 小时内尿液中的蛋白含量≥300mg 或在至少间隔 6 小时的两次随机尿液检查中尿蛋白浓度 30mg/L(或定性+)。需注意泌尿系感染、严重贫血、心力衰竭和难产均可导致蛋白尿。

4. 水肿 本病患者为凹陷性水肿,经休息后不缓解。水肿自踝部逐渐向上延伸,局限于膝以下为"+",延及大腿为"++",延及外阴及腹壁为"+++",全身水肿或伴有腹水为"++++"。若孕妇体重突然增加每周 0.9kg 以上或每月 2.7kg 以上,表明有隐性水肿存在,是子痫前期的信号。因为正常妊娠、贫血及低蛋白血症均可发生水肿,妊娠期高血压疾病的水肿无特异性,因此不能作为诊断标准及分类依据。

5. 辅助检查

(1)血液检查:测定血细胞计数、血红蛋白、血细胞比容、血黏度等。

(2)尿液检查:测尿常规、尿比重。当尿蛋白≥2.0g/24h 提示病情严重,尿比重≥1.020 提示尿液浓缩。

(3)肝、肾功能检查:肝功能受损时 ALT、AST 升高,还可出现低蛋白血症,白/球蛋白比值倒置。肾功能受损时,血清尿素氮、肌酐、尿酸升高。重度子痫前期和子痫患者还应测定电解质和二氧化碳结合力。

(4)凝血功能测定:测定血小板计数,出凝血时间,必要时测定凝血酶原时间、纤维蛋白原、纤维蛋白降解产物、3P 试验等。

(5)眼底检查:视网膜小动脉的痉挛程度可反映本病的严重程度。眼底检查可见患者视网膜小动脉痉挛,视网膜水肿、絮状渗出物,严重者有视网膜出血甚至剥离,导致患者视力模糊或失明。

(6)其他:心电图、超声心动图、胎盘功能、胎儿宫内安危状况及胎儿成熟度检查等。疑有脑出血者可做 CT 或 MRI 检查。

【鉴别诊断】

妊娠期高血压疾病应与慢性肾炎合并妊娠鉴别,子痫应与癫痫、脑炎、脑肿瘤、脑血管畸形破裂出血、糖尿病高渗性昏迷、低血糖昏迷等鉴别。

【预测】

目前尚无有效、可靠的预测方法。下述方法有一定的预测价值。

1. 平均动脉压(mean arterial pressure,MAP)测定 计算公式为 MAP=(收缩压+2×舒张压)/3。当 MAP≥85mmHg 时,表示有发生子痫前期的倾向。当 MAP≥140mmHg 时,易发生脑血管意外。

2. 翻身试验(roll over test,ROT) 孕妇左侧卧位测血压直至血压稳定后,翻身仰卧 5 分钟再测血压,若仰卧位舒张压较左侧卧位≥20mmHg,提示有发生子痫前期的倾向。

3. 血液流变学试验 低血容量及血液黏度高是发生妊娠期高血压病的基础。当血细胞比容≥0.35,全血黏度>3.6,血浆黏度>1.6 时,提示有发生子痫前期的倾向。

4. 尿钙测定 妊娠期高血压疾病患者尿钙排泄量明显降低。尿 Ca/Cr 比值的降低早于妊娠期高血压疾病的发生,若≤0.04 有预测子痫前期的价值。

5. 尿酸测定 孕 24 周血清尿酸值>5.9mg/L 时,提示有发生子痫前期的倾向。

【治疗】

治疗目的是控制病情、延长孕周、确保母儿安全。治疗基本原则是休息、镇静、解痉、有指征地降压、利尿,密切监测母儿状态,适时终止妊娠。根据病情轻重进行个体化治疗。

1. 妊娠期高血压 可在家或住院治疗。

(1) 休息:保证充足的睡眠,每天休息不少于 10 小时,最好有 1～2 小时的午休。休息时取左侧卧位,可减轻子宫对腹主动脉、下腔静脉的压迫,改善子宫胎盘血流灌注。间断吸氧,可增加血氧含量,改善全身主要脏器和胎盘的氧供。

(2) 饮食:合理调节饮食,应摄取充足的蛋白质、热量、维生素及钙、铁等微量元素,一般不限制食盐,但对于全身水肿者应适当限制盐的摄入量。

(3) 药物治疗:一般不需药物治疗。对精神紧张、夜间睡眠欠佳者,可给予地西泮 2.5～5mg,每日 3 次,或睡前口服。

(4) 密切监护母儿状态:注意孕妇是否出现头痛、视力模糊、上腹不适等症状。每日测体重及血压,每 2 日复查 1 次尿蛋白。定期监测血压、胎盘功能和胎儿发育状况。

2. 子痫前期 应住院治疗。治疗基本原则是休息、镇静、解痉、有指征地降压、利尿,密切监测母儿状态,适时终止妊娠。

(1) 休息:同妊娠期高血压。

(2) 镇静:适当镇静可缓解患者的焦虑和紧张情绪,降低血压,缓解症状,从而预防子痫的发作。

1) 地西泮:具有较强镇静、抗惊厥、肌肉松弛作用,对胎儿的影响较小。2.5～5mg 口服,每日 3 次或睡前口服;或 10mg 肌内注射或静脉缓慢推注(时间不少于 2 分钟)。必要时可以间隔 15 分钟后重复给药,但抽搐过程中不可用药,以免导致心跳骤停。需注意 1 小时内用药不超过 30mg,否则可能发生呼吸抑制,24 小时总量不超过 100mg。

2) 冬眠药物:冬眠药物有助于解痉、降压,控制子痫抽搐。用法:哌替啶 100mg,氯丙嗪 50mg,异丙嗪 50mg,可将 1/3 量或 1/2 量肌注,或加入 5% 葡萄糖液 250ml 缓慢静脉滴注。由于氯丙嗪可使血压骤降,使肾及子宫胎盘血流量减少,现仅应用于硫酸镁治疗效果不佳者。用药过程中病人不宜起床活动,以免发生体位性低血压。

(3)解痉:硫酸镁是子痫治疗的一线药物,也是重度子痫前期预防子痫发作的预防用药。

1)作用机制:①镁离子抑制运动神经末梢释放乙酰胆碱,阻断神经肌肉间的传导,使骨骼肌松弛,可有效预防和控制子痫发作。②镁离子可使血管内皮细胞合成前列腺环素增多,抑制内皮素合成,从而解除血管痉挛。③镁离子阻断谷氨酸通道阻止钙离子内流,解除血管痉挛,减少血管内皮细胞损伤。④镁离子可提高孕妇和胎儿血红蛋白的亲和力,改善氧代谢。

2)用药指征:①控制子痫抽搐及防止再抽搐;②预防重度子痫前期发展为子痫;③子痫前期临产前用药预防抽搐。

3)用药方案:①控制子痫:静脉给药:负荷剂量2.5~5g硫酸镁加入10%葡萄糖注射液20ml中,静脉缓慢推注,时间不少于15分钟;加入5%葡萄糖注射液100ml中静脉滴注,维持速度为1~2g/h;肌内注射:25%硫酸镁20ml加2%利多卡因2ml,臀肌深部注射;②预防子痫发作:负荷和维持剂量同控制子痫处理,用药时间一般静滴6~12小时/日。硫酸镁24小时总量为25~30g。

4)毒性反应:镁中毒首先表现为膝反射减弱或消失,继之出现全身肌张力减退、呼吸困难,严重者可出现呼吸肌麻痹,甚至呼吸、心跳停止。

5)注意事项:用药前及用药过程中应注意:①膝反射必须存在;②呼吸不少于16次/分钟;③尿量不少于25ml/h或不少于600ml/24h;④治疗时须备钙剂作为解毒剂。当出现镁中毒时,立即停用硫酸镁,静脉注射10%葡萄糖酸钙10ml。有条件时监测血镁浓度。

(4)降压:降压治疗目的是预防子痫、心脑血管意外和胎盘早剥等严重并发症。当血压≥160/110mmHg,或舒张压≥110mmHg的高血压孕妇必须降压治疗,妊娠前高血压已用降压药者需继续应用降压药物。目标血压:孕妇无并发脏器功能损伤,血压控制在130~155/80~105mmHg;并发脏器功能损伤,血压控制在130~139/80~89mmHg。为保证子宫胎盘血流灌注,血压不可低于130/80mmHg。

常用口服降压药有拉贝洛尔、硝苯地平缓释片、肼屈嗪。口服药物血压控制不理想,可静脉用药:拉贝洛尔、尼卡地平、酚妥拉明、肼屈嗪。一般不用利尿剂降压,禁止使用血管紧张素转换酶抑制剂(ACEI)和血管紧张素Ⅱ受体拮抗剂(ARB)。

1)肼屈嗪:能扩张周围小动脉,降低外周阻力,从而降低血压,同时有增加心排血量、肾及子宫胎盘血流量的作用。降压作用快,舒张压下降较显著。用法:每15~20分钟给药5~10mg;或10~20mg,每日2~3次口服;或40mg加入5%葡萄糖500ml内静脉滴注,使舒张压控制在90~100mmHg。副反应为心率加快、潮热、头痛等。有心脏病心力衰竭者,不宜应用此药。

2)拉贝洛尔:既可降低血压,又不影响肾及胎盘血流量,并可对抗血小板凝集,促进胎儿肺成熟。用法:首次剂量盐酸拉贝洛尔20mg静脉注射,若效果不佳,10分钟后剂量加倍。最大单次剂量为80mg,每日总剂量不能超过220mg。此药的优点是见效快,不引起血压过低或心动过速;副作用是头皮刺痛及呕吐。

3)硝苯地平:钙离子拮抗剂,可解除外周血管痉挛,使血管扩张,血压下降。由于其降压作用迅速,目前不主张舌下含化。用法:10mg口服,每日3次,24小时总量不超过60mg。可连续应用数周。不良反应为头痛、心悸。

4）甲基多巴：是效果较好的妊娠期降压药。可兴奋血管运动中枢 α 受体，抑制外周交感神经，降低血压。常用 250mg 口服，每日 3 次。不良反应为嗜睡、口干、心动过缓等。

5）硝普钠：为强有力的速效血管扩张剂，扩张外周血管，降低血压。由于其代谢产物（氰化物）对胎儿有毒性作用，妊娠期不宜使用，只有产后血压过高，应用其他药物效果不佳时，方可考虑使用。用法：50mg 加于 5% 葡萄糖注射液 1000ml 内，缓慢静脉滴注。用药时间不宜超过 72 小时。用药期间，应严密监测血压及心率。

（5）利尿：可能加重血液浓缩和电解质紊乱，不常规应用，仅用于急性心力衰竭、肺水肿、脑水肿、全身性水肿、血容量过多且伴有潜在性肺水肿者。

呋塞米利尿作用快，对心力衰竭、肺水肿、无尿及少尿患者效果显著。用法：20～40mg 加入 25% 葡萄糖注射液 20～40ml 中静脉缓慢推注，如病情需要可重复使用。用药时注意预防电解质紊乱。甘露醇为渗透性利尿剂，常用 20% 甘露醇 250ml 静脉滴注，心力衰竭患者禁用。

（6）扩容：一般不主张应用扩容剂，仅用于严重的低蛋白血症、贫血。可选用人血白蛋白、血浆、全血等。扩容应在解痉的基础上进行。禁忌证：心衰、肺水肿、肾功能不全。

（7）适时终止妊娠：终止妊娠后，往往病情迅速好转，适时终止妊娠是目前治疗妊娠期高血压疾病的有效措施。

1）终止妊娠的指征：①子痫前期患者经积极治疗 24～48 小时后病情控制不满意或恶化者；②子痫前期患者孕周≥34 周；③子痫前期患者孕龄<34 周，胎盘功能减退，胎儿已成熟者；若胎儿尚未成熟者，可用地塞米松促胎肺成熟后终止妊娠；④子痫控制后 2 小时可考虑终止妊娠。

2）终止妊娠的方式：根据患者的具体情况引产或剖宫产。

引产适用于病情控制后，宫颈条件成熟者。先行人工破膜，羊水清亮者可给予缩宫素静脉滴注引产。第一产程应使产妇保持安静和充分休息，严密观察产程进展状况。第二产程应行会阴切开术，以胎头吸引术或低位产钳助产缩短产程。第三产程应积极预防产后出血。产程中加强对母儿安危状况及血压监测，一旦出现头痛、眼花、恶心、呕吐等症状，表明病情加重，立即以剖宫产结束分娩。

剖宫产适用于有产科指征者，宫颈条件不成熟，胎盘功能明显减退，引产失败，或已有胎儿窘迫征象者。

产后 48 小时至 10 天内仍有发生产后子痫的危险，故产后仍应提高警惕。

3. 子痫的处理　子痫是妊娠期高血压疾病最严重的阶段，是导致母儿死亡的最主要原因，应积极处理。

（1）一般处理：立即左侧卧位，吸氧；迅速建立静脉通道；避免声光刺激；保持呼吸道通畅，防止窒息；置开口器防止口舌咬伤；防止坠地受伤；专人护理，密切观察体温、脉搏、呼吸、血压、神志、尿量（应保留导尿管监测）等，注意药物的治疗效果及副作用，患者昏迷未清醒时，禁食禁饮禁口服药物。及早发现心力衰竭、肺水肿、脑出血、HELLP 综合征、肾衰竭、DIC 等并发症，并积极处理。

（2）子痫处理原则：控制抽搐，控制血压，纠正缺氧和酸中毒，抽搐控制后终止妊娠。

1）控制抽搐：①25% 硫酸镁 20ml 加于 25% 葡萄糖注射液 20ml 缓慢静脉推注（>5 分钟），继之用以 2～3g/h 静脉滴注，以维持血药浓度，同时应用有效镇静药物，控制抽搐；②20% 甘露醇 250ml 快速静脉滴注，以降低颅压。

2）控制血压：易发生脑血管意外，当血压≥160/110mmHg 时应积极给予降压药。

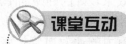

课堂互动

如何正确应用硫酸镁？

3）纠正缺氧和酸中毒：间断面罩吸氧，根据二氧化碳结合力及尿素氮值，给予适量的 4% 碳酸氢钠纠正酸中毒。

4）终止妊娠：抽搐控制后 2 小时可考虑终止妊娠。对于早发性子痫前期治疗效果较好者，可适当延长孕周，但须严密监护孕妇和胎儿。

【预防】

1. 加强孕妇健康教育，坚持定期产前检查。

2. 指导孕妇合理饮食。孕妇应进食富含蛋白质、维生素、钙、铁、镁、硒、锌等微量元素的食物及新鲜蔬菜，减少动物脂肪的摄入，不严格限盐。

3. 保持愉快的心情，保证足够的休息，坚持左侧卧位以增加胎盘绒毛的血供。

4. 补钙。国内外研究表明，对有妊娠期高血压疾病高危因素者，每日补钙 1～2g 可有效降低妊娠期高血压疾病的发生。

5. 阿司匹林抗凝治疗。高凝倾向孕妇孕前或孕后每日睡前口服小剂量阿司匹林(25～75mg/d)至分娩。

（梁静琪）

复习思考题

1. 各型流产的处理原则是什么？

2. 早产的临床特点和治疗原则是什么？

3. 过期妊娠对母儿有哪些危害。

4. 异位妊娠的主要临床表现是什么？

5. 简述前置胎盘和胎盘早剥的临床特点、诊断及处理原则的异同。

6. 妊娠高血压疾病的基本病理变化是什么？

7. 重度子痫前期的治疗原则是什么？硫酸镁用药的注意事项是什么？

学习要点

　　巨大胎儿的诊断,分娩期如何处理,新生儿出生后需注意事项;双胎妊娠时孕妇及围生儿的并发症;双胎妊娠分娩期如何处理;胎儿生长受限的常见病因;死胎的常见病因及诊断;羊水过多及过少的诊治。

第一节 巨 大 胎 儿

　　胎儿体重达到或超过4000g称为巨大胎儿(fatal macrosomia)。目前欧美国家定义胎儿体重达到或超过4500g。近年因营养过剩,分娩巨大胎儿的孕妇有逐年增多趋势,国内发生率约7%,男胎多于女胎。巨大胎儿手术产率及死亡率均较正常胎儿明显增高,当产力、产道、胎位均正常时,常因胎儿过大致头盆不称而发生难产,如肩难产。

　　【高危因素】
　　①糖尿病孕妇,尤其是2型糖尿病,巨大胎儿发生率为26%,非糖尿病孕妇仅5% ~ 8%;②孕妇营养过剩、肥胖、体重过重等;③父母身材高大者发生率高,不同民族、种族巨大胎儿发生率也不相同;④经产妇多见,且胎儿体重随分娩次数增加有增加趋势;⑤过期妊娠者,巨大胎儿发生率较足月妊娠高3~7倍;⑥羊水过多者发生率高。

　　【对母儿影响】
　　1. 对母体影响　头盆不称发生率明显增加。经阴道分娩的主要危险是肩难产,其发生率与胎儿体重成正比。软产道损伤、产后出血、生殖道瘘的发生率均增加。
　　2. 对胎儿影响　胎儿过大,常需手术助产,可引起颅内出血、锁骨骨折、臂丛神经损伤等产伤,严重者甚至死亡。

　　【诊断】
　　1. 病史及临床表现　孕妇多有巨大胎儿分娩史、糖尿病史或为过期妊娠,多肥胖或身材高大,孕期体重增加迅速,常在孕晚期出现呼吸困难、腹部沉重及两胁部胀痛等症状。
　　2. 腹部检查　腹部明显膨隆,宫高>35cm。触诊胎体大、先露高浮,头先露者多数跨耻征阳性。听诊胎心音清晰,但位置较高。
　　3. B型超声检查　常提示羊水过多,胎体大,胎头双顶径常>10cm,需进一步测量胎儿肩径及胸径,若肩径及胸径大于头径,发生难产的几率较高。

　　【处理】
　　1. 妊娠期　发现胎儿巨大或有巨大儿分娩史者,应检查孕妇有无糖尿病,若为糖尿病应积极治疗,并于足月后,根据胎儿成熟度、胎盘功能及糖尿病控制情况,择期终止妊娠。
　　2. 分娩期　估计非糖尿病孕妇胎儿体重≥4500g,糖尿病孕妇胎儿体重≥4000g,正常女性骨盆,为防止母儿产时损伤应行剖宫产结束分娩。第一产程及第二产程延长,估计胎儿体重>4000g,胎头停滞在中骨盆,也应行剖宫产。若胎头双顶径已达坐骨棘下3cm,宫口已开全者,应做较大的会阴后-侧切开,以产钳助产,同时做好处理肩难产的准备。分娩后仔细检查有无软产道裂伤,预防产后出血。

知识链接

肩难产的处理方法

凡胎头娩出后,胎儿前肩被嵌顿在耻骨联合上方,用常规助产方法不能娩出胎儿双肩,称为肩难产。发生肩难产时,可采用下述方法助产:①屈大腿法;②压前肩法;③旋肩法;④牵后臂娩后肩法;⑤四肢着地法。同时做好抢救新生儿的准备工作。

3. 新生儿处理 应在生后30分钟监测血糖,并于生后1~2小时开始喂糖水,早开奶以预防新生儿低血糖,及早哺乳。轻度低血糖者口服葡萄糖,严重者静脉输液补充。新生儿易发生低钙血症,应及时补充钙剂,多用10%葡萄糖酸钙1ml/kg加入葡萄糖液中静滴。

第二节 多 胎 妊 娠

一次妊娠宫腔内同时有两个或两个以上胎儿时称多胎妊娠(multiple pregnancy)。双胎妊娠多见。近年辅助生殖技术广泛开展,多胎妊娠发生率明显增高。多胎妊娠易引起妊娠期高血压疾病、妊娠期肝内胆汁淤积症、贫血、早产等并发症,属高危妊娠。本节仅讨论双胎妊娠(twin pregnancy)。

【双胎类型及特点】

1. 双卵双胎 两个卵子分别受精形成的双胎妊娠,称双卵双胎(dizygotic twin),约占双胎妊娠的70%。与应用促排卵药物、多胚胎宫腔内移植、种族、年龄、胎次及遗传因素有关。两受精卵着床后形成各自的胎盘、羊膜和绒毛膜,两胎盘有时可融合成一个,但血液循环各自独立。胎盘胎儿面有两个羊膜腔,中间隔有两层羊膜、两层绒毛膜,有时两层绒毛膜也可融合为一层。

因双卵双胎的遗传基因不完全相同,故两胎儿有区别,如血型、性别可以相同,也可以不同,外貌、精神类型等不同,似一般兄弟姐妹。

同期复孕(superfecundation)是两个卵子在短时间内不同时期受精而形成的双卵双胎。检测HLA型别可识别精子的来源。

2. 单卵双胎 由一个受精卵分裂形成的双胎妊娠,称为单卵双胎(monozygotic twin)。约占双胎妊娠的30%。原因不明,不受种族、遗传、年龄、胎次、医源的影响。一个受精卵分裂成两个胎儿,其遗传基因相同,故两个胎儿性别、血型及外貌等相同。

【诊断】

1. 病史及临床表现 双卵双胎多有家族史,孕前曾用促排卵药或体外受精多个胚胎移植。早孕反应重,中期妊娠后体重增加迅速,腹部增大明显,下肢水肿、静脉曲张等压迫症状出现早且明显,妊娠晚期常有呼吸困难,活动不便。

2. 产科检查 子宫大于停经周数,妊娠中晚期腹部可触及多个小肢体或3个以上胎极(即胎头或胎臀);胎头较小,与子宫大小不成比例;可听到两个胎心,其间有无音区,且两个胎心率每分钟相差10次以上。

3. B 型超声检查 孕 35 日时宫腔内可见两个妊娠囊,孕 6 周时可见两个原始心管搏动。B 型超声还可以筛查胎儿结构畸形,帮助确定胎位。

4. 绒毛膜性判断 由于单绒毛膜性双胎特有的双胎并发症较多,因此妊娠早期进行绒毛膜性判断很重要。

【并发症】

1. 孕妇并发症

(1)妊娠期高血压疾病:是双胎妊娠最重要的并发症,比单胎妊娠多 3~4 倍,且发病早、程度重,容易出现心肺并发症。

(2)妊娠期肝内胆汁淤积症:其发生率是单胎的 2 倍,易引起早产、胎儿窘迫、死胎,围生儿死亡率高。

(3)贫血:双胎妊娠并发贫血是单胎的 2.4 倍,与铁及叶酸缺乏有关。

(4)羊水过多:发生率约 12%,单卵双胎常在妊娠中期发生急性羊水过多,与双胎输血综合征及胎儿畸形有关。

(5)胎膜早破:发病率约 14%,可能与宫腔压力增高有关。

(6)宫缩乏力:因子宫肌纤维伸展过度,常发生原发性宫缩乏力,致产程延长。

(7)胎盘早剥:可能与妊娠期高血压疾病发生率增加有关,还可由第一胎儿娩出后,宫腔容积骤然缩小引起。

(8)产后出血:经阴道分娩的双胎妊娠平均产后出血量≥500ml,与子宫过度膨胀、产后宫缩乏力、胎盘附着面积增大有关。

(9)流产:流产率高于单胎 2~3 倍。可能与胚胎畸形、胎盘发育异常、胎盘血液循环障碍、宫腔内相对狭窄等有关。

2. 围生儿并发症

(1)早产:约 50% 双胎妊娠并发早产,多因胎膜早破或宫腔内压力过高及严重母儿并发症所致。

(2)胎儿生长受限:可能与胎儿拥挤、胎盘占蜕膜面积相对小有关。此外,两个胎儿生长不协调,有时妊娠早中期一个胎儿死亡,可被另一胎儿压成薄片,称纸样胎儿。

(3)双胎输血综合征:是双羊膜囊单绒毛膜单卵双胎的严重并发症。通过胎盘间的动-静脉吻合支,血液从动脉向静脉单向分流,使一个胎儿成为供血儿,另一个胎儿成为受血儿,造成供血儿贫血、血容量减少、生长受限,甚至死亡;受血儿血容量增多、动脉压增高、体重增加,可发生充血性心力衰竭、水肿、羊水过多。两个胎儿体重相差≥20%、血红蛋白相差>50g/L,提示双胎输血综合征。

(4)脐带异常:单羊膜囊双胎易发生脐带互相缠绕、扭转,可致胎儿死亡。

(5)胎儿畸形:发生率是单胎的两倍。

(6)胎头交锁及胎头碰撞:前者多发生在第一胎为臀先露,第二胎为头先露者,分娩时第一胎头部未娩出,第二胎头部已经入盆,两胎头颈部交锁;后者两胎头均为头先露,同时入盆。

【处理】

1. 妊娠期处理

(1)注意营养饮食:多食高蛋白质、高维生素以及富含必需脂肪酸的食物,及时补充铁、叶酸及钙剂,预防贫血及妊娠期高血压疾病。

（2）防治早产：是双胎产前监护的重点。双胎孕妇应充分卧床休息，减少活动量，若34周前出现产兆，应给予宫缩抑制剂。

（3）及时防治妊娠期并发症：妊娠期注意血压及尿蛋白变化，观察血胆酸及肝功能，注意孕妇有无瘙痒，及早发现、治疗妊娠期高血压疾病和妊娠期肝内胆汁淤积症。

（4）监护胎儿生长发育情况及胎位变化：发现胎儿畸形，及早终止妊娠。无明显畸形，应定期B超监测胎儿生长情况。妊娠末期确定胎位，对选择分娩方式有帮助。

2. 终止妊娠指征　①合并急性羊水过多，压迫症状明显，出现呼吸困难等；②胎儿畸形；③母亲有严重并发症不允许继续妊娠者；④已到预产期尚未临产，胎盘功能减退者。

3. 分娩期处理　多数双胎妊娠能经阴道分娩。产程中注意：①产妇要有充足的饮食及睡眠，以保证良好体力；②严密观察胎心变化；③注意宫缩及产程进展，胎头已衔接者，行人工破膜加速产程进展，如宫缩乏力，可静滴缩宫素；④第一胎儿娩出后，胎盘侧脐带必须立即夹紧，以防第二胎儿失血。助手在腹部固定第二胎儿为纵产式，若第二个胎儿为横位或斜位，立即行外倒转术纠正为纵产式，若不成功立即破膜行内倒转术。第一胎儿娩出后密切观察胎心、宫缩及阴道流血情况，及时阴道检查了解胎位、排除脐带脱垂，及早发现胎盘早剥。若无异常，等待自然分娩，通常在20分钟左右娩出第二个胎儿，若等待15分钟仍无宫缩，可人工破膜并静滴缩宫素。发现脐带脱垂、胎盘早剥，立即产钳助产或臀牵引娩出胎儿。

有下列情况时，宜行剖宫产：①第一胎儿为肩先露、臀先露；②宫缩乏力致产程延长，保守治疗效果不佳；③胎儿窘迫，短时间内不能经阴道分娩；④联体双胎孕周>26周；⑤并发严重疾病如先兆子痫、胎盘早剥等。

4. 分娩后处理　积极防治产后出血，胎儿娩出前建立静脉通道；第二胎儿娩出后立即使用宫缩剂；新生儿体重小于2500g，按早产儿护理；酌情使用抗生素。

第三节　胎儿生长受限

胎儿生长受限(fetal growth restruction,FGR)是胎儿受各种因素影响，未能达到其潜在应有的生长速率。表现为足月分娩，出生体重<2500g；或胎儿体重低于同孕龄平均体重的两个标准差；或低于同孕龄正常体重的第10百分位数。新生儿死亡率为1%。

【病因】

病因复杂，约40%患者病因不明。主要与下列因素有关：

1. 母体因素　多见，约占50%~60%。

（1）营养因素：长期偏食、妊娠剧吐或摄入蛋白质、维生素及微量元素不足。研究证实，胎儿出生体重与母体血糖水平呈正相关。

（2）妊娠并发症及合并症：并发症如妊娠期高血压疾病、多胎妊娠、前置胎盘、胎盘早剥、妊娠期肝内胆汁淤积症、过期妊娠等；合并症如心脏病、慢性高血压、肾炎、贫血等，均可使胎盘血流量减少，胎儿血供不足。

（3）其他：孕妇年龄、身高、体重、地区、经济状况、子宫发育畸形、宫内感染、吸烟、吸毒、酗酒、接触放射线或有毒物质等。

2. 胎儿因素　胎儿基因或染色体异常、先天发育异常时，常影响胎儿生长。另外，生长激素、胰岛素样生长因子、瘦素等调节胎儿生长的物质在脐血中含量降低，也会影响胎儿内分泌和代谢。

3. 胎盘因素 各种胎盘病变导致子宫胎盘血流量减少,影响胎儿血供。

4. 脐带因素 脐带过长、过细、扭转、打结等。

【分类】

根据其发生时间、胎儿体重及病因分为3类:

1. 内因性均称型FGR 胎儿在体重、头围和身长三方面均低于正常,属原发性FGR。主要是基因或染色体异常、病毒感染、过量接触放射线或有毒物质所致。

特点:体重、身长、头径相称,但均小于该孕龄正常值,外表无营养不良表现,脑重量轻。胎盘小,但组织无异常,胎儿无缺氧表现。胎儿出生缺陷发生率高,围生儿病死率高,新生儿多有脑神经发育障碍。

2. 外因性不均称型FGR 胚胎早期发育正常,至孕晚期受到有害因素影响,如各种因素所致的慢性胎盘功能不全。属继发性胎儿生长受限。

特点:新生儿呈营养不良或过熟儿状态,发育不均称,身长、头径与孕龄相符,体重偏低。胎盘大小正常,但功能下降,有缺血缺氧的病理改变,使胎儿在分娩期对缺氧的耐受力下降,致新生儿脑神经受损。新生儿出生后躯体发育正常,易发生低血糖。

3. 外因性均称型FGR 为上述两型的混合型。病因有母儿双方因素,多系重要生长因素如叶酸、氨基酸、微量元素等缺乏或受有害药物影响所致。

特点:新生儿身长、体重、头径均小于正常,外表营养不良。胎盘小,外观正常。胎儿少有宫内缺氧,但代谢不良。出生后生长与智力发育常受到影响。

【诊断】

孕期准确诊断FGR不易,往往需分娩后确诊。密切关注胎儿发育情况是提高FGR诊断率的关键。无高危因素的孕妇应在孕早期明确孕周,并通过孕妇体重和子宫高度的变化,初步筛查出FGR,并进一步超声检查确诊。有高危因素的孕妇需从孕早期开始,定期超声检查,及早诊断。

1. 临床指标 测宫高、腹围、体重,推测胎儿大小。

(1)宫高、腹围:连续3周均在第10百分位数以下者,为筛选FGR指标,预测准确率85%以上。

(2)计算胎儿发育指数:胎儿发育指数=宫高(cm)-3×(月份+1),正常在-3和+3之间,小于-3可能为FGR。

(3)孕妇体重:孕晚期孕妇每周体重增加0.5kg。若体重增长停滞或缓慢,可能为FGR。

2. 辅助检查

(1)B超测量:①测头围与腹围比值:胎儿头围在孕28周后生长减慢,而胎儿体重仍按原速增长,比值小于正常同孕周平均值的第10百分位数,即考虑可能为FGR;②测胎头双顶径(BPD):正常孕妇孕早期每周平均增长3.6~4.0mm,孕中期2.4~2.8mm,孕晚期2.0mm。连续测量胎儿双顶径,若每周增长<2.0mm,或每3周增长<4.0mm,每4周增长<6.0mm,孕晚期每周增长<1.7mm,均应考虑有FGR的可能;③羊水量与胎盘成熟度:多数FGR伴有羊水过少、胎盘老化的B超图像。

(2)彩色多普勒超声检查:脐动脉舒张期血流缺失或倒置,对诊断FGR意义大。妊娠晚期脐动脉S/D比值≤3为正常,若S/D比值升高,也考虑可能为FGR。

【处理】

1. 查找病因　对怀疑 FGR 的孕妇,尽可能找出致病原因,如及早发现妊娠期高血压疾病,行 TORCH 感染、抗磷脂抗体测定检查,超声检查排除胎儿先天畸形等,必要时脐血穿刺行染色体核型分析。

2. 孕期治疗　治疗越早效果越好,孕 32 周前开始疗效好,36 周后疗效差。

(1)一般治疗:均衡膳食,吸氧,多卧床休息,取左侧卧位改善子宫胎盘血液循环。

(2)补充营养药物:理论上氨基酸是胎儿蛋白质合成的主要来源;能量合剂有助于氨基酸的主动转运;葡萄糖是胎儿热能的来源。临床常通过静脉营养给予母体补充氨基酸、能量合剂、葡萄糖,但实际治疗效果并不理想。

(3)其他药物:β-肾上腺素激动剂能舒张血管、改善子宫胎盘血流;硫酸镁能恢复胎盘正常的血流灌注;丹参能促进细胞代谢、改善微循环,有利于维持胎盘功能。

3. 胎儿宫内监测　NST、脐动脉彩色多普勒超声检查及某些胎盘激素和酶的测定等。

4. 产科处理

(1)继续妊娠:胎儿宫内状况良好,胎盘功能正常,孕妇无合并症及并发症者,可在严密监护下至妊娠足月,但不应超过预产期。

(2)终止妊娠指征:①治疗后 FGR 无改善,胎儿停止生长 3 周以上;②胎盘提前老化,伴羊水过少等胎盘功能低下表现;③NST、脐动脉 S/D 比值测定等提示胎儿缺氧;④妊娠合并症、并发症病情加重,继续妊娠危害母儿健康者,均应尽快终止妊娠。一般在孕 34 周左右终止,未达 34 周者,促胎肺成熟后再终止妊娠。

(3)分娩方式选择:FGR 胎儿对缺氧耐受力差,胎儿胎盘贮备不足,难以耐受分娩过程中宫缩时的缺氧状态,应适当放宽剖宫产指征。

1)阴道产:胎儿状况良好,已成熟,胎盘功能正常,宫颈成熟度高,评分≥7 分,无其他禁忌者,可经阴道分娩;若胎儿难以存活,无剖宫产指征时予以引产。

2)剖宫产:胎儿病情危重、产道条件欠佳者均行剖宫产。

第四节　胎儿畸形及死胎

一、胎儿畸形

胎儿先天畸形指胎儿在宫内发生的结构异常。原因主要是遗传、环境、食品、药物、病毒感染等。我国的出生缺陷总发生率为 13.07%。常见的先天畸形依次为无脑儿、脑积水、开放性脊柱裂、脑脊膜膨出、腭裂、先天性心脏病等。胎儿畸形可因胎儿局部膨大,导致机械性难产。在妊娠 18～24 周 B 型超声大结构筛查,能检查出一些畸形。

(一)脑积水(hydrocephalus)

胎头颅腔内,脑室内外有大量脑脊液(500～3000ml)潴留,使头颅体积增大,颅缝明显增宽,囟门显著增大,称脑积水。脑积水常伴有脊柱裂、足内翻等畸形,易导致梗阻性难产,若不及时处理或处理不当,可危及产妇生命。

1. 诊断

(1)腹部检查:在耻骨联合上方可触到特别大的胎头,而胎头与胎体比例不相称。胎头骨质薄软,有弹性,多高浮且跨耻征阳性,胎体因胎头过大而被向上推移,故胎心在脐上听得清楚。若为臀先露,在宫底部可触及宽大的胎头,检查不仔细易被忽略而产前漏诊,直至牵拉后出胎头时,或有困难,或牵拉时发现脊柱裂,才发现脑积水。

(2) B超检查:胎头与胎体不成正常比例,胎头颅骨特别大,骨质薄,颅缝及囟门宽大,胎头双顶径>11cm,侧脑室增大,左右对称,甚至脑室结构不清,见不规则液性暗区,但轻度脑积水有时不易诊断。

(3) 化验检查:若脑积水合并脊柱裂,应查孕妇血清或羊水中的甲胎蛋白值。

2. 处理　有生机儿诊断严重脑积水,一经确诊,应建议引产。处理过程应以产妇免受伤害为原则。

(二) 无脑儿(anecephalus)

无脑儿是畸形胎儿中最常见的一种,女胎比男胎多4倍。无脑儿头部缺少头盖骨,脑实质极少,脑髓暴露,脑部发育极为原始。双眼球突出,常合并脊柱裂等,不能存活。

1. 诊断　B超检测基本能早期确诊。妊娠14周后,B型超声探查不到圆形颅骨光环,头端有不规则"瘤结"。腹部触诊,胎头较小。

2. 处理　一经确诊应尽早引产,分娩多无困难。但偶有胎肩娩出困难或因脑脊膜膨出过大而引起分娩困难者,以毁胎术助产。羊水过多者应注意胎盘早剥和产后出血。

(三) 其他胎儿畸形

1. 脊柱裂(spinabifida)　属脊椎管部分未完全闭合的状态。孕18~20周是发现脊柱裂的最佳时机,B超检查可见某段脊椎两行强回声的间距变宽,或形成角度呈 V 或 W 形。严重者应终止妊娠。

2. 联体双胎(conjoined twins)　少见。若多胎妊娠有畸胎家族史者,妊娠合并羊水过多时应注意有无联体双胎。B超检查根据联体双胎的声像特点可以判断联体的部位和类型。处理时原则上一经发现即终止妊娠,以母体免受伤害为原则。

二、死胎

妊娠20周后,胎儿在宫内死亡,称为死胎(fetal death)。胎儿在分娩过程中死亡,称为死产,是死胎的一种。死胎未及时排出,在宫内滞留时间过长时,可引起母体凝血功能障碍。

【病因】

1. 胎盘及脐带因素　如前置胎盘、胎盘早剥、胎盘功能不全、脐带打结、脐带脱垂、胎盘帆状附着等。

2. 胎儿因素　如胎儿畸形、多胎、胎儿生长受限、母儿血型不合、严重遗传性疾病、胎儿宫内感染等。

3. 孕妇因素　严重的妊娠合并症、并发症,如妊娠期高血压疾病、过期妊娠、糖尿病、慢性肾炎、心血管疾病、全身和腹腔感染、各种原因引起的休克等;子宫局部因素如子宫张力过大或子宫收缩过强、子宫肿瘤、子宫畸形等。

【临床表现】

胎儿死亡后,孕妇自觉胎动停止,子宫不再继续增大,体重下降,乳房胀感消失。约80%的死胎在胎儿死亡后2~3周内自然娩出,若死亡后3周仍未排出,退行性变的胎盘释放凝血活酶进入母体血液循环,激活血管内凝血因子,引起弥散性血管内凝血(DIC),消耗血中纤维蛋白原及血小板。胎死宫内4周以上DIC发生机会明显增多,分娩时可引起严重出血。

【诊断】

自觉胎动停止,子宫小于妊娠周数,检查无胎心音,B 超见胎心搏动和胎动消失是诊断死胎的可靠依据。

【处理】

死胎确诊后,应尽早终止妊娠。经腹羊膜腔内注入依沙吖啶或高浓度催产素等引产,成功率均很高。宫颈成熟者可用缩宫素或米非司酮加米索前列醇引产。如实验室指标已提示凝血功能异常,可用肝素 25mg 静滴,每隔 6 小时给药 1 次。一般 24～48 小时可使纤维蛋白原和血小板恢复到有效止血水平,然后再引产,并备新鲜血,预防产后出血和感染。产后应仔细检查胎盘、脐带和胎儿,寻找死胎发生原因。

第五节　胎　儿　窘　迫

胎儿在宫内有急性或慢性缺氧征象危及胎儿健康和生命者,称胎儿窘迫(fetal distress)。

【病因】

胎儿窘迫的病因涉及多方面,可归纳如下。

1. 母体因素　母体血液含氧量不足是重要原因。导致胎儿缺氧的母体因素有:妊娠期高血压疾病、重度贫血、一氧化碳中毒、前置胎盘、胎盘早剥、各种原因引起的休克与急性感染发热以及宫缩过强使子宫胎盘血运受阻等。

2. 胎盘、脐带因素　常见有脐带血运受阻及胎盘功能低下,如过期妊娠、胎盘发育障碍(过小或过大)、胎盘形状异常(膜状胎盘、轮廓胎盘等)和胎盘感染、胎盘早剥、严重的前置胎盘等。

3. 胎儿因素　胎儿畸形,母儿血型不合,胎儿宫内感染等。

4. 难产处理不当产程过长,胎儿出血、大脑产伤,止痛与麻醉药使用不当。

【临床表现及诊断】

根据胎儿窘迫发生速度,分为急性及慢性两类。

1. 急性胎儿窘迫　通常所称的胎儿窘迫均指急性胎儿窘迫,主要发生于分娩期。多因脐带因素(如脐带脱垂、绕颈、打结等)、胎盘早剥、宫缩过强且持续时间过长及产妇处于低血压、休克、中毒等而引起。

(1) 胎心率变化:胎心率是了解胎儿是否正常的一个重要标志,胎心率的改变是急性胎儿窘迫最明显的临床征象。胎心率>160 次/分,尤其是>180 次/分,为胎儿缺氧的初期表现。随后胎心率减慢,胎心率<120 次/分,尤其是<100 次/分,为胎儿危险征。

(2) 羊水胎粪污染:羊水呈浅绿色、黄绿色、进而呈混浊棕黄色,即羊水Ⅰ度、Ⅱ度、Ⅲ度污染。羊水Ⅰ度、甚至Ⅱ度污染,胎心始终良好者,应继续密切监护胎心,不一定是胎儿窘迫。羊水Ⅲ度污染者,应及早结束分娩,即使娩出的新生儿阿普加(Apgar)评分≥7 分也应警惕,因新生儿窒息几率很大。羊水轻度污染,胎心经 10 分钟的监护有异常发现,仍应诊断为胎儿窘迫。

(3) 胎动:急性胎儿窘迫初期,最初表现为胎动频繁,继而转弱及次数减少,进而消失。

(4) 酸中毒:破膜后,采集胎儿头皮血进行血气分析。若 pH<7.2(正常值 7.25～7.35),PO_2<10mmHg(正常值 15～30mmHg),PCO_2>60mmHg(正常值 35～55mmHg),可诊断为胎儿酸中毒。

2. 慢性胎儿窘迫　多发生在妊娠末期,往往延续至临产并加重。多因孕妇全身疾病或妊娠疾病(如妊娠期高血压疾病、重型胎盘早剥)引起胎盘功能不全或胎儿因素所致。

(1) 胎盘功能检查:测 24 小时尿 E_3 值并动态连续观察,若急骤减少 30% ~ 40%,或于妊娠末期多次测定 24 小时尿 E_3 值在 10mg 以下;E/C 比值<10;妊娠特异 β_1 糖蛋白(SP_1)< 100mg/L;胎盘生乳素<4mg/L,提示胎盘功能不良。

(2) 胎心监测:连续描记胎心率 20 ~ 40 分钟,正常胎心率基线为 110 ~ 160 次/分。若胎动时胎心率加速不明显,基线变异频率<5 次/分钟,持续 20 分钟,提示胎儿窘迫。

(3) B 型超声监测:检测胎儿呼吸运动、胎动、肌张力及羊水量。胎儿生物物理评分<6 分为胎儿可疑缺氧,≤4 分提示胎儿窘迫。

(4) 胎动计数:妊娠近足月时,胎动>10 次/12 小时。计算方法为嘱孕妇早、中、晚自行监测各 1 小时的胎动次数,3 次的胎动次数相加乘以 4,即 12 小时的胎动次数。胎动减少是胎儿窘迫的一个重要指标,每日监测胎动可预知胎儿的安危,胎动过频往往是胎动消失的前驱症状。胎动消失后,胎心在 24 小时内也会消失,应予注意以免延误抢救时机。

(5) 羊膜镜检查:见羊水混浊呈浅绿色至棕黄色,有助于胎儿窘迫的诊断。

【处理】

1. 急性胎儿窘迫

(1) 积极寻找原因并加以治疗:如仰卧位低血压综合征者,应立即让患者取左侧卧位;及早纠正酸中毒,产妇有呕吐、肠胀气、进食少时,可引起脱水、酸中毒、电解质紊乱。

(2) 尽快终止妊娠:若宫内窘迫达严重阶段必须尽快结束分娩,其指征是:①胎心率基线变异消失伴胎心率基线<110bmp;②胎心监护反复出现晚期减速或出现重度变异减速;③正弦波;④胎儿头皮血 pH<7.20。

(3) 吸氧:面罩或鼻导管持续给氧,流量 10L/min,能明显提高母血含氧量,使胎儿血氧分压提高。

(4) 宫颈尚未完全扩张,胎儿窘迫情况不严重,可吸氧 20 ~ 30 分钟停 5 ~ 10 分钟,进入到第二产程时可持续吸氧,通过提高母体血氧含量以改善胎儿血氧供应,同时嘱产妇左侧卧位,观察 10 分钟,若胎心率变为正常,可继续观察。若因使用缩宫素宫缩过强造成胎心率异常减缓者,应立即停止滴注或用抑制宫缩的药物,继续观察是否能转为正常。若未显效,应行剖宫产术。施术前做好新生儿窒息的抢救准备。

(5) 宫口开全,胎先露部已达坐骨棘平面以下 3cm 者,吸氧同时应尽快助产,经阴道娩出胎儿。

2. 慢性胎儿窘迫　应针对病因,视孕周、胎儿成熟度和窘迫的严重程度决定处理。

(1) 一般处理:嘱孕妇取左侧卧位休息,定时吸氧,积极治疗孕妇合并症,争取胎盘供血改善,延长妊娠周数。

(2) 若情况难以改善,已接近足月妊娠,估计胎儿娩出后生存机会极大者,应考虑剖宫产。

(3) 距离足月妊娠越远,胎儿娩出后生存可能性越小,应将情况向家属说明,尽量保守治疗以期延长孕周数。胎儿胎盘功能不佳者,胎儿发育必然受到影响,所以预后较差。

第六节 羊水量异常

一、羊水过多

凡在妊娠任何时期内,羊水量超过 2000ml 者,称为羊水过多(polyhydramnios)。多数孕妇羊水增多在较长时期内形成,称为慢性羊水过多;少数孕妇在短期内羊水急剧增加,称为急性羊水过多。羊水过多一般发生在妊娠晚期。羊水过多的发生率,文献报道为 0.5% ~ 1%,妊娠合并糖尿病者,其发生率可达 20%。

【病因】

羊水在胎儿与母体之间不断进行交换,维持动态平衡。一旦这种平衡受到破坏,羊水产生大于吸收或吸收障碍就会出现羊水过多。羊水过多的确切原因还不十分清楚,临床上 2/3 的羊水过多可能与以下几种情况有关。

1. 胎儿畸形 包括胎儿结构畸形、胎儿肿瘤、神经肌肉发育不良、代谢性疾病等,明显的羊水过多常伴有胎儿畸形,其中以神经系统和消化道畸形最常见。神经系统畸形主要是无脑儿、脊柱裂等神经管缺陷。神经管畸形脑脊膜裸露,脉络膜组织增殖,渗出液增加,导致羊水过多。消化道畸形主要是食管及十二指肠闭锁,胎儿不能吞咽和吸入羊水,均可因羊水积聚导致羊水过多。羊水过多的原因还有染色体异常:13-三体、18-三体、21-三体胎儿,吞咽羊水有障碍,导致羊水过多等。

2. 多胎妊娠 多胎妊娠并发羊水过多是单胎妊娠的 10 倍,尤以单卵双胎为多。易发生于体重占优势的胎儿,由于供血充足,循环血量多,尿量增多,致使羊水过多。

3. 疾病影响 孕妇和胎儿的某些疾病,如糖尿病孕妇的胎儿血糖增高,引起多尿而排入羊水中。还有母儿 Rh 血型不合、胎儿免疫性水肿、胎盘绒毛水肿、妊娠高血压疾病、急性病毒性肝炎、孕妇严重贫血等,均可引起羊水过多。

4. 胎盘脐带病变 巨大胎盘、脐带帆状附着,也可引起羊水过多。

【临床表现】

1. 急性羊水过多 少见。多发生在妊娠 20 ~ 24 周。由于羊水急剧增多,数日内子宫迅速增大,似妊娠足月或双胎妊娠大小,出现一系列压迫症状。孕妇自觉腹部胀痛,行动受限。肺部受压,不能平卧,呼吸困难,甚至紫绀;胃部受压,出现食量减少,消化不良,呕吐、便秘;由于胀大的子宫压迫下腔静脉,影响静脉回流,引起下肢及外阴部水肿及静脉曲张;胎位不清,听诊时胎心音遥远或听不到。

2. 慢性羊水过多 多发生在妊娠晚期。羊水在数周内逐渐增多,孕妇多能适应这种缓慢增长。常在产前检查时,视诊发现宫高、腹围大于同期孕妇,腹壁皮肤发亮、变薄。触诊时感到皮肤张力大,有液体震荡感,胎位不清。听诊时胎心遥远或听不到。

【诊断】

根据临床表现与辅助检查可做出诊断。急性羊水过多病史及临床表现明显,诊断不难。慢性羊水过多症状及体征不明显,有时诊断不易明确,需借助于辅助检查。B 型超声检查是诊断羊水过多的重要辅助检查方法,既能了解羊水量的多少,又能了解胎儿有无畸形。

1. B 型超声检查 ①羊水最大暗区垂直深度(羊水池)(amniotic fluid volume,AFV):显示胎儿与子宫壁间的距离增大,超过 8cm 即可考虑为羊水过多;②羊水指数(amniotic fluid

index,AFI):AFI≥25cm 为羊水过多。B 型超声检查时还可发现胎儿畸形、双胎等。

2. 甲胎蛋白(alpha fetoprotein,AFP)测定　当妊娠合并胎儿神经管畸形(无脑儿、脊柱裂)、上消化道闭锁时,母血和羊水中的 AFP 明显增高。羊水 AFP 值超过同期正常妊娠平均值 3 个标准差以上;母血清 AFP 值超过同期正常妊娠平均值 2 个标准差以上,有助于诊断。

3. 孕妇血糖检查　做血糖耐量试验检查,以排除妊娠期糖尿病引起的羊水过多。

4. 孕妇血型检查　B 超提示有胎儿水肿时,应做孕妇 Rh、ABO 血型检查,以排除母儿血型不合引起的羊水过多。

5. 胎儿染色体检查　疑有胎儿染色体异常引起的羊水过多时,可做羊水细胞培养或胎儿血培养,进行染色体核型分析,了解染色体的结构、数目有无异常。

【鉴别诊断】

在诊断羊水过多时,应注意与葡萄胎、双胎妊娠、巨大胎儿相鉴别。

【治疗】

对羊水过多的处理,主要取决于胎儿有无畸形和孕妇症状的严重程度。

1. 羊水过多合并胎儿畸形　处理原则为及时终止妊娠。

(1) 药物引产:采用经腹羊膜腔穿刺,放出适量羊水后注入依沙吖啶引产。

(2) 人工破膜引产:①高位破膜。用高位破膜器自宫颈口沿胎膜向上送入 15～16cm 处刺破胎膜,使羊水以每小时 500ml 的速度缓慢流出,以免宫腔内压力骤减引起胎盘早剥;②防止休克。破膜放羊水过程中注意血压、脉搏及阴道流血情况。放羊水后,腹部放置沙袋或加腹带包扎以防血压骤降引起休克;③防止感染。破膜时严格无菌操作,破膜后 12 小时仍未分娩,需用抗生素;④诱发宫缩。破膜后 12 小时仍未临产,适当应用缩宫素引产。

2. 羊水过多合并正常胎儿　治疗病因,应根据羊水过多的程度、胎龄和孕妇的自觉症状决定处理方案。

(1) 自觉症状轻,胎龄不足 37 周,胎肺不成熟者,应尽量延长孕周。注意休息,低盐饮食,必要时给予镇静剂。同时 B 型超声每周复查羊水指数和胎儿生长情况。

(2) 自觉症状重,经腹穿刺羊膜腔放出羊水,以减低宫腔内压力,延长孕周。在 B 型超声监视定位下,用 15～18 号腰椎穿刺针行羊膜腔穿刺,以每小时 500ml 的速度放出羊水,1 次放羊水量不超过 1500ml,以孕妇症状缓解为度。放出羊水过多可引起早产,酌情用镇静保胎药以防早产发生;严格无菌操作防止感染;必要时 3～4 周后可重复放羊水 1 次。

(3) 减少羊水量:妊娠晚期羊水主要由胎儿尿液形成,抑制胎儿排尿可以减少羊水生成。前列腺素合成酶抑制剂吲哚美辛有抗利尿作用,用药期间每周 1 次 B 型超声监测羊水量。但吲哚美辛可使胎儿的动脉导管闭合,不宜长期使用,妊娠>34 周者不宜使用。

(4) 病因治疗:对糖尿病和妊娠高血压疾病等,应积极治疗;对母儿血型不合者,可以做宫内输血治疗。

(5) 分娩期处理:妊娠已近 37 周,确定胎儿已成熟的情况下,行人工破膜,终止妊娠。分娩时应注意羊水过多流出过快,有导致脐带脱垂和胎盘早剥的危险。破膜后宫缩乏力者可用缩宫素加强宫缩。胎儿娩出后应及时预防宫缩乏力引起的产后出血。

二、羊水过少

妊娠晚期羊水量少于 300ml 者,称为羊水过少(oligohydramnios)。羊水过少的发生率为 0.4%～4%,羊水量少于 50ml,围产儿病死率高达 88%。

【病因】

临床上羊水过少可能与羊水产生减少和吸收增多有关。部分原因不清,多见于下列情况:

1. 胎儿畸形 以胎儿泌尿系统畸形为主,如胎儿先天性肾缺如、肾发育不全、输尿管或尿道狭窄等畸形致尿少或无尿而引起羊水过少。

2. 胎盘功能减退 凡是引起胎盘功能减退的疾病,如过期妊娠、妊娠高血压疾病、胎儿生长受限、胎盘退行性改变等,致使胎盘循环血量不足,为保障胎儿生长需要,血液重新分配至脑和心脏,供应肾脏的血流减少,胎儿尿液减少出现羊水过少。

3. 羊膜病变 可能与羊膜的通透性改变,以及炎症、宫内感染有关。羊膜破裂,导致外漏速度超过羊水生成速度,可导致羊水过少。

4. 疾病影响 妊娠期高血压病可导致胎盘血流减少;孕妇脱水、血容量不足时胎儿尿液生成减少;服用某些药物(如利尿剂、血管紧张素转化酶抑制剂等),可引起羊水过少。

【临床表现及诊断】

1. 临床表现 羊水过少时胎儿在羊膜腔内的活动空间受限,孕妇于胎动时常感腹痛,子宫敏感性高,轻微刺激即可引起宫缩;孕期腹围、宫高均较同期妊娠者小;临产后阵痛剧烈,宫缩多不协调,宫口扩张缓慢,产程延长;羊水过少容易发生胎儿窘迫与新生儿窒息,增加围生儿死亡率;分娩时阴道检查前羊膜囊不明显,破膜后羊水流出较少。

2. B 型超声检查 是重要的辅助检查。孕晚期 B 超测定羊水最大暗区垂直深度(AFV)≤2cm,为羊水过少;≤1cm 为严重羊水过少。近年提倡应用羊水指数法(AFI),此法比 AFV 更敏感、更准确。以 AFI≤8.0cm 诊断羊水偏少;以≤5.0cm 诊断羊水过少。除羊水池外,B 超还能早期发现胎儿生长受限、肾缺如、肾发育不全、输尿管或尿道狭窄等畸形。

3. 电子胎儿监护 羊水过少胎儿的胎盘储备功能减低,无应激试验可呈无反应型。分娩时主要威胁胎儿,子宫收缩致脐带受压加重,可出现晚期减速和胎心变异减速。

4. 胎儿染色体检查 羊水细胞培养或采集胎儿脐带血细胞培养,做染色体核型分析。

【治疗】

根据胎儿有无畸形和孕周大小决定治疗方案。

1. 胎儿畸形者 一旦确诊,尽早终止妊娠。采用经腹羊膜腔穿刺注入依沙吖啶引产。

2. 胎儿正常者 治疗病因。妊娠已经足月,及时终止妊娠。①阴道分娩:胎儿储备力尚好,胎心音正常,行人工破膜引产。密切观察产程进展和胎心音变化及羊水性状。②剖宫产:胎盘功能不良,胎心音异常,羊水粪染,短时间内不能结束分娩者,应行剖宫产。

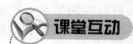

课堂互动

胎儿生长受限的常见病因有哪些?孕期如何治疗?

妊娠未足月,胎肺不成熟者,期待治疗。采取增加羊水量延长孕周的方法等待胎儿成熟。采用羊膜腔灌注液体法,注意预防流产和早产,必要时应用宫缩抑制剂。

(周晓娜)

复习思考题

1. 巨大胎儿如何诊断？分娩期如何处理？新生儿出生后需注意什么？
2. 双胎妊娠时孕妇及围生儿的并发症分别有哪些？
3. 胎儿生长受限的常见病因有哪些？孕期如何治疗？
4. 死胎的常见病因有哪些？如何诊断？
5. 羊水过多的病因有哪些？如何处理？

第九章 妊娠合并内外科疾病

 学习要点

心脏病孕妇的危险时期、早期心衰表现及妊娠、分娩期处理;妊娠合并重型肝炎的早期识别及处理原则,HBV母婴传播阻断方法;GDM的诊断、对母儿的影响及处理原则;妊娠期贫血的诊断标准、分类及治疗;妊娠期阑尾炎的特点及处理原则。

第一节 妊娠合并心脏病

妊娠合并心脏病是高危妊娠之一,在我国发病率约为1%,占孕产妇死亡原因第2位,非直接产科死因首位。

【妊娠、分娩对心脏病的影响】

1. 妊娠期 妊娠期母体的总血容量从孕6周开始逐渐增加,孕32~34周达最高峰,较未孕时增加30%~45%;每分钟心排出量较非孕期可增加30%左右,增加了心脏负担;孕晚期由于子宫增大、横膈抬高,使心脏向上、向左、向前移位,大血管扭曲,机械性地加重了心脏负担。故心脏病孕妇易发生心力衰竭。

2. 分娩期 分娩过程中能量及氧的消耗均会加重心脏负担,是心脏负担最重的时期。

(1)第一产程:每次子宫收缩有250~500ml血液被挤入体循环,回心血量增加,心排血量增加24%左右。每次宫缩也使右心房压力增高,使平均动脉压增高10%,心脏负担进一步加重。

(2)第二产程:除子宫收缩强度加大外,腹肌和骨骼肌也参加收缩,使周围循环阻力加大;产妇屏气用力,肺循环压力升高;腹压增加的同时使内脏血流涌向心脏。此期心脏的负担更重,极易发生心力衰竭。

(3)第三产程:胎儿及胎盘娩出后,子宫迅速缩小,胎盘血循环停止,血窦内的血液大量进入体循环,使回心血量急剧增加;另外,腹腔内压骤减,大量血液向内脏灌注,造成血流动力学急剧变化,心脏病孕妇极易发生心力衰竭。

3. 产褥期 产后1~3天内,产妇体内潴留的大量液体于短期内回到循环中,使血容量再度增加,此时也易发生心力衰竭。

因此,妊娠32~34周、分娩期和产褥期三天内,心脏负担最重,是发生心力衰竭的危险时期。

【妊娠合并心脏病的种类】

近30年,随着先天性心脏病有可能获得早期根治或部分纠正,使越来越多的先天性心脏病女性获得妊娠和分娩的机会。在妊娠合并心脏病中,先天性心脏病已占35%~50%,居第一位。由于广谱抗生素的应用,风湿热的减少,在发达国家及我国经济发达地区,风湿性心脏病的发病率逐年下降,但发展中国家及较贫困的边远地区,妊娠合并风心病仍较常见。另外,妊娠期高血压疾病性心脏病、围产期心肌病、贫血性心脏病等在妊娠合并心脏病中各占一定比例。

1. 先天性心脏病　无紫绀型多见,一般情况下能安全度过孕产各期。紫绀型和无紫绀型中的主动脉缩窄孕妇,对妊娠期血容量和血流动力学改变的耐受力很差,不宜妊娠。一旦妊娠,应尽早终止。

2. 风湿性心脏病　病变的发生以二尖瓣狭窄及关闭不全最常见。由于二尖瓣狭窄会影响血液从左心房流到左心室,尤其是妊娠后及分娩期血液循环总量的增加和血流动力学的急剧改变,而左心房压力骤增,大量血清渗出到肺泡及间质内,造成急性肺水肿及心力衰竭。二尖瓣狭窄越严重,孕妇与胎儿死亡率越高,尤其是分娩和产后死亡率更高。因此,病变严重者,宜早期中止妊娠。

3. 妊娠期高血压疾病性心脏病　因冠状动脉痉挛致心肌缺血,加之周围小动脉痉挛致阻力增加、体内水钠潴留、血液黏度增高等,均加重心脏的负担导致心力衰竭。应积极防治妊娠期高血压疾病。

【心脏病对胎儿的影响】

心脏病不影响受孕,但不宜妊娠者妊娠后,随着心功能下降、子宫缺氧,易发生流产、早产或胎儿生长受限、胎儿窘迫甚至死亡。

【诊断】

1. 妊娠合并心脏病的诊断

(1) 详细询问病史:过去有无心脏病,特别是风湿性心脏病及风湿热病史,以及过去的诊疗情况,有否心力衰竭史。

(2) 检查:发现舒张期Ⅱ级以上杂音或有Ⅲ级或Ⅲ级以上的粗糙收缩期杂音。严重的心律失常、心房颤动、心房扑动等。叩诊或X线显示有明显的心界扩大,个别心室或心房扩大。心电图示心律失常或心肌损害等。

2. 心脏代偿功能分级

Ⅰ级:一般体力活动不受限。

Ⅱ级:一般体力活动后有疲劳、心慌、气促感,休息后好转。

Ⅲ级:一般体力活动明显受限制,轻微活动也感心慌、气短,甚至发生心绞痛。休息时无症状。

Ⅳ级:不能进行轻微活动,即使在休息情况下仍有明显的心功能不全症状。

3. 心力衰竭的诊断

(1) 早期心力衰竭:①轻微活动后即出现胸闷、心悸、气短;②休息时心率超过110次/分,呼吸超过20次/分;③夜间常因胸闷,需坐起呼吸,或到窗口呼吸新鲜空气;④肺底有少量湿啰音,咳嗽后不消失。

(2) 心力衰竭:①诱因:患有妊娠期高血压疾病、重度贫血、心房颤动、上呼吸道感染等;②临床表现:有气急、紫绀、端坐呼吸、咳嗽或痰中带血。检查发现肺底有持续性啰音,颈静脉充盈,肝脏肿大伴压痛等。

【防治】

1. 未妊娠期　对有器质性心脏病的育龄妇女,做好宣教工作,使其了解妊娠和分娩对心脏病的影响。根据心脏病的种类、心脏病代偿功能和病情等,决定是否可以妊娠。

2. **妊娠期** 根据孕妇的心脏代偿功能情况决定。心功能Ⅲ级或以上者,年龄35岁以上,心脏病病程较长者不宜妊娠。心功能Ⅰ~Ⅱ级,既往无心衰病史,亦无其他并发症者可以妊娠,但应加强孕期保健和产前检查,防止心衰。心脏病孕妇是否进行系统产前检查,可使心衰发生率和孕产妇死亡率相差10倍。

（1）终止妊娠的指征:心功能Ⅲ~Ⅳ级、有心衰病史、风湿活动期、心房纤颤等,或有严重合并症,如慢性肾炎、高血压、重度贫血等。终止妊娠的方法:妊娠12周内行人工流产术。妊娠超过12周者,终止妊娠手术风险不亚于继续妊娠和分娩,应密切监护,积极防治心衰,使之度过妊娠和分娩期。

（2）继续妊娠的处理:①加强孕期产前检查:孕20周前2周检查1次,孕20周后每周检查1次;②保证充分休息:每日至少10小时睡眠,避免过度劳累和激动;③饮食:控制体重以每月增长不超过0.5kg、整个孕期不超过12kg为宜;饮食要营养丰富,防止贫血;孕期低盐饮食,每日4~5g;④防治各种并发症,如上呼吸道感染、妊娠期高血压疾病等;⑤最好在预产期前两周入院待产。

3. **分娩期** 对心功能良好又无手术指征的心脏病孕妇,在严密观察下经阴道分娩。

第一产程:要给产妇精神上的鼓励和安慰,选用地西泮、哌替啶等。严密观察脉搏、呼吸、血压及心功能变化,有心脏功能代偿不全者取半坐位,给氧,同时用强心剂。常用去乙酰毛花苷0.4mg加入50%葡萄糖液20ml缓慢静脉推注,必要时每隔4~6小时重复给药1次,每次0.2mg。临产后即用抗生素预防感染,直至产后1周左右无感染征象时停用。

第二产程:减少产妇体力的消耗,缩短产程。当宫口开全后,要避免产妇屏气用力,采取会阴切开术、产钳术或胎头吸引术,臀位者行臀牵引术,死胎行穿颅术。

第三产程:防止腹压骤然降低发生心衰,胎儿娩出后,应立即用沙袋压迫腹部。产后子宫收缩不佳时可肌注缩宫素10~20U或静脉滴注,禁用麦角新碱。必要时可输血,但速度宜慢。分娩结束后,继续观察2小时,病情稳定后可回病房。

4. **产褥期** 产后3天尤其是24小时内仍有发生心衰的可能,严密观察脉搏、心率、血压及体温。卧床1~2周,保证产妇休息,必要时给予小剂量镇静剂。产后出血、感染、血栓栓塞是严重的并发症,应加强预防。心功能Ⅲ~Ⅳ级者不宜哺乳。

5. **绝育和以后再妊娠问题** 风湿性心脏病孕妇年龄越大,分娩时危险性越大,故不宜再妊娠,应采取避孕或绝育。心功能Ⅰ~Ⅱ级行绝育术,一般在产后7天左右行输卵管结扎术。心功能Ⅲ~Ⅳ级的孕妇最好让男方做输精管结扎术,或产妇延期至产后4~6周,待病情稳定,体力恢复后再行输卵管结扎术。

 知识链接

围产期心肌病

围产期心肌病 指发生在产前3个月至产后6个月内的心肌疾病,特征为既往无心血管疾病史的孕妇出现心肌收缩功能障碍和充血性心力衰竭。病理改变与原发性扩张性心肌病相似,心内膜增厚,常有附壁血栓。临床主要表现为呼吸困难、心悸、咳嗽、咯血、端坐呼吸、胸痛、肝肿大、浮肿等心力衰竭症状。部分患者可因心力衰竭、肺梗死或心律失常而死亡。本病的诊断主要根据病史、症状、体征及辅助检查,心内膜或心肌活检可见心肌细胞变性坏死伴炎性细胞浸润,对鉴别诊断有意义。治疗应在安静休息、增加营养和低盐饮食的基础上,针对心力衰竭给予强心、利尿及扩张血管,有栓塞征象可以适当应用肝素。曾患围产期心肌病、心力衰竭遗留心脏扩大者,应避免再次妊娠。

第二节 妊娠合并急性病毒性肝炎

病毒性肝炎是严重危害人类健康的传染病。病原主要包括甲型（HAV）、乙型（HBV）、丙型（HCV）、丁型（HDV）及戊型（HEV）5 种病毒。以乙型肝炎常见,可发生在妊娠任何时期。

【病毒性肝炎对妊娠的影响】

1. 对母体的影响　患病毒性肝炎的孕妇在妊娠早期早孕反应加重。妊娠晚期妊娠期高血压疾病发生率高,可能与肝病时醛固酮灭活能力下降有关。分娩时,由于肝功能的损害和凝血功能的减退易发生产后出血,重型肝炎常并发 DIC。与非孕期比,妊娠合并肝炎易发展为重型肝炎,以乙型、戊型多见,死亡率高达 60%。

2. 对胎儿的影响　妊娠早期患肝炎时,胎儿发生畸形率高。由于肝炎病毒可以通过胎盘感染胎儿而易造成流产、早产、死胎、死产和新生儿死亡,围生儿死亡率明显增高。

3. 母婴传播　病毒性肝炎母婴传播越来越引起人们的注意,其传播因病毒的类型不同有所不同。

（1）甲型肝炎病毒:主要经粪-口传播,母婴传播罕见。

（2）乙型肝炎病毒:主要经血液传播（如输血、注射等途径）。母婴传播为其重要途径,在子宫内主要经胎盘传播（产后免疫接种失败的主要原因）、分娩时通过软产道接触母血或羊水传播、产后可能通过接触母亲唾液或乳汁传播。在我国,约 8% 的人群是 HBV 携带者,而高达 50% 的慢性 HBV 感染是母婴传播造成的。HBV 感染时年龄越小,成为慢性携带者的几率越高,发展为肝硬化、肝癌的可能性也越大,因此母婴传播阻断对控制慢性乙肝至关重要。

（3）丙型肝炎病毒:主要通过输血、输血制品、注射、性生活、母婴传播等途径传播。

（4）丁型肝炎病毒:必须同时有 HBV 感染。

（5）戊型肝炎病毒:通过粪-口途径传播。

【临床表现】

常见有乏力、食欲减退、恶心、呕吐、腹胀及肝区痛等,部分患者有畏寒、发热、黄疸及皮肤一过性瘙痒。妊娠早、中期检查可触及肝肿大,肝区有触痛或叩击痛。

【诊断】

1. 根据有与肝炎病人密切接触史,半年内有输血、注射血制品等病史,临床表现及血清谷丙转氨酶（ALT）增高、血清胆红素在 17μmol/L 以上、尿胆红素阳性等结合病原学可诊断。

2. 重型肝炎的诊断　妊娠合并重型肝炎常见的早期症状有:乏力、食欲不振、尿黄、皮肤巩膜黄染、恶心呕吐、腹胀等。一旦出现,应高度警惕,及时查肝功、凝血功能、肝脏 B 型超声等。若具备以下三点即可临床诊断重型肝炎:①乏力、纳差、恶心、呕吐等消化道症状;②凝血酶原时间百分活度（PTA）<40%;③血清总胆红素>171μmol/L。

【鉴别诊断】

1. 妊娠剧吐引起的肝损害　早期妊娠发病时,因严重失水、尿少、消瘦,长期饥饿引起代谢性酸中毒,尿酮体阳性,有时血清胆红素及 ALT 轻度升高,出现黄疸较轻,纠正酸碱平衡及电解质紊乱后,病情很快好转。

2. 妊娠期高血压疾病引起的肝损害　由于全身小动脉痉挛,出现高血压、浮肿、蛋白尿、头痛、头晕等症状,终止妊娠后很快恢复。但应警惕妊娠期病毒性肝炎常合并妊娠期高血压疾病。

3. 妊娠急性脂肪肝　多发生于妊娠 35 周左右,以初产妇居多。临床特点是病情发展快,剧烈呕吐、上腹部疼痛、黄疸迅速加深,可并发 DIC 和肝肾衰竭。虽有明显黄疸,尿胆红素却多为阴性。尿酸水平明显升高。超声检查显示典型脂肪肝图像。

4. 其他　与妊娠肝内胆汁淤积症、药物性肝损害等疾病鉴别。

【预防】

1. 孕前咨询　育龄妇女应常规检测乙肝五项指标,若无抗体,应接种乙肝疫苗,预防孕期感染 HBV。感染 HBV 的育龄妇女孕前应检测肝功、血清 HBV DNA 及肝脏 B 超。受孕的最佳时机是肝功正常、血清 HBV DNA 低水平、肝脏 B 超无特殊改变。孕前若有抗病毒指征,药物首选干扰素,停药半年可考虑妊娠。

2. 乙肝病毒母婴传播阻断　HBsAg 阳性孕妇所分娩的新生儿,联合使用乙肝疫苗和乙肝免疫球蛋白,可以有效阻断母婴传播。新生儿在出生后 24 小时内(最好在出生后 12 小时内)肌内注射乙肝免疫球蛋白 100～200IU,同时在不同部位接种乙肝疫苗 10～20μg;出生后 1 个月、6 个月再各注射第 2 针、第 3 针乙肝疫苗(0、1、6 方案),可显著提高阻断效果。经主、被动联合免疫后,HBsAg 阳性母亲分娩的新生儿,可以进行母乳喂养。

3. 加强围生保健,做好孕期监护　产前门诊应检查肝功和肝炎病毒抗原抗体系统,提高病毒性肝炎的检出率。如 HBsAg 和 HBeAg 阳性产妇分娩时应严格消毒隔离,防止产道损伤及新生儿产伤、羊水吸入等以减少传播。HBsAg 和 HBeAg 同时阳性的产妇,新生儿出生后母乳喂养是否安全尚无定论。

【妊娠期处理】

1. 非重型肝炎　主要采取护肝、对症支持治疗。常用护肝药有葡醛内酯、腺苷蛋氨酸、复方甘草甜素、丹参注射液等。必要时补充白蛋白、血浆、冷沉淀等血制品。

经治疗病情好转,可继续妊娠;经各种治疗病情继续发展时,可考虑终止妊娠。分娩方式以产科指征为主。

2. 重型肝炎的处理

(1) 护肝治疗:选用两种以上护肝药物。人血白蛋白可促进肝细胞再生;肝细胞生长因子、胰高血糖素加胰岛素疗法也可促进肝细胞再生。

(2) 对症支持治疗:可输入新鲜冰冻血浆、冷沉淀等改善凝血功能,注意水和电解质平衡。酸化肠道,减少氨的吸收。肝性脑病、肝肾综合征等可血液透析。

(3) 防治并发症:妊娠合并重型肝炎常出现多种并发症,需多科室协作救治。

(4) 防治感染:重型肝炎易发生胆道、腹腔、肺部及其他部位细菌感染,应注意无菌操作加强预防。需有计划地逐步升级使用强有力的广谱抗生素;2 周后可预防性使用抗真菌药;可使用丙种球蛋白增强免疫力等。

(5) 严密监测病情变化:包括监测肝功、凝血功能、血生化、血常规等,监测尿量、24 小时出入量、酸碱平衡、水及电解质变化,以及胎儿宫内情况等。

(6) 产科处理:①早期识别并及时转送:重型肝炎在产后仍有可能急剧恶化,合理的产科处理是抢救成功的重要因素。因此,应重视早期临床表现,早期识别并及时转送是现阶段基层医院降低妊娠合并重症肝炎死亡率的重要措施。②适时终止妊娠:重型肝炎应积极治疗,待病情有所稳定后适时终止妊娠,即凝血功能、胆红素、转氨酶、白蛋白等指标改善并稳定 24 小时左右,或在治疗过程中出现胎儿窘迫、胎盘早剥、临产等产科情况。③分娩方式:妊娠合并重型肝炎宜采用剖宫产方式终止妊娠。产时产后出血是患者病情加重与死亡的主要原因之一,故必要时剖宫产的同时行子宫次全切除术。

第三节　妊娠合并糖尿病

妊娠期间的糖尿病有两种情况,一种为妊娠前已有糖尿病的患者妊娠,又称糖尿病合并妊娠;另一种为妊娠前糖代谢正常或有潜在糖耐量减退,妊娠期才出现或发现糖尿病,又称妊娠期糖尿病(gestational diabetes mellitus,GDM)。糖尿病孕妇中 90% 以上为 GDM,糖尿病合并妊娠者不足 10%。我国 GDM 发生率为 1% ~5%,近年有明显增高趋势。GDM 患者多数于产后恢复正常,但将来患 2 型糖尿病的机会增加。糖尿病孕妇临床经过复杂,对母儿危害较大,必须引起重视。

【妊娠期糖代谢的特点】

通过胎盘从母体获取葡萄糖是胎儿能量的主要来源。在妊娠早中期,孕妇血浆葡萄糖水平随妊娠进展而降低,空腹血糖约降低 10%。原因是:①胎儿从母体获取葡萄糖增加;②孕期肾血浆流量及肾小球滤过率均增加,但肾小管对糖的再吸收率不能相应增加,导致部分孕妇排糖量增加;③雌激素和孕激素增加母体对葡萄糖的利用。因此,孕妇空腹血糖较非孕妇低,这也是孕妇长时间空腹易发生低血糖和酮症酸中毒的病理基础。

到妊娠中晚期,孕妇体内抗胰岛素样物质增加,如胎盘生乳素、雌激素、孕酮等使孕妇对胰岛素的敏感性随孕周增加而下降,为维持正常糖代谢水平,胰岛素需求量必须相应增加。对于胰岛素分泌受限的孕妇,妊娠期间不能代偿这一生理变化而使血糖升高,使原有糖尿病加重或出现 GDM。

【妊娠对糖尿病的影响】

妊娠可使隐性糖尿病显性化,使无糖尿病史的孕妇发生 GDM,使原有糖尿病患者病情加重。孕早期空腹血糖较低,若不及时调整胰岛素用量,可能出现低血糖。随妊娠进展,抗胰岛素物质增加,胰岛素用量需不断增加。分娩过程中体力消耗较大,进食量少,易发生低血糖,需减少胰岛素用量。产后胎盘分泌的抗胰岛素物质迅速消失,胰岛素用量应立即减少。

由于妊娠期糖代谢的复杂变化,应用胰岛素治疗的孕妇,若未及时调整胰岛素用量,可能会出现血糖过低或过高,甚至导致低血糖昏迷及酮症酸中毒。

【糖尿病对妊娠的影响】

妊娠合并糖尿病对母儿的影响及影响程度取决于糖尿病病情及血糖控制水平。病情较重或血糖控制不良者,对母儿影响较大,母儿近、远期并发症较多。

1. 对孕妇的影响

(1) 高血糖:可使胚胎发育异常甚至死亡,流产率达 15% ~30%。糖尿病患者宜在血糖控制正常后再考虑妊娠。

(2) 妊娠期高血压疾病:发生的可能性较非糖尿病孕妇高 2 ~4 倍。糖尿病孕妇因广泛血管病变,使小血管内皮细胞增厚及管腔变窄,组织供血不足。糖尿病合并肾脏病变时,妊娠期高血压疾病发病率高达 50% 以上。糖尿病孕妇一旦并发高血压病情较难控制,对母儿极不利。

（3）感染：是糖尿病主要的并发症。血糖控制不好的孕妇易发生感染，感染亦可加重糖尿病代谢紊乱，甚至诱发酮症酸中毒等急性并发症。妊娠期感染主要有：外阴阴道假丝酵母菌病、肾盂肾炎、无症状菌尿症、产褥感染及乳腺炎等。

（4）羊水过多：发生率较非糖尿病孕妇多10倍。其原因可能与胎儿高血糖、高渗性利尿致胎尿排出增多有关。糖尿病诊断越晚、孕妇血糖水平越高，羊水过多越常见。血糖得到控制，羊水量也能逐渐转为正常。

（5）巨大儿：发生率明显增高，难产、产道损伤、手术产儿率增高，产程延长易发生产后出血。

（6）糖尿病酮症酸中毒：发生率高。由于妊娠期复杂的代谢变化，加之高血糖及胰岛素相对或绝对不足，代谢紊乱进一步发展到脂肪分解加速，血清酮体急剧升高，进一步发展为代谢性酸中毒。糖尿病酮症酸中毒对母儿危害大，不仅是孕妇死亡的主要原因，发生在孕早期还有胎儿致畸作用，发生在孕期中晚期易导致胎儿窘迫及胎死宫内。

（7）GDM复发率高：GDM孕妇再次妊娠复发率高达33%～69%。远期患糖尿病儿率增加，17%～63%将发展为2型糖尿病。心血管系统疾病的发生率也高。

2. 对胎儿的影响

（1）巨大胎儿：发生率高达25%～42%。其原因为孕妇血糖高，胎儿长期处于母体高血糖所致的高胰岛素血症环境中，促进蛋白、脂肪合成和抑制脂肪分解作用，导致躯干过度发育。GDM孕妇过胖或体重指数过大是发生巨大儿的重要危险因素。

（2）胎儿生长受限（FGR）：发生率为21%。妊娠早期高血糖有抑制胚胎发育的作用，导致孕早期胚胎发育落后。糖尿病合并微血管病变者，胎盘血管常出现异常，影响胎儿发育。

（3）流产和早产：妊娠早期血糖高可使胚胎发育异常，最终导致胚胎死亡而流产。合并羊水过多易发生早产，并发妊娠期高血压疾病、胎儿窘迫等并发症时，常需提前终止妊娠，早产发生率为10%～25%。

（4）胎儿畸形：发生率增高，严重畸形发生率是正常妊娠的7～10倍，与受孕后最初数周高血糖水平密切相关，以心血管畸形和神经系统畸形最常见。

3. 对新生儿的影响

（1）新生儿呼吸窘迫综合征：发生率增高。高血糖刺激胎儿胰岛素分泌增加，形成高胰岛素血症，后者具有拮抗糖皮质激素促进肺泡Ⅱ型表面活性物质合成及释放的作用，使胎儿肺表面活性物质产生及分泌减少，胎儿肺成熟延迟。

（2）新生儿低血糖：新生儿脱离母体高血糖环境后，高胰岛素血症仍存在，若不及时补充糖，易发生低血糖，严重时危及新生儿生命。

【GDM 的诊断】

1. 病史　具有糖尿病高危因素，包括糖尿病家族史、年龄≥35岁、肥胖、巨大儿分娩史、无原因反复流产史、死胎、死产、胎儿畸形史等。

2. 临床表现　妊娠期有三多症状（多饮、多食、多尿），或外阴阴道假丝酵母菌感染反复发作，孕妇体重>90kg，本次妊娠患羊水过多或巨大胎儿者，应警惕并发糖尿病的可能。

3. 实验室检查

（1）空腹血糖（fasting plasma glucose，FPG）：条件有限时，于妊娠24～28周可先测定FPG，FPG≥5.1mmol/L者，可直接诊断为GDM；4.4mmol/L≤FPG<5.1mmol/L者再行75g葡

萄糖耐量试验(oral glucose tolerance test,OGTT);FPG<4.4mmol/L,暂不做 OGTT。

（2）OGTT：我国多采用 75g 糖耐量试验。空腹 12 小时后，口服葡萄糖 75g，其正常上限为：空腹 5.1mmol/L,1 小时 10.0mmol/L,2 小时 8.5mmol/L。任何一点血糖值达到或超过上述标准即诊断为妊娠期糖尿病(GDM)。有条件时，可于妊娠 24～28 周及以后，对所有尚未被诊断为糖尿病的孕妇行 75g OGTT。

有 GDM 高危因素，首次 OGTT 正常者，可于孕晚期重复 OGTT;未进行系统产前检查，首诊在孕 28 周以后者，可直接行 75g OGTT 或 FPG 检查。

【处理】

1. 不宜妊娠的指标　糖尿病患者于妊娠前应确定糖尿病严重程度。对于已有严重的心血管病史、肾功能减退或眼底有增生性视网膜炎者应避孕，不宜妊娠。若已妊娠应尽早终止。

2. 妊娠期管理　器质性病变较轻、血糖控制良好者，可在积极治疗、密切监护下继续妊娠。从孕前开始，在内科医师协助下严格控制血糖值，确保受孕前、妊娠期及分娩期血糖在正常范围。妊娠期血糖控制满意标准：孕妇无明显饥饿感，空腹血糖控制在 3.3～5.3mmol/L;餐前 30 分钟 3.3～5.3mmol/L;餐后 2 小时 4.4～6.7mmol/L;夜间 4.4～6.7mmol/L。

（1）饮食治疗：饮食控制很重要。理想的饮食控制目标：既能保证和提供妊娠期间热量和营养需要，又能避免餐后高血糖或饥饿酮症出现，保证胎儿正常生长发育。多数 GDM 患者经合理饮食控制和适当运动治疗，均能控制血糖在满意范围。孕早期糖尿病孕妇需要热卡与孕前相同。孕中期以后，每周热量增加 200kcal。其中糖类占 50%～60%,蛋白质占 20%～25%,脂肪占 25%～30%。控制餐后 1 小时血糖值在 8mmol/L 以下。但要注意避免过分控制饮食，否则会导致孕妇饥饿性酮症及胎儿生长受限。

（2）药物治疗：对饮食治疗不能控制的 GDM 患者首选胰岛素。胰岛素用量个体差异较大，一般从小剂量开始，并根据病情、孕期进展及血糖值加以调整。孕前应用胰岛素控制血糖的患者，妊娠早期需要根据血糖监测情况及时减少胰岛素用量。妊娠中、后期的胰岛素需要量常有不同程度增加。妊娠 32～36 周胰岛素用量达最高峰，妊娠 36 周后用量稍下降。

（3）孕期母儿监护：①孕前患糖尿病者：妊娠早期应密切监测血糖变化，及时调整胰岛素用量以防低血糖，每周检查 1 次血糖直至妊娠第 10 周。妊娠中期每两周检查 1 次，一般妊娠 20 周时胰岛素需要量开始增加，每月测定肾功能及糖化血红蛋白含量，同时进行眼底检查。妊娠 32 周以后应每周产前检查 1 次，注意血压、水肿、尿蛋白情况，监测胎儿发育、胎儿成熟度、胎儿胎盘功能等，必要时及早住院。②GDM 孕妇：需定期测血糖、胎儿发育等。

3. 分娩时机与分娩方式的选择

（1）分娩时间：原则上尽量推迟终止妊娠的时间。血糖控制良好，孕晚期无合并症，胎儿宫内状况良好，应等待至妊娠 38～39 周终止妊娠;不需胰岛素治疗的 GDM 孕妇，可严密监测至预产期。血糖控制不满意，伴血管病变、重度子痫前期、严重感染、胎儿生长受限、胎儿窘迫等，应了解胎肺成熟情况，必要时用地塞米松促胎儿肺成熟后终止妊娠。

（2）分娩方式：有巨大胎儿、胎盘功能不良、胎位异常或其他产科指征者，应行剖宫产。对糖尿病病程>10 年，伴有视网膜病变及肾功能损害、重度子痫前期、有死胎、死产史的孕妇，应放宽剖宫产指征。决定经阴道分娩者，应制定分娩计划，密切监测血糖、宫缩、胎心等，避免产程过长。

4. 分娩期处理

（1）一般处理：注意休息、镇静，给予适当饮食，严密观察血糖、尿糖及酮体变化，及时调整胰岛素用量，加强胎儿监护。

（2）阴道分娩：临产时情绪紧张及疼痛可使血糖波动，胰岛素用量不易掌握，临产后仍采用糖尿病饮食，产程中一般停用皮下注射胰岛素，改为静脉输注生理盐水加正规胰岛素，根据血糖值调整静脉输液速度。血糖>5.6mmol/L，静滴胰岛素 1.25U/h；孕妇血糖 7.8～10.0mmol/L，静滴胰岛素 1.5U/h；血糖>10.0mmol/L，静滴胰岛素 2U/h。同时复查血糖，发现血糖异常继续调整。应在 12 小时内结束分娩，产程过长增加酮症酸中毒、胎儿缺氧和感染危险。

（3）剖宫产：手术前 1 日停用晚餐前精蛋白锌胰岛素，手术日停用皮下注射胰岛素，一般在早上监测血糖、尿糖及尿酮体。根据空腹血糖及每日胰岛素用量，改为小剂量胰岛素持续静脉滴注。一般按 3～4g 葡萄糖加 1U 胰岛素比例配制葡萄糖注射液，并按每小时输入 2～3U 胰岛素的速度持续静滴，每 1～2h 测 1 次血糖，尽量使术中血糖控制在 6.67～10.0mmol/L。术后每 2～4h 测 1 次血糖，直至饮食恢复。

5. 产后处理　产褥期胎盘排出后，体内抗胰岛素物质迅速减少，大部分 GDM 患者在分娩后即不再需要使用胰岛素。少数仍需胰岛素治疗：用量应减少至分娩前的 1/3～1/2，并根据空腹血糖值调整用量；多数在产后 1～2 周逐渐停用。应于产后 6～12 周行 OGTT 检查，若仍异常，可能是糖尿病合并妊娠。

新生儿出生时处理：新生儿出生时应留脐血，进行血糖、胰岛素、胆红素、血细胞比容、血红蛋白、钙、磷、镁的测定。无论出生状况如何，均视为高危新生儿，注意保暖和吸氧，加强监护，重点防止新生儿低血糖，应在开奶同时，定期滴服葡萄糖液。

第四节　妊娠合并贫血

贫血是妊娠期较常见的合并症，以缺铁性贫血最常见，还有巨幼红细胞性贫血和再生障碍性贫血。由于妊娠期血容量增加，且血浆增加多于红细胞增加，血液呈稀释状态，又称"生理性贫血"。贫血在妊娠各期对母、儿均可造成一定危害，在某些贫血较严重的国家和地区，是孕产妇死亡的重要原因之一。

【贫血对妊娠的影响】

1. 对孕妇的影响　贫血孕妇的抵抗力低下，对分娩、手术和麻醉的耐受能力也差，孕妇在妊娠和分娩期间的风险也会增加。如：重度贫血可致贫血性心脏病；胎盘缺氧易发生妊娠期高血压疾病或妊娠期高血压性心脏病；严重贫血使孕妇对失血的耐受性降低，易发生失血性休克；贫血容易并发产褥感染。世界卫生组织资料表明，贫血使全世界每年数十万孕产妇死亡。

2. 对胎儿的影响　孕妇骨髓和胎儿在竞争摄取血清铁的过程中，胎儿占优势，而铁通过胎盘运至胎儿是单向运输，胎儿缺铁不会太严重。当孕妇重度贫血时，经胎盘供氧和营养物质不足以满足胎儿生长需要，可造成胎儿生长受限、胎儿窘迫、早产或死胎。

【妊娠期贫血的诊断标准】

由于妊娠期血液系统的生理变化，妊娠期贫血的诊断标准不同于非孕妇女。世界卫生组织的标准为：孕妇外周血血红蛋白<110g/L 及血细胞比容<0.33 为妊娠期贫血。妊娠期

贫血分为轻度贫血和重度贫血,血红蛋白>60g/L 为轻度贫血,血红蛋白≤60g/L 为重度贫血。

一、缺铁性贫血

缺铁性贫血(iron deficiency anemia)是妊娠期最常见的贫血,占妊娠期贫血的95%。由于胎儿生长发育及妊娠期血容量增加,对铁的需要量增加,尤其在妊娠后半期,若孕妇对铁摄取不足或吸收不良,均可引起贫血。

【病因】

妊娠期铁的需要量增加是孕妇缺铁的主要原因。以每毫升血液含铁 0.5mg 计算,妊娠期血容量增加需铁 650~750mg,胎儿生长发育需铁 250~350mg,故孕期需铁约 1000mg,孕妇每日需铁至少 4mg。每日饮食中含铁 10~15mg,吸收利用率仅为 10%,即 1~1.5mg,妊娠后半期铁的最大吸收率可达 40%,仍不能满足需求,若不及时补充铁剂,容易耗尽体内储存铁造成贫血。

【诊断依据】

1. 病史 有月经过多等慢性失血病史;有长期偏食、孕早期呕吐、胃肠功能紊乱导致的营养不良等病史。

2. 临床表现 轻者无明显症状,重者可有头晕、乏力、心悸、气短、食欲减退、腹胀、腹泻、皮肤黏膜苍白、皮肤毛发干燥、指甲脆薄以及口腔炎、舌炎等。

3. 实验室检查

(1) 血象:外周血涂片为小红细胞低血红蛋白性贫血:血红蛋白<110g/L,红细胞<3.5×10^{12}/L,血细胞比容<0.30,红细胞平均体积(MCV)<80fl,红细胞平均血红蛋白浓度(MCHC)<32%,而白细胞及血小板计数均正常。

(2) 血清铁浓度:能灵敏地反映缺铁情况。正常成年妇女血清铁为 7~27μmol/L,若孕妇血清铁<6.5μmol/L,可诊断为缺铁性贫血。

(3) 骨髓象:红系造血呈轻度或中度增生活跃,以中、晚幼红细胞增生为主,骨髓铁染色见细胞内外铁均减少,且细胞外铁减少更明显。

【预防】

孕前积极治疗失血性疾病如月经过多等,增加铁贮备。孕期加强营养,多食富含铁的食物如猪肝、鸡血、豆类等。产前检查时,孕妇必须定期检测血常规,尤其在妊娠后期。

【治疗】

治疗原则是补充铁剂和去除病因。一般治疗包括增加营养和食用含铁丰富的食物,胃肠功能紊乱和消化不良者对症处理。

1. 补充铁剂 以口服给药为主。口服硫酸亚铁 0.3g 或琥珀酸亚铁 0.1g,每日 3 次,同时服用维生素 C 0.1~0.3g 以促进铁的吸收。也可予以 10% 枸橼酸铁铵 10~20ml,每日 3 次。妊娠后期重度缺铁性贫血或严重胃肠道反应口服不能耐受者,可给予铁剂注射,用右旋糖酐铁或山梨醇铁,首剂 50mg,若无副反应,可增至 100mg,每日 1 次。

2. 输血 多数孕妇补充铁剂后血象很快改善,不需输血。当血红蛋白≤60g/L、接近预产期或短期内需行剖宫产术者,应少量、多次输血,输血不可过多过快,避免加重心脏负担诱发急性左心衰竭。有条件者输浓缩红细胞。

3. 产时及产后的处理 重度贫血产妇于临产后应配血备用。严密监护产程,防止产程过长,可阴道助产缩短第二产程。积极预防产后出血,胎儿前肩娩出后,肌注或静滴缩宫素10~20U。如无禁忌证,胎盘娩出后可肌注或静注麦角新碱0.2mg,同时用缩宫素20U加于5%葡萄糖注射液中静滴,持续至少2小时。出血多时及时输血。产程中严格无菌操作,产时产后用抗生素预防感染。贫血严重或有严重并发症者不宜哺乳。

二、巨幼细胞贫血

巨幼细胞贫血是由叶酸或维生素 B_{12} 缺乏引起 DNA 合成障碍所致的贫血。外周血呈大细胞正血红蛋白性贫血,骨髓内出现巨幼红细胞系列。其发病率国内报道为 0.7%。

【病因】

叶酸与维生素 B_{12} 均为 DNA 合成过程中的重要辅酶。叶酸和(或)维生素 B_{12} 缺乏可使 DNA 合成障碍,以造血组织最明显,特别是红细胞系统。由于细胞核成熟延缓,核分裂受阻,细胞质中 RNA 大量聚集,RNA 与 DNA 比例失调,使红细胞体积增大,而红细胞核发育处于幼稚状态,形成巨幼细胞,由于巨幼细胞寿命短而发生贫血。妊娠期本病95% 是因叶酸缺乏,少数孕妇是因缺乏维生素 B_{12}。而引起叶酸与维生素 B_{12} 缺乏的原因有:

1. 来源缺乏或吸收不良 叶酸和维生素 B_{12} 存在于绿叶蔬菜、豆类及动物蛋白等动植物食物中,摄入不足的孕妇可引起本病。不当的烹调方法也可损失大量叶酸。患慢性消化道疾病可影响肠道吸收,加重叶酸和维生素 B_{12} 缺乏。

2. 妊娠期需要量增加及排泄增多 正常成年妇女每日需叶酸 50~100μg,孕妇每日需叶酸 300~400μg,多胎孕妇需要量更多。孕妇肾血浆流量增加,叶酸在肾小球内滤过加速,肾小管再吸收减少,从尿中排泄增多。

【对孕妇及胎儿的影响】

重度贫血时,贫血性心脏病、妊娠期高血压疾病、胎盘早剥、早产、产褥感染等疾病的发病率明显增多,胎儿宫内生长受限、死胎等的发生率也明显增多。叶酸缺乏还可致胎儿神经管缺陷等多种畸形。

【临床表现与诊断】

1. 贫血 本病多发生在妊娠中、晚期,起病较急,多为中、重度贫血。表现为头晕、乏力、心悸、气短、皮肤黏膜苍白等。

2. 消化道症状 食欲缺乏、恶心、呕吐、腹胀、腹泻、舌炎、舌乳头萎缩等。

3. 周围神经炎症状 手足麻木、针刺、冰冷等感觉异常及行走困难等。

4. 其他 低热、水肿、脾大、表情淡漠等。

5. 实验室检查

(1) 外周血象:为大细胞性贫血。血细胞比容低,红细胞平均体积(MCV)>100fl,红细胞平均血红蛋白含量(MCH)>32pg,大卵圆形红细胞增多;中性粒细胞分叶过多,粒细胞体积增大,核肿胀;网织红细胞减少;血小板常减少。

(2) 骨髓象:红细胞系统呈巨幼细胞增生,巨幼细胞系列占骨髓细胞总数的 30%~50%,核染色质疏松,可见核分裂。

(3) 叶酸及维生素 B_{12} 值:血清叶酸<6.8nmol/L、红细胞叶酸<227nmol/L,提示叶酸缺乏。血清维生素 B_{12}<90pg,提示维生素 B_{12} 缺乏。叶酸和(或)维生素 B_{12} 缺乏的临床症状、骨髓象及血象改变均相似,但叶酸缺乏无神经系统症状,而维生素 B_{12} 缺乏常有此症。

【防治】

1. 孕期加强营养，改变不良饮食习惯，多食新鲜蔬菜、水果、瓜豆类、肉类、动物肝及肾等食物。有高危因素的孕妇，应从妊娠3个月开始，每日服叶酸0.5~1mg，连续服8~12周。

2. 补充叶酸　巨幼细胞性贫血孕妇，每日服叶酸15mg，或每日肌注10~30mg，直至症状消失、贫血纠正。若治疗效果不显著、检查发现缺铁者，同时补给铁剂。有神经系统症状者，单用叶酸可能使神经系统症状加重，应及时补充维生素B_{12}。

3. 维生素B_{12}　100~200μg肌注，每日1次，2周后改为每周2次，直至血红蛋白值恢复正常。

4. 血红蛋白≤60g/L时，应少量间断输新鲜血或红细胞悬液。

5. 分娩时避免产程延长，预防产后出血及感染。

第五节　妊娠合并急性阑尾炎

急性阑尾炎是妊娠期常见的外科急腹症之一，孕妇发病率为0.5‰~1‰。妊娠各期均可发生急性阑尾炎，但以妊娠前6个月内多见。妊娠后因子宫增大能使阑尾位置发生改变，诊断有一定难度，加之妊娠期阑尾炎容易发生穿孔及腹膜炎，因此，早期诊断和及时处理对预后极为重要。

【妊娠期阑尾位置的改变】

妊娠初期阑尾的位置与非妊娠期相似，在右髂前上棘至脐连线中外1/3处，随妊娠子宫的不断增大，阑尾也会逐渐向上、向外、向后移位。产后14日恢复到非妊娠期位置。

【妊娠期阑尾炎特点】

妊娠期盆腔器官充血，阑尾也充血，炎症发展很快，容易发生阑尾坏死、穿孔。一旦穿孔不易使炎症局限，造成弥漫性腹膜炎。若炎症波及子宫浆膜，可诱发子宫收缩，引起流产、早产或子宫强直性收缩，其毒素可能导致胎儿缺氧甚至死亡，威胁母儿安全。

【临床表现及诊断】

1. 妊娠早期急性阑尾炎　表现食欲减退、乏力、发热、恶心、呕吐、下腹痛，检查右下腹部有固定明显的压痛、反跳痛和肌紧张等，白细胞总数增高。其症状和体征与非妊娠时急性阑尾炎相似。

2. 妊娠中、晚期急性阑尾炎　子宫因增大明显而引起阑尾移位，检查时压痛点升高，压痛部位可达右肋下肝区。

【鉴别诊断】

1. 妊娠早期　患急性阑尾炎，临床表现典型，诊断常无困难，但需与右侧卵巢囊肿蒂扭转、右侧输卵管妊娠破裂及妊娠呕吐等相鉴别。

2. 妊娠中期　妊娠子宫使阑尾明显移位，应与右侧卵巢囊肿蒂扭转、右侧急性肾盂肾炎、右侧输尿管结石、急性胆囊炎相鉴别。

3. 妊娠晚期　因子宫增大充满腹腔，阑尾明显向外上方移位，腹痛在上腹部，需与重型胎盘早剥和子宫肌瘤红色变性等鉴别。

4. 分娩期　应与子宫破裂相鉴别。

5. 产褥期　需与产褥感染相鉴别。

【治疗】

治疗原则:病情确诊后,给予大剂量广谱抗生素,防止炎症扩散,应尽快行手术治疗。可疑患急性阑尾炎孕妇,需行剖腹探查术。有产科指征者,可同时行剖宫产。

手术后需继续妊娠者,选用对胎儿影响小的广谱抗生素继续抗感染治疗。手术后 3 ~ 4 日内,给予宫缩抑制药及镇静药,如硫酸镁、黄体酮、维生素 E 和绒促性素等,以减少流产与早产的发生。

【预后】

与妊娠时期和手术时阑尾病变严重程度相关。妊娠早期,阑尾炎诊断较易,预后良好。妊娠越晚,诊断越困难,误诊几率越大,延误治疗造成阑尾化脓及穿孔,甚至发生弥漫性腹膜炎、休克,造成孕妇死亡率增高。

> **课堂互动**
>
> 妊娠合并病毒性肝炎与妊娠剧吐引起的肝损害有何不同,如何鉴别?

(刘志宏 王圣洁)

❓复习思考题

1. 简述早期心衰的临床表现?
2. 如何预防妊娠合并 HBV 感染的母婴传播?
3. 妊娠合并糖尿病对孕妇、胎儿及新生儿的影响;妊娠合并糖尿病孕妇的分娩时机如何选择?
4. 妊娠期贫血的诊断标准,如何分度? 如何预防孕期缺铁性贫血?
5. 妊娠合并阑尾炎的特点及处理原则,需与哪些疾病鉴别?

第十章 妊娠合并感染性疾病

学习要点

淋病、梅毒、艾滋病的诊断、治疗方法;孕妇患早期梅毒的治疗方案;尖锐湿疣的临床表现与诊断;淋病、梅毒、尖锐湿疣、艾滋病对母儿的影响;艾滋病的预防。

妊娠期感染性疾病是孕产妇和胎儿发病与死亡的主要原因之一。妊娠期妇女免疫功能低下,容易感染病原体,如细菌、病毒、衣原体、真菌等。我国妊娠期的感染性传播疾病发病率明显上升,严重危害母儿健康。

第一节 淋 病

淋病(gonorrhea)是由淋病奈瑟氏菌(简称淋菌)引起的以泌尿生殖系统化脓性感染为主要表现的性传播疾病。淋菌极易侵犯并隐匿在女性泌尿生殖道而引起感染,近年在我国的发病率居性传播疾病首位。

【传播途径】

淋菌绝大多数通过性交直接传播。间接传播途径主要通过接触染菌衣物、毛巾、床单、浴盆等物品及消毒不彻底的检查器械等,或通过产道引起新生儿淋菌性眼结膜炎。

【淋病对妊娠、分娩及胎儿的影响】

妊娠期任何阶段的淋菌感染,对妊娠预后均有影响。妊娠早期淋菌性宫颈管炎,可导致感染性流产及人工流产后感染。妊娠晚期易因淋菌性宫颈管炎使胎膜脆性增加,极易发生胎膜早破。胎膜早破可使孕妇发生羊膜腔感染综合征,分娩时可出现滞产。对胎儿的威胁则是早产和胎儿宫内感染,胎儿感染易发生胎儿窘迫、胎儿宫内发育迟缓,甚至导致死胎、死产。产后常发生产褥感染。

【淋病对新生儿的影响】

经阴道娩出,可以发生新生儿淋菌性眼结膜炎、肺炎,甚至出现淋菌性败血症,使围生儿患病率、死亡率明显增加。

【诊断及实验室检查】

根据不良的性接触史、临床表现、体征及实验室检查可做出诊断。常用的实验室检查有:

1. 分泌物涂片检查 取尿道口、宫颈管等处分泌物涂片行革兰染色,在多核白细胞内见到多个革兰阴性双球菌,可做出初步诊断。但此法对非急性期患者检出率低,仅可作筛查手段。

2. 分泌物培养 淋菌培养是目前筛查淋病的金标准方法。取尿道口、宫颈管或盆腔积液等处分泌物做涂片检查及培养,同时可做药敏试验。

3. 核酸检测 聚合酶联反应(PCR)技术检测淋菌 DNA 片段,具有高的敏感性及特异性。

【治疗】

治疗原则为尽早彻底治疗,遵循及时、足量、规则用药原则。淋病孕妇主要选用第三代头孢菌素为主的抗生素治疗。头孢曲松 125mg 单次肌内注射;不能耐受头孢类药物者,可选用阿奇霉素 2g 单次肌注。孕期禁用喹诺酮类药物。若治疗一个疗程后淋菌仍为阳性,则应按耐药菌株感染对待,及时更换药物。性伴侣应同时进行治疗。

【治愈标准】

治疗结束 2 周内,无性接触情况下符合以下标准则为治愈:①临床症状与体征均消失;②治疗结束后 4～7 天取宫颈管分泌物做涂片及细菌培养,连续 3 次均是阴性为治愈。

【预防】

加强性卫生知识宣传,杜绝不健康性行为。治疗期间禁止性生活,性伴侣应同时治疗。淋病孕妇娩出的新生儿,均用 0.5% 红霉素眼膏预防淋菌性眼炎,并预防性应用头孢曲松钠 25～50mg/kg(最大剂量不超过 125mg)单次肌注或静脉注射。

第二节 梅 毒

梅毒(syphilis)是由苍白密螺旋体引起的慢性全身性疾病,早期主要表现为皮肤黏膜损害,晚期侵犯心血管、神经系统等重要脏器,造成劳动力丧失甚至死亡。梅毒孕妇还能通过胎盘将病原体传给胎儿引起早产、死产或娩出先天梅毒儿。是严重危害人类健康的性传播疾病。

【传播途径】

传染源是梅毒患者。最主要的传播途径是通过性交传播。未经治疗的患者在感染后 1 年内最具传染性,随病期延长,传染性逐渐减弱,病期超过 4 年者基本无传染性。但患梅毒的孕妇即使病期超过 4 年,其螺旋体仍可通过胎盘传给胎儿,引起先天梅毒。输血、接吻、衣物传染途径较少见。

【对胎儿及婴幼儿的影响】

患一、二期梅毒孕妇的传染性最强。梅毒螺旋体在胎儿内脏和组织中大量繁殖,引起流产、死胎、死产。

先天梅毒儿早期表现有皮肤大疱、皮疹、鼻炎及鼻塞、肝脾肿大、淋巴结肿大等;晚期先天梅毒多出现在 2 岁以后,表现为楔状齿、鞍鼻、间质性角膜炎、骨膜炎、神经性耳聋等。其病死率及致残率均明显增高。

【实验室检查】

1. 病原体检查 在一期梅毒的硬下疳部位取少许血清渗出液,放于玻片上,置暗视野显微镜下观察,依据螺旋体强折光性和运动方式进行判断,可以确诊。

2. 梅毒血清学检查 非梅毒螺旋体抗原血清试验是梅毒常规筛查方法,包括有性病研究实验室试验(VDRL)、血清不加热反应素玻片试验(USR)、快速血浆反应素环状卡片试验(RPR)。若以上均为阳性,应做定量试验,最好能做梅毒螺旋体抗原血清试验,测定血清特异性抗体,常用方法有荧光密螺旋体抗体吸收试验(FTA-ABS)和梅毒螺旋体血凝试验(TPHA)。近年已开展用 PCR 技术取羊水检测螺旋体诊断先天梅毒。

3. 脑脊液检查 用于诊断神经梅毒,包括脑脊液 VDRL,白细胞计数及蛋白测定。

【治疗】

治疗梅毒的原则是早期明确诊断,及时治疗,用药足量,疗程规范。治疗期间应避免性生活,同时性伴侣也应接受检查及治疗。

1. 孕妇早期梅毒 包括一、二期及早期潜伏梅毒。首选青霉素疗法:①普鲁卡因青霉素 80 万 U,肌内注射,每日 1 次,连用 10~15 日;②苄星青霉素 240 万 U,两侧臀部肌内注射,每周 1 次,连续 3 次。若青霉素过敏,应改用红霉素 0.5g,每 6 小时 1 次,连服 15 日,或多西环素 100mg 每日 2 次口服,连用 15 日。

2. 孕妇晚期梅毒 包括三期梅毒及晚期潜伏梅毒。首选青霉素疗法:①普鲁卡因青霉素 80 万 U,肌内注射,每日 1 次,连续 20 日,必要时间隔 2 周后重复治疗一疗程;②苄星青霉素 240 万 U,两侧臀部肌内注射,每周 1 次,连续 3 次。若青霉素过敏,应改用红霉素 0.5g,每 6 小时 1 次,连服 30 日。

3. 先天梅毒 脑脊液 VDRL 阳性者:普鲁卡因青霉素 5 万 U/(kg·d),肌内注射,连续 10~15 日。脑脊液正常者:苄星青霉素 5 万 U/(kg·d),1 次肌内注射。若青霉素过敏,应改用红霉素 7.5~12.5mg/(kg·d),分 4 次口服,连续 30 日。

【治愈标准】

包括临床治愈及血清学治愈。各种损害消退,症状消失,为临床治愈。抗梅毒治疗 2 年内,梅毒血清学试验由阳性转为阴性,脑脊液检查阴性为血清学治愈。

第三节 尖 锐 湿 疣

尖锐湿疣(condyloma acuminata)是近年常见的性传播疾病,其发病率仅次于淋病,居第二位。尖锐湿疣的病原体为人乳头瘤病毒(human papilloma virus,HPV)。性交为其主要传播途径,但也有少数为非性接触传播。好发部位以外阴部(阴唇后联合、小阴唇内侧等)最常见,其次是宫颈和阴道。

【病因】

HPV 病毒属环状双链 DNA 病毒,目前共发现约 100 多个型别,其中有 30 多个型别与生殖道感染有关。根据引起生殖道恶性肿瘤的可能性,分为高危型、中危型及低危型。生殖道尖锐湿疣主要与低危型 HPV 6、11 感染相关。早年性交、多个性伴侣、免疫力低下、吸烟及高性激素水平等,亦为发病高危因素。尖锐湿疣的发病与机体免疫状态关系密切,孕妇机体免疫功能受抑制,加之阴道分泌物增多和外阴部湿润温暖,容易患尖锐湿疣,且于妊娠期病灶增长快,分娩后可缩小或自然消退。

【临床表现及诊断】

临床症状常不明显,可有外阴瘙痒、灼痛或性交后疼痛不适。病灶特征:多发性鳞状上皮增生,初为散在或呈簇状增生的粉色或白色小乳头状疣,柔软,有细的指样突起,病灶增大后互相融合呈鸡冠状、菜花状或桑葚状。病变多发生在阴唇后联合、小阴唇内侧、阴道前庭、尿道口等部位。根据临床表现、病理组织学检查见挖空细胞可确诊;亦可取新鲜病变组织或病变表面刮取细胞,采用 PCR 技术及 DNA 探针杂交行核酸检测确定 HPV 感染及类型。

【对孕妇、胎儿、新生儿的影响】

妊娠期由于细胞免疫功能下降,甾体激素水平增加,局部血循环丰富,致尖锐湿疣生长迅速,数目多,体积大,多区域,多形态,巨大尖锐湿疣可阻塞产道。此外,妊娠期尖锐湿疣组织脆弱,阴道分娩时容易导致大出血。产后尖锐湿疣缩小,甚至自然消退。

孕妇患尖锐湿疣,有垂直传播的危险。胎儿宫内感染极罕见,有报道个别胎儿出现畸胎或死胎。绝大多数是通过软产道感染,在幼儿期有发生喉乳头瘤的可能。

【处理】

1. 妊娠 36 周以前孕妇患尖锐湿疣,若病灶小且少,仅在外阴部者,用药前可局部先行表面麻醉(1% 盐酸丁卡因)以减轻疼痛,药物可选用苯甲酸酊涂擦,每周 1 次,共 5~6 次;或 5% 氟尿嘧啶软膏涂擦均可治愈。若病灶大有蒂,可行物理及手术治疗,如激光、微波、冷冻、电灼等。巨大尖锐湿疣可行手术切除病变主体,待愈合后再予以药物局部治疗。应同时治疗患病之配偶或性伴侣。

2. 妊娠近足月或足月的孕妇患尖锐湿疣,病灶局限在外阴部者,仍可行冷冻治疗或手术切除病灶,届时可考虑经阴道分娩。若病灶广泛存在于外阴部、阴道和宫颈,或巨大病灶堵塞软产道,均应择期行剖宫产术结束分娩。妊娠结束后,部分尖锐湿疣有可能自然消失。

第四节 获得性免疫缺陷综合征

获得性免疫缺陷综合征(acquired immunodeficiency syndrome,AIDS),又称艾滋病,是由人免疫缺陷病毒(human immunodeficiency virus,HIV)感染引起的性传播疾病。HIV 感染引起 T 淋巴细胞损害,导致持续性免疫缺陷,多器官机会性感染及罕见恶性肿瘤,最终导致死亡。目前该病在世界范围的流行趋势有增无减,给个人、家庭乃至整个社会都带来了极大的危害。

【传播途径】

艾滋病人和 HIV 携带者,均为传染源。HIV 存在于感染者血液、精液、阴道分泌物、眼液、尿液、乳汁、脑脊液中,破损的皮肤黏膜接触带病毒的体液可导致 HIV 感染。HIV 主要经性接触直接传播,包括同性接触及异性接触。艾滋病患者及 HIV 携带者均具有传染性,其次为血液传播。多见于吸毒者共用注射器;接受 HIV 感染的血液、血制品;接触 HIV 感染者的血液、黏液等。HIV 感染的妇女在孕期、分娩期、哺乳期可传染给胎儿及新生儿。

【诊断】

可根据流行病学病史(与 HIV/AIDS 患者的密切接触史、静脉注射毒品史、使用进口血液制品、性紊乱及多个性伴侣、多种性传播性疾病患者等)、临床表现、实验室检查可确诊。应注意对高危人群进行 HIV 抗体检测,在观察随访中 HIV 抗体阳性方可确诊为急性 HIV 感染。抗 HIV 抗体阳性,CD4 淋巴细胞总数 <200/mm³,或 200~500/mm³;CD4/CD8 <1;血清 p24 抗原阳性;外周血白细胞计数及血红蛋白含量下降;β_2 微球蛋白血水平增高均可协助诊断。

【妊娠合并 HIV 感染】

据报道 HIV 感染者中有 18% 为妇女,近年来受感染妇女人数急剧上升,其中 85% 为生育年龄妇女。妇女受感染途径多为性接触,其次与吸毒有关。一般认为除使用毒品等因素外,HIV 感染本身对妊娠无直接影响(在胎儿出生体重、分娩孕龄及流产率等方面)。反之妊娠本身会影响母体免疫系统功能,并可能影响 HIV 感染病程。

【HIV 感染对胎儿及新生儿的影响】

宫内感染为 HIV 垂直传播的主要方式。孕妇感染 HIV 病毒可经胎盘在宫内感染胎儿。无论分娩方式为剖宫产或经阴道分娩的新生儿,25%~33% 受 HIV 感染,HIV 感染的儿童中有 85% 为受 HIV 感染母亲传播。虽然对母乳传播风险不完全清楚,为降低受累风险,产后不应哺乳。鉴于 HIV 感染对胎儿、新生儿高度的危害性,对 HIV 感染合并妊娠者可建议终止妊娠。

【治疗】

目前尚无治愈方法,主要采用抗病毒药物及一般支持对症治疗。受 HIV 感染孕产妇若在产前、产时或产后正确应用抗病毒药物治疗,其新生儿 HIV 感染率有可能显著下降（<8%）,故应予充分重视。

1. 抗病毒药物　早期抗病毒能缓解病情,减少条件致病菌感染和肿瘤的发生。机会性感染和合并感染的治疗,如疱疹病毒感染用阿昔洛韦,真菌感染用酮康唑、伊曲康唑等;抗艾滋病病毒,可用三氮唑核苷,2,3-双脱氧肌苷,叠氮胸苷等。目前有 3 类药可供选择:①核苷类反转录酶抑制剂（NRTI）;②蛋白酶抑制剂（PI）;③非核苷类反转录酶抑制剂（N-NRTI）。联合用药（鸡尾酒疗法）可增加疗效,多选用 2 种 NRTI 加 1 种 PI 或 2 种 NRTI 加 1 种 N-NRTI 的三联治疗。

2. 免疫调节药物　如干扰素、IL-2、中药香菇多糖片等亦可应用,并应加强全身支持治疗,注意营养,治疗存在的机会感染及肿瘤。

3. 孕产妇应用奇多夫定（ZDV）治疗　产前:500mg/d 口服,从 14 周到 34 周或直至分娩。产时:首次 2mg/kg 静脉注射后 1mg/（kg·h）持续静脉滴注直至分娩。产后 6~12 小时开始,2mg/kg 奇多夫定,每 6 小时 1 次,直至产后 6 周。

【预防】

艾滋病无治愈方法,重在预防。①打击并取缔娼妓活动,严禁吸毒。性生活中使用阴茎套。②利用各种形式进行宣传教育,了解 HIV/AIDS 的危害性及传播途径。③加强血液及血制品管理,医院要提供通过 HIV 检测的血液,防止医源性感染。④对 HIV 感染的高危人群进行 HIV 抗体检测,对 HIV 阳性者进行教育及随访,防止继续播散,并对其配偶及性伴侣检测 HIV 抗体。⑤及时治疗 HIV 感染之孕产妇,降低新生儿 HIV 感染。

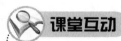 **课堂互动**　淋病、梅毒、尖锐湿疣、艾滋病对母儿的影响有哪些?

（周晓娜）

?复习思考题

1. 如何诊治淋病?
2. 简述孕妇患早期梅毒的治疗方案。
3. 简述尖锐湿疣的临床表现与诊断。
4. 淋病、梅毒、尖锐湿疣、艾滋病对母儿的影响有哪些?
5. 如何预防艾滋病?

第十一章　异常分娩

 学习要点

　　产力异常的分类及处理;骨盆三个平面狭窄的诊断及处理;持续性枕后(横)位的原因、分娩机制及处理;臀先露的矫正方法及臀位助产术要领。

　　异常分娩(abnormal labor)又称难产(dystocia),主要特征为分娩进程受阻。难产的原因包括产力、产道、胎儿及精神心理因素,各因素间存在内在联系并互相影响。正确认识与处理各因素的关系,使彼此相互适应,有可能使难产转化为顺产,否则会增加分娩期母儿并发症。

第一节　产　力　异　常

　　产力是分娩的动力,子宫收缩力是最主要的产力,贯穿分娩全过程。分娩过程中,子宫收缩的节律性、对称性及极性不正常或强度、频率异常,称子宫收缩力异常,简称产力异常。子宫收缩力异常分子宫收缩乏力(简称宫缩乏力)和子宫收缩过强(简称宫缩过强)两类,每类又分协调性与不协调性子宫收缩。

一、子宫收缩乏力

【病因】

　　子宫收缩乏力(uterine inertia)多由几种因素引起,常见的病因有:

　　1. 头盆不称或胎位异常　由于胎先露下降受阻,不能紧贴子宫下段和子宫颈,不能刺激局部神经节引起反射性子宫收缩,导致继发性宫缩乏力。

　　2. 精神因素　产妇对分娩有恐惧心理、精神过度紧张、过度兴奋与疲劳以及对胎儿安危等的过分担忧,均可导致原发性宫缩乏力。

　　3. 子宫因素　子宫发育不良、子宫畸形、子宫肌瘤、子宫壁过度膨胀、多次妊娠分娩等,均能引起宫缩乏力。

　　4. 内分泌因素　临产后,产妇体内雌激素、缩宫素、地诺前列酮、乙酰胆碱等分泌不足,孕激素下降缓慢,电解质(钾、钠、钙、镁)异常,均可影响子宫肌纤维收缩能力。

　　5. 其他　产程早期使用大剂量解痉、镇静、镇痛剂,可抑制子宫收缩。

【临床表现】

　　1. 协调性子宫收缩乏力(低张性宫缩乏力)　其特点是子宫收缩具有正常的节律性、对称性及极性,但收缩力弱。根据宫缩乏力出现的时期分为:①原发性宫缩乏力:指产程一开始就出现宫缩乏力,因发生在潜伏期,应排除假临产;②继发性宫缩乏力:产程开始子宫收缩正常,活跃期以后宫缩强度转弱,使产程延长或停滞,多伴有胎位或骨盆异常。由于宫腔内压力低,对胎儿影响不大。

2. 不协调性宫缩乏力(高张性宫缩乏力) 子宫收缩的极性倒置,宫缩的兴奋点不是起自两侧宫角部,而是来自子宫下段的一处或多处冲动,节律不协调;宫腔内压力虽高,但宫缩时宫底部不强、子宫下段强,宫缩间歇期子宫壁也不完全松弛,表现为子宫收缩不协调。这种宫缩不能使宫口扩张及胎先露部下降,属无效宫缩。产妇自觉下腹部持续疼痛、拒按,烦躁不安,严重者出现脱水、电解质紊乱、肠胀气、尿潴留。检查:下腹部压痛,胎位触不清,胎心不规律,宫口扩张及先露部下降缓慢或停止,潜伏期延长。

【对母儿的影响】

1. 对产妇的影响 由于产程延长,产妇休息不好,进食少,精神疲惫与体力消耗,可出现肠胀气、排尿困难等,影响子宫收缩,严重时可引起脱水、酸中毒、低钾血症,手术产率增加。由于第二产程延长,膀胱被压迫于胎头与耻骨联合之间,可导致组织缺血、水肿、坏死,形成膀胱阴道瘘或尿道阴道瘘。胎膜早破以及多次肛查或阴道检查会增加感染机会。产后宫缩乏力容易引起产后出血,产褥感染率增加。

2. 对胎儿的影响 协调性宫缩乏力使产程延长,胎头与脐带受压过久,易发生胎儿窘迫;不协调性宫缩乏力,不能使子宫壁完全放松,对子宫胎盘循环影响大,容易发生胎儿窘迫。同时手术助产机会增加,对胎儿不利。

【预防】

妊娠期应定期进行产前检查,向孕妇宣传孕期和分娩期卫生知识。临产后应做好待产工作,发现问题及时处理。分娩前鼓励多进食,必要时静脉补充营养,并让其充分休息。开展陪伴分娩或家属陪伴分娩,有助于消除产妇的紧张情绪,可预防精神紧张所致的宫缩乏力。避免过多使用镇静药物,注意检查有无头盆不称等。注意及时排空直肠和膀胱,必要时可行温肥皂水灌肠和导尿。

【处理】

应先查明有无头盆不称及明显的胎位、产道等异常,排除产道梗阻、产妇衰竭及胎儿窘迫等因素后,酌情采取加强宫缩的措施。

1. 协调性宫缩乏力 处理原则是针对原因、恰当处理。

(1) 第一产程处理:

1) 一般处理:解除产妇对分娩的心理顾虑与紧张情绪,指导其休息、饮食及大小便等。不能进食者可经静脉补充营养,排尿困难者及时导尿。

2) 加强子宫收缩:协调性宫缩乏力经上述一般处理,宫缩无改善时,可设法加强宫缩:

①活跃期胎头已衔接而产程延缓时,可行人工破膜,使胎头与子宫下段及宫颈紧贴,引起反射性子宫收缩,加速产程进展。破膜应在宫缩间歇期进行,破膜后观察羊水性状和胎心变化。破膜后宫缩仍较弱,可用缩宫素加强宫缩。

②缩宫素静脉滴注:适用于协调性子宫收缩乏力、胎心良好、胎位正常、头盆相称者。从小剂量开始,通常缩宫素2.5U加入5%葡萄糖注射液500ml中,开始滴速为4~5滴/分,根据宫缩强弱,调整输液滴速,最大剂量不超过20mU/min(60滴/分),使宫缩间隔在2~3分钟,持续40~60秒为有效。对缩宫素不敏感者,可酌情加大缩宫素剂量。用药过程中要有专人在床旁守护,密切观察宫缩、胎心、血压及产程进展等变化。若宫缩过强、过频或胎心率变快、变慢都应立即停止使用,以防子宫破裂和胎儿窘迫。使用缩宫素的禁忌证:头盆不称、

巨大胎儿、异常先露、先露高浮、前置胎盘、早产、子宫过度膨胀、胎儿窘迫、子宫或子宫颈手术史。

③地西泮静脉注射:宫颈扩张缓慢及宫颈水肿时,静脉缓慢推注地西泮,常用量 10mg,与缩宫素联合应用效果更佳。地西泮能使宫颈平滑肌松弛,软化宫颈,促进宫颈扩张;能缓解产妇的紧张情绪及疲惫状态,减少产妇体内儿茶酚胺的分泌有助于子宫收缩。

加强宫缩前需了解宫颈成熟度,以判断引产成功率。国际上通用 Bishop 提出的宫颈成熟度评分法估计加强宫缩措施的效果(表 11-1),满分为 13 分,评分≥7 分者,成功率高。

表 11-1 宫颈成熟度评分方法

指标	分 数			
	0	1	2	3
宫口开大	0	1~2	3~4	5~6
宫颈管消退(%)(未消退为 2~3cm)	0~30	40~50	60~70	80~100
先露位置(坐骨棘水平=0)	−3	−2	−1~0	+1~+2
宫颈硬度	硬	中	软	
宫口位置	后	中	前	

经上述处理,试产 2~4 小时产程无进展或出现胎儿窘迫征象时,应及时行剖宫产术。

(2)第二产程的处理:若无头盆不称,出现宫缩乏力时,也应加强宫缩,积极结束分娩。枕先露者,若胎头双顶径已通过坐骨棘平面,可等待自然分娩,或行胎头吸引术或产钳助产术结束分娩;若双顶径在坐骨棘水平以上者,或伴有胎儿窘迫征象者应行剖宫产。

(3)第三产程的处理:胎肩娩出后可立即将缩宫素 10~20U 静脉推注,预防产后出血,若破膜时间长、产程延长,应给予抗生素预防感染。

2. 不协调性宫缩乏力处理　原则是恢复子宫收缩的节律性、极性和对称性。给予适当的镇静剂如地西泮、哌替啶等使产妇安静入睡,经充分休息后多能恢复为协调性子宫收缩,产程可顺利进展;但对伴有胎儿窘迫征象及头盆不称者严禁使用强镇静剂,应尽早行剖宫产术;若不协调性子宫收缩已被控制但宫缩仍弱时,按协调性宫缩乏力处理。在宫缩恢复协调性之前,严禁应用缩宫素。

二、子宫收缩过强

(一) 协调性子宫收缩过强

子宫收缩的节律性、对称性和极性均正常,仅子宫收缩力过强、过频。如果子宫收缩过强,且产道无阻力,宫颈在短时间迅速开全,分娩在短时间结束,总产程不足 3 小时者,称为急产,经产妇多见。有急产史的孕妇,在预产期前 1~2 周不应外出远走,应提前住院待产。临产后不宜灌肠。提前做好接产及抢救新生儿窒息的准备。若急产来不及消毒及新生儿坠地者,新生儿应肌内注射维生素 K₁10mg 预防颅内出血,并尽早肌内注射精制破伤风抗毒素 1500U 和抗生素。产后仔细检查宫颈、阴道、外阴,若有撕裂应及时缝合。

(二) 不协调性子宫收缩过强

1. 强直性子宫收缩　特点是子宫强烈收缩,无节律性,宫缩无间歇,常见于缩宫药物使用不当时,如缩宫素静滴剂量过大等。

（1）临床表现:产妇烦躁不安,持续性腹痛、拒按。胎位触不清,胎心听不清。有时可出现病理性缩复环、血尿等先兆子宫破裂征象。

（2）处理:一旦确诊为强直性子宫收缩,在给产妇吸氧的同时立即给予宫缩抑制剂,如25%硫酸镁20ml加入5%葡萄糖注射液20ml缓慢静脉推注(不少于5分钟),或肾上腺素1mg加于5%葡萄糖注射液250ml内静脉滴注,当宫缩恢复正常时可行阴道助产或等待自然分娩。若属梗阻性原因,应立即行剖宫产术。若胎死宫内,可用乙醚吸入麻醉,仍不能缓解时应行剖宫产术。

2. 子宫痉挛性狭窄环　子宫壁某部肌肉呈痉挛性不协调性收缩所形成的环状狭窄,持续不放松,称为子宫痉挛性狭窄环。多在子宫上下段交界处,也可在胎体某一狭窄部,以胎颈、胎腰处常见(图11-1)。

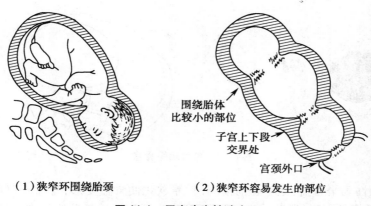

围绕胎体比较小的部位
子宫上下段交界处
宫颈外口

（1）狭窄环围绕胎颈　　（2）狭窄环容易发生的部位

图 11-1　子宫痉挛性狭窄环

（1）原因:多因产妇精神紧张、过度疲劳以及不适当地应用宫缩剂或粗暴地进行阴道内操作所致。

（2）临床表现:产妇出现持续性腹痛、烦躁不安,宫颈扩张缓慢,胎先露部下降停滞,胎心时快时慢。阴道检查可触及狭窄环,此环特点是不随宫缩上升,与病理缩复环不同。

（3）处理:认真寻找原因,及时纠正。停止一切刺激如阴道内操作及停用缩宫素等。若无胎儿窘迫征象,可给予镇静剂,如哌替啶100mg或吗啡10mg肌内注射,25%硫酸镁20ml加入25%葡萄糖注射液20ml缓慢静脉推注,一般可消除异常宫缩。若子宫收缩恢复正常,可行阴道助产或等待自然分娩。若经上述处理,子宫痉挛性狭窄环不能缓解,宫口未开全,胎先露部高,或伴有胎儿窘迫征象,均应立即行剖宫产术。若胎死宫内,宫口已开全,可行乙醚麻醉,经阴道分娩。

第二节　产道异常

产道异常包括骨产道异常及软产道异常,以骨产道异常多见。

一、骨产道异常

骨盆径线过短或形态异常,致使骨盆腔小于胎先露部可通过的限度,阻碍胎先露部下降,影响产程顺利进展称为狭窄骨盆。骨盆狭窄是造成难产的一个重要因素,但必须结合产力和胎儿情况综合分析,正确判断。

【狭窄骨盆的分类】

按形状和狭窄程度不同分为如下类型:

1. 骨盆入口平面狭窄 骨盆入口平面狭窄以扁平型骨盆最常见。根据骨盆入口平面前后径狭窄程度分为3级:Ⅰ级,临界性狭窄,对角径11.5cm,入口前后径10.0cm,绝大多数可自然分娩;Ⅱ级,相对性狭窄,对角径10.0~11.0cm,入口前后径8.5~9.5cm,须经试产确定能否经阴道分娩;Ⅲ级,绝对性狭窄,对角径≤9.5cm,入口前后径≤8.0cm,必须以剖宫产结束分娩。

(1) 单纯扁平骨盆:骨盆入口呈横扁圆形,骶岬向前下突出,使骨盆入口前后径缩短而横径正常,骶凹存在,髂棘间径与髂嵴间径比例正常(图11-2)。

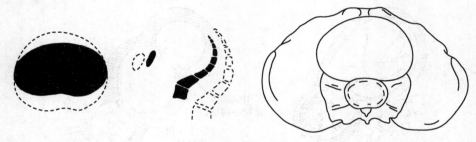

图 11-2 单纯扁平骨盆

(2) 佝偻病性扁平骨盆:童年患佝偻病,骨骼软化使骨盆变形,骨盆入口前后径明显缩短,使骨盆入口呈横的肾形,骶凹消失,骶骨下段变直后移。尾骨呈钩状突向骨盆出口平面。由于髂骨外展,坐骨结节外翻使耻骨弓角度及坐骨结节间径增大(图11-3)。

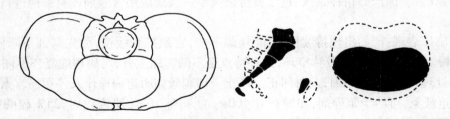

图 11-3 佝偻病性扁平骨盆

2. 中骨盆平面狭窄 以坐骨棘间径及中骨盆后矢状径狭窄为主。按狭窄程度分3级:Ⅰ级,临界性狭窄,坐骨棘间径10.0cm,坐骨棘间径加中骨盆后矢状径13.5cm;Ⅱ级,相对性狭窄,坐骨棘间径8.5~9.5cm,坐骨棘间径加中骨盆后矢状径12.0~13.0cm;Ⅲ级,绝对性狭窄,坐骨棘间径≤8.0cm,坐骨棘间径加中骨盆后矢状径≤11.5cm。

3. 骨盆出口平面狭窄 以坐骨结节间径及骨盆出口后矢状径狭窄为主。分3级:Ⅰ级,临界性狭窄,坐骨结节间径7.5cm,坐骨结节间径加出口后矢状径15.0cm;Ⅱ级,相对性狭窄,坐骨结节间径6.0~7.0cm,坐骨结节间径加出口后矢状径12.0~14.0cm;Ⅲ级,绝对性狭窄,坐骨结节间径≤5.5cm,坐骨结节间径加出口后矢状径≤11.0cm。

中骨盆平面和出口平面的狭窄常见以下两种类型:

（1）横径狭窄骨盆：与类人猿型骨盆类似。骨盆各平面横径均缩短，入口平面呈纵椭圆形（图11-4）。因中骨盆及骨盆出口平面狭窄，当胎头下降至中骨盆或骨盆出口时，常形成持续性枕横位或枕后位造成难产。

（2）漏斗型骨盆：骨盆入口各径线值正常，由于骨盆壁向内倾斜使坐骨切迹宽度<2横指、耻骨弓角度<90°，坐骨结节间径与出口后矢状径之和<15cm，呈漏斗型骨盆（图11-5）。临产后先露入盆不困难，但胎头下降至中骨盆和出口平面时，常不能顺利旋转为枕前位，形成持续性枕后位或枕横位。

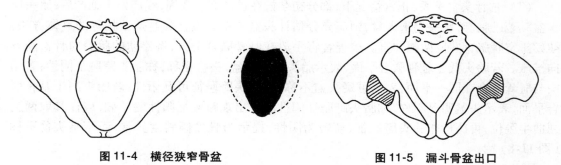

图11-4 横径狭窄骨盆   图11-5 漏斗骨盆出口

4. 骨盆三个平面狭窄　骨盆外形呈女型骨盆，但骨盆入口、中骨盆及骨盆出口平面均狭窄，各个平面径线均小于正常值2cm或更多，称均小骨盆，常见于身材矮小、体态匀称的妇女（图11-6）。

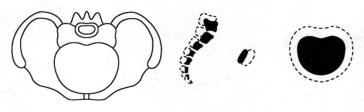

图11-6 均小骨盆

5. 畸形骨盆　骨盆失去正常形态及对称性称畸形骨盆，包括跛行及脊柱侧突所致的偏斜骨盆和骨盆骨折所致的畸形骨盆。偏斜骨盆的特点是骨盆两侧的侧斜径（以一侧髂前上棘至对侧髂后上棘间的距离）或侧直径（从髂前上棘至同侧髂后上棘间的距离）相差大于1cm（图11-7）。

【狭窄骨盆的诊断】

1. 病史　询问孕妇有无佝偻病、脊髓灰质炎、脊柱和髋关节结核以及外伤史。若为经产妇，应了解既往有无难产史及其发生原因，新生儿有无产伤等。

2. 一般检查　注意身高、脊柱及下肢残疾情况以及米氏菱形窝是否对称。孕妇身高<145cm应警惕均小骨盆；脊柱侧突或跛行者可伴有偏斜骨盆畸形；米氏菱形窝对称但过扁者易合并扁平骨盆、过窄者易合并中骨盆狭窄；凡米氏菱形窝不对称、一侧髂后上棘

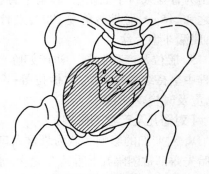

图11-7 偏斜骨盆

突出者则偏斜骨盆的可能性大。

3. 腹部检查

（1）腹部形态：观察腹形，有无尖腹及悬垂腹等，尺测子宫长度及腹围，B 超观察胎先露部与骨盆关系，还应测量胎头双顶径、胸径、腹径、股骨长，预测胎儿体重，判断能否通过骨产道。

（2）胎位异常：骨盆入口狭窄往往因头盆不称、胎头不易入盆导致胎位异常，如臀先露、肩先露。中骨盆狭窄影响已入盆的胎头内旋转，导致持续性枕横位、枕后位等。

（3）估计头盆关系：正常情况下，部分初孕妇在预产期前 2 周，经产妇于临产后，胎头应入盆。若已临产，胎头仍未入盆，则应充分估计头盆关系。检查头盆是否相称的具体方法：孕妇排空膀胱，仰卧，两腿伸直。检查者将手放在耻骨联合上方，将浮动的胎头向骨盆腔方向推压。若胎头低于耻骨联合平面，表示胎头可以入盆，头盆相称，称胎头跨耻征阴性；若胎头与耻骨联合在同一平面，表示可疑头盆不称，称胎头跨耻征可疑阳性；若胎头高于耻骨联合平面，表示头盆明显不称，称胎头跨耻征阳性。对出现跨耻征阳性的孕妇，应让其取两腿屈曲半卧位，再次检查胎头跨耻征，若转为阴性，提示为骨盆倾斜度异常，而不是头盆不称（图 11-8）。

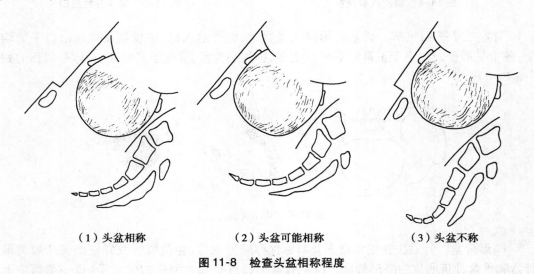

（1）头盆相称　　　　　（2）头盆可能相称　　　　　（3）头盆不称

图 11-8　检查头盆相称程度

4. 骨盆测量　骨盆各径线小于正常值 2cm 或以上为均小骨盆。对角径<11.5cm，骶岬突出为骨盆入口平面狭窄，属扁平骨盆。坐骨结节间径<8cm，坐骨结节间径与出口后矢状径之和<15cm，耻骨弓角度<90°，坐骨切迹宽度<2 横指，为中骨盆平面及骨盆出口平面狭窄，属漏斗型骨盆。

5. 胎位及产程监测　初产妇临产后胎头尚未衔接或是臀先露、肩先露等异常胎先露；产程中呈持续性枕后位、枕横位等；产力、胎位正常而产程进展缓慢，均提示狭窄骨盆的可能，应及时检查，明确诊断。

【对母儿及产程的影响】

1. 对产妇的影响　若为骨盆入口平面狭窄，影响胎先露部衔接，容易发生胎位异常，由于胎先露部被阻隔在骨盆入口之上，常引起继发性宫缩乏力，导致产程延长或停滞。若为中骨盆平面狭窄，影响胎头内旋转，容易发生持续性枕横位或枕后位。胎头长时间嵌顿于产道内,压迫软组织引起局部缺血、水肿、坏死、脱落,于产后形成生殖道瘘;胎膜早破及手术助产增加感染机会。严重的梗阻性难产若处理不及时,可导致先兆子宫破裂、子宫破裂,危及产妇生命。

2. 对胎儿的影响 头盆不称易发生胎膜早破、脐带脱垂,脐带脱垂发生率是正常产妇的 4~6 倍,导致胎儿窘迫,甚至胎儿死亡;产程延长、胎头受压、缺血缺氧容易发生颅内出血;产道狭窄,手术助产机会增多,易发生新生儿产伤及感染。

3. 对产程的影响 狭窄骨盆可使产程延长及停滞。骨盆入口狭窄可使潜伏期及活跃期均延长或停滞;中骨盆狭窄可使胎头下降延缓、胎头下降停滞、活跃期及第二产程延长;骨盆出口狭窄可使第二产程延长及胎头下降停滞。

【分娩时处理】

处理原则:明确狭窄骨盆的类别和程度,了解胎位、胎儿大小、胎心率、宫缩强弱、宫口扩张程度、破膜与否,结合年龄、产次、既往分娩史进行综合判断,决定分娩方式。

1. 一般处理 在分娩过程中,应安慰产妇,使其心情舒畅,信心倍增,还需注意产妇的休息,保证营养及水分的摄入,必要时补液。要监测宫缩强弱,勤听胎心,检查胎先露部下降及宫口扩张程度。

2. 骨盆入口平面狭窄的处理

(1) 明显头盆不称(绝对性骨盆狭窄):骨盆入口前后径≤8.0cm,对角径≤9.5cm,胎头跨耻征阳性者,应在临产后行剖宫产术结束分娩。

(2) 轻度头盆不称(相对性骨盆狭窄):骨盆入口前后径8.5~9.5cm,对角径10.0~11.0cm,胎头跨耻征可疑阳性,足月活胎体重<3000g,胎心率正常,应在严密监护下试产。骨盆入口平面狭窄的试产,必须以宫口开大3~4cm,胎膜已破为试产开始。胎膜未破者可在宫口扩张3cm时行人工破膜。若破膜后宫缩较强,产程进展顺利,多数能经阴道分娩。试产过程中若出现宫缩乏力,可用缩宫素静脉滴注加强宫缩。试产2~4小时,胎头仍迟迟不能入盆,宫口扩张缓慢,或伴有胎儿窘迫征象,应及时行剖宫产术结束分娩。

3. 中骨盆及骨盆出口狭窄的处理 在分娩过程中,胎儿在中骨盆平面完成俯屈及内旋转动作。若中骨盆平面狭窄,则胎头俯屈及内旋转受阻,易发生持续性枕横位或枕后位。产妇多表现活跃期或第二产程延长及停滞、继发性宫缩乏力等。若宫口开全,胎头双顶径达坐骨棘水平或更低,可经阴道助产。若胎头双顶径未达坐骨棘水平,或出现胎儿窘迫征象,应行剖宫产术。骨盆出口平面是产道的最低部位,应于临产前对胎儿大小、头盆关系做出充分估计,决定能否经阴道分娩,诊断为骨盆出口狭窄,不应进行试产。临床上常用出口横径与出口后矢状径之和估计出口大小(图 11-9)。若二者之和>15cm,多数可经阴道分娩,有时需用胎头吸引术或产钳术助产,应做较大的会阴斜侧切开,以免严重会阴撕裂。若二者之和<15cm,足月胎儿不易经阴道分娩,应行剖宫产术。

4. 骨盆三个平面狭窄的处理 主要是均小骨盆。若估计胎儿不大、胎位正常、头盆相称、宫缩好,可以试产,通常可通过胎头变形和极度俯屈,以胎头最小径线通过骨盆腔,可能经阴道分娩。若胎儿较大,有明显头盆不称,应尽早行剖宫产术。

5. 畸形骨盆的处理 根据畸形骨盆种类、狭窄程度、胎儿大小、产力等情况具体分析。若畸形严重、明显头盆不称者,应及时行剖宫产术。

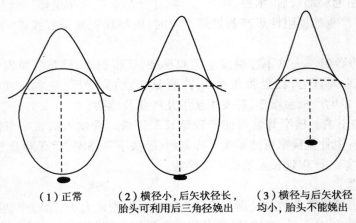

（1）正常　　（2）横径小，后矢状径长，　　（3）横径与后矢状径
　　　　　　　　　　胎头可利用后三角径娩出　　　均小，胎头不能娩出

图 11-9　出口横径与后矢状径的关系

二、软产道异常

软产道包括阴道、宫颈、子宫及盆底软组织。软产道异常所致的难产相对少见。

（一）阴道异常

1. 阴道横隔　阴道横隔多位于阴道上、中段。在横隔中央或稍偏一侧常有一小孔，易被误认为宫颈外口。阴道横隔影响胎先露部下降，当横隔被撑薄，此时可在直视下自小孔处将横隔行"X"形切开。若横隔高且坚厚，阻碍胎先露部下降，则需行剖宫产术结束分娩。

2. 阴道纵隔　阴道纵隔若伴有双子宫、双宫颈，位于一侧子宫内的胎儿下降，通过该侧阴道分娩时，纵隔被推向对侧，分娩多无阻碍。若纵隔厚阻碍胎先露部下降时，须在纵隔中间剪断，待分娩结束后，再剪除多余的膈，缝合残端。

3. 阴道尖锐湿疣　妊娠期尖锐湿疣生长迅速，早期可治疗。体积大、范围广泛的疣可阻碍阴道分娩，易发生严重的裂伤及感染，宜行剖宫产术。

（二）宫颈异常

1. 宫颈外口粘合　多在分娩受阻时发现。当宫颈管已消失而宫口却不扩张，仍为一很小的孔，通常用手指稍用力分离粘合，宫口可在短时间内开全。但有时为使宫口开大，需行宫颈切开术。

2. 宫颈水肿　多见于持续性枕后位或滞产，宫口未开全而过早使用腹压，致使宫颈前唇长时间被压于胎头与耻骨联合之间，血液回流受阻引起水肿，影响宫颈扩张。轻者可抬高产妇臀部，减轻胎头对宫颈压力，也可于宫颈两侧各注入 0.5% 利多卡因 5～10ml 或地西泮 10mg 静脉推注，待宫口近开全，用手将水肿的宫颈前唇上推，使其逐渐越过胎头，即可经阴道分娩。若经上述处理无明显效果，可行剖宫产术。

3. 宫颈坚韧　常见于高龄初产妇，宫颈缺乏弹性或精神过度紧张使宫颈挛缩，宫颈不易扩张。此时可静脉推注地西泮 10mg，也可于宫颈两侧各注入 0.5% 利多卡因 5～10ml，若不见缓解，应行剖宫产术。

4. 宫颈瘢痕　宫颈锥形切除术后、宫颈裂伤修补术后、宫颈深部电烙术后等所致宫颈瘢痕，虽可于妊娠后软化，但若宫缩很强，宫口仍不扩张，不宜久等，应行剖宫产术。

5. 宫颈癌　此时宫颈硬而脆，缺乏伸展性，临产后影响宫口扩张，应行剖宫产术，术后

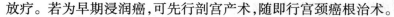

放疗。若为早期浸润癌,可先行剖宫产术,随即行宫颈癌根治术。

（三）子宫异常

1. 子宫畸形 包括纵隔子宫、双子宫、双角子宫等,子宫畸形时难产率明显增加,临产后应严密观察,适当放宽手术指征。

2. 瘢痕子宫 曾经行剖宫产术、穿过子宫内膜的肌瘤挖除术、输卵管间质部及宫角切除术等手术的孕妇,再孕分娩时子宫破裂的风险增加。剖宫产术后再孕妇女应根据前次手术及本次妊娠情况及有无紧急剖宫产条件等决定是否阴道试产。

3. 子宫肌瘤合并妊娠 子宫肌瘤对妊娠的影响取决于肌瘤的大小、生长部位及有无变性等。黏膜下子宫肌瘤和肌壁间肌瘤可使宫腔变形易引起流产或早产;妊娠足月时,若肌瘤位于子宫下段或宫颈,可阻塞产道,造成难产,应行剖宫产术,同时挖除肌瘤。

第三节 胎位异常

胎位异常是造成难产的常见原因之一,包括胎头位置异常、臀先露及肩先露,其中胎头位置异常居多,有胎头在骨盆腔内旋转受阻的持续性枕横(后)位,有因胎头俯屈不良呈不同程度仰伸的面先露,还有胎头高直位、前不均倾位等。臀先露占3%~4%,肩先露已极少见,此外还有复合先露。

一、持续性枕后位、枕横位

在分娩过程中,胎头以枕后位或枕横位衔接。在下降过程中,胎头枕部因强有力宫缩绝大多数能向前转135°或90°,转成枕前位自然分娩。仅有5%左右的胎头枕骨持续不能转向前方,直至分娩后期仍位于母体骨盆后方或侧方,致使分娩发生困难者,称持续性枕后位或持续性枕横位(图11-10)。

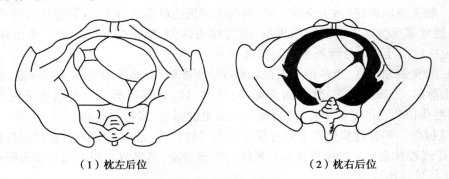

（1）枕左后位　　　　　　　　　　　（2）枕右后位

图11-10　持续性枕后位

【原因】

1. 骨盆异常 常发生于男型骨盆或类人猿型骨盆。这两类骨盆的特点是骨盆入口平面前半部较狭窄,不适合胎头枕部衔接,后半部较宽,胎头容易以枕后位或枕横位衔接。这类骨盆常伴有中骨盆平面及骨盆出口平面狭窄,影响胎头在中骨盆平面向前旋转,而成为持续性枕后位或持续性枕横位。

2. 胎头俯屈不良 若以枕后位衔接,胎儿脊柱与母体脊柱接近,不利于胎头俯屈,胎头前囟成为胎头下降的最低部位,而最低点又常转向骨盆前方,当前囟转至前方或侧方时,胎头枕部转至后方或侧方,形成持续性枕后位或枕横位。

3. 子宫收缩乏力 影响胎头下降、俯屈及内旋转,容易造成持续性枕后位或枕横位。

4. 其他 前壁胎盘、宫颈肌瘤、膀胱充盈、头盆不称等均可使内旋转受阻,而呈持续性枕后位或枕横位。

【诊断】

1. 临床表现 因枕骨持续位于骨盆后方压迫直肠,产妇自觉肛门坠胀及排便感,致使宫口尚未开全时过早使用腹压,容易导致宫颈前唇水肿和产妇疲劳,影响产程进展。持续性枕后位常致活跃晚期及第二产程延长。若在阴道口已见到胎发,经多次宫缩时屏气不见胎头继续下降时,应想到可能是持续性枕后位。

2. 腹部检查 在宫底部触及胎臀,胎背偏向母体后方或侧方,在对侧明显触及胎儿肢体。若胎头已衔接,有时可在胎儿肢体侧耻骨联合上方扪到胎儿额部。胎心在脐下一侧偏外方听得最响亮,枕后位时胎背伸直,前胸贴近母体腹壁,胎心在胎儿肢体侧的胎胸部位也能听到。

3. 肛门检查或阴道检查 肛查时,若为枕后位,感到盆腔后部空虚。查明胎头矢状缝位于骨盆斜径上,前囟在骨盆右前方,后囟(枕部)在骨盆左后方则为枕左后位,反之为枕右后位。查明胎头矢状缝位于骨盆横径上,后囟在骨盆左侧方,则为枕左横位,反之为枕右横位。当出现胎头水肿、颅骨重叠、囟门触不清时,需行阴道检查借助胎儿耳廓及耳屏位置及方向判定胎位,若耳廓朝向骨盆后方,诊断为枕后位;朝向骨盆侧方,诊断为枕横位。

4. B型超声检查 能准确探清胎头位置以明确诊断。

【分娩机制】

胎头以枕横位或枕后位衔接,分娩过程中若不能转成枕前位时,其分娩机制为:

1. 枕后位 胎头枕部到达中骨盆向后行45°内旋转,使矢状缝与骨盆前后径一致,胎儿枕部朝向骶骨成正枕后位。其分娩方式有:

(1)胎头俯屈较好:胎头继续下降,前囟先露抵达耻骨联合下时,以前囟为支点,胎头继续俯屈,使顶部及枕部自会阴前缘娩出,继之胎头仰伸,相继由耻骨联合下娩出额、鼻、口、颏。此为枕后位经阴道分娩最常见的方式。

(2)胎头俯屈不良:当鼻根出现在耻骨联合下缘时,以鼻根为支点,胎头先俯屈,从会阴前缘娩出前囟、顶部及枕部,然后胎头仰伸,使鼻、口、颏部相继从耻骨联合下娩出(图11-11)。因胎头以较大的枕额周径旋转,胎儿娩出更加困难,多需手术助产。

2. 枕横位 部分枕横位在下降过程中无内旋转动作,或枕后位的胎头枕部仅向前旋转45°成为持续性枕横位。持续性枕横位虽能经阴道分娩,但多数需用手或行胎头吸引术将胎头转成枕前位娩出。

【对母儿的影响】

1. 对产妇的影响 胎位异常导致继发性宫缩乏力,使产程延长,常需手术助产,容易发生软产道损伤,增加产后出血及感染的机会。若胎头长时间压迫软产道,可发生软组织缺血坏死脱落,形成生殖道瘘。

2. 对胎儿的影响 第二产程延长和手术助产机会增多,常出现胎儿窘迫和新生儿窒息,使围生儿死亡率增加。

【处理】

持续性枕后位、枕横位在骨盆无异常、胎儿不大时,可以试产。试产时应严密观察产程,

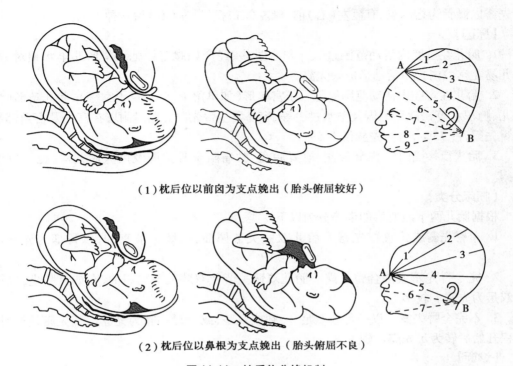

（1）枕后位以前囟为支点娩出（胎头俯屈较好）

（2）枕后位以鼻根为支点娩出（胎头俯屈不良）

图 11-11　枕后位分娩机制

注意胎头下降、宫口扩张程度、宫缩强弱及胎心有无变化。

1. 第一产程

（1）潜伏期：须保证产妇充分休息与营养。若有情绪紧张、睡眠不好可给予哌替啶或地西泮。让产妇朝向胎背的对侧方向侧卧，以利胎头枕部转向前方。若宫缩欠佳，应尽早静脉滴注缩宫素。

（2）活跃期：宫口开大 3～4cm 产程停滞除外头盆不称可行人工破膜，若产力欠佳，静脉滴注缩宫素。若宫口开大每小时 1cm 以上，伴胎先露部下降，多能经阴道分娩。在试产过程中，出现胎儿窘迫征象，应行剖宫产术。若经过上述处理效果不佳，每小时宫口开大<1cm 或无进展时，也应行剖宫产术。宫口开全之前，嘱产妇不要过早屏气用力，以免引起宫颈前唇水肿，影响产程进展。

2. 第二产程　当第二产程初产妇已近 2 小时，经产妇已近 1 小时，应行阴道检查。当胎头双顶径已达坐骨棘平面或更低时，可先徒手将胎头枕部转向前方，使矢状缝与骨盆出口前后径一致，或自然分娩，或阴道助产（低位产钳术或胎头吸引术）。若转成枕前位有困难时，也可向后转成正枕后位，再以产钳助产。若以枕后位娩出时，须做较大的会阴后-侧切开，以免造成会阴裂伤。若胎头位置较高，疑有头盆不称，须行剖宫产术。

3. 第三产程　因产程延长，容易发生产后宫缩乏力，胎盘娩出后应立即静脉注射或肌内注射子宫收缩剂，以防产后出血。有软产道裂伤者，应及时修补。新生儿应重点监护。凡行手术助产及有软产道裂伤者，产后均给予抗生素预防感染。

二、臀先露

臀先露（breech presentation）是最常见的异常胎位，占妊娠足月分娩总数的 3%～4%。

臀先露以骶骨为指示点,有骶左(右)前、骶左(右)横、骶左(右)后6种胎位。

【原因】

1. 胎儿在宫腔内活动范围过大　羊水过多、经产妇腹壁松弛及早产儿羊水相对偏多,胎儿易在宫腔内自由活动形成臀先露。

2. 胎儿在宫腔内活动范围受限　子宫畸形(如单角子宫、双角子宫等)、胎儿畸形(如无脑儿、脑积水等)、双胎妊娠及羊水过少等,容易发生臀先露。胎盘附着在宫底及宫角部易发生臀先露,占73%,而头先露仅占5%。

3. 胎头衔接受阻　狭窄骨盆、前置胎盘、肿瘤阻塞骨盆腔及巨大胎儿等,也易发生臀先露。

【临床分类】

根据胎儿两下肢所取的姿势分为以下3类:

1. 单臀先露或腿直臀先露　胎儿双髋关节屈曲,双膝关节直伸,以臀部为先露。最多见。

2. 完全臀先露或混合臀先露　胎儿双髋关节及双膝关节均屈曲,有如盘膝坐,以臀部和双足为先露。较多见。

3. 不完全臀先露　以一足或双足、一膝或双膝,或一足一膝为先露。膝先露是暂时的,产程开始后转为足先露。较少见。

【诊断】

1. 临床表现　孕妇常感肋下有圆而硬的胎头。由于胎臀不能紧贴子宫下段及宫颈内口,常导致宫缩乏力,宫口扩张缓慢,致使产程延长。

2. 腹部检查　子宫成纵椭圆形,胎体纵轴与母体纵轴一致。在宫底部可触到圆而硬、按压时有浮球感的胎头;若未衔接,在耻骨联合上方触到不规则、软而宽的胎臀,胎心在脐左(或右)上方听得最清楚。衔接后,胎臀位于耻骨联合之下,胎心听诊以脐下最明显。

3. 阴道检查　可了解宫口扩张程度及有无脐带脱垂。宫口扩张2cm以上且胎膜已破时,能直接触到胎臀、外生殖器及肛门,此时应注意与颜面相鉴别。若为胎臀,可触及肛门与两坐骨结节连在一条直线上,手指放入肛门内有环状括约肌收缩感,取出手指可见有胎粪。若为颜面,口与两颧骨突出点呈三角形,手指放入口内可触及齿龈和弓状的下颌骨。若触及胎足时,应与胎手相鉴别(图11-12)。

4. B型超声检查　能准确探清臀先露类型及胎儿大小、胎头姿势等。

【分娩机制】

以骶右前位为例阐述。

1. 胎臀娩出　临产后,胎臀以粗隆间径衔接于骨盆入口右斜径,骶骨位于右前方。胎臀逐渐下降,前髋下降稍快故位置较低,抵达骨盆底遇到阻力后,前髋向母体右前方行45°内旋转,使前髋位于耻骨联合后方,此时粗隆间径与母体骨盆出口前后径一致。胎臀继续下降,胎体稍侧屈以适应产道弯曲度,后髋先从会阴前

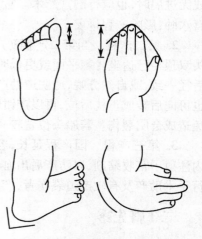

图 11-12　胎手与胎足的区别

缘娩出,随即胎体稍伸直,使前髋从耻骨弓下娩出。继之双腿双足娩出。当胎臀及两下肢娩出后,胎体行外旋转,使胎背转向前方或右前方。

2. 胎肩娩出 胎体行外旋转的同时,胎儿双肩径衔接于骨盆入口右斜径或横径,并沿此径线逐渐下降,当双肩达骨盆底时,前肩向右旋转45°转至耻骨弓下,使双肩径与骨盆出口前后径一致,同时胎体侧屈使后肩及后上肢从会阴前缘娩出,继之前肩及前上肢从耻骨弓下娩出。

3. 胎头娩出 当胎肩通过会阴时,胎头矢状缝衔接于骨盆入口左斜径或横径,并沿此径线逐渐下降,同时胎头俯屈。当枕骨达骨盆底时,胎头向母体左前方旋转45°,使枕骨朝向耻骨联合。胎头继续下降,当枕骨下凹到达耻骨弓下时,以此处为支点,胎头继续俯屈,使颏、面及额部相继自会阴前缘娩出,随后枕部自耻骨弓下娩出。

【对母儿的影响】

1. 对产妇的影响 胎臀形状不规则,不能紧贴子宫下段及宫颈内口,容易发生胎膜早破或继发性宫缩乏力,使产后出血与产褥感染的机会增多,若宫口未开全而强行牵拉,容易造成宫颈撕裂甚至延及子宫下段。

2. 对胎儿及新生儿的影响 胎臀高低不平,对前羊膜囊压力不均匀,常致胎膜早破,发生脐带脱垂是头先露的10倍,脐带受压可致胎儿窘迫甚至死亡;胎膜早破,使早产儿及低体重儿增多。后出胎头牵出困难,常发生新生儿窒息、臂丛神经损伤及颅内出血,颅内出血的发病率是头先露的10倍。臀先露导致围生儿的发病率与死亡率均增高。

【处理】

1. 妊娠期 于妊娠30周前,臀先露多能自行转为头先露。若妊娠30周后仍为臀先露应予矫正。常用的矫正方法有以下几种:

(1) 膝胸卧位:让孕妇排空膀胱,松解裤带,膝胸卧位姿势,每日2～3次,每次15分钟,连做1周后复查。这种姿势可使胎臀退出盆腔,借助胎儿重心改变,使胎头与胎背所形成的弧形顺着宫底弧面滑动而完成胎位矫正(图11-13)。成功率70%以上。

(2) 激光照射或艾灸至阴穴:用激光照射或艾条灸两侧至阴穴(足小趾外侧,距趾甲角0.1寸),每日1次,每次15～20分钟,5次一个疗程。

(3) 外转胎位术:应用上述矫正方法无效者,可于妊娠32～34周时行外转胎位术。因有发生胎盘早剥、脐带缠绕等严重并发症的可能,应用时要慎重,最好在B超监测下进行。术前半小

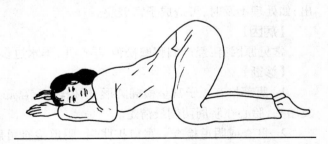

图11-13 膝胸卧位

时口服利托君10mg,术前排尿。行外转胎位术时,孕妇平卧,两下肢屈曲稍外展,露出腹壁。查清胎位,听胎心率。先使先露松动,沿胎头俯屈方向转动。动作应轻柔,间断进行。若术中或术后发现胎动频繁而剧烈或胎心率异常,应停止转动并退回原始位观察半小时。

2. 分娩期 应根据产妇年龄、胎产次、骨盆类型、胎儿大小、胎儿是否存活、臀先露类型以及有无合并症,于临产初期做出正确判断,决定分娩方式。

(1) 择期剖宫产的指征:狭窄骨盆、软产道异常、胎儿体重大于3500g、胎儿窘迫、高龄初产、有难产史、不完全臀先露等,均应行剖宫产术。

（2）经阴道分娩的处理

1）第一产程：产妇应侧卧，不宜站立走动。少做肛查，不灌肠，尽量避免胎膜破裂。一旦破膜，应立即听胎心。若胎心变慢或变快，应行阴道检查，了解有无脐带脱垂。若有脐带脱垂，胎心尚好，宫口未开全，为抢救胎儿，须立即行剖宫产术。若无脐带脱垂，可严密观察胎心及产程进展。若出现协调性宫缩乏力，应设法加强宫缩。当宫口开大 4～5cm 时，胎足即可经宫口脱出至阴道。为了使宫颈和阴道充分扩张，消毒外阴之后，使用"堵"外阴方法。当宫缩时用无菌巾以手掌堵住阴道口，让胎臀下降，避免胎足先下降，待宫口及阴道充分扩张后才让胎臀娩出。此法有利于后出胎头的顺利娩出。在"堵"的过程中，应每隔 10～15 分钟听胎心 1 次，并注意宫口是否开全。宫口已开全再堵易引起胎儿窘迫或子宫破裂。宫口近开全时，要做好接产和抢救新生儿窒息的准备。

2）第二产程：接产前，应导尿排空膀胱。初产妇应行会阴斜侧切开术。有 3 种分娩方式：①自然分娩：胎儿自然娩出，不做任何牵拉。极少见，仅见于经产妇、胎儿小、宫缩强、骨盆腔宽大者。②臀助产术：当胎臀自然娩出至脐部后，胎肩及后出胎头由接产者协助娩出。脐部娩出后，一般应在 2～3 分钟娩出胎头，最长不能超过 8 分钟。后出胎头有人主张用单叶产钳娩出，效果佳。③臀牵引术：胎儿全部由接产者牵拉娩出，此种手术对胎儿损伤大，一般情况下应禁止使用。

3）第三产程：第三产程产程延长易并发子宫收缩乏力性产后出血。胎盘娩出后，应肌内注射缩宫素或前列腺素制剂，防止产后出血。行手术操作及有软产道损伤者，应及时检查并缝合，给予抗生素预防感染。

三、肩先露

当胎体横卧于骨盆入口以上，其纵轴与母体纵轴相垂直，先露部为胎肩时，称肩先露。占足月妊娠分娩总数的 0.25%。以肩胛骨为指示点，有肩左前、肩左后、肩右前、肩右后 4 种胎位。肩先露是最不利于分娩的胎位。除死胎及早产儿外，足月活胎不可能经阴道自然娩出，如处理不及时，可造成子宫破裂。

【病因】

常见原因有：经产妇腹壁松弛，早产儿，羊水过多，骨盆狭窄，前置胎盘，子宫畸形等。

【诊断】

1. 腹部检查　子宫呈横椭圆形，横径较宽，宫底及耻骨联合上方空虚，母体腹部一侧触及胎头，胎心在脐周两侧最清楚。

2. 肛查或阴道检查　宫口扩张后，阴道检查可触到胎儿肩胛骨、腋窝等。腋窝尖端朝向胎儿头端，据此可判断胎头在母体左或右侧；肩胛骨朝向母体前或后方，可判断肩前位或肩后位。

3. B 型超声检查　可判定胎位。

【对分娩的影响】

1. 横位的先露部胎肩与子宫下段及宫颈贴合不均匀，易发生胎膜早破和宫缩乏力。

2. 胎膜破裂后胎儿上肢及脐带容易脱垂，导致胎儿窘迫甚至死亡。

3. 临产后若发生忽略性肩先露，处理不及时会导致子宫破裂。

【处理】

1. 妊娠期　妊娠后期发现肩先露，及时采取膝胸卧位、激光照射（或艾灸）至阴穴矫正胎位。无效时可行外倒转术,矫正失败应提前住院待产。

2. 分娩期 根据胎产次、胎儿大小、是否存活、有无并发症等综合判断,决定分娩方式。①足月活胎:有产科指征者于临产前择期剖宫产;初产妇临产后行剖宫产;经产妇首选剖宫产;双胎中第二胎为肩先露时,可行内转胎位术。②先兆子宫破裂,无论胎儿死活,立即行剖宫产。③胎儿已死,若宫口近开全,无先兆子宫破裂征象,可行断头术或碎胎术。

第四节 异常分娩的诊治要点

【原因】

产力、产道、胎儿等单项或复合异常,均可导致分娩异常。

1. 产力异常 包括各种收缩力(子宫、腹肌及膈肌、肛提肌)异常,主要是子宫收缩力异常。后者又分收缩乏力及过强两种。宫缩乏力可致产程延长或停滞;宫缩过强可致急产及严重并发症。

2. 产道异常 分骨产道及软产道异常,以骨产道狭窄多见。骨产道入口、中骨盆、出口平面狭窄,可致产力异常或胎位异常。

3. 胎儿异常 包括胎位异常及胎儿过大。

【临床表现及诊断】

(一) 母体方面

1. 产妇衰竭 产妇烦躁不安、疲乏无力、肠胀气或尿潴留,严重者脱水、伴代谢性酸中毒或电解质紊乱。

2. 宫缩异常 以继发性宫缩乏力多见,当骨盆狭窄、头盆不称或胎位异常时,产程开始宫缩正常,胎头下降受阻后出现继发性宫缩乏力。产妇精神紧张或缩宫素使用不当,可引起宫缩不协调。宫缩过强、胎头下降受阻时,可发生子宫破裂。

3. 胎膜早破 胎位异常或头盆不称时,前羊膜囊因受力不均,易过早破裂。胎膜早破往往是异常分娩的先兆,必须查明有无头盆不称及胎位异常,破膜后立即听胎心、观察羊水性状、注意有无脐带脱垂。

(二) 胎儿方面

1. 胎头水肿或血肿 产程延长,先露部长时间受产道挤压,使骨膜下血管破裂,形成胎头水肿(又称产瘤)或头皮血肿。

2. 胎头下降受阻 潜伏期胎头迟迟不入盆,应警惕头盆不称及宫缩乏力。临产后出现胎头下降受阻,可能存在骨盆狭窄、软产道异常、胎位异常、胎头过大或畸形、宫缩乏力等。活跃期及第二产程,胎头下降缓慢或停止,多见中骨盆狭窄及持续性枕后位或枕横位、脐带过短或缠绕过紧等。胎儿颅缝过度重叠时,提示头盆不称。

3. 胎儿窘迫 产程延长尤其是第二产程延长,可导致胎儿缺氧,出现胎儿窘迫征象。

(三) 产程曲线异常

1. 潜伏期延长 潜伏期超过 16 小时。

2. 活跃期延长 活跃期超过 8 小时。

3. 活跃期停滞 活跃期后,宫口不再扩张达 4 小时以上,称活跃期停滞。

4. 第二产程延长 第二产程初产妇超过 2 小时,经产妇超过 1 小时,称第二产程延长。

5. 胎头下降延缓 活跃晚期及第二产程,胎头下降速度初产妇每小时少于 1cm,经产妇每小时少于2cm,称为胎头下降延缓。

6. 胎头下降停滞 活跃晚期胎头停留在原处不下降达1小时以上。

以上6种产程进展异常,可以单独存在,也可以合并存在。当总产程超过24小时称为滞产,必须避免发生滞产。

【处理】

1. 一般处理 消除产妇紧张恐惧情绪,鼓励进食,必要时静脉补液、灌肠、导尿等。

2. 产科处理 有先兆子宫破裂、明显头盆不称、肩先露、初产妇混合臀位或足位、巨大儿等,应行剖宫产术。轻度头盆不称、尤其是入口平面临界性狭窄,产力、胎位、胎儿大小正常,估计能经阴道分娩时,应充分试产。中骨盆及出口平面狭窄及有妊娠合并症时试产应慎重。

第一产程末及第二产程,若胎头下降延缓或停滞,可能是在中骨盆与出口平面受阻。若为持续性枕后位或枕横位,可徒手将胎头枕部转向前方,若胎头继续下降,当S≥+3,可自然分娩或阴道助产。若S≤+2,须行剖宫产术。

试产过程中应监测胎心,若胎心监护出现重度变异减速或晚期减速,基线变异减小时应及时对症处理,不见好转时,宫口已开全者行阴道助产;短时间内不能分娩者,行剖宫产。

试产时必须严密观察产力、胎心及产程进展。试产时间一般2~4小时,人工破膜后不超过2小时。试产过程中,若产程进展缓慢,应行阴道检查,如有明显头盆不称,应行剖宫产;无头盆不称时,潜伏期延长应静脉用哌替啶或地西泮,则很快转入活跃期,之后见宫缩乏力者,可静滴缩宫素。宫口开大3~5cm时行人工破膜,如胎头下降顺利,可经阴道分娩;若胎头下降不明显,应查明原因,有明显头盆不称或胎位异常,应行剖宫产术。

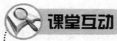

课堂互动

试产的指征是什么?应注意哪些事项?

(刘志宏)

？复习思考题

1. 简述子宫收缩力异常的分类及处理原则。
2. 试述枕后位的分娩机制。
3. 狭窄骨盆如何评估头盆关系?
4. 简述臀先露的分类。
5. 妊娠期纠正臀位的方法有哪些?

第十二章 分娩期并发症

学习要点

　　产后出血的原因、临床表现及处理;先兆子宫破裂及子宫破裂的诊断与处理;羊水栓塞的诊断及处理;胎膜早破的分类、处理及预防。

第一节 产 后 出 血

　　产后出血(postpartum hemorrhage)是指胎儿娩出后 24 小时内出血量超过 500ml,剖宫产时超过 1000ml。产后出血是分娩期严重并发症之一,居我国目前孕产妇死亡原因的首位,其发生率占分娩总数的 2% ~ 3% 。

　　【病因】
　　引起产后出血的原因主要有子宫收缩乏力、胎盘因素、软产道裂伤和凝血功能障碍。

　　1. 子宫收缩乏力　为最常见的原因,占产后出血总数的 70% ~ 80% 。影响产后子宫肌收缩的因素均可引起子宫收缩乏力性产后出血。产妇精神过度紧张;体力衰竭;合并急慢性全身性疾病;子宫过度膨胀,如双胎妊娠、巨大胎儿、羊水过多;子宫病变,如子宫肌瘤、子宫畸形;前置胎盘等均可导致宫缩乏力,引起产后出血。

　　2. 胎盘因素　胎盘因素所致产后出血类型有:胎盘剥离不全、胎盘剥离后滞留、胎盘嵌顿、胎盘粘连、胎盘植入、胎盘和(或)胎膜残留。

　　3. 软产道裂伤　阴道手术助产、子宫收缩力过强、产程进展过快、胎儿过大、软产道组织弹性差、接产时未保护好会阴等,均可引起会阴、阴道、宫颈裂伤,严重者裂伤可达阴道穹隆、子宫下段甚至盆壁,形成腹膜后血肿或阔韧带内血肿。

　　4. 凝血功能障碍　如重度子痫前期、重度胎盘早剥、羊水栓塞、死胎滞留过久等,血小板减少症、再生障碍性贫血、白血病、重症肝炎等,均影响凝血功能,可发生弥散性血管内凝血。

　　【临床表现及诊断】
　　产后出血的主要临床表现为胎儿娩出后阴道流血过多。若出血量多,出血速度快,产妇

知识链接

测量失血量的方法

　　1. 称重法　失血量(ml)= [胎儿娩出后接血敷料湿重(g)－接血前敷料干重(g)]/1.05(血液比重 g/ml)

　　2. 容积法　用产后接血容器收集血液后,放入量杯测量失血量。

　　3. 面积法　可按接血纱布血湿面积粗略估计失血量。

　　4. 休克指数法(shock index,SI)　休克指数=脉率/收缩压(mmHg),SI=0.5 为正常;SI=1 时则为轻度休克;1.0 ~ 1.5 时,失血量约为全身血容量的 20% ~ 30% ;1.5 ~ 2.0 时,约为 30% ~ 50% ;若 2.0 以上,约为 50% 以上,重度休克。

可迅速出现休克表现,如面色苍白、头晕、心慌、出冷汗、脉搏细弱、血压下降等。诊断时要明确病因和正确估计出血量,有时产后出血原因互为因果,同时存在。

1. 子宫收缩乏力 常为分娩过程中宫缩乏力的延续。胎盘娩出后检查宫底较高,子宫松软如袋状,甚至子宫轮廓不清,摸不到宫底,按摩推压宫底可将积血压出,血色暗红,有血凝块,按摩子宫或应用宫缩剂后,阴道出血量减少或停止。

2. 胎盘因素 胎盘娩出前阴道多量流血时首先考虑胎盘因素。胎盘剥离不全或剥离后滞留宫腔,常伴有子宫收缩乏力;胎盘嵌顿时在子宫下段可发现狭窄环。胎盘残留是产后出血的常见原因,故胎盘娩出后应仔细检查胎盘、胎膜是否完整,尤其应注意胎盘胎儿面有无断裂血管,警惕副胎盘残留的可能。胎盘因素所致大量出血在胎盘娩出、宫缩改善后常立即停止。

3. 软产道裂伤 出血发生在胎儿娩出后,持续不断,血色鲜红,能自凝。出血量与裂伤程度以及是否累及血管相关。仔细检查软产道可明确裂伤及出血部位。

(1)宫颈裂伤:产后应仔细检查宫颈,初产妇宫颈两侧(3、9点处)较易出现裂伤,裂口长一般不超过1cm,通常无明显活动性出血。若破裂深至穹隆伤及子宫动脉分支,可有活动性出血。胎盘娩出后,用两把卵圆钳钳夹宫颈并向下牵拉,从宫颈12点处起顺时针检查一周。有时宫颈裂口可向上延伸至宫体,向两侧延伸至阴道穹隆及阴道旁组织。

(2)阴道裂伤:检查者用中指、食指压迫会阴切口两侧,仔细检查会阴切口顶端及两侧有无损伤及损伤程度和有无活动性出血。

(3)会阴裂伤:Ⅰ度系指会阴皮肤及阴道入口黏膜撕裂,未达肌层,一般出血不多;Ⅱ度系指裂伤已达会阴体筋膜及肌层,累及阴道后壁黏膜,甚至沿阴道后壁两侧沟向上撕裂,裂伤多不规则,使原有解剖结构不易辨认,出血较多;Ⅲ度裂伤指裂伤向会阴深部扩展,肛门外括约肌已断裂,直肠黏膜尚完整;Ⅳ度裂伤指肛门、直肠和阴道完全贯通,直肠肠腔外露,组织损伤严重,出血量可不多(图12-1)。

4. 凝血功能障碍 产妇持续阴道出血,血液不凝,不易止血,甚至全身多部位出血。根据病史、出血特点及血小板计数、纤维蛋白原、凝血酶原时间等有关凝血功能的实验室检查可做出诊断。

【治疗】

产后出血的治疗原则为针对出血原因迅速止血、补充血容量、纠正休克及防治感染。

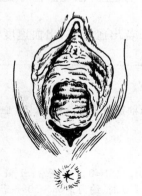 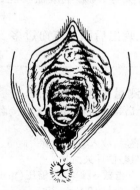 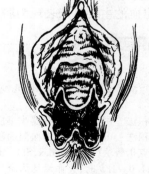

(1)会阴Ⅰ度裂伤　　　　(2)会阴Ⅱ度裂伤　　　　(3)会阴Ⅲ度裂伤

图12-1 会阴裂伤

1. 子宫收缩乏力性出血的处理 加强宫缩是最迅速有效的止血方法,具体方法有:

(1)按摩子宫:胎盘娩出后,助产者一手置于宫底部,拇指在前壁,其余四指在后壁,均匀有节律地按摩并压迫宫底(图12-2)。若效果不佳,可一手握拳置于阴道前穹隆,顶住子宫前壁,另一手在腹壁按压子宫后壁使宫体前屈,双手相对紧压子宫并按摩(图12-3)。按摩时间以子宫恢复正常收缩,并能保持良好收缩状态为止。

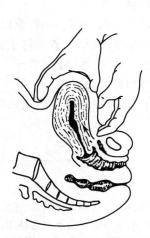

图12-2 腹壁按摩宫底

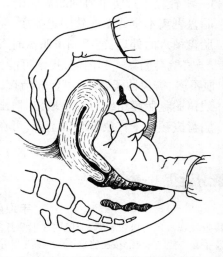

图12-3 腹部-阴道双手按摩子宫

(2)应用宫缩剂:常用药物有:①缩宫素10U～30U加入10%葡萄糖液500ml内静脉滴注,必要时缩宫素10U直接行宫体注射;②肌内或宫体直接注射麦角新碱0.2mg(心脏病、高血压患者慎用);③米索前列醇200μg舌下含化;④卡前列甲酯栓1mg置于阴道后穹隆;地诺前列酮0.5～1mg直接注入子宫肌层使子宫肌发生强烈收缩而止血。

(3)宫腔纱条填塞法:应用无菌纱布条填塞宫腔,有明显局部止血作用。方法为助手在腹部固定宫底,术者持卵圆钳将无菌不脱脂棉纱布条送入宫腔内,自宫底由内向外填紧(图12-4)。24小时后取出纱布条,取出前应先肌注宫缩剂。宫腔填塞纱布条后应密切观察生命体征及宫底高度和大小,警惕因填塞不紧导致隐性出血,并给予抗生素预防感染。

(4)子宫压缩缝合术:常用B-Lynch缝合法。适用于子宫乏力性产后出血,在剖宫产时使用更方便。首先将子宫从腹壁切口托出,用两手托住并挤压子宫体,观察出血情况,判断缝合成功的几率。加压后出血明显减少或停止,成功可能性大。

(5)结扎盆腔血管:经上述处理仍出血不止,可先结扎子宫动脉上行支,若无效可结扎髂内动脉。

(6)髂内动脉栓塞术:近年髂内动脉栓塞术治疗难以控制的产后出血受到重视。该法经股动脉穿刺,将介入导管直接导入髂内动脉或子宫动脉,注入明胶海绵栓塞动

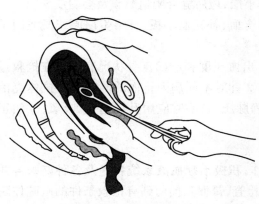

图12-4 宫腔填塞纱布条法

脉。栓塞剂在栓塞后 2~3 周可被吸收,血管复通。若患者处于休克状态应先积极抗休克,待一般情况改善后再行栓塞术,且应行双侧髂内动脉栓塞以确保疗效。

（7）切除子宫:应用于经积极抢救无效并危及产妇生命的产后出血。

2. 胎盘因素出血的处理

（1）若胎盘已剥离未排出,膀胱过度膨胀者应先导尿排空膀胱,术者一手按摩子宫使子宫收缩,另一手轻轻牵拉脐带协助胎盘娩出。

（2）胎盘剥离不全或粘连致阴道流血,应人工徒手剥离胎盘后取出。

（3）胎盘植入的处理:徒手剥离胎盘时发现胎盘与宫壁联系紧密,界线不清,难以剥离,牵拉脐带,子宫壁与胎盘一起内陷,提示可能为胎盘植入,应立即停止剥离,考虑行子宫切除术。若出血不多,需保留子宫者,可保守治疗,目前用甲氨蝶呤治疗,效果较好。

（4）残留胎盘胎膜组织可徒手取出,取出困难时可用大号刮匙清除。

（5）胎盘嵌顿在子宫狭窄环以上者,可在静脉全身麻醉下,待子宫狭窄环松解后用手取出胎盘。

 知识链接

手取胎盘术

若检查发现宫颈内口较紧者,应肌内注射阿托品 0.5mg 及哌替啶 100mg。外阴再次消毒,术者更换手术衣及手套,一手在腹部按压宫底,另一手五指并拢呈圆锥状伸入宫腔,手掌面朝向胎盘母体面,以手掌尺侧缘将胎盘从边缘开始逐渐自子宫壁分离。当确认胎盘已全部剥离后取出胎盘,并立即肌内注射宫缩剂。注意操作必须轻柔,避免暴力强行剥离,更不能用手抓挖子宫壁。若发现胎盘与宫壁联系紧密不能分离者,可能是植入性胎盘,不应强行剥离。取出的胎盘须立即检查是否完整,若有缺损应再次以手伸入宫腔清除残留胎盘及胎膜,但应尽量减少进入宫腔的次数。

3. 软产道裂伤出血的处理

（1）宫颈裂伤:若裂伤浅且无活动性出血,可不予缝合。若裂伤深且有活动性出血应及时缝合。缝合时第一针应从裂口顶端稍上方开始,最后一针应距宫颈外侧端 0.5cm 处,以减少日后发生宫颈口狭窄的可能性。若裂伤累及子宫下段经阴道难以修补时,可经腹修补。

（2）阴道裂伤:缝合要达到组织对合良好及止血的效果。缝合应注意缝至裂伤底部,避免遗留死腔,更要避免缝线穿透直肠黏膜。

（3）会阴裂伤:按解剖层次缝合肌层及黏膜下层,最后缝合阴道黏膜及会阴皮肤。

4. 凝血功能障碍出血的处理　尽快输新鲜全血,补充血小板、纤维蛋白原或凝血因子等,如发生 DIC 应按 DIC 处理。

5. 失血性休克的处理　休克程度与出血量、出血速度和产妇自身状况有关。在抢救过程中应注意:①准确估计失血量,判断休克程度;②针对不同病因止血的同时积极抗休克治疗;③迅速建立静脉通道,补液、输血,检测中心静脉压,必要时应用升压药;④吸氧;⑤纠正酸中毒;⑥应用抗生素预防感染。

【预防】

1. 重视产前保健　做好孕前及孕期保健工作,积极治疗血液系统疾病及各种妊娠合并症。对有可能发生产后出血的孕妇,应加强产前检查,督促其提前到有抢救条件的医院住院分娩。

2. 正确处理产程 第一产程:消除产妇紧张情绪,保证充足休息,注意饮食,密切观察产程进展,防止产程延长;第二产程:指导产妇适时正确使用腹压,防止胎儿娩出过快;严格掌握会阴切开的指征和时机,正确保护会阴;阴道手术应规范、轻柔。对已有宫缩乏力者,当胎儿前肩娩出后,立即肌注缩宫素 10U,并继续静脉滴注缩宫素;第三产程:不过早牵拉脐带;胎盘娩出后,应仔细检查胎盘、胎膜是否完整;检查软产道有无撕裂或血肿。

3. 加强产后观察 产后 2 小时是产后出血发生的高峰期,故胎盘娩出后,应分别在第 15 分钟、30 分钟、60 分钟、90 分钟、120 分钟监测生命体征,包括血压、脉搏、阴道出血量、子宫高度、膀胱充盈情况,及早发现出血和休克。产后应避免膀胱充盈影响宫缩。鼓励产妇与新生儿早接触、早哺乳,能反射性引起子宫收缩,减少出血量。

第二节 子 宫 破 裂

子宫破裂(rupture of uterus)是指子宫体部或子宫下段于妊娠晚期或分娩期发生的破裂。是产科极严重的并发症,若未及时诊治,可导致胎儿及产妇死亡。

【病因】

1. 胎先露部下降受阻 骨盆狭窄、头盆不称、胎位不正(特别是忽略性横位)、胎儿或软产道畸形等情况下,胎儿下降受阻,可继发宫缩过强,子宫下段被过度伸长变薄而破裂。

2. 瘢痕子宫 如前次剖宫产或肌瘤剜除术后的子宫瘢痕,弹性较差,均可在强烈宫缩甚至在正常宫缩时发生破裂。

3. 子宫收缩剂使用不当 分娩时滥用缩宫素,不注意使用缩宫素的适应证和正确的使用方法,导致宫缩过强,而宫口一时不能扩大或先露下降受阻,可造成子宫破裂。

4. 产科手术创伤 暴力行阴道助产手术、内倒转术或毁胎术等,可造成子宫破裂。

【临床表现】

子宫破裂一般经历先兆子宫破裂和子宫破裂两个阶段。但手术瘢痕破裂先兆破裂阶段很短,表现不明显,或一开始就是子宫破裂的表现。

1. 先兆子宫破裂 常见于产程延长、胎先露部下降受阻的产妇。表现为:过强的宫缩使产妇下腹剧痛难忍,烦躁不安、大声呼叫,呼吸、脉搏加快。因胎先露下降受阻,子宫下段逐渐拉长变薄而宫体更加变短增厚,两者间形成明显环状凹陷,称病理缩复环。随产程进展,此环会逐渐上升达脐部甚至脐上(图 12-5)。此时子宫下段膨隆,压痛明显,子宫圆韧带极度紧张,可明显触及并有压痛。膀胱受胎先露部压迫充血,出现排尿困难、血尿。由于宫缩过强过频,胎心率加快或减慢或听不清。这种状况若不迅速解除,子宫将在病理缩复环处及其下方发生破裂。

2. 子宫破裂 根据破裂程度,可分为完全性与不完全性子宫破裂两种。

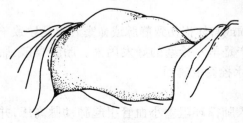

图 12-5 先兆子宫破裂时腹部外观

(1)完全性子宫破裂:指宫壁全层破裂,宫腔与腹腔相通。继先兆子宫破裂之后,产妇突感腹部如撕裂样剧痛,随后宫缩骤然停止,产妇感觉腹痛骤减,但不久又出现全腹持续性疼痛,很快进入休克状态,面色苍白、出冷汗、呼吸急促、脉搏细速、血压下降等。检查时有全腹压痛及反跳痛,在腹壁下清楚地扪及胎体,于胎儿侧方可触及缩小的子宫,胎心音消失,阴道可有鲜血流出,量可多可少。拨露或下降中的胎先露部升高或消失(胎儿进入腹腔内),开大的宫口缩小。若已确诊为子宫破裂,则不必再经阴道检查子宫破裂口。

(2)不完全性子宫破裂:指子宫肌层全部或部分破裂,浆膜层尚完整,宫腔与腹腔不相通,胎儿及其附属物仍在宫腔内。腹部检查在子宫不全破裂处有明显压痛,若破口累及两侧子宫血管可导致急性大出血或形成阔韧带血肿,可在子宫一侧扪及逐渐增大且有压痛的包块,往往胎心率异常。

【诊断】

典型的子宫破裂根据病史、症状、体征一般较易诊断。子宫不完全破裂,由于症状、体征不明显,诊断有一定困难。根据子宫下段压痛、阴道流血、胎心改变,阴道检查宫口较前缩小,已下降的胎先露部又上升,有时甚至可触及子宫下段的破裂口等均可确诊。B型超声检查,可确定子宫破裂的部位,显示胎儿与子宫的关系。

【处理】

1. 先兆子宫破裂 应立即采取措施有效抑制宫缩,给予静脉全身麻醉或肌注哌替啶100mg等,同时应尽快行剖宫产术,防止子宫破裂。

2. 子宫破裂 无论胎儿是否存活,均应抢救休克的同时及时手术治疗,以抢救产妇生命。需根据产妇状态、子宫破裂程度、感染程度及产妇有无子女决定是否保留子宫。若为第一胎,破口小且整齐,无明显感染者,可行裂口修补术。对破口大且不整齐或明显感染者,应行子宫次全切除术。若破口延长至宫颈,应行全子宫切除术。

无论有无感染,术前术后均应给予抗生素控制感染。

【预防】

健全三级保健网,做好计划生育工作,避免多次人工流产。宣传孕妇保健知识,加强产前检查,密切观察产程,避免忽略性难产的发生。有剖宫产史或子宫手术史者,应提前住院待产,根据指征及前次手术情况决定本次分娩方式。若无梗阻性难产存在,也可在严密观察下经阴道分娩。对缩宫素、前列腺素等子宫收缩剂的使用指征、方法应严格掌握,避免滥用。

第三节　羊　水　栓　塞

羊水栓塞(amniotic fluid embolism)是指在分娩过程中羊水进入母体血液循环后引起的肺栓塞、休克、弥散性血管内凝血(DIC)、肾衰竭等一系列病理改变,是极其严重的分娩期并发症。发生在足月分娩者,其死亡率高达60%以上;也可发生在妊娠早、中期流产时,病情较轻,死亡少见。近年的研究认为羊水栓塞的核心问题是过敏反应,故有人建议将羊水栓塞改名为"妊娠过敏反应综合征"。

【病因】

羊膜腔内压力过高(过强宫缩)、胎膜破裂、宫颈或宫体损伤致静脉或血窦开放是导致羊水栓塞发生的基本条件。高龄初产妇、多产妇、急产是羊水栓塞的好发因素。胎膜早破、胎盘早剥、前置胎盘、子宫破裂、剖宫产手术是发生羊水栓塞的诱因。

【病理生理】

1. 肺动脉高压 羊水内有形成分经肺动脉进入肺循环阻塞小血管引起肺动脉高压,并刺激肺组织产生和释放血管活性物质,使肺小血管痉挛,加重肺动脉高压。羊水内含有大量激活凝血系统的物质,激活凝血过程,使小血管内形成广泛的血栓阻塞肺小血管,反射性引起迷走神经兴奋,使肺小血管痉挛加重;更重要的是羊水中的抗原成分可引起Ⅰ型变态反应,很快使小支气管痉挛,支气管内分泌物增多,使肺通气、换气量减少,反射性地引起肺内小血管痉挛。这种变态反应引起的肺动脉压升高有时起主要作用。肺动脉高压可引起急性右心衰竭,继而呼吸循环功能衰竭。

2. 过敏性休克 羊水内某些成分为致敏原,引起Ⅰ型变态反应,导致的过敏性休克多在羊水栓塞后立即出现血压骤降甚至消失,尔后方有心肺功能的衰竭。

3. 弥散性血管内凝血(DIC) 羊水含有多量促凝物质,进入母血后使血管内产生广泛微血栓,消耗大量凝血因子,发生DIC。羊水中也存在激活纤溶系统的物质可激活纤溶系统,发生纤溶亢进。此时因大量凝血物质消耗及纤溶亢进,最终可导致全身性出血及出血不凝。

4. 急性肾衰竭 由于休克和DIC,肾急性缺血导致肾功能障碍和衰竭。

【临床表现】

羊水栓塞的典型临床经过可分三个阶段:

1. 循环呼吸衰竭及休克 在分娩过程中,一般发生在第一产程末、第二产程宫缩较强时,有时也发生在胎儿娩出后短时间内。患者开始出现烦躁不安、寒战、恶心、呕吐、气急等先兆症状,继而出现呛咳、呼吸困难、紫绀,肺底部出现湿啰音,心率加快,血压下降,面色苍白,四肢发冷等。严重者发病急骤,甚至没有先兆症状,产妇仅惊叫一声或打一哈欠,血压迅速下降或消失,多于数分钟内迅速死亡。

2. 弥散性血管内凝血 患者渡过心肺功能衰竭和休克阶段之后,发生难以控制的大量阴道流血、切口渗血、全身皮肤黏膜出血,甚至出现消化道大出血。

3. 急性肾衰竭 羊水栓塞后期患者出现少尿(或无尿)和尿毒症的表现。主要是由于循环功能衰竭引起的肾缺血及DIC前期形成的血栓堵塞肾内小血管,引起肾脏缺血、缺氧,导致肾脏器质性损害。

典型病例临床表现通常按顺序出现,不典型者仅有阴道流血和休克,也有休克和出血的同时合并少尿、无尿者。钳刮术中出现羊水栓塞也可仅表现为一过性呼吸急促、胸闷后出现阴道大量出血。

【诊断】

根据分娩及钳刮时出现的上述临床表现,可初步诊断,并立即进行抢救。在抢救同时为确诊应做如下检查:①抽取下腔静脉血,镜检有无羊水成分;②床边胸部X线平片:见双肺有弥散性点片状浸润影,沿肺门周围分布,伴有右心扩大;③床边心电图检查:提示右心房、右心室扩大;④与DIC有关的实验室检查。

【处理】

一旦出现羊水栓塞的临床表现,应立即给予紧急处理。最初阶段主要是抗休克、抗过敏,解除肺动脉高压,纠正缺氧及心衰。DIC阶段应早期抗凝、补充凝血因子,晚期抗纤溶同时补充凝血因子。少尿或无尿阶段要及时应用利尿剂,预防及治疗肾衰竭。

1. 解除肺动脉高压,改善低氧血症

(1) 保持呼吸道通畅及给氧:出现呼吸困难、紫绀者,立即面罩给氧,如症状严重,应行气管插管正压给氧。保证供氧,是改善肺泡毛细血管缺氧、预防及缓解肺水肿的关键,也可改善心、脑、肾等重要脏器的缺氧状况。

（2）解痉药物的应用：解除支气管平滑肌及血管平滑肌痉挛，纠正机体缺氧。常用药物有：

1）盐酸罂粟碱：为首选药物。可直接松弛血管平滑肌，使冠状动脉、肺和脑小动脉扩张，降低小血管阻力。盐酸罂粟碱 30～90mg 加于 10%～25% 葡萄糖液 20～40ml 中缓慢静脉推注，日量不超过 300mg。

2）阿托品：阿托品既可阻断迷走神经反射引起的肺血管痉挛及支气管痉挛，解除迷走神经对心脏的抑制，又可改善微循环，兴奋呼吸中枢，但心率>120 次/分者慎用。阿托品 1mg 加于 10%～25% 葡萄糖液 10ml 中，每隔 15～30 分钟静脉注射 1 次，直至患者面部潮红、症状好转为止。

3）氨茶碱：可扩张冠状动脉及支气管平滑肌。250mg 加于 25% 葡萄糖溶液 10ml 中缓慢推注，必要时重复应用。

2. 抗过敏　改善缺氧的同时，应迅速抗过敏。肾上腺皮质激素可稳定溶酶体，保护细胞以对抗过敏反应。地塞米松 20mg 加于 25% 葡萄糖液中静脉推注后，再将 20mg 加于 5%～10% 葡萄糖液中静脉滴注。

3. 抗休克

（1）补充血容量：应尽快输新鲜血液和血浆以补充血容量。在抢救过程中应监测中心静脉压，既可了解心脏负荷状况，指导输液量及速度，又可抽取血液寻找羊水有形成分。

（2）升压药：多巴胺 10～20mg 加于 5%～10% 葡萄糖液 250ml 中静脉滴注。通常滴速为 20～30 滴/分钟，根据血压调整滴速。

（3）纠正心衰：常选用去乙酰毛花苷 0.2～0.4mg 加于 25% 葡萄糖液 20ml 中静脉缓慢推注；或毒毛花苷 K 0.125～0.25mg 同法静脉缓慢注射，必要时 4～6 小时重复 1 次。

（4）纠正酸中毒：在抢救过程中，及时做血气分析和血清电解质的测定。若有酸中毒可用 5% 碳酸氢钠 250ml 静脉滴注，并及时纠正电解质紊乱。

4. 防治 DIC

（1）肝素钠：用于治疗羊水栓塞早期的高凝状态，尤其在发病后 10 分钟内使用效果更佳。肝素钠 25～50mg 加于 0.9% 氯化钠溶液 100ml 中，静脉滴注 1 小时，4～6 小时后再将 50mg 加于 5% 葡萄糖液 250ml 中缓慢静滴。在用药过程中将凝血时间控制在 20～25 分钟左右，24 小时肝素钠总量控制在 100mg 以内为宜。

（2）抗纤溶药物：羊水栓塞由高凝状态向纤溶亢进发展时，可在肝素化的基础上使用抗纤溶药物，如氨基己酸 4～6g 加于 5% 葡萄糖液 100ml 中，15～30 分钟滴完，维持量 1g/h。

5. 预防肾衰　羊水栓塞的第三阶段为肾衰竭期，应注意尿量。当血容量补足的情况下仍少尿，应予 20% 甘露醇 250ml（滴速 10ml/min），以扩张肾小球前小动脉。心衰患者慎用。若尿量仍少，可给予呋塞米 20～40mg 缓慢静脉注射，并定时检测血电解质。

6. 预防感染　应选用对肾脏毒性较小的广谱抗生素，剂量要大。

7. 产科处理　原则上应在产妇呼吸循环功能得到明显改善，并已纠正凝血功能障碍后进行。在第一产程发病应立即考虑剖宫产终止妊娠，以去除病因。在第二产程发病应在抢救产妇的同时，可及时阴道助产结束分娩。若有产后大出血，应积极采取措施，短时间内无法止血可行子宫切除术，以减少胎盘剥离大面积血窦开放出血，对争取抢救时机有利。

第四节　脐带先露与脐带脱垂

胎膜未破裂时,脐带位于胎先露部前方或一侧,称为脐带先露或隐性脐带脱垂。胎膜破裂,脐带脱出于胎先露部的下方,或经宫颈降入阴道内,甚至显露于外阴部,称脐带脱垂。

【病因】

易发生在胎先露部不能衔接时,如:头盆不称、胎头入盆困难;臀先露、肩先露等胎位异常;羊水过多;脐带过长等。

【诊断】

有脐带脱垂危险因素存在时,应警惕脐带脱垂的发生。若胎膜未破,于宫缩后或胎动后胎心率突然变慢,改变体位、上推胎先露部及抬高臀部后迅速恢复者,应考虑有脐带先露的可能,应加强监护。已破膜者一旦出现胎心率异常,应立即行阴道检查,了解有无脐带脱垂和脐带血管有无搏动。若在胎先露部旁或胎先露部下方以及阴道内触及脐带,或见脐带脱出于外阴,即可确诊。B 型超声及彩色多普勒有助于明确诊断。

【处理】

1. 脐带先露　经产妇、胎膜未破、宫缩良好者,立即取臀高头低位,严密监测胎心率,等待胎头衔接,若产程进展顺利,胎心持续良好,可阴道分娩。初产妇,足先露或肩先露者应剖宫产结束分娩。

2. 脐带脱垂　一旦发现,胎心尚好,胎儿存活者,应在数分钟内娩出胎儿。宫口开全,胎头已入盆,应立即行产钳术或胎头吸引术;臀先露应行臀牵引术;有困难者,尤其是初产妇,应行剖宫产术。若宫口未开全,应立即行剖宫产术。若无剖宫产条件,可试用脐带还纳术,但脐带还纳术的成功率不高。胎心已消失超过 10 分钟,确定胎死宫内,可经阴道自然分娩,为避免会阴裂伤,可行穿颅术。

【预防】

脐带脱垂严重威胁胎儿生命,须积极预防。胎膜已破者,应尽量减少走动,对有脐带脱垂危险因素者应减少不必要的肛查和阴道检查。人工破膜应避免在宫缩时进行,宜采取高位破膜,使羊水缓慢流出。

第五节　胎膜早破

在临产前胎膜破裂,称胎膜早破(premature rupture of membrane,PROM),未足月胎膜早破(preterm premature rupture of membrane,PPROM)指在妊娠 20 周以后、未满 37 周胎膜在临产前发生的胎膜破裂。妊娠满 37 周后的发生率为 10%;妊娠不满 37 周的发生率为 2.0% ~ 3.5%。胎膜早破可引起早产、脐带脱垂和母儿感染等。

【病因】

主要有:创伤;宫颈内口松弛;妊娠后期性交产生机械性刺激或引起胎膜炎;下生殖道感染,可由细菌、病毒、弓形虫或沙眼衣原体等引起;头盆不称、胎位异常;胎膜发育不良等。

【临床表现及诊断】

1. 临床表现　孕妇突感有较多液体自阴道流出,继而少量间断性排出。腹压增加如咳嗽、打喷嚏、负重时,羊水即流出,肛诊将胎先露部上推见到流液量增多。阴道窥器检查见阴道后穹隆有羊水积聚或有羊水自宫口流出,则可明确诊断。阴道流液应与尿失禁、阴道炎溢液鉴别。

2. 辅助检查

（1）阴道液酸碱度检查:平时阴道液 pH 值为 $4.5 \sim 5.5$,羊水 pH 值为 $7.0 \sim 7.5$,阴道液 pH 值 ≥ 6.5 时视为阳性,胎膜早破的可能性极大。

（2）阴道液涂片检查:阴道液干燥片检查见羊齿植物叶状结晶为羊水。涂片用 0.5% 亚甲蓝染色可见淡蓝色或不着色胎儿皮肤上皮及毳毛;用苏丹Ⅲ染色见橘黄色脂肪小粒;用 0.5% 硫酸尼罗蓝染色可见橘黄色胎儿上皮细胞。结果比用试纸测定 pH 值可靠,可确定为羊水。精液与玻片上指纹污染可使检查出现假阳性。

（3）羊膜镜检查:可以直视胎先露部,看不到前羊膜囊,即可诊断胎膜早破。

（4）胎膜早破合并羊膜腔感染的检查:①羊水细菌培养;②羊水涂片革兰染色检查细菌;③羊水白细胞 IL-6 测定:IL-6 ≥ 7.9ng/ml,提示羊膜腔感染;④血 C-反应蛋白 >8mg/L,提示羊膜腔感染。

（5）超声检查:羊水量减少也可协助诊断。

【处理】

（一）足月胎膜早破的处理

足月胎膜早破常是即将临产的征兆,如宫颈已成熟可以观察,一般在破膜后 12 小时内自然临产,若 12h 内未临产,可予以药物引产。

（二）未足月胎膜早破的处理

1. 期待疗法　适用于孕 $28 \sim 35$ 周不伴感染、羊水池深度 ≥ 3cm 的胎膜早破孕妇,具体措施如下:

（1）一般处理:住院,绝对卧床,避免不必要的肛诊与阴道检查,为了解宫颈情况可行阴道窥器检查。保持外阴清洁,注意宫缩与羊水性状、气味,测体温与白细胞计数。

（2）预防性使用抗生素:破膜 12 小时以上者应预防性使用抗生素。

（3）子宫收缩抑制剂的应用:常选用硫酸镁、沙丁胺醇、利托君等药物。

（4）促胎肺成熟:妊娠 35 周后,肌注地塞米松 10mg,每日 1 次,共 2 次。

2. 终止妊娠

（1）孕期达 35 周以上,胎肺成熟,宫颈成熟,分娩发动,可令其自然分娩。

（2）有剖宫产指征者:如胎头高浮、胎位异常、宫颈不成熟、胎肺成熟、明显羊膜腔感染、伴有胎儿窘迫等,可行剖宫产。

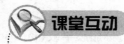

课堂互动

子宫收缩乏力性产后出血怎样处理?

【预防】

积极预防和治疗下生殖道感染,重视孕期卫生指导;妊娠后期禁止性交;避免负重及腹部撞击;宫颈内口松弛者,应卧床休息,并于妊娠 $14 \sim 18$ 周左右行宫颈环扎术。

（王圣洁）

? **复习思考题**

1. 什么是产后出血? 引起产后出血的原因主要有哪些?

2. 发生先兆子宫破裂如何处理?

3. 子宫破裂的临床表现是什么? 子宫破裂如何处理?

4. 什么是羊水栓塞? 羊水栓塞的病理生理变化有哪些?

5. 什么叫做胎膜早破、脐带脱垂?

第十三章　产褥期并发症

学习要点

　　产褥感染的分类、临床表现及处理;晚期产后出血的原因、临床表现及处理;产褥期抑郁症的诊断与治疗原则。

第一节　产　褥　感　染

　　分娩及产褥期生殖道受病原体侵袭,引起局部或全身的感染称产褥感染(puerperal infection)。产褥病率(puerperal morbidity)是指自分娩 24 小时以后的 10 日内,用口表每日测量体温 4 次,间隔时间 4 小时,有 2 次≥38℃者。造成产褥病率的原因以产褥感染为主,但也包括生殖道以外的急性乳腺炎、上呼吸道感染、泌尿系统感染、血栓静脉炎等。产褥感染、产科出血、妊娠合并心脏病、妊娠期高血压疾病仍是导致孕产妇死亡的四大原因。

　　【病因】

　　1. 诱因　由于分娩降低或破坏了女性生殖道的防御功能和自净作用,增加病原体侵入生殖道的机会,一旦有下列诱因存在均可造成产褥感染,如产妇体质虚弱、营养不良、孕期贫血、妊娠晚期性生活、胎膜早破、羊膜腔感染、慢性疾病、产科手术操作、产程延长、产前产后出血过多等。

　　2. 病原体　孕期及产褥期生殖道内有大量需氧菌、厌氧菌、真菌、衣原体及支原体等寄生,以厌氧菌为主,许多非致病菌在特定环境下可以致病。

　　(1) 需氧性链球菌:是外源性产褥感染的主要致病菌。β-溶血性链球菌致病性最强,能产生致热外毒素与溶组织酶,引起严重感染,病变迅速扩散,严重者可致败血症。其临床特点为发热早,体温超过 38℃,寒战,心率快,腹胀,子宫复旧不良,子宫旁或附件区触痛,甚至并发败血症。

　　(2) 厌氧革兰阳性球菌:消化链球菌和消化球菌存在于正常阴道中。当产道损伤、胎盘残留、局部组织坏死缺氧时,细菌迅速繁殖,与大肠杆菌混合感染,放出异常恶臭气味。

　　(3) 大肠杆菌属:大肠杆菌与其相关的革兰阴性杆菌、变形杆菌是外源性感染的主要致病菌,是菌血症和感染性休克最常见的病原菌。它寄生在阴道、会阴、尿道口周围,在不同环境对抗生素敏感性有很大差异,需行药物敏感试验。

　　(4) 葡萄球菌:主要致病菌是金黄色葡萄球菌和表皮葡萄球菌。前者多为外源性感染,容易引起伤口严重感染。后者存在于阴道菌群中,引起的感染较轻。

　　(5) 杆菌属:常见脆弱类杆菌,多与需氧菌和厌氧菌混合感染,形成局部脓肿,产生大量脓液,有恶臭。

　　(6) 其他:支原体、衣原体、梭状芽孢杆菌、淋病奈瑟菌、病毒等均可导致产褥感染。

3. 感染途径

（1）内源性感染：正常孕妇生殖道或其他部位寄生的病原体,多数并不致病,当抵抗力降低等感染诱因出现时可致病。

（2）外源性感染：由被污染的衣物、用具、各种手术器械、物品等均可造成感染。

近年研究表明,内源性感染更重要,因孕妇生殖道病原体不仅可以导致产褥感染,而且还能通过胎盘、胎膜、羊水间接感染胎儿,导致流产、早产、胎儿生长受限、胎膜早破、死胎等。

【病理及临床表现】

发热、疼痛、异常恶露,是产褥感染的三大症状。产褥早期发热的主要原因是脱水,若2～3日低热后突然出现高热,应考虑感染可能。产褥感染常见以下几种类型：

1. 急性外阴、阴道、宫颈炎　会阴裂伤或会阴后-侧切开伤口感染时,表现为会阴部疼痛,常不能取坐位,可有低热。局部伤口红肿、发硬、伤口裂开,脓液流出,压痛明显。急性阴道裂伤及挫伤感染表现为局部疼痛、黏膜充血、水肿、溃疡、分泌物增多,严重者可引起阴道旁结缔组织炎、甚至瘘管。急性宫颈炎常因为裂伤引起,感染向深部蔓延,可达宫旁组织,引起盆腔结缔组织炎。

2. 急性子宫内膜炎、子宫肌炎　病原体经胎盘剥离面侵入,扩散到子宫蜕膜层称子宫内膜炎,侵犯子宫肌层称子宫肌炎,两者常伴发。子宫内膜炎表现为阴道内有大量脓性分泌物且有臭味;子宫肌炎,则表现为子宫复旧不良,腹部尤其宫底部有压痛,同时伴有高热、头痛、白细胞增高等感染症状。

3. 急性盆腔结缔组织炎、急性输卵管炎　病原体沿宫旁淋巴和血行达宫旁组织,出现急性炎性反应而形成炎性包块,同时波及输卵管,形成输卵管炎。表现为寒战、高热、腹胀、下腹痛,严重者侵及整个盆腔形成"冰冻骨盆"。淋病奈瑟菌沿生殖道黏膜上行感染,达输卵管与盆腹腔,形成脓肿后,高热不退。患者白细胞持续升高,中性粒细胞明显增多,核左移。

4. 急性盆腔腹膜炎及弥漫性腹膜炎　炎症继续发展,扩散至子宫浆膜,形成盆腔腹膜炎,继而发展成弥漫性腹膜炎,出现全身中毒症状,如高热、恶心、呕吐、腹胀,下腹部有明显压痛、反跳痛。腹膜面分泌大量渗出液,纤维蛋白覆盖引起肠粘连,也可在直肠子宫陷凹形成局限性脓肿,若脓肿波及肠管与膀胱出现腹泻、里急后重与排尿困难。急性期治疗不彻底可发展成盆腔炎性疾病后遗症而导致不孕。

5. 血栓静脉炎　可分为盆腔内血栓性静脉炎和下肢血栓性静脉炎两类。厌氧性细菌为常见病原体。病变单侧居多,产后1～2周多见,盆腔内血栓静脉炎常侵及子宫静脉、卵巢静脉、髂内静脉、髂总静脉及阴道静脉,表现为寒战、高热,症状可持续数周或反复发作。局部检查不易与盆腔结缔组织炎鉴别。下肢血栓静脉炎,病变多在股静脉、腘静脉及大隐静脉,多继发于盆腔静脉炎,表现为弛张热,受累静脉呈硬索状,下肢持续性疼痛,并因血液回流受阻,引起下肢水肿,皮肤发白,习称"股白肿"。病变轻,部位深时无明显阳性体征,可借助彩色超声多普勒检查协助诊断。

6. 脓毒血症及败血症　感染血栓脱落进入血循环可引起脓毒血症,甚至出现脑、肺、肾脓肿或肺栓塞而死亡。若病原体大量进入血循环并繁殖形成败血症,则表现为高热、寒战、气促等全身明显中毒症状,进而危及生命。

【诊断】

1. 病史　详细询问病史及分娩经过以及产后有无引起感染的诱因或原因。

2. 全身及局部检查　包括体温、脉搏、血压及全身各系统的检查。应仔细检查腹部、盆腔及会阴伤口,确定感染的部位和严重程度。同时排除引起产褥病率的其他疾病。

3. 辅助检查　B 型超声、彩色多普勒超声、CT、磁共振等检测手段,能够对感染形成的炎性包块、脓肿做出定位及定性诊断。检测血清 C-反应蛋白(速率散射浊度法)>8mg/L,有助于早期诊断感染。

4. 确定病原体　病原体的鉴定对产褥感染诊断与治疗非常重要。方法有:病原体培养、分泌物涂片检查、病原体抗原和特异抗体检测。

【鉴别诊断】

主要与上呼吸道感染、急性乳腺炎、泌尿系统感染相鉴别。

【治疗】

1. 支持疗法　加强营养,增强全身抵抗力,纠正水、电解质失衡。病情严重或贫血者,多次少量输新鲜血或血浆。

2. 脓肿切开引流　会阴伤口或腹部切口感染,及时行切开引流术。怀疑盆腔脓肿可经腹或后穹隆切开引流。

3. 胎盘胎膜残留处理　有效抗感染治疗同时,清除宫腔残留物。

4. 抗生素的应用　应按药敏试验选用广谱高效抗生素,注意需氧菌、厌氧菌及耐药菌株问题。中毒症状严重者,短期加用肾上腺皮质激素,提高机体应激能力。

5. 血栓静脉炎　在应用大量抗生素的同时,可加用肝素,即 150U/(kg·d)肝素加入 5% 葡萄糖液 500ml 静脉滴注,每 6 小时 1 次,体温下降后每日 2 次,连用 4～7 日;尿激酶 40 万 U 加入 0.9% 氯化钠液或 5% 葡萄糖液 500ml 中静脉滴注 10 日,用药期间监测凝血功能。口服双香豆素、阿司匹林等,也可用活血化淤中药治疗。

【预防】

加强孕期保健,积极治疗全身及生殖系统炎症。孕 32 周后应避免性生活及盆浴,加强营养,预防和纠正贫血,增强体质。接产时严格无菌操作,正确处理产程,避免滞产、产道损伤与产后出血,正确掌握手术指征,保持外阴清洁。产后注意个人卫生,产褥期严禁性生活,早日下床活动积极促进子宫复旧和恶露排出,必要时给予广谱抗生素预防感染。

第二节　晚期产后出血

分娩 24 小时后,在产褥期内发生的子宫大量出血,称晚期产后出血(late puerperal hemorrhage)。多在产后 1～2 周发病,亦有产后 2 月余发病者。阴道流血间断或持续,量少或中等;或急性大量出血,伴血凝块排出。产妇常有低热、寒战、贫血或失血性休克。

【病因与临床表现】

1. 胎盘、胎膜残留　为阴道分娩后出血最常见的原因,多发生在产后 10 日左右,宫腔内残留的胎盘、胎膜变性、坏死、机化,坏死组织脱落时,基底部血管暴露,引起大量出血。表现为血性恶露持续时间延长,之后反复出血或突然大量流血。检查发现子宫复旧不全,宫口松弛或有残留组织堵塞。

2. 蜕膜残留　蜕膜多在产后一周内脱落。若蜕膜剥离不全长时间残留,影响子宫复旧,继发子宫内膜炎症,引起晚期产后出血。临床表现与胎盘残留不易鉴别,但宫腔刮出物病检可见坏死蜕膜等组织,看不到绒毛。

3. 子宫胎盘附着面复旧不全　胎盘娩出后其附着面随即缩小,附着部位血管即有血栓形成,继而血栓机化,管腔变窄、堵塞,胎盘附着部边缘有内膜向内生长,子宫内膜修复约需6~8周。若胎盘附着面复旧不全可引起血栓脱落,血窦重新开放,导致子宫出血。多发生在产后2周左右,表现为突然大量阴道流血,子宫大而软,宫口松弛,阴道及宫口可见血块堵塞。

4. 感染　以子宫内膜炎症多见。感染引起胎盘附着面和子宫复旧不良,血窦关闭不全而出血。

5. 剖宫产术后子宫切口裂开　若术中横切口两端血管损伤造成局部供血不足、术中止血不良、缝合技术不当、术后切口感染等均可致切口愈合不良。若再伴有肠线溶解脱落,血窦重新开放,可出现大量阴道流血,甚至引起休克。

6. 其他　产后子宫滋养细胞肿瘤、子宫黏膜下肌瘤等,均可引起晚期产后出血。

【诊断】

1. 病史　若为阴道分娩,应注意产程进展及产后恶露变化,有无反复或突然阴道流血病史;若为剖宫产,应了解手术指征、术式及术后恢复情况。

2. 症状和体征

(1) 阴道流血:胎盘胎膜残留、蜕膜残留引起的阴道流血多在产后10日发生。胎盘附着部位复旧不良常发生在产后2周左右,可以反复多次阴道流血,也可突然大量阴道流血。剖宫产子宫切口裂开或愈合不良所致的阴道流血,多在术后2~3周发生,常常是子宫突然大量出血,可导致失血性休克。

(2) 腹痛和发热:常合并感染,伴恶露增多,有恶臭味。

(3) 全身症状:继发性贫血,严重者因失血性休克危及生命。

(4) 体征:子宫复旧不佳可扪及子宫增大、变软,宫口松弛,有时可触及残留组织和血块,伴有感染者子宫明显压痛。

3. 辅助检查

(1) 血常规:了解贫血和感染情况。

(2) 血HCG测定:有助于排除胎盘残留及绒毛膜癌。

(3) 病原菌和药敏试验:宫腔分泌物培养,发热时行血培养,指导选择有效广谱抗生素。

(4) B型超声检查:了解子宫大小、宫腔有无残留物及子宫切口愈合情况。

(5) 病理检查:宫腔刮出物或切除的子宫标本,应送病理检查,以最终明确诊断。

【治疗】

1. 少量或中等量阴道流血,给予广谱抗生素、子宫收缩剂及支持治疗。

2. 疑有胎盘、胎膜、蜕膜残留或胎盘附着部位复旧不全者,在静脉输液、备血及准备手术的条件下刮宫,操作应轻柔,以防子宫穿孔。刮出物送病检以明确诊断。术后继续给予抗生素及子宫收缩剂。

3. 疑剖宫产子宫切口裂开者,即使少量阴道流血也应住院,给予广谱抗生素及支持疗法,密切观察病情变化;若多量阴道流血,可行剖腹探查。若切口周围组织坏死范围小、炎症反应轻微,可行清创缝合及髂内动脉、子宫动脉结扎止血或行髂内动脉栓塞术。若组织坏死范围大,酌情做低位子宫次全切除术或子宫全切除术。

4. 肿瘤引起的阴道流血,应按肿瘤性质、部位做相应处理。

【预防】

1. 产后应仔细检查胎盘胎膜是否完整,若有残缺应及时取出。不能排除胎盘残留时应探查宫腔。

2. 剖宫产时合理选择切口位置;避免子宫下段横切口两侧角部撕裂,并合理缝合切口。

3. 严格无菌操作,术后应用抗生素预防感染。

第三节 产褥期抑郁症

产褥期抑郁症(postpartum depression,PPD)指产妇在产褥期间出现抑郁症状,是产褥期精神综合征最常见的一种类型,通常在产后 2 周内出现症状。主要表现为持续和严重的情绪低落以及一系列症候,如失眠、悲观、动力减低等,甚至影响对新生儿的照料能力。其发病率国外报道约为 30%。

【临床表现】

主要表现有:①情绪改变:心情压抑、沮丧、情绪淡漠,甚至焦虑、恐惧、易怒,夜间加重;有时表现为孤独、不愿见人或伤心、流泪。②自我评价降低:自暴自弃、自罪感,对身边的人充满敌意,与家人、丈夫关系不协调。③创造性思维受损,主动性降低。④对生活缺乏信心,觉得生活无意义,出现厌食、睡眠障碍、易疲倦、性欲减退。严重者甚至绝望、自杀或有杀婴倾向,有时陷于错乱或昏睡状态。

【诊断】

产褥期抑郁症至今尚无统一的诊断标准。可参考美国精神病学会在《精神疾病的诊断与统计手册》一书中制定的产褥期抑郁症诊断标准(表 13-1)。

表 13-1 产褥期抑郁症的诊断标准

1. 在产后 2 周内出现下列 5 条或 5 条以上的症状,必须具备(1)(2)两条
(1) 情绪抑郁
(2) 对全部或多数活动明显缺乏兴趣或愉悦
(3) 体重显著下降或增加
(4) 失眠或睡眠过度
(5) 精神运动性兴奋或阻滞
(6) 疲劳或乏力
(7) 遇事均感毫无意义或有自罪感
(8) 思维能力减退或注意力不集中
(9) 反复出现想死亡的想法
2. 在产后 4 周内发病

产褥期抑郁症诊断困难,产后常规进行自我问卷调查对早期发现和诊断很有帮助。

【鉴别诊断】

需排除器质性精神障碍或精神活性物质和非成瘾物质所致抑郁。

【治疗】

包括心理治疗和药物治疗。

1. 心理治疗 为重要的治疗手段。包括心理支持、咨询与社会干预等。通过心理咨询,解除致病的心理因素。对产褥期妇女多加关心和无微不至地照顾,尽量调整好家庭关系,指导其养成良好的睡眠习惯。

2. 药物治疗 适用于中重度抑郁症及心理治疗无效患者。应在专科医师指导下用药,可根据以往疗效及个性化选择药物。尽量选用不进入乳汁的抗抑郁药,首选 5-羟色胺再吸收抑制剂,如盐酸帕罗西汀、盐酸舍曲林等;也可选用三环类抗抑郁药如阿米替林。

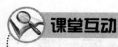
课堂互动

如何处理晚期产后出血?

【预后】

本病预后良好,约 70% 患者于 1 年内治愈,极少数持续 1 年以上。再次妊娠复发率约 20%。其下一代认知能力可能受一定影响。

(王圣洁)

复习思考题

1. 如何鉴别产褥感染与产褥病率?
2. 怎样防治产褥感染?
3. 什么是晚期产后出血? 晚期产后出血的原因主要有哪些?
4. 如何处理晚期产后出血?
5. 产褥期抑郁症如何诊治?

第十四章　妇科病史采集及体格检查

 学习要点

> 妇科病史采集的方法及重要性;盆腔检查内容与方法;妇科常见症状的鉴别要点。

妇科病史采集及体格检查,尤其是盆腔检查是诊断疾病的主要依据,也是妇科临床实践基本技能。本章内容包括妇科病史采集与盆腔检查方法,并列举妇科疾病常见症状的鉴别要点。

第一节　妇　科　病　史

妇科病史是诊断妇科疾病的重要依据,所形成的文字资料具有法律意义,要求全面、客观、真实、准确、完整而系统。良好的沟通技巧可获取全面客观的病史,有利于诊治疾病,构建和谐的医患关系。采集病史时,应态度和蔼、语言亲切,细致询问并耐心聆听患者陈述。要有针对性,不要遗漏关键病史,以免误诊误治。采用启发式提问,但应避免暗示和主观臆测。遇危重患者在了解基本病情后,立即进行抢救,待病情稳定后再详细询问病史。对不能自述的患者,可向最了解其病情的家属或亲友询问。外院转诊病人,应索阅病情介绍作为参考资料。要尊重患者,有难言之隐者,不可反复追问,可先行检查再补充。

【一般项目】

包括患者姓名、性别、年龄、籍贯、职业、民族、婚姻、住址、入院日期、病史记录日期、病史陈述者、可靠程度。非患者陈述者,应注明陈述者与患者之间的关系。

【主诉】

促使患者就医的主要症状(或体征)及其持续的时间。要求用简单明了的语言描述,通常不超过 20 字。妇科常见症状有外阴瘙痒、阴道出血、白带异常、下腹痛、腹部包块、不孕等。若患者有停经、阴道流血及腹痛三种主要症状,则应按其发生的时间顺序将主诉书写为:停经××日,阴道流血××日,腹痛××日。若患者无任何自觉症状,仅在体检时发现有子宫肌瘤,主诉应写为:体检发现"子宫肌瘤"××日。

【现病史】

是指患者本次疾病发生、发展及诊疗的全过程,是病史的主要组成部分,要详细记述。应以主要症状为核心,按时间先后顺序,系统地记述主要症状的演变、有无诱因、有无伴随症状及其与主要症状之间的关系、发病后诊疗情况和结果,睡眠、饮食、体重及大小便的变化,与鉴别诊断有关的阳性或阴性资料等。和本次疾病虽无紧密关系,但仍需治疗的其他疾病,可在现病史后另起一段记录。常见的主要症状描述如下:

1. 阴道流血　阴道流血的日期、持续时间、血量、颜色,有无血块,有无组织排出及排出组织的性状,有无出血诱因,有无伴随症状,流血与月经的关系,末次月经及前次月经的日期等。

2. 白带异常 发生时间、量、颜色、性状及有无气味,是否伴有外阴瘙痒,与月经周期的关系。

3. 腹部包块 发生时间、部位、大小、活动度、硬度、增长速度、有无疼痛及伴随症状。

4. 腹痛 发生时间及持续时间、部位、性质、程度,与月经的关系,有无诱因、全身反应及伴随症状等。

【月经史】

包括初潮年龄、月经周期、经期持续时间、经量、有无血块、经血颜色及伴随症状如乳房胀痛、情绪变化等,常规询问末次月经时间(LMP),必要时询问前次月经日期(PMP)。若已绝经,应询问绝经年龄及绝经后有无异常情况等。如 12 岁初潮,周期为 28 ~ 30 日,持续 3 ~ 4 日,可简写为 $12\dfrac{3-4}{28-30}$。

【婚育史】

婚次及每次结婚年龄,是否近亲结婚。男方健康状况、有无性病史。双方同居情况。初孕、初产年龄,足月产、早产、流产次数及现存子女数,生育史可简写为足月产数-早产数-流产数-现存子女数,如足月产 1 次,无早产,流产 3 次,现存子女 1 人,简写为 1-0-3-1,也可写为孕 4 产 1(G_4P_1)。记录分娩方式,有无难产史,新生儿出生情况,有无产后出血等。自然流产或人工流产情况。末次流产或分娩日期。采用何种避孕措施及效果。

【既往史】

以往健康状况如何,包括疾病史、传染病史、预防接种史、手术外伤史、输血史、药物过敏史等。如患过某种疾病,应记录疾病的名称、患病时间和诊疗转归。

【个人史】

生活和居住情况,出生地和曾经住过的地区,有无烟酒嗜好等。有无毒品使用史。

【家族史】

家族成员中有无遗传病及可能与遗传有关的疾病和传染病等,如血友病、白化病、糖尿病、高血压、肿瘤、结核病、肝炎等。

第二节 体 格 检 查

体格检查在采集病史后进行。包括全身检查、腹部检查和盆腔检查。盆腔检查是妇科特有检查故又称妇科检查。除病情危急情况外,应按以下先后顺序进行。

【全身检查】

测量体温、脉搏、呼吸、血压;必要时测身高、体重;注意患者的精神状态、神志、全身发育、体态、毛发分布、头部器官、颈部、乳房(注意其发育、有无包块、压痛和分泌物)、心、肺、肝、肾、脊柱及四肢。

【腹部检查】

是妇科体格检查的重要内容。视诊腹部形态,有无隆起、瘢痕、妊娠纹等;触诊腹壁厚度,有无压痛、反跳痛和肌紧张,有无包块,扪及包块时,要描述包块部位、大小、形状、质地、活动度、是否光滑及有无压痛等;叩诊有无移动性浊音及液体波动感;听诊肠鸣音情况。合并妊娠时,应检查子宫底高度、腹围、胎位、胎心音及胎儿发育情况。

【盆腔检查】

又称妇科检查,包括外阴、阴道、宫颈、宫体及双侧附件检查。

1. 基本要求

(1) 为避免医源性感染,所有检查器具必须严格消毒。

(2) 检查前嘱患者排空膀胱,直肠充盈者应排空大便,必要时应导尿或灌肠后检查。

(3) 置于被检查者臀下垫单或纸单应一人一换,一次性使用,避免交叉感染。

(4) 患者取膀胱截石位。臀部置于检查台缘,头部略垫高,两手平放于身体两侧,使腹肌松弛。检查者面向患者,立于患者两腿之间。

(5) 经期及阴道出血者避免阴道检查,因病情需要必须检查时,应严格消毒后进行。

(6) 无性生活史的患者禁做阴道窥器检查和双合诊,宜行直肠-腹部诊。确因病情需要检查时,应征得患者及家属同意后方可进行。

(7) 关心体贴患者,态度严肃认真,语言亲切友好,动作仔细轻柔。男医生做妇科检查时,应有其他医护人员在场,以消除患者的紧张心理及避免不必要的误会。

(8) 检查不满意时可行 B 超检查,疑有盆腔内病变但腹壁肥厚或高度紧张不合作的患者,可在麻醉下进行盆腔检查,或改用 B 超一步明确诊断。

2. 检查内容及方法

(1) 外阴检查:观察外阴发育、阴毛多少及分布情况,有无畸形、炎症、溃疡、瘢痕或肿瘤等。注意皮肤黏膜色泽或色素及质地,有无厚薄变化或萎缩现象。用一手拇指和食指分开两侧小阴唇,暴露阴道前庭观察尿道口与阴道口,注意有无红肿、赘生物及处女膜形态,有无损伤和畸形。嘱患者向下屏气,观察有无阴道前后壁膨出、子宫脱垂及尿失禁等。

(2) 阴道窥器检查:将阴道窥器前后两叶前端合拢,表面涂润滑剂(拟做宫颈细胞学检查或取阴道分泌物检查时改用生理盐水),检查者一手食指及拇指分开双侧小阴唇,另一手持窥器沿阴道侧后壁轻轻插入阴道(图 14-1)。边推进边将两叶转平并逐渐张开,充分暴露宫颈、阴道壁及穹隆部,将阴道窥器的螺丝旋紧固定。注意两叶顶端勿直接碰触宫颈,以防宫颈出血。观察宫颈大小、颜色、外口形状,宫颈是否光滑,有无出血、裂伤、糜烂样改变、外翻、息肉、腺囊肿、赘生物,宫颈管分泌物的量及性状,宫颈有无接触性出血等。如需做宫颈

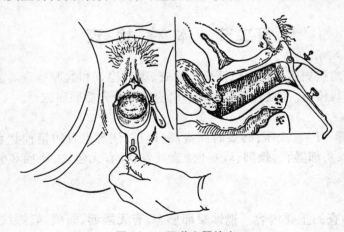

图 14-1　阴道窥器检查

阴道窥器放置完毕所显示的正面及侧面观(暴露宫颈及阴道侧壁)

刮片、颈管分泌物涂片及培养应在此取材。旋转窥器显露阴道各壁,观察阴道壁黏膜颜色、皱襞,有无畸形,有无红肿、溃疡、损伤、肿块、瘢痕。观察后穹隆有无裂伤、瘢痕、膨出或肿物。查看阴道分泌物的量及性质、色泽、有无气味。阴道分泌物异常者需做滴虫、假丝酵母菌等检查。检查完毕合拢窥器两叶沿阴道侧后壁缓缓取出。

（3）双合诊:将一手中、食指深入阴道穹隆处,另一手在腹壁处配合检查的方法。是盆腔检查中最重要方法。其目的是扪清阴道、穹隆、宫颈、宫体、附件、宫旁结缔组织及盆腔其他器官和组织的情况。

1）检查阴道及宫颈:检查者戴无菌手套,一手中、食指涂润滑剂后沿阴道后壁轻轻插入阴道,检查阴道通畅度、深度,有无畸形、瘢痕、肿块及穹隆部情况。阴道内手指经阴道前壁压迫尿道,观察尿道口有无脓液排出。手指放入阴道后穹隆部,检查后穹隆有无饱满及触痛。再扪触宫颈大小、形状、硬度及宫颈外口情况,有无接触性出血。扪及宫颈外口方向朝后时宫体多为前倾;宫颈外口方向朝前时宫体多为后屈;上抬或向两侧摇动宫颈,患者感到疼痛时称为宫颈举痛。

2）检查宫体及附件:将阴道内两指放在宫颈后方,另一手掌心朝下,手指平放在患者腹部平脐处,当阴道内手指向上向前方抬举宫颈时,腹部手指往下往后按压腹壁,并逐渐向耻骨联合部移动,通过内、外手指同时分别抬举和按压,相互协调,即可扪清子宫的位置、大小、形状、软硬度、活动度以及有无压痛(图 14-2)。正常子宫位置一般是前倾略前屈。"倾"指宫体纵轴与身体纵轴的关系,前倾是指宫体朝向耻骨,后倾是指宫体朝向骶骨。"屈"指宫体与宫颈间的关系,二者之间的纵轴所形成的角度朝向前方称前屈,形成的角度朝向后方称后屈。扪清宫体后,将阴道内两手指由宫颈后方移向一侧穹隆部,尽量往上向盆腔深部触及,另一手从同侧下腹壁髂嵴水平开始,由上往下按压腹壁,与阴道内手指相互配合,以触摸该侧子宫附件区有无肿块、增厚或压痛(图 14-3)。触及包块应注意其位置、大小、质地、活动度、有无凹凸不平和压痛,及与子宫的关系等。正常情况下输卵管不能触及,卵巢偶可触及,稍有酸胀感。

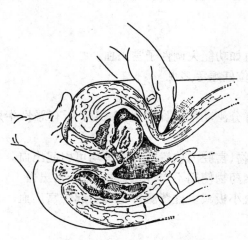

图 14-2　双合诊检查子宫

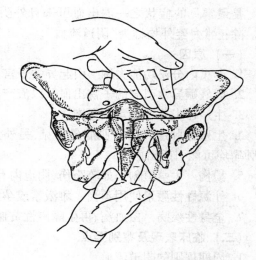

图 14-3　双合诊检查附件

（4）三合诊:经直肠、阴道、腹部联合检查的方法。双合诊后,检查者戴无菌手套,一手食指放入阴道,中指放入直肠,另一手置于腹部配合检查称三合诊(图 14-4),用于弥补双合诊的不足。通过三合诊可扪清后倾或后屈子宫的大小,发现子宫颈旁、子宫后壁、直肠子宫陷凹、宫骶韧带、盆腔后部及直肠的病变。对诊断生殖器肿瘤、子宫内膜异位症、生殖器结核等盆腔病变十分重要。

(5) 直肠-腹部诊:检查者一手戴手套,食指伸入直肠,另一手在腹部配合检查的方法称为直肠-腹部诊,又称肛腹诊。适用于无性生活史、阴道闭锁、阴道出血,或其他不宜进行双合诊及三合诊检查的患者。

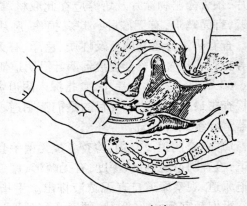

图 14-4 三合诊

3. 记录 盆腔检查结果按生殖器解剖部位顺序记录。

外阴 发育情况,婚产式,异常情况时应详细描述。

阴道 是否通畅,黏膜情况,分泌物的量、色、性状及气味。

宫颈 大小、硬度,是否光滑,有无裂伤、糜烂样改变、息肉、腺囊肿、接触性出血、举痛或摇摆痛等。

子宫 位置、大小、硬度、活动度,表面是否平整,有无压痛等。

附件 有无增厚、包块及压痛。包块位置、大小、硬度、活动度、是否光滑、与周围组织的关系等。左右两侧附件分别记录。

第三节 妇科常见症状的鉴别要点

一、阴道流血

是最常见的症状之一。出血可来自外阴、阴道、宫颈、宫体及输卵管,以来自宫体为最多。除正常月经外均称为"阴道流血"。

(一) 原因

1. 卵巢内分泌功能失调 引起异常子宫出血如功能失调性子宫出血。

2. 因妊娠异常引起的子宫出血 以流产、异位妊娠等多见。

3. 生殖器炎症 如宫颈息肉。

4. 生殖器肿瘤 子宫肌瘤最常见,另外具有分泌功能的卵巢肿瘤,几乎所有恶性生殖器肿瘤均可能引起出血。

5. 损伤 生殖道创伤如骑跨伤,阴道内有异物,宫腔内放置节育器等均可引起出血。

6. 外源性性激素使用不当 雌激素或孕激素药物使用不当,可引起异常子宫出血。

7. 全身性疾病 白血病、再生障碍性贫血、血小板减少性紫癜等也可引起子宫出血。

(二) 临床表现及鉴别要点

1. 周期规则的阴道流血

(1) 月经间期出血:发生在下次月经来潮前 14～15 天,历时 3～4 天,量少于月经。是由于排卵期卵泡破裂,雌激素水平暂时下降所致,称排卵期出血。不需处理。

(2) 经量增多:月经周期正常,但经量增多或经期延长。是子宫肌瘤的典型表现,其他可见于子宫腺肌病或放置宫内节育器。

（3）经前或经后点滴出血：月经来潮前后数日持续少量阴道流血,常淋漓不断。可因放置节育器后的副反应所致,子宫内膜异位症及排卵性月经失调也可出现类似症状。

2. 周期不规则的阴道流血　多为无排卵性功能失调性子宫出血所致,青春期和围绝经期妇女多见,围绝经期患者应注意排除早期子宫内膜癌。

3. 无任何规律的阴道流血　常为生殖器恶性肿瘤所致,首先考虑子宫颈癌或子宫内膜癌。

二、白带异常

白带是由阴道黏膜的渗出液、宫颈管及子宫内膜腺体分泌物等混合而成的。正常白带呈蛋清样或透明稀糊状,无腥臭味,量少、黏稠,称生理性白带。当白带的量及性状发生异常改变时,称异常白带。常见原因及鉴别要点如下：

1. 无色黏性透明白带　外观及性状与正常相似,但量显著增多,应考虑卵巢功能失调、阴道腺病或宫颈高分化腺癌等疾病。

2. 黄白色或灰黄色泡沫状稀薄白带　为滴虫阴道炎的特征,可伴有外阴瘙痒。

3. 凝乳块状或豆渣状白带　为假丝酵母菌阴道炎的特征,伴严重外阴瘙痒或灼痛。

4. 灰色均质鱼腥味白带　常见于细菌性阴道病。

5. 脓样白带　色黄或黄绿,黏稠伴臭味,常为细菌感染所致。淋病奈瑟菌阴道炎、急性子宫颈炎及子宫颈管炎,宫腔积脓、宫颈癌、阴道癌或阴道内异物残留均可引起脓样白带。

6. 血性白带　白带中混有血液,血量多少不定,应考虑宫颈息肉、宫颈癌、子宫内膜癌或子宫黏膜下肌瘤等。放置宫内节育器也可引起血性白带。

7. 水样白带　持续流出淘米水样白带伴恶臭者,考虑晚期宫颈癌、阴道癌或黏膜下肌瘤伴感染。输卵管癌则为间断性排出黄色或红色水样白带。

三、下腹疼痛

下腹疼痛是妇女就诊的常见症状,多为妇科疾病所引起。应根据下腹痛的性质和特点,起病的缓急、部位,考虑下列原因：

（一）急性下腹痛

发病急骤,疼痛剧烈。

1. 下腹痛伴发热　常见于急性子宫内膜炎、盆腔炎、输卵管卵巢脓肿或子宫肌瘤红色变性等,也可见于急性阑尾脓肿。

2. 下腹痛伴阴道流血　大多与病理妊娠有关,如输卵管妊娠及流产。输卵管妊娠破裂时,表现为突发患侧下腹撕裂样剧痛,随后转为全腹痛,继之疼痛减轻或出现肛门坠胀感,伴恶心、呕吐及并发休克。若为流产所致,疼痛位于下腹正中,呈阵发性加剧。

3. 下腹痛伴附件肿块　常见于子宫浆膜下肌瘤扭转、卵巢肿瘤或卵巢非赘生性囊肿扭转或破裂。

（二）慢性下腹痛

起病缓慢,病程长,呈隐痛或钝痛,有时与月经周期有关。

1. 月经间期下腹痛　下腹一侧疼痛,程度较轻,对工作和生活无影响,多持续 3～4 日,可伴有少量阴道流血,为排卵期腹痛,不需处理。

2. 经期下腹痛　经期下腹坠胀痛,呈进行性加重,有时伴有性交痛,多见于子宫内膜异位症或子宫腺肌病。原发性痛经、子宫后倾后屈位、宫颈狭窄和盆腔炎等疾病则在月经前后发生下腹痛。

3. 与月经无关的慢性下腹痛　见于下腹部手术后组织粘连、盆腔炎性疾病后遗症、子宫内膜异位症、妇科肿瘤等。

四、下腹部肿块

是妇科患者就诊时的常见症状。若肿块较大,患者本人可以觉察到而来就诊;若肿块较小,可以在妇科检查时发现。根据发生部位不同可分为:

(一) 与子宫相关的肿块

1. 妊娠子宫　育龄妇女有停经史,且在下腹部正中扪及包块,应首先考虑为妊娠子宫。停经后出现不规则阴道出血且子宫迅速增大者,可能为葡萄胎。妊娠早期子宫峡部变软时,宫体与宫颈似不相连,此时勿将宫颈误认为宫体,而把宫体误诊为卵巢肿瘤。

2. 子宫肌瘤　子宫均匀增大,或表面有单个或多个球形隆起。典型症状为月经过多。带蒂的浆膜下肌瘤仅蒂与宫体相连,多无症状,检查时应与卵巢实质性肿瘤鉴别。

3. 子宫腺肌病　子宫均匀增大且质硬,一般不超过妊娠 12 周大小。患者多伴有逐渐加重的痛经、经量增多及经期延长。

4. 子宫恶性肿瘤　围绝经期或绝经后患者子宫增大伴有不规则阴道出血,应考虑子宫内膜癌。既往有生育或流产史,尤其是有葡萄胎史者,若子宫不规则增长迅速,伴不规则阴道出血及腹痛者,考虑妊娠滋养细胞疾病。

5. 其他　急性子宫内膜炎、慢性子宫肌炎或宫腔积脓时子宫可增大。

宫颈狭窄或粘连引起的经血排出不畅导致宫腔积血,可使子宫增大。处女膜闭锁或阴道横膈致经血积聚宫腔造成子宫增大,患者至青春期无月经来潮,出现周期性腹痛,下腹部可扪及肿块。子宫畸形如双子宫或残角子宫可于子宫另一侧扪及有与其对称或不对称的包块,两者相连,硬度亦相同。

(二) 与附件相关的肿块

1. 输卵管妊娠　肿块位于子宫旁,大小形状不一,触痛明显。患者多有短暂停经后出现腹痛及阴道持续少量流血病史。

2. 附件炎性肿块　多为双侧性,位于子宫两旁,与子宫有粘连且压痛明显。如急性炎症时患者有发热、腹痛。慢性炎症患者有不育及下腹部隐痛史,甚至出现反复急性盆腔炎发作。如输卵管、卵巢囊肿或脓肿,输卵管积水。

3. 卵巢非赘生性囊肿　妊娠早期黄体囊肿多为单侧活动的囊性包块。葡萄胎患者常并发一侧或双侧卵巢黄素囊肿。

4. 卵巢赘生性囊肿　不论肿块大小,凡其表面光滑、囊性且可活动者多为良性肿瘤。如卵巢浆液性囊腺瘤、成熟畸胎瘤。凡肿块为实性、活动受限,尤其是盆腔内扪及其他结节或伴有胃肠道症状者多为卵巢恶性肿瘤。如卵巢浆液性囊腺癌、卵巢颗粒细胞瘤。

(三) 其他

盆腔肿块还须和来自肠道、泌尿系统的肿块及腹壁或后腹膜肿块相鉴别。如盆腔结核包裹性积液等。

五、外阴瘙痒

女性外阴易受各种因素的刺激引起瘙痒，严重者可干扰患者的生活和工作，是患者就诊主诉之一。

（一）局部原因

1. 阴道炎症　假丝酵母菌性阴道炎、滴虫性阴道炎是最常见的原因。外阴鳞状上皮增生、外阴尖锐湿疣等，也可引起瘙痒。

2. 局部刺激　多见于溢尿、尿失禁、尿瘘、粪瘘、大小便刺激所致。

3. 局部过敏　护肤品、卫生用品、阴茎套、药物、化纤内裤等过敏所致。

4. 外阴局部营养不良也易患外阴瘙痒。

（二）全身原因

1. 全身疾病　糖尿病、妊娠期肝内胆汁淤积症、黄疸、白血病、维生素 A、B 缺乏等，均可引起外阴瘙痒。

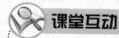

课堂互动

妇科病史的主要内容有哪些？ 如何采集到全面、客观、真实的病史？

2. 原因不明的外阴瘙痒　患者多因精神、心理紧张而引起外阴瘙痒。妇科检查未发现器质性病变。患者自诉外阴瘙痒在夜间加重。

（冯　玲）

❓复习思考题

1. 盆腔检查的注意事项有哪些？
2. 试述双合诊的检查目的及方法。
3. 妇科常见症状及鉴别要点有哪些？

第十五章　外阴上皮内非瘤样病变

学习要点

外阴鳞状上皮增生的临床表现、诊断及治疗方法；简述外阴硬化性苔藓的临床表现、诊断及治疗方法。

外阴上皮内非瘤样病变是指女性外阴皮肤和黏膜组织发生变性及色素改变的一组慢性疾病。包括外阴鳞状上皮增生、外阴硬化性苔藓及其他外阴皮肤病。由于外阴鳞状上皮增生及外阴硬化性苔藓患者的外阴皮肤黏膜多呈白色，故也称为外阴白色病变。

第一节　外阴鳞状上皮增生

外阴鳞状上皮增生（squamous hayperplasia of vulva）是以病因不明的鳞状上皮细胞良性增生为主的外阴疾病，多见于 30~60 岁妇女，国外报道绝经后期妇女多见。

【病因】

病因不明。其发生可能与外阴局部潮湿、分泌物长期刺激导致外阴瘙痒而反复搔抓有关。

【病理】

主要病理变化为表皮层角化过度或角化不全，棘细胞层不规则增厚，上皮脚向下延伸，末端钝圆或较尖。上皮脚之间的真皮层乳头明显，并有轻度水肿及淋巴细胞和少量浆细胞浸润。但上皮细胞层次排列整齐，细胞大小、极性和核形态、染色均正常。

【临床表现】

主要症状为外阴瘙痒，患者多难耐受而搔抓，搔抓又加重皮损使瘙痒加重，表现为愈痒愈抓，愈抓愈痒，形成恶性循环。检查可见病变主要累及大阴唇、阴唇间沟、阴蒂包皮、阴唇后联合等处，呈局灶性、多发性或对称性。病变早期皮肤暗红或粉红色，角化过度部位呈白色。病变晚期则皮肤增厚、色素增加、皮肤纹理明显，出现苔藓样变，似皮革样增厚，严重者可见抓痕、溃疡。若溃疡长期不愈，应警惕局部癌变，需及早活检确诊。外阴鳞状上皮增生恶变率为 2%~5%。

【诊断】

诊断时，应在明亮光线下对外阴病灶进行仔细观察。

根据临床症状和体征，可做出初步诊断，确诊主要依靠病理组织学检查。活检应多点取材，在色素减退、皲裂、溃疡、粗糙、隆起或硬结处进行。若局部破损范围太大，应先治疗数日，待皮损大部分愈合后，再选择活检部位以提高诊断准确率。活检前先用 1% 甲苯胺蓝涂抹局部皮肤,干燥后用1%醋酸液擦洗脱色,在不脱色区活检。甲苯胺蓝为核染色剂,不脱色区常表示有裸核存在,在此处活检有助于提高不典型增生或早期癌变的检出率。若病检结果为不典型增生或原位癌,则应归为外阴上皮内瘤变。

【鉴别诊断】

1. 外阴白癜风　外阴皮肤出现界限分明的发白区,表面光滑润泽,弹性正常,无任何自觉症状,身体其他部位可伴发白癜风。

2. 特异性外阴炎　假丝酵母菌、阴道毛滴虫感染所致的阴道炎和外阴炎,外阴皮肤增厚,发白或发红,阴道分泌物增多,伴有瘙痒,分泌物检查可见病原体。若外阴皮肤出现对称性发红、增厚,伴有严重瘙痒,但阴道分泌物不多,应考虑糖尿病所致外阴炎的可能。特异性外阴炎在原发疾病治愈后白色区逐渐消失。

【治疗】

1. 一般治疗　①保持外阴皮肤清洁、干燥;②不宜经常用刺激性大的肥皂、清洁剂或药物清洗外阴;③衣着宜宽松,忌穿不透气的化纤内裤,以免外阴部长时间局部潮湿而加重病情;④外阴瘙痒时,可用止痒剂,忌搔抓;⑤瘙痒症状明显、精神较紧张以致失眠者,可加用镇静、安眠和抗过敏药物;⑥忌食辛辣和过敏食物,少饮酒。

2. 药物治疗　主要局部应用糖皮质激素控制瘙痒。临床常用药物有0.025%氟轻松软膏、0.01%曲安奈德软膏等,每日涂擦局部3~4次,可以有效缓解瘙痒症状。当瘙痒症状缓解后,改以作用较轻微的1%~2%氢化可的松软膏,每日1~2次继续治疗。为促进药物的吸收,在局部涂药前可先用温水坐浴,每日2~3次,每次10~15分钟,使局部组织软化,并可缓解瘙痒症状。

3. 物理治疗　有激光治疗、冷冻治疗和聚焦超声治疗。主要是破坏真皮层内血管和神经末梢,从而阻断瘙痒和搔抓所引起的恶性循环。聚焦超声治疗是近年发展的一种无创技术。将超声波束经体外到达预先选定的深度,超声焦域位于真皮层,在不损伤超声波所经过的表层组织和邻近组织的同时,能促该处新的微血管形成,改进神经末梢的营养状况,以达到治疗效果。复发后仍可再次治疗。

4. 手术治疗　外阴鳞状上皮增生发生癌变几率仅2%~5%,且术后约半数患者发生远期复发,故一般不采用手术治疗,而以药物治疗和物理治疗为主。手术治疗仅适用于反复应用药物治疗或物理治疗无效或局部病损组织出现不典型增生或有恶变可能者。手术方法有单纯病灶切除和单纯外阴切除术。术后应定期随访。

第二节　外阴硬化性苔藓

外阴硬化性苔藓(lichen sclerosus)是一种以外阴及肛周皮肤萎缩变薄、色素减退变白为主要特征的疾病,是最常见的外阴白色病变。

【病因】

病因不清。目前有以下几种观点:①自身免疫性疾病。有报道本病患者常合并斑秃、白癜风、甲状腺功能亢进或减退等,且病变部位有淋巴细胞和浆细胞浸润,提示局部组织有免疫应答。②性激素缺乏。有学者报道患者的多种性激素水平发生显著变化,血清二氢睾酮水平明显低于正常妇女,而基底层性激素受体缺少。③基因遗传病。有报道家族中母女、姐妹同时发病。④近年认为此病与自由基作用密切相关。当局部组织中自由基不断产生和积聚,对皮肤组织进行强氧化性损伤,新陈代谢发生障碍,导致局部病变。

【病理】

典型病理特征为表皮萎缩,表层角化过度,常可见到毛囊角质栓,棘层变薄,基底细胞液化变性,上皮脚变钝或消失,上皮黑素细胞减少。真皮乳头层早期水肿,晚期形成均质化带,均质带下有淋巴细胞和浆细胞浸润。由于表皮过度角化及黑素细胞减少使皮肤外观呈白色。

【临床表现】

此病可发生于任何年龄,以绝经后妇女和青春期少女最多见,其次为幼女。

主要症状为外阴瘙痒、烧灼感,晚期出现性交困难。病损多呈对称性,其典型临床特征为外阴萎缩,小阴唇变小甚至消失,大阴唇变薄,皮肤颜色变白、发亮、皱缩、弹性差,常伴有皲裂及脱皮,皮肤菲薄。早期皮肤发红肿胀,出现粉红、象牙白色或有光泽的多角形小丘疹,丘疹融合成片后呈紫癜状;若病变进一步发展,皮肤和黏膜变白、变薄、失去弹性、干燥易皲裂,阴道口挛缩狭窄。

幼女患者多无明显瘙痒症状,可能仅在大、小便后感外阴及肛周不适。幼女病变过度角化没有成年人明显,检查时在外阴及肛周区见锁孔状珠黄色花斑样或白色病损坏。多数患者的病变在青春期可自行消失。

硬化性苔藓极少发展为浸润癌,但浸润癌周围可以有硬化性苔藓。

【诊断和鉴别诊断】

根据症状及体征做出初步诊断,确诊需行病理检查。病理检查方法与外阴鳞状上皮增生相同。

硬化性苔藓应与老年生理性萎缩相鉴别。老年生理性萎缩仅见于老年妇女,其外阴部皮肤萎缩情况与身体其他部位皮肤相同,表现为外阴皮肤各层组织及皮下脂肪层均萎缩,因而大阴唇变平,小阴唇退化,但患者无自觉症状。硬化性苔藓还应与白癜风相鉴别。

【治疗】

1. 一般治疗　与外阴鳞状上皮增生治疗相同。

2. 局部药物治疗　主要药物有丙酸睾酮及黄体酮。药物治疗的有效率约为80%,多数只能改善症状而不能痊愈,且需要长期用药。丙酸睾酮有促进蛋白合成作用,能促使萎缩皮肤恢复正常,因而有利于治疗硬化性苔藓,目前是治疗硬化性苔藓的主要方法,但疗效因人而异。临床用2%丙酸睾酮油膏(200mg丙酸睾酮加入10g凡士林油膏)涂擦患部,擦后稍予按揉,每日3~4次,症状缓解后改为每日1~2次,逐渐减少至维持量每周1~2次。若瘙痒症状较重,可与1%或2.5%氢化可的松软膏混合涂擦,瘙痒缓解后逐渐减少以至最后停用氢化可的松软膏。治疗期间应密切观察丙酸睾酮的副作用,一旦出现毛发增多或阴蒂增大等男性化或疗效不佳时应停药,可改用0.3%黄体酮油膏(100mg黄体酮油剂加入30g凡士林油膏)局部涂擦,每日3次。对于瘙痒顽固、局部用药无效者,可用曲安奈德混悬液皮下注射。幼女硬化性苔藓至青春期时有可能自愈,其治疗目的主要是暂时缓解瘙痒症状,一般不宜采用丙酸睾酮治疗,可用1%氢化可的松软膏或0.3%黄体酮油膏,症状多获缓解,但仍应长期定时随访。

3. 物理治疗及手术治疗与外阴鳞状上皮增生治疗相同。因本病恶变机会极少,很少采用手术治疗。

第三节 外阴硬化性苔癣合并鳞状上皮增生

外阴硬化性苔癣合并鳞状上皮增生是指两种病变同时存在,即以往所称的外阴混合性营养不良,约占外阴白色病变的20%。可能原因为硬化性苔癣患者长期瘙痒和搔抓,导致在原有病变的基础上出现鳞状上皮增生。因此种病变与单纯鳞状上皮增生更易合并不典型增生,应特别重视病理检查。主要症状为局部瘙痒、烧灼感及性交痛。检查见外阴皮肤变薄、皱缩,伴局部隆起、角化过度。诊断需多点活检确诊。

治疗应选用氟轻松软膏及丙酸睾酮软膏交替使用。先用氟轻松软膏涂擦局部,每日3~4次,连用6周,继用2%丙酸睾酮软膏6~8周,之后每周2~3次,必要时长期使用。也可选择物理疗法。

第四节 其他外阴皮肤病

一、外阴白癜风

外阴白癜风(vitiligo)是黑素细胞被破坏引起的疾病。病因不明,多数认为与自身免疫有关。可发生在任何年龄,以青春期多见。患者无不适感,局部表现为外阴界限分明的白色斑片,大小不等、形态不一,单发或多发,病变区皮肤光滑润泽,弹性正常,身体其他部位也可伴发白癜风。除伴发皮炎应按炎症处理外,通常不需治疗。

二、外阴白化病

外阴白化病(albinism)为遗传性疾病,可能仅在外阴局部出现白色病变,或身体其他部位也有相同病变。此病系因表皮基底层中黑素细胞不成熟,不能制造黑素所致。外阴白化病患者无自觉症状,也不发生癌变,无需治疗。

三、继发性外阴色素减退疾病

各种外阴慢性病变,如外阴阴道假丝酵母菌病、外阴湿疣、外阴擦伤、糖尿病外阴炎等长期刺激外阴,均可使外阴表皮过度角化而脱屑,导致局部呈白色。患者多有局部瘙痒、灼热甚至疼痛等自觉症状。临床有时可能误诊为外阴鳞状上皮增生。应针对原发疾病进行治疗。通常在原发疾病治愈后,白色区随之消失。若在局部病损区涂以油脂,白色也可减退。此外,还应注意个人卫生,保持外阴干燥、清洁,衣着宜宽松,忌穿不透气的化纤内裤,宜穿透气棉质内裤。不宜经常用肥皂、清洁剂或药物擦洗外阴。忌食辛辣和过敏食物,少饮酒。

(冯 玲)

复习思考题

1. 简述外阴鳞状上皮增生的临床表现、诊断及治疗方法。
2. 简述外阴硬化性苔癣的临床表现、诊断及治疗方法。

第十六章　女性生殖系统炎症

学习要点

　　各种阴道炎的诊断及治疗;急、慢性宫颈炎的诊断及治疗;盆腔炎性疾病的诊断及治疗。

　　女性生殖系统炎症是妇科常见病、多发病。女性生殖器的解剖及生理特点使其具有一定的自然防御功能,但当全身抵抗力下降或局部防御功能受破坏时,病原体便容易侵入,引起生殖道炎症。

　　(一) 阴道生态系统及影响因素

　　正常阴道内有多种细菌存在,但菌群之间形成生态平衡并不致病。雌激素增加阴道上皮细胞内糖原含量,阴道乳杆菌将糖原转化为乳酸,维持阴道正常的酸性环境(pH≤4.5,多在3.8~4.4),抑制其他病原体生长,称为阴道自净作用。正常阴道菌群中,以产生过氧化氢的乳杆菌为优势菌,乳杆菌除维持阴道的酸性环境外,其产生的 H_2O_2 可抑制或杀灭其他细菌。

　　(二) 女性生殖道的自然防御功能

　　1. 两侧大阴唇自然合拢,遮掩阴道口、尿道口。

　　2. 阴道口闭合,阴道前后壁紧贴,可防止外界污染。阴道乳杆菌可抑制其他细菌生长。阴道分泌物可维持巨噬细胞活性,防止细菌侵入阴道黏膜。

　　3. 宫颈内口紧闭,宫颈管分泌大量黏液形成胶冻状黏液栓,成为上生殖道的机械屏障。黏液栓内含乳铁蛋白、溶菌酶,可抑制病原体侵入子宫内膜。

　　4. 育龄妇女子宫内膜周期性剥脱,是消除宫腔感染的有利条件。子宫内膜分泌液也含有乳铁蛋白、溶菌酶,能清除少量进入宫腔的病原体。

　　5. 输卵管黏膜上皮细胞的纤毛向宫腔方向摆动以及输卵管的蠕动,均有利于阻止病原体侵入。输卵管分泌液也含有乳铁蛋白、溶菌酶,能消除偶尔进入上生殖道的病原体。

　　6. 生殖道免疫系统　生殖道黏膜如宫颈和子宫聚集有不同数量淋巴组织及散在淋巴细胞,包括 T 细胞、B 细胞。此外,中性粒细胞、巨噬细胞、补体以及一些细胞因子均在局部有重要的免疫功能。

第一节　外阴炎及阴道炎

一、非特异性外阴炎

非特异性外阴炎是由物理、化学因素所致的外阴皮肤或黏膜的炎症。

【病因】

外阴与尿道、肛门邻近,经常受到经血、阴道分泌物、尿液、粪便刺激,若不注意局部卫生,容易引起外阴炎;糖尿病患者糖尿的刺激;穿紧身内裤、经期使用卫生巾导致局部通透性差、潮湿也可导致非特异性外阴炎的发生。

【临床表现】

外阴皮肤黏膜瘙痒、灼热、刺痛,于活动、排尿、排便、性交时加重。检查见外阴皮肤黏膜红肿、糜烂,常有抓痕、严重者形成溃疡或湿疹;慢性炎症可使皮肤增厚、粗糙甚至引起皲裂及苔藓样变。

【治疗】

治疗原则为消除病因,保持外阴清洁、干燥,局部应用抗生素。

1. 病因治疗　积极寻找病因,治疗阴道炎、尿瘘、粪瘘、糖尿病等。

2. 局部治疗　用 0.1% 聚维酮碘液或 1:5000 高锰酸钾液坐浴,每日 2 次,每次 15～30 分钟。坐浴后局部涂抗生素软膏或紫草油。急性炎症期还可用微波或红外线局部物理治疗。

二、前庭大腺炎

病原体侵入前庭大腺引起的炎症称前庭大腺炎,以育龄妇女多见。

【病因及病理】

前庭大腺位于两侧大阴唇后 1/3 深部,腺管开口于小阴唇与处女膜之间,在性交、分娩导致外阴受污染时,病原体易侵入而引起炎症。主要病原体为葡萄球菌、大肠埃希菌、链球菌、肠球菌、淋病奈瑟菌及沙眼衣原体。急性炎症时,病原体首先侵犯腺管,导致腺管充血、水肿;若腺管开口处肿胀或分泌物堵塞,使脓液不能外流而积聚,则形成前庭大腺脓肿;若急性炎症消退,脓液吸收后转清或腺管阻塞,分泌物潴留则形成前庭大腺囊肿。

【临床表现】

炎症多为一侧。急性期局部肿胀、灼热、疼痛、行走不便,大小便困难,部分患者可伴发热、乏力、腹股沟淋巴结肿大。检查见大阴唇后 1/3 局部红肿、发热、压痛明显,患侧腺管开口处可见白色小点。脓肿形成时,局部疼痛加剧,触之有波动感。当脓肿内压力增大,表面皮肤变薄,脓肿自行破溃,脓液流出。若破孔大、引流良好,脓液流出后炎症消退而自愈;若破孔小、引流不畅,则炎症持续不退或反复急性发作。

【治疗】

急性期需卧床休息,保持外阴清洁。可取腺管开口处分泌物做细菌培养及药敏试验,根据病原体选用抗生素治疗。局部热敷或用 1:5000 高锰酸钾溶液坐浴。脓肿形成后,需行切开引流及造口术,并放置引流条。

三、前庭大腺囊肿

前庭大腺囊肿系因前庭大腺腺管开口部阻塞,分泌物积聚于腺腔而形成。

【病因】

其原因有:①前庭大腺脓肿消退后,腺管阻塞,脓液吸收后由黏液分泌物替代;②先天性腺管狭窄或黏液浓稠,分泌物排出不畅;③前庭大腺损伤后,瘢痕阻塞腺管开口。

【临床表现】

前庭大腺囊肿多由小逐渐增大,单侧多见。囊肿小且无感染,患者无自觉症状;囊肿大,患者可有外阴坠胀感或性交不适。检查可见囊肿位于外阴部后下方,呈大小不等的椭圆形,

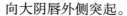

向大阴唇外侧突起。

【治疗】

行前庭大腺囊肿造口术,此法简单、损伤小,术后能保留腺体功能。还可选用激光或微波行囊肿造口术。

四、滴虫性阴道炎

滴虫性阴道炎(trichomonal vaginitis)由阴道毛滴虫引起,是常见的阴道炎,也是性传播性疾病。

【病因】

阴道毛滴虫适宜在温度 25~40℃、pH 5.2~6.6 的潮湿环境中生长,在 pH 5 以下或 pH 7.5 以上环境中则不生长。主要寄生于女性阴道,还常侵入尿道、尿道旁腺、膀胱、肾盂,以及男性包皮皱褶、尿道及前列腺中。滴虫能消耗或吞噬阴道上皮细胞内的糖原,阻碍乳酸生成,使阴道 pH 升高。月经后阴道内 pH 值接近中性,隐藏在腺体及阴道皱襞中的滴虫常得以繁殖,引起炎症发作。

【传播方式】

1. 性交直接传播　性交是主要的传播方式。男性感染者常无症状,为主要传染源。

2. 间接传播　通过公共浴具、游泳池、衣物、污染的医疗器械等传播。

【临床表现】

主要症状是阴道分泌物增多,外阴瘙痒、灼痛、性交痛等。典型分泌物为稀薄脓性、黄绿色、泡沫状、有臭味。分泌物中有白细胞则呈脓性;合并其他感染则呈黄绿色;呈泡沫状、有臭味是因为滴虫无氧酵解糖类,产生腐臭气体所致。若合并尿道感染,可有尿频、尿痛,有时可见血尿。阴道毛滴虫能吞噬精子导致不孕。检查见阴道黏膜充血,严重者有散在出血点,甚至宫颈因出血点而呈"草莓样",后穹隆处有多量典型分泌物。带虫者阴道黏膜无明显异常改变。

【诊断】

根据病史、临床表现、阴道分泌物检查找到滴虫,即可确诊。最简单的方法是 0.9% 氯化钠溶液湿片法,显微镜下可见到呈波状运动的滴虫和增多的白细胞被推移,此法的敏感性为60%~70%。若多次检查未找到滴虫,可进行滴虫培养,准确率达 98% 左右。

【治疗】

因滴虫性阴道炎可同时合并尿道、尿道旁腺、前庭大腺滴虫感染,故需全身用药。

1. 全身用药　甲硝唑片 400mg,每日 2 次,连用 7 天;或甲硝唑 2g,单次口服;或替硝唑2g,单次口服。服药后可出现食欲减退、恶心、呕吐,宜饭后服用。偶见头痛、皮疹、白细胞减少,一旦出现应停药。哺乳期用药不宜哺乳。

2. 性伴侣的治疗　性伴侣应同时治疗,治愈前应禁止性生活。

3. 治疗失败的处理　初次治疗失败,可重复应用甲硝唑片 400mg,每日 2 次,连用 7 天;或替硝唑 2g,单次口服。仍失败者,改用甲硝唑 2g,每日 1 次,连用 5 天,或替硝唑 2g,每日 1次,连用 5 天。

4. 治疗中注意事项　复发者多为重复感染。为避免复发,内裤、毛巾应煮沸 5~10 分钟以杀灭病原体;治疗性伴侣;还要注意有无其他性传播疾病。

5. 随访　滴虫性阴道炎患者再感染率很高,所以对患有滴虫性阴道炎的性活跃女性在最初感染 3 个月后再次进行筛查。

6. 妊娠合并滴虫性阴道炎的治疗　妊娠合并滴虫性阴道炎可导致胎膜早破、早产及低体重儿。治疗方法：甲硝唑 2g 顿服；或甲硝唑 400mg，每天 2 次，连服 7 天。应用甲硝唑治疗时，应先征得患者及家属同意。

五、外阴阴道假丝酵母菌病

外阴阴道假丝酵母菌病（vulvovaginal candidiasis，VVC）是由假丝酵母菌引起的常见外阴阴道炎症。国外资料显示，约 75% 妇女一生中至少患过 1 次外阴阴道假丝酵母菌病，45% 妇女经历过 2 次或 2 次以上的发病。

【病原体及诱发因素】

80% ~90% 的病原体为白假丝酵母菌，10% ~20% 为光滑假丝酵母菌、近平滑假丝酵母菌、热带假丝酵母菌等。假丝酵母菌适宜在酸性环境生长，pH 值多在 4.0~4.7，通常 <4.5。假丝酵母菌对热的抵抗力不强，加热至 60℃ 1 小时即死亡；但对干燥、日光、紫外线及化学制剂等抵抗力较强。

白假丝酵母菌为双相菌，有酵母相和菌丝相。酵母相为芽生孢子，在无症状寄居及传播中起作用；菌丝相为芽生孢子伸长成假菌丝，侵袭组织能力加强。

白假丝酵母菌为条件致病菌，10% ~20% 非孕妇女及 30% 孕妇阴道内有此菌寄生，但菌量极少，呈酵母相，无症状。只有假丝酵母菌大量繁殖并转变为菌丝相时，才出现症状。常见发病诱因有：应用广谱抗生素、妊娠、糖尿病、大量应用免疫抑制剂。其他诱因有胃肠道假丝酵母菌、应用大剂量雌激素，穿紧身化纤内裤及肥胖也有利于假丝酵母菌生长。

【传染途径】

1. 主要为内源性传染，假丝酵母菌可寄生于人体的阴道、口腔、肠道，一旦条件适宜可引起感染。3 个部位的假丝酵母菌可互相传染。

2. 少部分患者可通过性交直接传染。

3. 极少通过接触污染的衣物间接传染。

【临床表现】

主要症状为外阴瘙痒、灼痛、性交痛以及尿痛，阴道分泌物增多。尿痛为排尿时尿液刺激水肿的外阴所致。分泌物特征为白色稠厚呈凝乳或豆腐渣样，系由脱落阴道上皮细胞和白假丝酵母菌组成。检查见外阴红斑、水肿，常伴有抓痕。小阴唇内侧及阴道黏膜附有白色块状物，擦除后露出红肿黏膜面，急性期还可能见到糜烂及浅表溃疡。根据其流行情况、临床表现、微生物学、宿主情况，该病可分为单纯性外阴阴道假丝酵母菌病（uncomplicated VVC）和复杂性外阴阴道假丝酵母菌病（complicated VVC），见（表 16-1）。

表 16-1　VVC 临床分类

	单纯性 VVC	复杂性 VVC
发生频率	散发或非经常发作	复发性或经常发作
临床表现	轻到中度	重度
真菌种类	白假丝酵母菌	非白假丝酵母菌
宿主情况	免疫功能正常	免疫功能低下、应用免疫抑制剂、糖尿病、妊娠
治疗效果	好	欠佳

【诊断】

有阴道炎症状或体征的妇女,在阴道分泌物中找到假丝酵母菌的芽生孢子或假菌丝即可确诊。多选用10%氢氧化钾溶液湿片法,检查分泌物中的芽生孢子和假菌丝。因10%氢氧化钾溶液可溶解其他细胞成分,假丝酵母菌检出率高于0.9%氯化钠溶液。若有症状而多次湿片检查为阴性,或为顽固病例,可采用培养法确诊。pH值测定具有重要鉴别意义,若pH<4.5,可能为单纯假丝酵母菌感染;若pH>4.5且涂片中有多量白细胞,可能为混合感染。

【治疗】

消除诱因,根据患者情况选择局部或全身应用抗真菌药物。

1. 消除诱因 积极治疗糖尿病,及时停用广谱抗生素、雌激素及皮质类固醇激素。保持外阴清洁干燥,用过的内裤、盆及毛巾均应用开水烫洗。

2. 单纯性VVC的治疗 主要以局部短疗程抗真菌药物为主。全身用药与局部用药的疗效相似,治愈率80%～90%。唑类药物的疗效高于制霉菌素。

(1) 局部用药:可选用下列药物塞入阴道内:①咪康唑栓剂,每晚1粒(200mg),连用7日;或每晚1粒(400mg),连用3日;或1粒(1200mg),单次用药。②克霉唑栓剂,每晚1粒(150mg),连用7日;或每日早、晚各1粒(150mg),连用3日;或1粒(500mg),单次用药。③制霉菌素栓剂,每晚1粒(10万U),连用10～14日。

(2) 全身用药:未婚妇女及不能耐受局部用药者,可选用口服药物。常用氟康唑150mg,顿服。

3. 复杂性VVC的治疗

(1) 严重VVC的治疗:应延长治疗时间。若为局部用药,延长为7～14日;若口服氟康唑150mg,则72小时后加服1次。

(2) 复发性外阴阴道假丝酵母菌病(recurrent vulvovaginal candidiasis,RVVC)的治疗:有症状并经真菌学证实的VVC一年内发作4次或以上,称为RVVC,发生率约5%。抗真菌治疗分为初始治疗及巩固治疗。初始治疗:若为局部治疗,延长治疗时间为7～14日;若口服氟康唑150mg,则第4、第7日各加服1次。巩固治疗:口服氟康唑150mg,每周1次,共6个月;或克霉唑栓剂500mg,每周1次,连用6个月。

在治疗前应做真菌培养确诊。治疗期间定期复查,监测疗效及药物副作用。一旦发现副作用,立即停药。

(3) 妊娠合并外阴阴道假丝酵母菌病的治疗:局部治疗为主,7日疗法效果佳,禁用唑类药物口服。

4. 性伴侣治疗 无需对性伴侣进行常规治疗。对有症状男性应进行假丝酵母菌检查及治疗,防止女性重复感染。

5. 随访 若症状持续存在或诊断后2个月内复发者,需再次复诊。对RVVC患者在治疗后7～14日、1个月、3个月、6个月各随访1次,3个月及6个月随访时建议进行真菌培养。

六、细菌性阴道病

细菌性阴道病(bacterial vaginosis,BV)为阴道内正常菌群失调所致的一种混合感染,但临床及病理特征无炎症改变。

【病因】

正常阴道内以产生过氧化氢的乳杆菌占优势,细菌性阴道病时,乳杆菌减少,导致其他细菌大量繁殖,主要有加德纳菌、厌氧菌(动弯杆菌、普雷沃菌、紫单胞菌、类杆菌、消化链球菌等)以及人型支原体,其中以厌氧菌居多。阴道菌群失调的原因可能与频繁性交、多个性伴侣或阴道灌洗有关。

【临床表现】

10%～40%的患者无临床症状,有症状者主要表现为阴道分泌物增多,有鱼腥臭味,性交后加重,可伴有轻度外阴瘙痒或烧灼感。分泌物呈鱼腥臭味是由于厌氧菌繁殖产生的胺类物质所致。检查见阴道黏膜无充血,分泌物为灰白色,稀薄,均匀一致,常黏附于阴道壁,但黏度很低,容易从阴道壁拭去。

细菌性阴道病在非孕妇女中可引起子宫内膜炎、盆腔炎、子宫切除术后阴道断端感染;对妊娠期妇女可导致绒毛膜羊膜炎、胎膜早破、早产等不良妊娠结局。

【诊断】

下列4项中有3项阳性即可临床诊断为细菌性阴道病。

1. 稀薄、匀质、白色阴道分泌物,常黏附于阴道壁。

2. 线索细胞阳性　阴道分泌物显微镜下检查,见线索细胞。线索细胞为阴道脱落的表层细胞边缘贴附着颗粒状物,颗粒状物即各种厌氧菌。

3. 阴道分泌物 pH 值>4.5。

4. 胺臭味试验阳性　于阴道分泌物内加入 10% 氢氧化钾溶液 1～2 滴,产生烂鱼肉样腥臭味即为阳性,为胺遇碱释放氨所致。

本病应与其他阴道炎相鉴别,见表16-2。

表 16-2　细菌性阴道病与其他阴道炎的鉴别诊断

	细菌性阴道病	外阴阴道假丝酵母菌病	滴虫阴道炎
症状	分泌物增多,无或轻度瘙痒	重度瘙痒,烧灼感	分泌物增多,轻度瘙痒
分泌物特点	白色,匀质,腥臭味	白色,豆腐渣样	稀薄、脓性、泡沫状
阴道黏膜	正常	水肿,红斑	散在出血点
阴道 pH	>4.5	<4.5	>4.5
胺试验	阳性	阴性	可为阳性
显微镜检查	线索细胞,极少白细胞	芽生孢子及假菌丝,少量白细胞	阴道毛滴虫,多量白细胞

【治疗】

治疗原则为抗厌氧菌,药物主要有甲硝唑、克林霉素。甲硝唑抑制厌氧菌生长,不影响乳杆菌生长,但对支原体效果差。

1. 全身用药　首选甲硝唑 400mg,每日 2 次,口服,共 7 日;或克林霉素 300mg,每日 2 次,连服 7 日。

2. 局部用药　甲硝唑栓剂,每晚 1 次,连用 7 日;或 2% 克林霉素软膏阴道涂布,每次 5g,每晚 1 次,连用 7 日。口服药物与局部用药疗效相似,治愈率 80% 左右。

3. 性伴侣的治疗　性伴侣不需常规治疗。

4. 妊娠期细菌性阴道病的治疗　因本病与不良妊娠结局有关,妊娠期细菌性阴道病无论有无症状均需治疗。用药方案为甲硝唑 400mg,每日 2 次,连服 7 日';或克林霉素 300mg,每日 2 次,连服 7 日。

5. 随访 治疗后无症状者不需常规随访。对妊娠合并 BV 需要随访治疗效果。对症状持续或症状重复出现者,应复诊并接受治疗,可选择与初次治疗不同的药物,也可试用阴道乳杆菌制剂。

七、萎缩性阴道炎

萎缩性阴道炎(atrophic vaginitis)常见于自然绝经和任何原因导致卵巢功能衰竭的妇女。

【病因】

因卵巢功能减退,雌激素水平下降,阴道壁萎缩,黏膜变薄,上皮细胞内糖原减少,阴道内 pH 值增高,多为 5.0~7.0,乳杆菌不再为优势菌,局部抵抗力降低,其他致病菌过度繁殖或容易入侵而引起炎症。

【临床表现】

主要症状为阴道分泌物增多、外阴灼热不适及瘙痒,可伴有性交痛。分泌物为淡黄色水样,严重者为脓性或脓血性。检查见外阴萎缩,阴道黏膜充血、菲薄、皱襞消失,有散在出血点,有时可见浅表溃疡,严重者溃疡面可与对侧粘连形成阴道狭窄或闭锁。

【诊断】

根据病史及临床表现,一般可诊断。但需常规宫颈刮片、必要时分段诊刮、活检,以排除子宫、宫颈、阴道的恶性病变。

【治疗】

治疗原则为抑制细菌生长,增强阴道抵抗力。

1. 抑制细菌生长 阴道局部应用抗生素,如甲硝唑 200mg 或诺氟沙星 100mg 每晚放入阴道深部,连用 7~10 天。

2. 增强阴道抵抗力 针对病因,补充雌激素是治疗的关键。可用雌三醇软膏局部涂抹,每天 1~2 次,连用 14 天。为防止阴道炎复发,亦可全身用药,对同时需要性激素替代治疗的患者,可口服替勃龙 2.5mg,每天 1 次,也可选用其他雌孕激素制剂连续联合用药。

八、婴幼儿外阴阴道炎

婴幼儿外阴阴道炎(infantile vaginitis)常见于 5 岁以下幼女。

【病因及病原体】

由于婴幼儿的解剖、生理特点,容易发生炎症。①外阴发育差,不能遮盖尿道口及阴道前庭,细菌容易侵入。②雌激素水平低,阴道上皮薄,糖原少,pH 升至 6~8,乳杆菌为非优势菌,抵抗力低,易受其他细菌感染。③不良卫生习惯,外阴不洁及蛲虫感染,均可引起炎症。此外,婴幼儿好奇,在阴道内放置异物也是原因之一。常见病原体有大肠埃希菌、葡萄球菌及链球菌等。目前淋病奈瑟菌、阴道毛滴虫及白假丝酵母菌也为常见病原体。病原体常通过患病母亲或保育员的手、毛巾、衣物、浴盆等间接传播。

【临床表现】

主要症状为阴道脓性分泌物增多及分泌物刺激引起的外阴瘙痒。患儿表现为哭闹、烦躁不安或用手搔抓外阴。如合并下泌尿道感染,可出现尿急、尿频、尿痛。若有小阴唇粘连,排尿时尿流变细、分道或尿不成线。检查可见外阴、阴蒂、尿道口、阴道口黏膜充血、水肿,有时可见脓性分泌物自阴道口流出。病变严重者,可见外阴溃疡及小阴唇粘连。

【诊断】

婴幼儿语言表达能力差,采集病史常需详细询问女孩母亲,根据病史、症状及查体所见,通常可做出初步诊断。再用细棉拭子或吸管取阴道分泌物检查,以明确病原体,必要时做细菌培养。

【治疗】

治疗原则为:①保持外阴清洁、干燥,减少摩擦;②针对病原体选择相应抗生素治疗,可口服抗生素或用吸管将抗生素溶液滴入阴道;③对症处理:有蛲虫者,给予驱虫治疗;有阴道异物,应及时取出;小阴唇粘连者先外涂雌激素软膏,如粘连仍未松解,应分离粘连后再涂以抗生素软膏。

 课堂互动

1. 女性生殖系统的防御功能有哪些?
2. 比较滴虫性阴道炎、外阴阴道假丝酵母菌病、细菌性阴道病的病因、临床表现、诊断及治疗。

第二节 子宫颈炎症

子宫颈炎症是指宫颈阴道部及宫颈管黏膜的炎症。因宫颈阴道部鳞状上皮与阴道鳞状上皮相延续,阴道炎症均可引起宫颈阴道部炎症。由于宫颈管黏膜为单层柱状上皮,抗感染能力较差,易发生感染。临床多见的宫颈炎是急性子宫颈管黏膜炎,若急性炎症未及时诊治或病原体持续存在,可导致慢性子宫颈炎。

一、急性子宫颈炎

急性子宫颈炎(acute cervicitis)指宫颈的急性炎症,包括局部充血、水肿,上皮变性、坏死,黏膜、黏膜下组织、腺体周围大量中性粒细胞浸润,腺腔内有脓性分泌物。

【病因及病原体】

急性宫颈炎的病原体有:①性传播疾病病原体:淋病奈瑟菌及沙眼衣原体,主要见于性传播疾病的高危人群。沙眼衣原体及淋病奈瑟菌均感染宫颈管柱状上皮,淋病奈瑟菌还常侵袭尿道移行上皮、尿道旁腺及前庭大腺。②内源性病原体:部分宫颈炎的病原体与细菌性阴道病病原体、生殖支原体感染有关。

【临床表现】

大部分患者无症状。有症状者主要表现为阴道分泌物增多,呈黏液脓性,外阴瘙痒及灼热感,也有性交后出血、经间期出血等症状。若合并尿路感染,可出现尿频、尿急、尿痛。检查见宫颈充血、水肿、黏膜外翻,有黏液脓性分泌物附着或从宫颈管流出,宫颈管黏膜质脆,容易发生接触性出血。若为淋病奈瑟菌感染,因累及尿道旁腺、前庭大腺,可见尿道口、阴道口黏膜充血、水肿以及多量脓性分泌物。

【诊断】

具备两个特征性体征之一,显微镜下见宫颈或阴道分泌物白细胞增多,即可做出急性宫颈炎症的初步诊断。但还需进一步做衣原体及淋病奈瑟菌的检测。还要排除是否存在上生殖道感染,因为宫颈炎可以是上生殖道感染的一个征象。

1. 两个特征性体征

(1) 于宫颈管或宫颈管棉拭子标本上,肉眼见到脓性或黏液脓性分泌物。

(2) 用棉拭子擦拭宫颈管时,容易诱发宫颈管内出血。

2. 白细胞检测 宫颈管分泌物或阴道分泌物中白细胞增多,后者需排除引起白细胞增多的阴道炎症。

(1) 宫颈管脓性分泌物涂片做革兰染色,中性粒细胞>30/高倍视野。

(2) 阴道分泌物湿片检查,白细胞>10/高倍视野。

3. 病原体检测 应做衣原体及淋病奈瑟菌的检测,以及有无细菌性阴道病及滴虫性阴道炎。检测淋病奈瑟菌常用的方法有:①分泌物涂片革兰染色,查找中性粒细胞内有无革兰阴性双球菌。因其敏感性及特异性差,不推荐用于女性淋病的诊断方法;②淋病奈瑟菌培养,为诊断淋病的金标准方法;③核酸检测,核酸扩增方法诊断淋病奈瑟菌感染的敏感性及特异性高。检测沙眼衣原体常用的方法有:①衣原体培养,方法复杂,临床少用;②酶联免疫吸附试验检测沙眼衣原体抗原,为临床常用的方法;③核酸检测,核酸扩增方法为检测衣原体感染敏感、特异的方法。

【治疗】

主要为抗生素药物治疗。已经获得病原体检测结果者,针对病原体选择抗生素。未获得病原体检测结果者,又有性传播疾病高危因素的女性,可给予阿奇霉素1g单次顿服;或多西环素100mg,每日2次,连服7日。

1. 单纯急性淋病奈瑟菌性宫颈炎 主张大剂量、单次给药,常用药物有头孢菌素,如头孢曲松钠250mg,单次肌内注射;或头孢克肟400mg,单次口服;头孢噻肟钠500mg,肌内注射;另可选择氨基糖苷类的大观霉素4g,单次肌内注射。由于淋病奈瑟菌感染常伴有衣原体感染,因此,治疗时除选用抗淋病奈瑟菌药物外,同时应用抗衣原体感染药物。

2. 沙眼衣原体感染所致宫颈炎 四环素类:多西环素100mg,每日2次,连服7日;红霉素类:阿奇霉素1g,单次顿服,或红霉素500mg,每日4次,连服7日;喹诺酮类:氧氟沙星300mg,每日2次,连服7日;或左氧氟沙星500mg,每日1次,连服7日。

3. 合并细菌性阴道病 应同时治疗,否则将导致宫颈炎持续存在。

4. 性伴侣的处理 若子宫颈炎患者的病原体为沙眼衣原体或淋病奈瑟菌,应对性伴侣进行检查及治疗。

二、慢性子宫颈炎

慢性子宫颈炎(chronic cervicitis)是指宫颈间质内有大量淋巴细胞、浆细胞等慢性炎细胞浸润,可伴有宫颈腺上皮及间质的增生和鳞状上皮化生。可由急性宫颈炎迁延而来,也可为病原体持续感染所致,病原体与急性宫颈炎相似。

【病理】

1. 慢性子宫颈管黏膜炎 因宫颈管黏膜皱襞多,感染后易形成持续性宫颈黏膜炎,表现为宫颈管黏液及脓性分泌物,反复发作。

2. 子宫颈息肉 是宫颈管腺体和间质的局限性增生,向宫颈外口突出而形成。息肉为单个或多个,色红、质软而脆,呈舌形,蒂宽窄不一,根部可附在宫颈外口,也可在宫颈管内。光镜下见息肉表面被覆高柱状上皮,间质水肿,血管丰富及慢性炎症细胞浸润。极少恶变。

3. 子宫颈肥大　慢性炎症的长期刺激导致腺体及间质增生所致。宫颈深部的腺囊肿也可使宫颈肥大,变硬。

【临床表现】

慢性子宫颈炎多无表现,少数患者可有阴道分泌物增多,淡黄色或脓性,性交后出血,经间期出血,偶有外阴瘙痒或不适。检查见子宫颈呈糜烂样改变,或有黄色分泌物覆盖宫颈口或从宫颈口流出,也可表现为宫颈息肉或宫颈肥大。

【诊断及鉴别诊断】

根据临床表现可初步做出慢性子宫颈炎的诊断,但应将检查发现的阳性体征与宫颈其他的常见病理生理改变进行鉴别。

1. 子宫颈柱状上皮异位和子宫颈上皮内瘤变　慢性宫颈炎、宫颈的生理性柱状上皮异位、宫颈上皮内瘤变及早期宫颈癌均可呈现子宫颈糜烂样改变,需要进行子宫颈细胞学检查和(或)HPV 检测,必要时行阴道镜及活组织检查以明确诊断。

知识链接

> 生理性柱状上皮异位是由于雌激素的作用,鳞柱交界部外移,子宫颈阴道部由柱状上皮覆盖,因柱状上皮菲薄,其下间质透出而成红色,外观呈细颗粒状的糜烂样改变,阴道镜下为宽大的转化区,曾称之为"宫颈糜烂",认为是慢性子宫颈炎最常见的病理类型之一。现已明确"宫颈糜烂"并不是病理学上的上皮溃疡、缺失所致的真性糜烂,也与慢性宫颈炎症的定义即间质中出现慢性炎细胞浸润不一致。因此,"宫颈糜烂"作为慢性宫颈炎的诊断术语已不再恰当。宫颈糜烂样改变只是一个临床征象,可为生理性或病理性改变。

2. 子宫颈腺囊肿　绝大多数宫颈腺囊肿是宫颈的生理性变化。宫颈转化区内鳞状上皮取代柱状上皮过程中,新生的鳞状上皮覆盖宫颈腺管口或伸入腺管,将腺管口阻塞,或宫颈慢性炎症使腺管口狭窄,导致腺体分泌物引流受阻,潴留形成囊肿。镜下见囊壁被覆单层扁平、立方或柱状上皮。浅部的宫颈腺囊肿检查见宫颈表面突出单个或多个青白色小囊泡,容易诊断,通常不需处理。但深部的宫颈腺囊肿,宫颈表面无异常,表现为宫颈肥大,应与宫颈腺癌鉴别。

3. 子宫恶性肿瘤　宫颈息肉、宫颈及宫体的恶性肿瘤,均可呈息肉状,突出于宫颈口,应行宫颈息肉切除,病理组织学检查进行鉴别。慢性宫颈炎、内生型宫颈癌尤其腺癌均可引起宫颈肥大,对宫颈肥大者,需要行宫颈细胞学检查,必要时行宫颈管搔刮术进行鉴别。

【治疗】

对糜烂样改变者,若为无症状的生理性柱状上皮异位无需处理;若伴有分泌物增多、乳头状增生或接触性出血,可给予局部物理治疗,如激光、冷冻、微波等方法,也可给予中药保妇康栓治疗。

物理治疗注意事项:①治疗前,应常规行宫颈癌筛查。②急性生殖道炎症列为禁忌。③治疗时间宜在月经干净后 3～7 天内。④治疗后有阴道分泌物增多,甚至有大量水样排液,术后 1～2 周脱痂时可有少许出血。⑤创面未完全愈合期间(4～8 周)禁盆浴、性交和阴道冲洗。⑥物理治疗有引起术后出血、宫颈狭窄、不孕及感染的可能,治疗后应定期复查,直到创面痊愈。

1. 慢性宫颈管黏膜炎　需要了解有无沙眼衣原体及淋病奈瑟菌的再次感染、性伴侣是否进行治疗、阴道微生物菌群失调是否持续存在。针对病因给予治疗。对病原体不清者,可试用物理治疗。

2. 宫颈息肉 行息肉摘除并送病理组织学检查。

3. 宫颈肥大 一般无需治疗。

第三节 盆腔炎性疾病

盆腔炎性疾病(pelvic inflammatory disease,PID)是指女性上生殖道的一组感染性疾病,包括子宫内膜炎、输卵管炎、输卵管卵巢脓肿、盆腔腹膜炎。炎症可局限于一个部位,也可同时累及几个部位,以输卵管炎、输卵管卵巢炎最常见。若未能得到及时、彻底治疗,可导致炎症反复发作、慢性盆腔痛、输卵管妊娠及不孕。该病以性活跃期、有月经的妇女多见。

【病原体及其致病特点】

盆腔炎性疾病的病原体有外源性及内源性两个来源,两种病原体可单独存在,但通常为混合感染。

1. 外源性病原体 主要为性传播疾病的病原体,如沙眼衣原体、淋病奈瑟菌。其他有支原体,包括人型支原体、生殖支原体以及解脲支原体。在我国,淋病奈瑟菌、沙眼衣原体引起的盆腔炎性疾病明显增加,已引起人们重视。

2. 内源性病原体 来自原寄居于阴道内的菌群,包括需氧菌及厌氧菌,以需氧菌及厌氧菌混合感染多见。主要的需氧菌及兼性厌氧菌有金黄色葡萄球菌、溶血性链球菌、大肠埃希菌;厌氧菌有脆弱类杆菌、消化球菌、消化链球菌。厌氧菌感染的特点是容易形成盆腔脓肿、感染性血栓静脉炎,脓液有粪臭并有气泡。

【感染途径】

1. 沿生殖道黏膜上行蔓延 病原体侵入外阴、阴道后,或阴道内的病原体沿宫颈黏膜、子宫内膜、输卵管黏膜,蔓延至卵巢及腹腔。是非妊娠期、非产褥期盆腔炎性疾病的主要感染途径。淋病奈瑟菌、沙眼衣原体及葡萄球菌等,常沿此途径扩散。

2. 经淋巴系统蔓延 病原体经生殖道创伤处的淋巴管侵入盆腔结缔组织及内生殖器其他部分,是产褥感染、流产后及宫腔操作后感染的主要感染途径。链球菌、大肠埃希菌、厌氧菌多沿此途径蔓延。

3. 经血循环传播 病原体先侵入人体的其他系统,再经血循环感染生殖器,为结核菌感染的主要途径。

4. 直接蔓延 腹腔邻近脏器感染后,直接蔓延到内生殖器,如阑尾炎可引起右侧输卵管炎。

【高危因素】

年龄为15～25岁女性、性活动频繁、性卫生不良、经期性交、下生殖道感染、宫腔内手术操作后感染、邻近器官炎症直接蔓延等均为发生盆腔炎性疾病的高危因素。了解高危因素有利于盆腔炎性疾病的正确诊断及预防。

【病理及发病机制】

1. 急性子宫内膜炎及子宫肌炎 子宫内膜充血、水肿,有炎性渗出物,严重者内膜坏死、脱落形成溃疡。镜下见大量白细胞浸润,炎症向深部侵入形成子宫肌炎。

2. 急性输卵管炎、输卵管积脓、输卵管卵巢脓肿 急性输卵管炎症因病原体传播途径不同而有不同的病变特点。

（1）炎症经子宫内膜向上蔓延：首先引起输卵管黏膜炎，输卵管黏膜肿胀、间质水肿及充血、大量中性粒细胞浸润，严重者输卵管上皮发生退行性变或成片脱落，引起输卵管黏膜粘连，管腔及伞端闭锁，若有脓液积聚于管腔内则形成输卵管积脓。

（2）病原菌通过宫颈的淋巴播散：通过宫旁结缔组织，首先侵及浆膜层，发生输卵管周围炎，然后累及肌层，而输卵管黏膜层可不受累或受累极轻。病变以输卵管间质炎为主，其管腔因肌壁增厚受压变窄，但仍能保持通畅。轻者输卵管仅有轻度充血、肿胀、略增粗；严重者输卵管明显增粗、扭曲，因纤维素性脓性渗出物增多，使输卵管与周围组织发生粘连。

卵巢白膜是良好的防御屏障，故卵巢很少单独发炎，常与发炎的输卵管伞端粘连而发生输卵管卵巢炎，习称附件炎。炎症可通过卵巢排卵的破孔侵入卵巢实质形成卵巢脓肿，脓肿壁与输卵管积脓粘连并穿通，形成输卵管卵巢脓肿。输卵管卵巢脓肿可为一侧或两侧病变，多位于子宫后方或子宫、阔韧带后叶及肠管间粘连处，可破入直肠或阴道，破入腹腔则可引起弥漫性腹膜炎。

3. 急性盆腔腹膜炎　盆腔器官炎症严重时，可蔓延到盆腔腹膜，导致盆腔腹膜充血、水肿，并有少量含纤维素的渗出液，形成盆腔脏器粘连。当有大量脓性渗出液积聚于粘连的间隙内，可形成散在小脓肿；积聚于直肠子宫陷凹处形成盆腔脓肿，脓肿破入直肠可使症状突然减轻，破入腹腔则引起弥漫性腹膜炎。

4. 急性盆腔结缔组织炎　病原体经淋巴管进入盆腔结缔组织而引起结缔组织充血、水肿及中性粒细胞浸润。以宫旁结缔组织炎最常见，开始局部增厚，质地较软，边界不清，以后向两侧盆壁呈扇形浸润，若组织化脓形成盆腔腹膜外脓肿，可自发破入直肠或阴道。

5. 败血症及脓毒血症　当病原体毒性强、数量多、患者抵抗力降低时，常发生败血症。发生盆腔炎性疾病后，若身体其他部位发现多处炎症病灶或脓肿者，应考虑有脓毒血症存在，但需经血培养证实。

6. 肝周围炎（Fitz-Hugh-Curtis 综合征）　是指肝包膜炎症而无肝实质损害的肝周围炎。由于肝包膜水肿，渗出，肝包膜与腹壁腹膜形成粘连，因此吸气时右上腹疼痛。临床表现为继下腹痛后出现右上腹痛，或下腹疼痛与右上腹疼痛同时出现。

【临床表现】

症状差异较大，轻者无症状或症状轻微。常见症状为下腹痛、发热、阴道分泌物增多。腹痛为持续性，活动或性交后加重。严重者可有寒战、高热、头痛、食欲缺乏。月经期发病可有经量增多、经期延长。若有腹膜炎，则有消化系统症状如恶心、呕吐、腹胀、腹泻等。伴有泌尿系统感染可有尿急、尿频、尿痛症状。若有脓肿形成，可有下腹包块及局部压迫刺激症状；包块位于子宫前方可出现膀胱刺激症状；包块位于子宫后方可有直肠刺激症状；若在腹膜外可致腹泻、里急后重感和排便困难。若有输卵管炎的症状及体征并同时有右上腹痛者，应怀疑有肝周围炎。

体征差异较大，轻者无明显异常发现，或妇科检查仅发现宫颈举痛或宫体压痛或附件区压痛。严重者呈急性病容，体温升高，心率加快，下腹部有压痛、反跳痛及肌紧张，叩诊鼓音，肠鸣音减弱或消失。盆腔检查：阴道可见脓性臭味分泌物；宫颈充血、水肿，脓性分泌物从宫颈口流出；穹隆触痛明显；宫颈举痛；宫体稍大，有压痛，活动受限；子宫两侧压痛明显，若为单纯输卵管炎,可触及增粗的输卵管,压痛明显;若为输卵管积脓或输卵管卵巢脓肿,可触及包块且压痛明显,不活动;宫旁结缔组织炎时,可扪及宫旁一侧或两侧片状增厚,或两侧宫骶韧带高度水肿、增粗,压痛明显;若有盆腔脓肿形成且位置较低时,可扪及后穹隆或侧穹隆有肿块且有波动感。

【诊断】

根据病史、症状、体征及实验室检查可做出初步诊断。由于盆腔炎性疾病的临床表现差异较大,临床诊断准确性不高,而延误诊断又导致盆腔炎性疾病后遗症的产生。因此2010年美国疾病控制中心(CDC)推荐了盆腔炎性疾病的诊断标准(表16-3),旨在提高对盆腔炎性疾病的认识,对可疑患者做进一步评价,及时治疗,减少后遗症的发生。

表16-3　盆腔炎性疾病的诊断标准(美国 CDC 诊断标准,2010 年)

最低标准(minimum criteria)
　宫颈举痛或子宫压痛或附件区压痛
附加标准(additional criteria)
　体温超过38.3℃(口表)
　宫颈或阴道异常黏液脓性分泌物
　阴道分泌物湿片见到大量白细胞
　红细胞沉降率升高
　血 C-反应蛋白升高
　实验室证实的宫颈淋病奈瑟菌或衣原体阳性
特异标准(specific criteria)
　子宫内膜活检组织学证实子宫内膜炎
　阴道超声或磁共振检查显示输卵管增粗、输卵管积液,伴或不伴有盆腔积液、输卵管卵巢肿块,或腹腔镜检查发现盆腔炎性疾病征象

诊断盆腔炎性疾病后,需进一步明确病原体。宫颈管分泌物及后穹隆穿刺液的涂片、培养及核酸扩增检测病原体,临床较实用。

【鉴别诊断】

盆腔炎性疾病应与输卵管妊娠流产或破裂、卵巢囊肿蒂扭转或破裂、急性阑尾炎等急腹症相鉴别。

【治疗】

主要为抗生素药物治疗,必要时手术治疗。抗生素的治疗原则:经验性、广谱、及时及个体化。经恰当的抗生素积极治疗,绝大多数盆腔炎性疾病能彻底治愈。根据药敏试验选用抗生素较合理,但通常需在获得实验室结果前即给予抗生素治疗,因此,初始治疗往往根据经验选择抗生素。由于盆腔炎性疾病的病原体多为淋病奈瑟菌、衣原体以及需氧菌、厌氧菌的混合感染,需氧菌及厌氧菌又有革兰阴性及革兰阳性之分,故抗生素的选择应涵盖以上病原体,选择广谱抗生素以及联合用药。在盆腔炎性疾病诊断48小时内及时用药将明显降低后遗症的发生。

1. 门诊治疗　若患者一般状况好,症状轻,能耐受口服抗生素,并有随访条件,可在门诊治疗。常用方案:①氧氟沙星400mg 口服,每日2次,同时口服甲硝唑400mg,每日2次,连用14日。②头孢西丁钠2g,单次肌注,同时口服丙磺舒1g,然后改为多西环素100mg,每天2次,连用14日,同时口服甲硝唑400mg,每日2次,连用14日。

2. 住院治疗　若患者病情严重,伴有发热、恶心、呕吐;或有盆腔腹膜炎;或输卵管卵巢脓肿;或诊断不清;或门诊治疗无效;或不能耐受口服抗生素,均应住院,给予以抗生素药物治疗为主的综合治疗。

（1）支持治疗:半卧位休息,有利于脓液积聚于直肠子宫陷凹而使炎症局限。给予高热量、高蛋白、高维生素流食或半流食,补充液体,注意纠正电解质紊乱及酸碱失衡。

（2）抗生素治疗:给药途径为静脉滴注,常用的配伍方案如下:

1）头霉素类或头孢菌素类药物:如头孢替坦二钠2g,静脉滴注,每12小时1次;加多西环素100mg,每12小时1次,静脉或口服。其他可选用头孢呋辛钠、头孢曲松钠、头孢噻肟钠。临床症状改善至少24小时后转为口服药物治疗,多西环素100mg,每12小时1次,连用14日。对不能耐受多西环素者,可用阿奇霉素,每次500mg,每日1次,连用3日。对输卵管卵巢脓肿的患者,可加用克林霉素或甲硝唑,对抗厌氧菌。

2）克林霉素与氨基糖苷类药物联合方案:克林霉素900mg,每8小时1次,静脉滴注;庆大霉素先给予负荷量(2mg/kg),然后给予维持量(1.5mg/kg),每8小时1次,静脉滴注。临床症状、体征改善后继续静脉应用24～48小时,克林霉素改为口服,每次450mg,1日4次,连用14日。

3）喹诺酮类药物与甲硝唑联合方案:氧氟沙星400mg,静脉滴注,每12小时1次;甲硝唑500mg,静脉滴注,每8小时1次。

4）青霉素类与四环素类药物联合方案:氨苄西林/舒巴坦3g,静脉滴注,每6小时1次,加多西环素100mg,每日2次,连服14日。

（3）手术治疗:主要用于治疗抗生素控制不满意的输卵管卵巢脓肿或盆腔脓肿。手术指征有:药物治疗无效,脓肿持续存在,脓肿破裂。手术原则以切除病灶为主,应根据病变程度、患者年龄、一般状态、有无生育要求等来决定手术范围和手术方式。

（4）对症治疗:高热时可采用物理降温,有腹胀可行胃肠减压。

3. 中药治疗　主要为活血化瘀、清热解毒药物。

【性伴侣的治疗】

患者治疗期间应避免无保护性生活。对患者出现症状前60天内接触过的性伴侣应进行检查和治疗。

【随访】

对于抗生素治疗的患者,应在72小时内随诊,明确临床症状有无改善。治疗后72小时内症状应改善,若症状无改善,需进一步检查,重新进行评价,必要时行手术探查。对沙眼衣原体以及淋病奈瑟菌感染者,可在治疗后4～6周复查病原体。

【盆腔炎性疾病后遗症】

盆腔炎性疾病未得到及时正确的治疗,可能会发生盆腔炎性疾病后遗症(sequelae of PID),既往称慢性盆腔炎。主要病理改变为组织破坏、广泛粘连、增生及瘢痕形成,从而导致:输卵管增粗、输卵管阻塞;输卵管卵巢粘连形成输卵管卵巢肿块;若输卵管伞端闭锁、浆液性渗出物聚积,形成输卵管积水或输卵管积脓,若输卵管卵巢脓肿的脓液吸收,被浆液性渗出物代替则形成输卵管积水或输卵管卵巢囊肿;盆腔结缔组织表现为主、骶韧带增生、变厚,若病变广泛,可使子宫固定。

1. 临床表现

（1）不孕:为输卵管粘连阻塞所致。

（2）异位妊娠：为输卵管通而不畅所致。

（3）慢性盆腔痛：盆腔充血、粘连及瘢痕引起下腹部坠胀、疼痛及腰骶部酸痛,常在劳累、性交后及月经前后加剧。

（4）盆腔炎性疾病反复发作：由于盆腔炎性疾病造成的输卵管组织结构的破坏,局部防御功能减退,若患者仍处于高危因素中,可造成再次感染导致盆腔炎性疾病反复发作。

2. 妇科检查　输卵管病变,则在子宫一侧或两侧触到呈条索状增粗的输卵管,有轻度压痛;输卵管积水或输卵管卵巢囊肿,则在盆腔一侧或两侧触及囊性包块,活动多受限;盆腔结缔组织病变,子宫常呈后倾后屈位,活动受限,子宫一侧或两侧有片状增厚、压痛,宫骶韧带常增粗、变硬,有触痛。

3. 治疗　需根据不同情况选择治疗方案。慢性盆腔痛,给予对症处理或给予中药、理疗等综合治疗,治疗前需排除子宫内膜异位症等其他引起盆腔痛的疾病。输卵管积水行手术治疗。盆腔炎性疾病反复发作者,在抗生素药物治疗的基础上酌情手术治疗。不孕患者多需要辅助生殖技术协助受孕。

【预防】
1. 注意性生活卫生,减少性传播疾病。对沙眼衣原体感染的高危妇女进行筛查和治疗。
2. 及时治疗下生殖道感染。
3. 及时治疗盆腔炎性疾病,防止后遗症发生。
4. 严格掌握妇科手术指征,做好术前准备,术时注意无菌操作,预防感染。
5. 加强公共卫生教育,提高公众对生殖道感染的认识及预防感染的重要性。

第四节　生殖器结核

由结核杆菌引起的女性生殖器炎症称为生殖器结核（genital tuberculosis）,又称结核性盆腔炎。近年因耐多药结核、艾滋病的增加以及对结核病控制的松懈,生殖器结核发病率有升高趋势。

【传染途径】
生殖器结核常继发于身体其他部位结核如肺结核、肠结核、腹膜结核等,其潜伏期很长,可达 1～10 年,多数患者发现生殖器结核时,其原发病灶多已痊愈。生殖器结核常见的传染途径：

1. 血行传播　为最主要的传播途径。结核杆菌感染肺部后,约 1 年内可感染内生殖器,由于输卵管黏膜有利于结核菌的潜伏感染,结核杆菌首先侵犯输卵管黏膜,然后依次扩散到子宫内膜、卵巢,较少侵犯宫颈、阴道、外阴。

2. 直接蔓延　腹膜结核、肠结核可直接蔓延到内生殖器。

3. 淋巴传播　较少见。

4. 性交传播　极罕见。

【病理】
1. 输卵管结核　占女性生殖器结核的 90%～100%,多为双侧,但双侧的病变程度可能不同。输卵管增粗肥大,其伞端外翻如烟斗嘴状是输卵管结核的特有表现;也可表现为伞端闭锁,管腔内充满干酪样物质;有的输卵管增粗,管壁内有结核结节;有的输卵管僵直变粗,峡部有多个结节隆起。输卵管浆膜面可见多个粟粒结节。输卵管常与其邻近器官如卵巢、子宫、肠曲广泛粘连。

2. 子宫内膜结核　占生殖器结核的 50%～80%,常由输卵管结核蔓延而来。早期病变出现在宫腔角部,子宫大小、形状无明显变化,随着病情进展,子宫内膜受到不同程度的破坏,最后代以瘢痕组织,可使宫腔粘连变形、缩小。

3. 卵巢结核　占生殖器结核的 20%～30%,主要由输卵管结核蔓延而来,因有白膜包围,通常仅有卵巢周围炎,较少侵犯卵巢深层。少部分卵巢结核由血循环传播而致,可在卵巢深部形成结节及干酪样坏死性脓肿。

4. 宫颈结核　占生殖器结核的 10%～20%。常由子宫内膜结核蔓延而来。宫颈外观呈乳头状增生或溃疡,易与宫颈癌混淆。

5. 盆腔腹膜结核　盆腔腹膜结核多合并输卵管结核。根据病变特征不同分渗出型及粘连型。渗出型:特点为腹膜及盆腔脏器浆膜面布满无数大小不等的散在灰黄色结节,渗出物为浆液性草黄色澄清液体,积聚于盆腔,有时因粘连形成多个包裹性囊肿。粘连型:特点为腹膜增厚,与邻近脏器之间发生紧密粘连,粘连间的组织常发生干酪样坏死,易形成瘘管。

【临床表现】

依病情轻重、病程长短而异。

1. 不孕　生殖器结核是原发性不孕的常见原因之一。由于输卵管黏膜破坏与粘连,导致黏膜纤毛破坏、管腔阻塞;或因输卵管周围粘连,管腔虽然部分通畅,但输卵管僵硬、蠕动受限,丧失运输功能;子宫内膜结核妨碍受精卵的着床与发育,均可致不孕。

2. 月经失调　早期因子宫内膜充血及溃疡,经量过多;晚期子宫内膜遭不同程度破坏,表现为月经稀少或闭经。

3. 下腹坠痛　由于盆腔炎症和粘连,可有不同程度的下腹坠痛,经期加重。

4. 全身症状　活动期,可有结核病的一般症状,如发热、盗汗、乏力、食欲缺乏、体重减轻等。轻者全身症状不明显,有时仅有经期发热,严重者可出现高热等全身中毒症状。

5. 体征　因病变程度和范围不同而有较大差异,较多患者无明显症状和体征,仅因不孕行诊断性刮宫、子宫输卵管碘油造影及腹腔镜检查才发现。

(1) 腹部检查:合并腹膜结核时,腹部压痛、有柔韧感或腹水征;形成包裹性积液时,可触及囊性肿块,边界不清、不活动、有压痛。

(2) 妇科检查:子宫活动受限;双侧附件触及大小不等、形状不规则的肿块,质硬,表面呈结节状突起,与周围组织粘连。

【诊断】

多数患者因缺乏典型症状、体征,早期诊断较困难。应详细询问病史,根据临床表现,结合辅助检查帮助诊断。常用辅助检查方法有:

1. 子宫内膜病理检查　是诊断子宫内膜结核最可靠的依据。应在月经前 1 周或月经来潮 6 小时内行诊刮术,此时阳性率高。术前 3 天及术后 4 天每日口服异烟肼 0.3g,肌内注射链霉素 0.75g,防止刮宫引起的结核病灶扩散。应注意刮取子宫角处内膜,刮出组织送病理检查和结核菌培养。

2. X 线检查　可行胸部、盆腔摄片,能发现原发病灶。子宫输卵管碘油造影对诊断生殖器结核有较大帮助,典型征象:宫腔狭窄变形,边缘呈锯齿状;输卵管管腔有多处狭窄,呈串珠状,或管腔细小、僵直,或闭塞不显影;在相当于盆腔淋巴、输卵管、卵巢部位有钙化灶;若碘油进入子宫一侧或两侧静脉丛,应考虑有子宫内膜结核的可能。但造影有可能将输卵管管腔内的干酪样物质及结核菌带到腹腔,故造影前后应肌注链霉素及口服异烟肼等抗结核药物。

3. 腹腔镜检查 可直接观察盆腔、子宫、输卵管浆膜面有无粟粒结节,并可取腹腔液做结核菌培养或取病变组织做活组织检查。

4. 结核菌检查 取第1天月经血或宫腔刮出物做结核菌检查,可采用涂片抗酸染色法、结核菌培养法、分子生物学法(PCR技术)进行检查。

5. 结核菌素试验 阳性表示曾有结核杆菌感染;强阳性表示仍有活动病灶;阴性表示未感染过结核杆菌。

6. 其他检查 结核活动期血沉增快,但血沉正常不能排除结核病;白细胞计数不高,分类中淋巴细胞增多,这些检查均非特异性,只能作为诊断参考。

【鉴别诊断】

结核性盆腔炎应与子宫内膜异位症、盆腔炎性疾病后遗症、卵巢恶性肿瘤鉴别。

【治疗】

以抗结核药物治疗为主,休息营养为辅的治疗原则。

1. 抗结核药物治疗 抗结核药物治疗对90%女性生殖器结核有效。药物治疗应遵循早期、联合、规律、适量、全程的原则。近年采用异烟肼、利福平、乙胺丁醇及吡嗪酰胺等抗结核药物联合治疗,疗程为6~9个月,取得良好疗效。

2010年WHO结核病诊疗指南指出,生殖器结核的抗结核药物的选择、用法、疗程参考肺结核病。常用的治疗方案:①初发病例:强化期2个月,每日异烟肼、利福平、吡嗪酰胺及乙胺丁醇4种药物联合应用。巩固期4个月,每日连续应用异烟肼、利福平;或巩固期每周3次间歇应用异烟肼、利福平。②复发病例:强化期2个月,每日异烟肼、利福平、吡嗪酰胺、乙胺丁醇4种药物联合应用。巩固期4个月,每日连续应用异烟肼、利福平、乙胺丁醇;或巩固期每周3次间歇应用异烟肼、利福平、乙胺丁醇。

2. 支持疗法 急性患者至少应休息3个月,慢性患者可以从事部分工作和学习,但要注意劳逸结合,加强营养,适当参加体育锻炼,增强体质。

3. 手术治疗 手术指征:①药物治疗无效或治疗后又反复发作者;②盆腔包块药物治疗后缩小,但不能完全消退;③盆腔结核形成较大的包块或较大的包裹性积液;④子宫内膜结核严重,内膜破坏广泛,药物治疗无效者。手术前后需应用抗结核治疗,以防手术时感染扩散。手术方式:以全子宫及双侧附件切除术为宜。对年轻妇女应尽量保留卵巢功能。对病变局限在输卵管,而又迫切希望生育者,可行双输卵管切除术,保留卵巢及子宫。

虽然生殖器结核经药物治疗取得良好疗效,但治疗后的妊娠成功率极低,对部分希望妊娠者,可行辅助生育技术助孕。

【预防】

做好卡介苗接种,增强体质,积极防治肺结核、肠结核及淋巴结结核等。

(项豪华)

复习思考题

1. 女性生殖系统的防御功能有哪些?
2. 比较滴虫性阴道炎、外阴阴道假丝酵母菌病、细菌性阴道病的病因、临床表现、诊断及治疗。
3. 说出慢性宫颈炎的临床表现及诊断。
4. 简述盆腔炎性疾病后遗症的临床表现及治疗。
5. 简述女性生殖系统结核的临床表现及治疗方案。

第十七章 女性生殖系统肿瘤

学习要点

宫颈上皮内瘤变的预防、诊断及治疗；宫颈癌的预防、诊断及治疗；子宫肌瘤的诊断及治疗；宫颈内膜癌的预防、诊断及治疗；卵巢肿瘤的预防、诊断及治疗。

女性生殖系统肿瘤是妇科常见疾病，可发生在生殖器官的任何部位，以子宫和卵巢肿瘤最常见。根据肿瘤的性质分为良性肿瘤和恶性肿瘤两大类。在良性肿瘤中子宫肿瘤发病率最高，占第二位的是卵巢肿瘤；而恶性肿瘤中，以子宫颈癌最为多见，其次是卵巢恶性肿瘤、子宫内膜癌。近几年以来，随着临床诊断新技术的广泛应用，使肿瘤的早期诊断率得到了提高，从而提高了女性生殖器官肿瘤的治愈率，降低了病死率。本章主要介绍宫颈癌、子宫肌瘤、子宫内膜癌及卵巢肿瘤。

第一节 宫颈上皮内瘤变

宫颈上皮内瘤变（cervical intraepithelial，CIN）是一组与宫颈浸润癌密切相关的宫颈病变，包括宫颈不典型增生和宫颈原位癌。常发生于 25～35 岁妇女。低级别 CIN 大部分可自然消退，高级别 CIN 有可能发展为浸润癌，被视为癌前病变。CIN 反映了宫颈癌发生中连续发展的过程，通过筛查，及早发现 CIN，及时治疗高级别病变，是预防宫颈癌的有效措施。

【发病相关因素】

1. 人类乳头状瘤病毒感染　近年来研究发现，人类乳头状瘤病毒（HPV）感染是子宫颈上皮内瘤样病变和宫颈癌发生的病因。目前已知 HPV 有 120 多种类型，其中 30 多种与生殖道感染有关，10 余种与 CIN 和子宫颈癌发病密切相关。已在接近 90% 的 CIN 和 99% 以上的子宫颈癌组织发现有高危型 HPV 感染，其中 70% 与 HPV16 和 18 型相关。

2. 其他因素

（1）性行为及分娩次数：初次性生活<16 岁、多个性伴侣、早年分娩、多产与宫颈癌的发生有关。

（2）吸烟：尼古丁在宫颈上皮内瘤样病变的发生中起重要作用。

（3）微生物感染：滴虫、淋球菌、单纯疱疹病毒感染可增加对 HPV 的易感性，从而与CIN 的发生有关。

（4）经济状况低下、免疫抑制以及与高危男子（有阴茎癌、前列腺癌或其前妻曾患宫颈癌等均为高危男子）有性接触的妇女，宫颈癌发病率增高。

【组织发生和发展】

1. 正常宫颈上皮的生理　宫颈上皮是由宫颈阴道部鳞状上皮与宫颈管柱状上皮共同

组成,两者交接部位在宫颈外口,称原始鳞-柱交接部或鳞-柱交界。但此交接部并不恒定,受高雌激素影响时,柱状上皮向外扩展至宫颈阴道部;当雌激素作用消失后,柱状上皮退至宫颈管内。这种随体内雌激素水平变化而移位的鳞-柱交接部称生理性鳞-柱交接部。在原始鳞-柱交接部和生理性鳞-柱交接部间所形成的区域称移行带区。

在移行带区形成过程中,其表面被覆的柱状上皮逐渐被鳞状上皮所替代。替代的机制有:①鳞状上皮化生:当鳞柱交界位于宫颈阴道部时,暴露于阴道的柱状上皮受阴道酸性影响,移行带柱状上皮下未分化储备细胞开始增生,并逐渐转化为鳞状上皮,继之柱状上皮脱落,而被复层鳞状细胞所替代,此过程称鳞状上皮化生。化生的鳞状上皮既不同于宫颈阴道部的正常鳞状上皮,镜检时见到两者间的分界线;又不同于不典型增生,因而不应混淆。宫颈管腺上皮也可鳞化而形成鳞化腺体。②鳞状上皮化:宫颈阴道部鳞状上皮直接长入柱状上皮与其基底膜之间,直至柱状上皮完全脱落而被鳞状上皮替代,称鳞状上皮化,与阴道部的鳞状上皮无区别。

2. 宫颈癌的癌前病变　移行带区成熟的化生鳞状上皮(特征是细胞内有糖原合成)对致癌物的刺激相对不敏感。但未成熟的化生鳞状上皮代谢活跃,在一些物质(例如精子、精液组蛋白、阴道毛滴虫、衣原体、单纯疱疹病毒以及人乳头瘤病毒等)的刺激下,可发生细胞分化不良,排列紊乱,细胞核异常,有丝分裂增加,形成宫颈上皮内瘤样病变(cervical intraep-ithelial neoplasia,CIN)。

【病理】

CIN 分为 3 级(图 17-1):

Ⅰ级:即轻度不典型增生。镜下见上皮下 1/3 层细胞核增大,核质比例略增大,核染色稍加深,核分裂象少,细胞极性正常。

Ⅱ级:即中度不典型增生。镜下见上皮下 1/3 ~ 2/3 层细胞核明显增大,核质比例增大,核深染,核分裂象较多,细胞数量明显增多,细胞极性尚存。

Ⅲ级:即重度不典型增生和原位癌。病变细胞几乎或全部占据上皮全层,细胞核异常增大,核质比例显著增大,核形不规则,染色深,核分裂象多,细胞拥挤,排列紊乱,无极性。

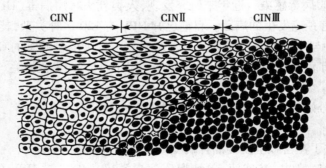

图 17-1　CIN 分级

【临床表现】

CIN 一般无明显症状和体征,部分患者有白带增多、白带带血、接触性出血。检查宫颈外观可光滑,或出现充血、肥大或糜烂样改变,类似慢性宫颈炎。故单凭肉眼观察无法诊断 CIN。

【诊断】

由于 CIN 常缺乏典型的临床表现,根据临床检查难以诊断,目前需联合使用多种辅助诊断方法,但最后确诊须靠病理检查。

1. 子宫颈细胞学检查　是 CIN 及早期宫颈癌筛查的首选方法,具有简便易行、经济有效及多次重复的特点。相对于高危型 HPV 检查,其特异性高,但敏感性较低。筛查应在性生活开始 3 年后,或 21 岁以后开始,并定期复查。必须在宫颈外口鳞-柱状上皮移行带处取材。检查的报告形式过去采用巴氏 5 级分类法,现在普遍采用 TBS 分类法。详见第二十六章第一节。

2. 高危型 HPV DNA 检查　相对于宫颈细胞学检查其敏感性高,但特异性较低。可与宫颈细胞学检查联合应用于子宫颈癌的筛查。近年来 HPV DNA 检查常用来帮助细胞学难以明确意义的临床鉴别诊断。

3. 阴道镜检查　是诊断宫颈上皮内瘤变的重要手段。阴道镜检查有助于定位异常上皮、增加活检取材的准确性。

4. 子宫颈活组织检查　是确诊宫颈上皮内瘤变的最可靠方法。一般在宫颈鳞-柱状上皮交界处 3、6、9、12 点取活组织,或以碘液涂抹宫颈在不着色区行多点取材,或在阴道镜下于可疑部位取材。若宫颈有明显病灶,可直接在癌灶取材。若宫颈细胞学阳性,但宫颈光滑,应用小刮匙搔刮宫颈管,刮出物送病理检查。

【治疗】

1. CIN Ⅰ　约 60% 会自然消退。确诊为 CIN Ⅰ级者,若细胞学检查为低度鳞状上皮内病变(LSIL),可每 3~6 个月随访刮片,必要时再次活检。若随访过程中病变发展或持续存在 2 年,宜进行治疗。若细胞学检查为高度鳞状上皮内病变(HSIL),应给予治疗,阴道镜检查满意者可行激光或冷冻治疗,阴道镜检查不满意者推荐行宫颈锥切术。

2. CIN Ⅱ 和 CIN Ⅲ　约 20% 的 CIN Ⅱ 会发展为 CIN Ⅲ,5% 发展为浸润癌,故所有的 CIN Ⅱ级和 CIN Ⅲ级均需要治疗。阴道镜检查满意的 CIN Ⅱ 可行物理治疗或宫颈锥切术,阴道镜检查不满意的 CIN Ⅱ 和所有 CIN Ⅲ 行宫颈锥切术。术后定期随访。确诊为 CIN Ⅲ级、年龄较大无生育要求者可行全子宫切术。

【妊娠合并子宫颈上皮内瘤变】

妊娠期间,高水平的雌激素使柱状上皮外移至宫颈阴道部,转化区的基底细胞出现不典型增生改变;另外,妊娠期妇女免疫功能低下,易患 HPV 感染。故妊娠期妇女行宫颈细胞学检查 CIN Ⅰ 的检出率较高,但大部分于产后 6 周可恢复正常。一般认为妊娠期 CIN 仅做观察,产后复查后再处理。

第二节　宫　颈　癌

宫颈癌(cervical cancer)是妇科最常见的恶性肿瘤。高发年龄为 50~55 岁。因宫颈癌癌前病变时间较长,宫颈组织容易暴露,以及近 40 年宫颈细胞学筛查的普遍应用,使宫颈癌和癌前病变得到早发现、早诊断、早治疗,大大降低了宫颈癌的发病率和死亡率。

【病因】

同"子宫颈上皮内瘤变"。

【组织发生和发展】

CIN 形成后继续发展,异型细胞突破上皮下基底膜,累及间质,则形成宫颈浸润癌(图 17-2)。

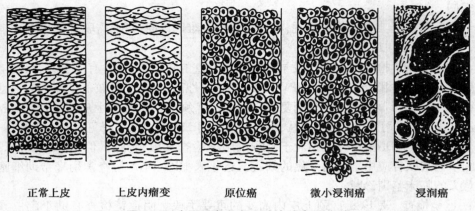

正常上皮　　上皮内瘤变　　原位癌　　微小浸润癌　　浸润癌

图 17-2　宫颈正常上皮-上皮内瘤变-浸润癌

【病理】

1. 鳞状细胞浸润癌　占宫颈癌的 75%～80%。

（1）巨检：镜下早期浸润癌及极早期宫颈浸润癌，肉眼观察无明显异常，或类似宫颈柱状上皮异位。随着病变逐步发展，有以下 4 种类型（图 17-3）：

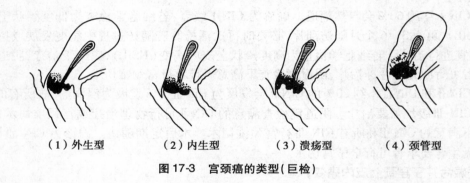

（1）外生型　　（2）内生型　　（3）溃疡型　　（4）颈管型

图 17-3　宫颈癌的类型（巨检）

1）外生型：最常见。病灶向外生长，状如菜花样或乳头样。组织脆，触之易出血。常累及阴道。

2）内生型：癌灶向宫颈深部组织浸润，并侵犯子宫峡部。宫颈肥大而硬，表面光滑或仅见柱状上皮异位，整个宫颈膨大如桶状。常累及宫旁组织。

3）溃疡型：上述两型癌灶继续发展，癌组织坏死脱落形成凹陷性溃疡或空洞，形如火山口状。

4）颈管型：癌灶发生在宫颈管内，常侵入宫颈及子宫峡部供血层以及转移到盆壁的淋巴结。

（2）显微镜检：

1）微小浸润癌：原位癌基础上，在镜下发现癌细胞小团穿破基底膜，似泪滴状、锯齿状，或进而出现膨胀性间质浸润。诊断标准参见临床分期（表 17-1）。

2）浸润癌：指癌灶浸润间质的范围已超出可测量的早期浸润癌，呈网状或团块状间质浸润。根据细胞分化程度分 3 级：Ⅰ级，高分化鳞癌即角化性大细胞型。Ⅱ级，中分化鳞癌即非角化性大细胞型。Ⅲ级，低分化鳞癌即小细胞型。

表 17-1 宫颈癌的临床分期(FIGO,2009 年)

期别	肿瘤范围
Ⅰ期	癌灶局限在宫颈(包括累及宫体)
Ⅰa	镜下浸润癌(肉眼未见癌灶,仅在显微镜下可见浸润癌)
Ⅰa₁	间质浸润深度≤3mm,宽度≤7mm
Ⅰa₂	间质浸润深度 3~5mm,宽度≤7mm
Ⅰb	临床上可见癌灶局限于宫颈,肉眼可见浅表的浸润癌,或显微镜下可见病变范围超过Ⅰa期
Ⅰb₁	临床癌灶直径≤4cm
Ⅰb₂	临床癌灶直径>4cm
Ⅱ期	癌灶已超出宫颈,但未达盆壁。癌累及阴道,但未达阴道下 1/3
Ⅱa	癌侵犯阴道上 2/3,无明显宫旁浸润
Ⅱa₁	临床可见癌灶直径≤4cm
Ⅱa₂	临床可见癌灶直径>4cm
Ⅱb	癌有宫旁浸润,但未达盆壁
Ⅲ期	癌灶超越宫颈,阴道浸润已达下 1/3,宫旁浸润已达盆壁,有肾盂积水或肾无功能者(非癌所致的肾盂积水或肾无功能者除外)
Ⅲa	癌累及阴道下 1/3,但未达盆壁
Ⅲb	癌浸润宫旁已达盆壁,或引起肾盂积水或肾无功能
Ⅳ期	癌播散超出真骨盆或癌浸润膀胱黏膜或直肠黏膜
Ⅳa	癌浸润膀胱黏膜或直肠黏膜
Ⅳb	癌浸润超出真骨盆,有远处转移

2. 腺癌 近年来有上升趋势,占宫颈癌的 20%~25%。

(1)巨检:来自宫颈管,并浸润宫颈管壁。癌灶呈乳头状、芽状、溃疡或浸润型。病灶向宫颈管内生长,宫颈外观可正常,但宫颈管膨大如桶状。常侵犯宫旁组织。

(2)显微镜检:主要组织学类型有 2 种。

1)黏液腺癌:最常见,来源于宫颈黏膜柱状黏液细胞。

2)恶性腺瘤:又称微偏腺癌,属高分化宫颈管黏膜腺癌。

3. 鳞腺癌 占宫颈癌的 3%~5%。癌组织中含有腺癌和鳞癌两种成分。

4. 其他 少见。神经内分泌癌、未分化癌、间叶肿瘤、淋巴瘤、黑色素瘤等。

【转移途径】

主要为直接蔓延及淋巴转移,血行转移极少见。

1. 直接蔓延 癌组织局部浸润,并向邻近器官及组织扩散。外生型常向下沿阴道黏膜浸润,阴道壁蔓延;宫颈管内的病灶扩张宫颈管并向上累及子宫下段、宫体,向两侧蔓延至宫旁组织、盆壁,晚期则累及直肠、膀胱、输尿管。

2. 淋巴转移 当宫颈癌局部浸润后,即侵入淋巴管形成瘤栓,随淋巴液引流到达局部淋巴结,在淋巴管内扩散。首先转移至宫旁、宫颈旁、闭孔、髂内、髂外,其次为髂总、腹股沟、腹主动脉旁淋巴结。

3. 血行转移 很少见。可转移至肺、肾或脊柱等远处器官组织。

【临床分期】

采用国际妇产科联盟(FIGO,2009 年)修订的临床分期(表 17-1)。临床分期在治疗前进行,治疗后不再更改(图 17-4)。

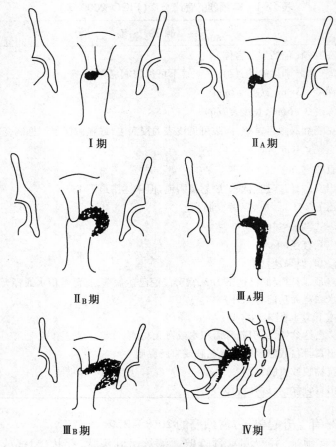

图 17-4 宫颈癌临床分期示意图

【临床表现】

早期宫颈癌无明显症状及体征,与慢性宫颈炎无明显区别,有时甚至见宫颈光滑,尤其老年妇女宫颈已萎缩者。随病情的发展,可出现以下表现:

1. 症状

(1)阴道出血:最早表现为性交后或妇科检查后少量阴道流血,称接触性出血。早期流血量少,晚期病灶较大可致多量出血,一旦侵蚀较大血管可能引起致命性大出血。年轻患者也可表现为经期延长、周期缩短、经量增多等。老年患者常表现为绝经后不规则阴道流血。一般外生型癌出血较早,血量也多;内生型癌出血较晚。

(2)阴道排液:初为白色、稀薄水样、无臭,晚期因组织坏死,继发感染而呈大量米汤样或脓性恶臭分泌物。

(3)疼痛:晚期癌肿侵犯盆腔闭孔、腰骶神经或压迫神经,致腰骶部、下腹及下肢疼痛。

(4)其他症状:晚期癌累及周围器官可引起尿频、尿急、肛门坠胀、里急后重、大便秘结;严重时导致输尿管梗阻、肾盂积水,最后引起尿毒症。到了疾病末期,患者出现消瘦、贫血等恶病质症状。

2. 体征 早期宫颈癌局部无明显病灶,宫颈光滑或轻度糜烂。随着宫颈癌的生长发展,外生型见宫颈赘生物向外生长,呈息肉状或乳头状突起,继而向阴道突起形成菜花状赘生物,表面不规则,触之易出血。内生型则见宫颈肥大、质硬,宫颈管膨大如桶状,宫颈表面光滑或有浅表溃疡。晚期由于癌组织坏死脱落,形成凹陷性溃疡,整个宫颈有时被空洞替代,并覆有灰褐色坏死组织,恶臭。病灶浸润阴道致阴道穹隆消失,阴道壁变硬、有赘生物;浸润宫旁,则宫旁组织呈结节状增厚、变硬,甚至形成"冰冻"骨盆。

【诊断】

早期病例的诊断应采用"三阶梯"程序,即宫颈细胞学检查和(或)高危型 HPV DNA 检测、阴道镜检查、宫颈活组织检查,确诊依据为组织学诊断。方法同"子宫颈上皮内瘤样病变"。

子宫颈有明显病灶者,可直接在癌灶取材。

子宫颈锥形切除术适用于宫颈细胞学检查多次阳性而活检阴性者,或活检为 CIN Ⅱ 和 CIN Ⅲ 需确诊者,或可疑微小浸润癌者。可采用冷刀切除或环形电切术(LEEP),切除组织做连续病理切片(24~36 张)检查。

确诊宫颈癌后,应根据需要进行胸部 X 线检查、淋巴造影、膀胱镜检、直肠镜检等,以确定临床分期。

【鉴别诊断】

宫颈癌必须注意与以下疾病相鉴别:

1. 子宫颈柱状上皮异位或宫颈息肉 均可发生接触性出血,外观与原位癌、早期浸润癌难以区别,应做宫颈刮片细胞学检查,必要时行活组织检查。

2. 宫颈结核 表现为不规则出血和白带增多,宫颈局部可有多个溃疡、结节,或菜花样赘生物,外观难以与宫颈癌区别,宫颈活检是唯一可靠的确诊方法。

3. 子宫内膜异位症 有时宫颈可有多个息肉样变,甚至累及阴道穹隆,需行活组织检查方可确诊。

4. 宫颈乳头状瘤 表现为接触性出血、白带增多、外观呈乳头状、菜花状,需经活组织检查确诊。

【治疗】

应根据临床分期、患者年龄、全身情况、设备条件和医疗技术水平决定治疗措施。常采用手术、放疗及化疗等综合治疗方案。

1. 手术治疗 主要用于 Ⅰa~Ⅱa 期患者。①原位癌、I_{a_1} 期:行全子宫切除术,卵巢正常者应予保留;②I_{a_2} 期:选用改良根治性子宫切除术及盆腔淋巴结清扫术;③Ⅰb~Ⅱa 期:行根治性子宫切除术及盆腔淋巴结清扫术,髂总淋巴结有转移者,做腹主动脉旁淋巴结切除或取样,年轻患者卵巢正常应予保留。

 知识链接

宫颈癌的手术方法

全子宫切除术 包括全子宫、阴道穹隆部 2cm,根据年龄可保留卵巢。

次广泛子宫切除术 包括全子宫、双侧附件切除、游离输尿管、切除宫旁 2cm、阴道 2cm,不做盆腔淋巴结清扫术,年轻患者可保留一侧卵巢。

宫颈癌根治术 包括广泛子宫切除、双附件切除、宫旁及阴道各切除 3cm 以上、盆腔淋巴结清扫术。

盆腔淋巴结清扫术 包括髂总、髂内、髂外、腹股沟深淋巴结及闭孔区脂肪淋巴组织。

2. 放射治疗　适用于Ⅱb、Ⅲ、Ⅳ期患者,或不能耐受手术患者。早期患者以体内放疗为主,晚期患者以体外放疗为主。腔内照射多用后装治疗机,放射源为^{137}铯(^{137}Cs)、^{192}铱(^{192}Ir)等。体外照射多用直线加速器、^{60}钴(^{60}Co)。

3. 手术及放射综合治疗　适用于宫颈病灶较大,术前先放疗或术后证实有淋巴结或宫旁组织转移者行术后补充治疗。

4. 化疗　宫颈癌的化疗主要用于晚期或复发转移的患者。近年也采用化疗作为手术或放疗的辅助治疗,用以治疗局部巨大肿瘤。常用的有效药物有顺铂、卡铂、环磷酰胺、异环磷酰胺、氟尿嘧啶、博莱霉素、丝裂霉素、长春新碱等,其中以顺铂疗效较好。一般采用联合化疗。化疗途径可采用静脉或介入化疗(超选择性动脉灌注化疗)。

【预防】

1. 加强防癌知识宣传。提倡晚婚、晚育、少生、优生,开展性卫生知识教育,增强自我保健意识。

2. 开展防癌普查普治。凡已婚妇女,应每年进行一次妇科病普查,常规行宫颈刮片细胞学检查,有异常者进一步明确诊断,做到早发现、早诊断、早治疗。

3. 及时诊断和治疗 CIN,以阻断宫颈癌的发生。

【预后及随访】

1. 预后　宫颈癌的预后与临床分期、病理类型及治疗有关。早期宫颈癌得到有效治疗,预后较好。有淋巴结转移者预后差。晚期宫颈癌患者主要死于尿毒症、出血、感染及恶病质。

2. 随访　子宫颈癌治疗后复发50%在1年内,75%~80%在2年内。治疗后第1年内每2~3个月1次;第2年每3~4个月1次;第3~5年,每半年1次;第6年每年1次。除进行全面体检外,应定期行阴道脱落细胞学检查、胸透和血常规检查等。

【宫颈癌合并妊娠】

较少见,国内报道占宫颈癌的9.2~70.5‰。早期妊娠出现阴道流血、中晚期妊娠出现阴道流血排除前置胎盘后均需常规做阴道窥器检查,若宫颈有可疑病变应做宫颈刮片细胞学检查、阴道镜检查,必要时行宫颈活检,以免漏诊和误诊。要注意妊娠期宫颈鳞-柱交接部因受高雌激素影响而外移,移行带区的基底细胞出现不典型增生,可类似原位癌病变,不必处理,产后能恢复正常。通常妊娠期宫颈癌的处理原则和非孕期宫颈癌的处理原则相同。所有的治疗措施均应与患者及其配偶充分讨论后做出决定,尊重他们的选择。

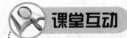

课堂互动

如何预防宫颈癌的发生？如何发现早期宫颈癌？

第三节　子宫肌瘤

子宫肌瘤(uterine myoma)是女性生殖器官最常见的良性肿瘤。其主要由子宫平滑肌组织增生而形成,其间有少量纤维结缔组织。好发于30~50岁妇女,30岁以上的妇女约20%患有此病,相当部分妇女因肌瘤小,无明显症状而未被发现,故临床报道其发病率远较实际发病率低。

【病因】

子宫肌瘤的确切病因至今不明确。根据其好发于生育年龄的妇女,而绝经后肌瘤停止生长,甚至萎缩,子宫肌瘤常合并子宫内膜增生过长,妊娠期肌瘤生长加快,子宫肌瘤组织中雌激素受体和雌二醇含量较正常子宫肌层组织高,提示子宫肌瘤的发生、发展与雌激素有关。近年有研究表明,子宫肌瘤患者存在细胞遗传学异常以及孕激素有刺激肌瘤生长的作用。

【分类】

子宫肌瘤绝大多数生长在子宫体部(占90%),仅少数在子宫颈部(占10%)。肌瘤原发于子宫肌层,以后根据肌瘤生长方向及其与子宫壁的关系,分为三类(图17-5)。

1. 肌壁间肌瘤　最常见,约占60%~70%。肌瘤位于子宫肌层内,周围被平滑肌层包围。

2. 浆膜下肌瘤　占20%~30%。肌瘤向子宫浆膜面生长,突出于子宫表面,其表面仅由子宫浆膜层覆盖。当瘤体继续向浆膜面生长,仅有一蒂与子宫肌壁相连,成为带蒂的浆膜下肌瘤;肌瘤脱落至腹腔或盆腔,形成游离性肌瘤;若肌瘤位于宫体侧壁向宫旁生长,突入阔韧带两叶之间称阔韧带肌瘤。

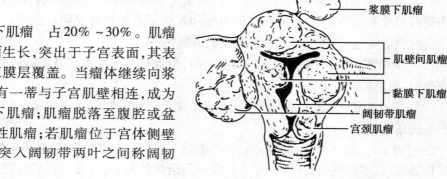

图17-5　子宫肌瘤分类示意图

3. 黏膜下肌瘤　占10%~15%。肌瘤向子宫黏膜面生长,突出于子宫腔,其表面仅由黏膜层覆盖。当瘤体继续生长,仅有一蒂与子宫肌壁相连,成为带蒂的黏膜下肌瘤,如蒂较长,可经宫颈突入阴道。

子宫肌瘤常为多个,各种类型的肌瘤可发生在同一子宫,称多发性子宫肌瘤。

【病理】

1. 巨检　子宫肌瘤多呈实质性球形结节,质硬,表面光滑,与周围组织分界清楚,无包膜,肌瘤压迫周围子宫肌纤维形成假包膜,使肌瘤与正常子宫肌相隔。肌瘤切面呈漩涡状结构,颜色、硬度与纤维组织多少有关。含平滑肌多,色略黄、质较软;含纤维组织多则色较白、质较硬。

2. 镜检　肌瘤组织由皱纹状排列的平滑肌纤维与纤维结缔组织构成。细胞大小均匀,呈卵圆形或杆状,细胞核染色较深,排列成漩涡状。

【肌瘤变性】

子宫肌瘤可因血循环障碍,瘤细胞营养不良,致肌瘤组织失去原有典型结构,称子宫肌瘤变性。常见变性有以下几种:

(1)玻璃样变:又称透明变性,最多见。肌瘤漩涡状结构消失,被均匀透明样物质所替代,色苍白。镜下见病变区域肌细胞消失,为均匀粉红色无结构区,与无变性区边界明显。

(2)囊性变:在玻璃样变基础上,病变组织坏死,液化形成多个囊腔,囊内有清澈无色液体,也可凝固或成胶冻状,囊壁无上皮覆盖。

(3)红色样变:常见于妊娠期、产褥期。肌瘤体积迅速增大,血管破裂,血液弥散于组织内。有溶血,血红蛋白渗入肌瘤中。肌瘤剖面呈暗红色,如半熟的牛肉,腥臭,质软,漩涡状结构消失。

（4）肉瘤变：少见，其发生率为 0.4% ~ 0.8%，多见于绝经后伴疼痛和出血的患者。切面灰黄色，似生鱼肉状，与周围组织界限不清。若肌瘤在短期内迅速增大或伴不规则阴道流血者，应考虑有肉瘤变可能，若绝经后妇女肌瘤增大，更应警惕发生恶变。

（5）钙化：多见于蒂部狭小、血供不足的浆膜下肌瘤及绝经后妇女的肌瘤。常在脂肪变之后形成，镜下见钙化区为层状沉积，呈圆形或不规则形。

【临床表现】

与肌瘤的生长部位、大小、数目有密切关系。

1. 症状

（1）月经改变：主要表现为周期缩短、经量增多、经期延长、不规则阴道流血。黏膜下肌瘤出现月经改变较早，而较小的肌壁间肌瘤和浆膜下肌瘤则常无明显改变。子宫肌瘤常合并子宫内膜增生过长，也是导致月经改变的因素之一。

（2）下腹部包块：当肌瘤增大超出盆腔时，患者可在下腹部扪及质地较硬的包块，当膀胱充盈时，更易扪及。

（3）压迫症状：因肌瘤生长部位及大小不同，可出现尿频、排尿困难、尿潴留、排便困难等相应的压迫症状。

（4）疼痛：肌瘤本身不引起疼痛，一旦出现下列情况可引起疼痛：浆膜下肌瘤蒂扭转时，呈急性腹痛；肌瘤红色样变时，表现为急性剧烈腹痛伴恶心、呕吐、发热等；黏膜下肌瘤经宫颈口排出宫腔时，表现为下腹痉挛性疼痛伴腰骶部坠胀、酸痛；肌瘤较大压迫盆腔组织及神经，引起下腹部及腰背部疼痛。

（5）阴道分泌物增多：因肌瘤使宫腔面积增大，内膜腺体分泌增多而致。如黏膜下肌瘤脱入阴道，其表面易感染，可出现脓性或脓血性分泌物。

（6）继发性贫血：因长期月经量过多所致，重者出现全身乏力、面色苍白、头晕、心悸、气短等症状。

（7）不孕：因肌瘤压迫输卵管或宫腔变形不利于受精卵着床所致。

2. 体征　肌瘤较大，可在下腹部正中扪及质硬、无压痛的结节状包块。妇科检查：子宫增大、变硬。肌壁间肌瘤，子宫呈不规则增大，表面可触及单个或多个结节状突起。浆膜下肌瘤，可触及质硬、球状包块，其蒂与子宫相连。黏膜下肌瘤，子宫多呈均匀增大，若肌瘤脱出于宫颈口或阴道内，可见红色、表面光滑的实质性肿块，伴感染者则表面有渗出物或溃疡形成。

【诊断】

根据病史、症状、体征诊断多无困难，B 型超声检查为最主要的辅助诊断方法，必要时可借助于探针探测宫腔、宫腔镜、腹腔镜、子宫输卵管碘油造影等协助诊断。

【鉴别诊断】

1. 妊娠子宫　有停经史，多有早孕反应，子宫随停经月份增大变软等。借助尿或血 HCG 测定、B 型超声检查可确诊。

2. 卵巢肿瘤　一般无月经改变，肿块偏于下腹一侧，能与子宫分开，必要时借助于 B 型超声及腹腔镜检查可确诊。

3. 盆腔炎性包块　多有盆腔感染病史，患者出现发热、腹痛等症状。肿块边界不清，与子宫粘连或不粘连,有压痛。经抗感染治疗后肿块可缩小。B 型超声检查可协助诊断。

4. 子宫腺肌病　可有月经量增多,多数患者有继发性、进行性加重的痛经。子宫呈均匀性增大,但很少大于孕 3 个月子宫,且有经期子宫增大、经后缩小的特征。

5. 子宫畸形　双子宫、残角子宫易误诊为子宫肌瘤,但子宫畸形无月经改变。B 型超声检查、腹腔镜检查、子宫输卵管造影可协助诊断。

6. 子宫恶性肿瘤

(1) 子宫内膜癌　好发于老年妇女,以绝经后阴道出血为主要症状,子宫均匀增大或正常大小,质软。应警惕围绝经期妇女子宫肌瘤与内膜癌并存。诊刮或宫腔镜有助于鉴别诊断。

(2) 子宫颈癌　外生型较易鉴别,内生型宫颈癌应与宫颈黏膜下肌瘤鉴别。可借助 B 超、宫颈活检、宫颈管搔刮及分段诊刮等鉴别。

【治疗】

应根据肌瘤的大小、部位、数目,临床表现,病人年龄,生育要求等全面考虑。

1. 随访观察　适用于肌瘤小、无明显症状者,尤其是近绝经期患者。每 3～6 个月复查 1 次,随访期间如子宫肌瘤增大迅速或临床症状明显时,再考虑进一步治疗。

2. 药物治疗　适用于肌瘤在 2 个月妊娠子宫大小以内,症状不明显,近绝经年龄或全身情况不能手术者。

(1) 抗雌激素治疗:常用丙酸睾丸酮 25mg 肌注,每 5 日 1 次,月经来潮时 25mg 肌注,每日 1 次共 3 次。每月总量不超过 300mg,以免引起男性化。

(2) 促性腺激素释放激素类似物(GnRH-a),适用于治疗小肌瘤(≤2 个月妊娠子宫大小),经量增多或周期缩短、绝经过渡期患者。亮丙瑞林 3.75mg,每 4 周皮下注射 1 次,连续使用 3～6 个月。

(3) 拮抗孕激素药物:米非司酮 12.5mg～25mg,每日 1 次口服,连续服 3 个月。不宜长期服用,以防其拮抗糖皮质激素的副作用。

3. 手术治疗　如子宫大于孕 12 周大小,或经量增多明显致继发性贫血者,或肌瘤生长较快怀疑恶变者,或引起膀胱、直肠等压迫症状者,或确定肌瘤是不孕或反复流产的唯一原因者,应行手术治疗。应结合病人年龄、是否需要生育,选择手术方式。手术可经腹、经阴道或经宫腔镜及腹腔镜进行。

(1) 肌瘤切除:对 35 岁以下未生育、需保留子宫者,一般采取肌瘤切除术。

(2) 子宫切除术:对肌瘤较大、症状重、药物治疗无效、无需保留生育功能或疑恶变者应行子宫次全切除或子宫全切除术。术前应行宫颈细胞学检查,排除宫颈上皮内瘤变或子宫颈癌。围绝经期患者要排除合并子宫内膜癌。

【子宫肌瘤合并妊娠】

①子宫肌瘤对妊娠、分娩均有影响。黏膜下肌瘤易引起流产、早产;较大肌瘤于妊娠期可使胎位异常,并发生胎儿宫内发育迟缓、胎盘低置或前置等;浆膜下肌瘤可发生蒂扭转,导致肌瘤坏死、感染、化脓等。分娩期可因宫缩乏力致产程延长、产后出血,较大肌瘤阻塞产道致梗阻性难产等。妊娠合并肌瘤者多能自然分娩,不需急于干预,但要预防产后出血。若肌瘤阻碍胎儿下降可做剖宫产。剖宫产时是否同时切除肌瘤或切除子宫,需根据肌瘤大小、部

位和患者情况决定;②妊娠期子宫平滑肌细胞肥大,肌瘤明显增大,肌瘤迅速增大可发生红色变,出现剧烈腹痛伴恶心、呕吐,发热,白细胞计数升高。确诊后采用保守治疗,对症处理后几乎均能自行缓解。

第四节　子宫内膜癌

子宫内膜癌(endometrial carcinoma)绝大多数发生于子宫内膜腺体,故又称子宫内膜腺癌。多见于50岁以上妇女,是女性生殖器三大恶性肿瘤之一,发病率居女性生殖器恶性肿瘤的第二位,约20%～30%。近年来其发病率在世界范围内呈上升趋势。

【病因】

本病确切病因不清楚,目前认为子宫内膜癌有两种发病机制。

一种是雌激素依赖型,其发生可能是子宫内膜长期受雌激素的影响,而无孕酮拮抗,可发生不同程度增生,最后癌变。临床常见于长期服用雌激素的绝经后妇女、内源性雌激素增高疾病如无排卵性功能失调性子宫出血、多囊卵巢综合征、功能性卵巢肿瘤等。患者较年轻,多有肥胖、高血压、糖尿病、不孕、不育、绝经延迟及其他心血管疾病。另有约20%的子宫内膜癌病人有家族史。这种类型多为子宫内膜腺癌,雌孕激素受体阳性率高,预后好。

另一种是非雌激素依赖型,发病与雌激素无明显关系。多见于老年体瘦妇女,肿瘤恶性程度高,雌孕激素受体多呈阴性,预后差。

【病理】

1. 巨检　根据其生长方式和范围分为弥散型和局灶型两种。

(1) 弥散型:子宫内膜大部分或全部被癌组织侵犯,癌灶常表现为不规则菜花样物从内膜表层长出并突出于宫腔内,充满宫腔甚至脱出于子宫颈口外,如颈管阻塞可导致宫腔积脓。

(2) 局灶型:病灶局限于宫腔某部位,常见于宫底部或宫角处,呈息肉状或小菜花状,表面可有溃疡,易出血。其病变虽小,但易侵犯肌层。

2. 镜检　细胞组织学分类有4种类型:内膜样腺癌(约占80%～90%)、腺癌伴鳞状上皮分化、浆液性腺癌、黏液性腺癌和透明细胞癌。

【转移途径】

子宫内膜癌生长缓慢,转移较晚,主要以直接蔓延、淋巴转移为主,晚期可经血行转移。

1. 直接蔓延　沿子宫内膜蔓延生长,向上经子宫角至输卵管,向下至宫颈管、阴道。也可经子宫肌层浸润至子宫浆膜层,广泛种植于盆腔腹膜、直肠子宫陷凹及大网膜处。

2. 淋巴转移　为子宫内膜癌的主要转移途径。当病灶浸润子宫深肌层、宫颈或癌组织分化不良时,易早期发生淋巴转移。

3. 血行转移　少见。晚期可经血行转移至肺、肝、骨等处。

【临床分期】

子宫内膜癌的分期,现广泛采用国际妇产科联盟(FIGO,2009年)手术-病理分期(表17-2)。不进行手术者,可采用国际妇产科联盟(FIGO,1983年)临床分期法(表17-3)。

表 17-2　子宫内膜癌手术-病理分期（FIGO,2009）

期别	癌瘤部位
Ⅰ期	癌瘤局限在子宫体
Ⅰa	癌瘤侵犯子宫肌层深度<1/2
Ⅰb	癌瘤侵犯子宫肌层深度≥1/2
Ⅱ期	癌瘤侵犯宫颈,但未超越子宫
Ⅱa	癌瘤仅侵犯宫颈黏膜腺体
Ⅱb	癌瘤侵犯宫颈间质
Ⅲ期	癌瘤局部或(和)区域转移
Ⅲa	癌瘤侵犯至子宫浆膜层或附件、或腹水(腹腔冲洗液)癌细胞检查为阳性
Ⅲb	癌瘤转移到阴道和(或)宫旁受累
Ⅲc	癌瘤转移到盆腔或腹主动脉旁淋巴结
Ⅳ期	癌瘤超出真骨盆或明显侵犯膀胱或直肠黏膜
Ⅳa	癌瘤侵犯膀胱或直肠黏膜
Ⅳb	癌瘤已有远处转移(不包括阴道、盆腔黏膜、附件以及腹主动脉旁淋巴结转移,但包括腹腔内其他淋巴结转移)

表 17-3　子宫内膜癌临床分期（FIGO,1983）

期别	癌瘤部位
0期	腺瘤样增生或原位癌(不列入治疗效果统计)
Ⅰ期	癌瘤局限在子宫体
Ⅰa	宫腔长度≤8cm
Ⅰb	宫腔长度>8cm
Ⅱ期	癌已侵犯宫颈
Ⅲ期	癌扩散至子宫以外,但未超出真骨盆
Ⅳ期	癌超出真骨盆或侵犯膀胱黏膜或直肠黏膜,或有盆腔以外播散
Ⅳa	癌瘤侵犯膀胱或直肠黏膜
Ⅳb	癌瘤已有远处转移

【临床表现】

1. 症状

（1）阴道出血:阴道出血是子宫内膜癌最突出的症状,约 50% ~70% 发生于绝经后。量一般不多,大量出血者少见或为持续性或为间歇性出血。未绝经者则表现为不规则出血或经量增多、经期延长。有长期子宫出血史及不孕史的年轻患者也应警惕内膜增生发生癌变的可能。

（2）阴道排液:少数患者阴道排液增多,呈血性液体或浆液性分泌物,合并感染时则阴道排液呈脓性或脓血性,伴有臭味。

（3）疼痛:多发生于晚期,由于癌肿浸润组织或压迫神经而引起下肢及腰骶部疼痛,并可向下肢放射。若癌灶侵犯宫颈,堵塞宫口而致宫腔积脓时,出现下腹部胀痛或痉挛样疼痛。

（4）其他:晚期可出现贫血、消瘦、恶病质等。

2. 体征 早期无明显异常，晚期有贫血、恶病质。盆腔检查宫颈多属正常，分泌物来自宫颈管内。早期子宫大小、形态可无变化，到晚期绝经后患者的子宫不仅不萎缩，反而饱满。偶见癌组织自宫口脱出，质脆，触及易出血。癌灶向周围浸润，子宫固定或在宫旁或盆腔内扪及不规则结节状物。

【诊断】

除根据病史、症状、体征外，需行病理组织学检查方能确诊。常用以下方法：

1. 分段诊断性刮宫 是确诊子宫内膜癌最常用的诊断方法。具体方法是先刮宫颈管，后刮宫腔，将刮出物分别标明送病理检查。刮宫时操作应轻柔，以防发生子宫穿孔。

2. 宫腔细胞学检查 用宫腔刷或吸取器放入宫腔获取标本，查找癌细胞。可作为筛查，最后确诊仍需做内膜活检。

3. 宫腔镜检查 能直接观察子宫内膜癌病灶大小、生长部位、形态，并可直视下取材活检，减少漏诊。

4. B 型超声检查 早期仅见宫腔线紊乱、中断。随病情发展见子宫增大，宫腔内见实质不均回声区，形态不规则，宫腔线消失，甚至见肌层内不规则回声区，边界不清。可作为肌层浸润程度的诊断。

5. 其他 MRI、CT、淋巴结造影、血清 CA_{125} 检测可协助诊断。

【鉴别诊断】

1. 围绝经期功能失调性子宫出血 表现为月经紊乱，不规则出血症状和内膜癌相似，但血性分泌物或排液现象少见，子宫一般正常大小或稍大。及时行分段诊刮、宫腔镜检查及B 超检查等可诊断。

2. 萎缩性阴道炎 主要表现为血性白带，易与内膜癌混淆。老年妇女还须注意两种情况并存的可能，必要时做诊断性刮宫排除子宫内膜癌。

3. 子宫黏膜下肌瘤或内膜息肉 表现为经量增多、经期延长，可借助于 B 型超声、宫腔镜及分段诊刮进行鉴别。

4. 宫颈癌、子宫肉瘤 两者均有不规则阴道流血及排液增多。应做宫颈活检或分段诊刮进行鉴别。

【治疗】

治疗以手术治疗为主，辅以放疗、化疗及其他药物治疗。

1. 手术治疗 是早期子宫内膜癌的首选治疗方法。Ⅰ期患者应行筋膜外全子宫、双侧附件切除术，Ⅱ期应行改良根治性子宫切除术及双侧附件切除术，同时行盆腔淋巴结及腹主动脉旁淋巴结清扫术。Ⅲ期和Ⅳ期的手术范围与卵巢癌相同，进行肿瘤细胞的减灭术。

 知识链接

子宫内膜癌的手术程序

腹部正中直切口，打开腹腔后立即取盆、腹腔冲洗液，仔细探查整个腹腔内脏器，大网膜、腹膜、肝脏、子宫直肠陷凹和附件表面均需检查。触摸任何可能存在的转移病灶，仔细触摸腹主动脉旁和盆腔内可疑或增大的淋巴结。切除子宫和附件，剖视切除的子宫标本，判断有无肌层浸润。有高危因素者，切除腹膜后淋巴结。

2. 放射治疗　单纯放射治疗仅适用于Ⅲ、Ⅳ期不宜手术或全身情况不能耐受手术的患者。腔内照射多用后装治疗机,放射源为^{137}铯(^{137}Cs)、^{60}钴(^{60}Co)等。体外照射多用直线加速器、^{60}钴(^{60}Co)。

3. 手术加放疗　Ⅰ期患者若腹水中找到癌细胞或深肌层已有浸润,淋巴结可疑或已有转移,术后需加用放射治疗。Ⅱ、Ⅲ期患者可在术前加用腔内或腔外照射,腔内照射后1~2周内行手术治疗,腔外照射后4周内行手术治疗。

4. 化疗　晚期不能手术或复发癌患者,可考虑行化疗。常用药物有顺铂、阿霉素、氟尿嘧啶、环磷酰胺等。可单独应用或联合应用,也可与孕激素联合应用。

5. 孕激素治疗　适用于复发癌和晚期患者,也可用于治疗子宫内膜不典型增生和试用于极早期要求保留生育功能的患者。常用药物:口服醋酸甲羟孕酮200~400mg/d;己酸孕酮500mg肌注,每周2次。孕激素至少应有12周以上方可评定疗效。

【预防】

预防及早期发现内膜癌的措施有:①普及防癌知识,定期行防癌检查;②正确掌握使用雌激素的指征;③围绝经期妇女月经紊乱或不规则阴道流血者应先除外内膜癌;④绝经后妇女出现阴道流血要警惕内膜癌可能;⑤对有高危因素的人群,如肥胖、不育、绝经延迟、长期应用雌激素及他莫昔芬等,应密切随访或监测。

【随访】

治疗后对患者进行定期随访,及时确定有无复发。术后2~3年内,每3个月1次,3年后,每6个月1次,5年后每年1次。随访检查内容包括:①详细询问病史;②三合诊盆腔检查;③阴道细胞学涂片检查;④胸片检查;⑤期别较晚者,可进行血清CA125检查。根据不同情况,亦可选用CT、MRI等。

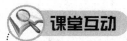

课堂互动

子宫内膜癌的发病相关因素有哪些? 如何对内膜癌进行预防和早发现?

第五节　卵巢肿瘤

卵巢肿瘤是女性生殖器官常见的肿瘤,任何年龄均可发生,好发于卵巢功能旺盛时期,以20~50岁最为常见。卵巢恶性肿瘤是女性生殖器官三大恶性肿瘤之一。由于卵巢深居盆腔,恶性卵巢肿瘤主要通过直接蔓延和腹腔种植转移,早期诊断困难,死亡率居妇科恶性肿瘤的首位,已成为严重威胁妇女生命的肿瘤之一。

【发病的高危因素】

1. 遗传和家族因素　20%~25%卵巢恶性肿瘤患者有家族史。

2. 环境因素　工业发达国家卵巢癌发病率高,与饮食中胆固醇含量高可能有关。

3. 内分泌因素　未产、不孕、初潮早、绝经迟等是卵巢癌的危险因素,多次哺乳和口服避孕药是保护因素。

【组织学分类】

采用世界卫生组织(WHO)2003年制定的组织学分类法。按卵巢肿瘤的组织发生来源分类,常见类型如下(表17-4):

表17-4 卵巢肿瘤组织学分类(WHO,2003,部分内容)

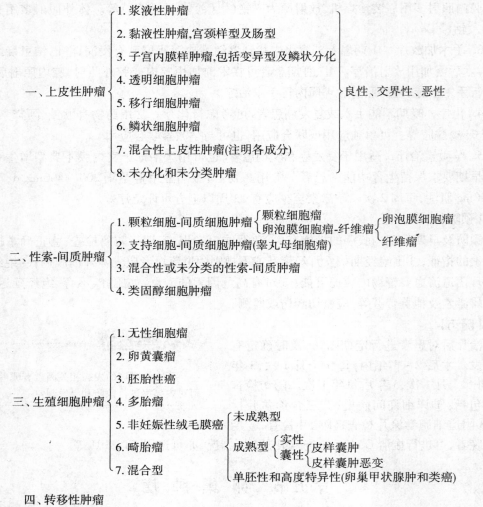

一、上皮性肿瘤
1. 浆液性肿瘤
2. 黏液性肿瘤,宫颈样型及肠型
3. 子宫内膜样肿瘤,包括变异型及鳞状分化
4. 透明细胞肿瘤
5. 移行细胞肿瘤
6. 鳞状细胞肿瘤
7. 混合性上皮性肿瘤(注明各成分)
8. 未分化和未分类肿瘤
} 良性、交界性、恶性

二、性索-间质肿瘤
1. 颗粒细胞-间质细胞肿瘤 { 颗粒细胞瘤
卵泡膜细胞瘤-纤维瘤 { 卵泡膜细胞瘤
纤维瘤
2. 支持细胞-间质细胞肿瘤(睾丸母细胞瘤)
3. 混合性或未分类的性索-间质肿瘤
4. 类固醇细胞肿瘤

三、生殖细胞肿瘤
1. 无性细胞瘤
2. 卵黄囊瘤
3. 胚胎性癌
4. 多胎瘤
5. 非妊娠性绒毛膜癌
6. 畸胎瘤 { 未成熟型
成熟型 { 实性
囊性 { 皮样囊肿
皮样囊肿恶变
单胚性和高度特异性(卵巢甲状腺肿和类癌)
7. 混合型

四、转移性肿瘤

【病理】

常见病理类型有:

1. **卵巢上皮性肿瘤** 本组肿瘤最为常见,它发生于卵巢表面的生发上皮。肿瘤根据组织学及细胞学的特点,可分为良性、交界性及恶性3种。交界性肿瘤为低度恶性,但无间质浸润,临床经过及预后介于良、恶性之间。

(1) 浆液性囊腺瘤(serous cystadenoma):常见。占卵巢良性肿瘤的25%,多发生于生育年龄。分为单纯性及乳头状两型,单纯性多为单侧,圆形或卵圆形,大小不等,外表光滑,壁薄,单房,囊内有稀薄无色或草黄色的清澈液体;而乳头型常为多房,结节状,内有乳头状物,偶尔乳头状物向囊外生长,种植于腹膜或腹腔。镜下见囊壁为纤维结缔组织,内衬单层立方形或柱状上皮。

(2) 浆液性囊腺癌(serous cystadenocarcinoma):为最常见的卵巢恶性肿瘤,占40% ~ 50%。多为双侧,半实质性,囊壁有乳头状生长,囊液混浊呈血性。镜下见囊壁上皮明显增生,复层排列,癌细胞为立方形或柱形,向间质浸润。预后不良,5 年存活率 20% ~ 30%。

(3)交界性浆液性囊腺瘤(borderline serous cystadenoma):为中等大小,多为双侧,乳头状生长在囊内较少,多向囊外生长。镜下见乳头分支纤细而稠密,上皮复层不超过 3 层,细胞核轻度异型,核分裂相<1/HP,无间质浸润。5 年存活率达 90% 以上。

(4)黏液性囊腺瘤(mucinous cystadenoma):占卵巢良性肿瘤的 20%,发病年龄为 30 ~ 50 岁。肿瘤多为单侧多房,表现光滑,灰白色,体积较大或巨大。囊壁较厚,囊内充满胶冻状黏液。镜下见囊壁被覆单层高柱状上皮,产生黏液;有时可见杯状细胞及嗜银细胞。如囊壁破裂,可发生腹膜种植,恶变率为 5% ~ 10%。

(5)黏液性囊腺癌(mucinous cystadenocarcinoma):占卵巢恶性肿瘤的 10%。单侧多见,瘤体较大,囊壁可见乳头或实质区,切面半囊半实,囊液混浊或血性。镜下见腺体密集,间质较少,腺上皮超过 3 层,细胞明显异型,并有间质浸润。5 年存活率为 40% ~ 50%。

(6)交界性黏液性囊腺瘤(borderline mucinous cystadenoma):一般较大,单侧较多,表面光滑,常为多房。切面见囊壁增厚,有实质区和乳头形成。镜下见上皮不超过 3 层,细胞轻度异型,细胞核大、深染,有少量核分裂,增生上皮向腔内突出形成短而粗的乳头,但无间质浸润。

2. 卵巢生殖细胞肿瘤　是来源于胚胎性腺的原始生殖细胞的一组卵巢肿瘤,好发于儿童和青少年,其青春期的发病率为 60% ~ 90%。

畸胎瘤(teratoma)发病率仅次于浆液性肿瘤及黏液性肿瘤。由多胚层组织构成,大部分为成熟畸胎瘤,质地多为囊性,少数为实性,其恶性程度与组织分化的程度有关。

(1)成熟畸胎瘤(mature teratoma):约占畸胎瘤的 95%,好发于任何年龄的女性,20 ~ 40 岁居多,属良性卵巢肿瘤,肿瘤来源于生殖细胞,包含有外胚层、中胚层及内胚层结构。实性畸胎瘤表面光滑,壁薄质韧,单房,腔内充满油脂和毛发,有时可有牙齿或骨质;囊性畸胎瘤又称皮样囊肿,多为单侧、单房,表面光滑,壁厚。囊壁常见小丘样隆起向腔内突出,称"头节"。成熟畸胎瘤恶变率为 2% ~ 4%,易发生于绝经后妇女。"头节"上皮易恶变,形成鳞状细胞癌,预后较差,5 年存活率为 15% ~ 30%。

(2)未成熟畸胎瘤(immature teratoma):多发生于年轻患者,平均年龄 11 ~ 19 岁,属恶性肿瘤,肿瘤由未成熟胚胎组织构成。肿瘤实质性,体积较大,单侧,结节状,切面像脑组织。5 年存活率仅 20% 左右。

3. 卵巢性索间质肿瘤

(1)颗粒细胞瘤(granulose cell tumor):属于低度恶性肿瘤。肿瘤多为单侧,好发于45 ~ 55 岁的女性,肿瘤能分泌雌激素,故有女性化作用。多为单侧,呈圆形、卵圆形或分叶,表面光滑,包膜完整,可为囊性或实性,肿瘤切面组织脆而软,囊性的囊液多为水样、血性或浆胶液。瘤细胞主要为颗粒细胞,镜下见颗粒细胞环绕成小圆形囊腔,胞浆液呈嗜伊红或中性。瘤细胞呈小多边形,边界不清楚,核圆,预后良好。

(2)纤维瘤(fibroma):为常见的良性卵巢性索间质肿瘤,多见于中年妇女。肿瘤多为单侧,肉眼见外观呈圆形、肾形或分叶结节状,表面光滑,包膜完整,切面为实性。偶尔患者伴有腹水或胸水,称梅格斯综合征(Meigs syndrome),手术切除肿瘤以后,胸水或腹水消失。

4. 卵巢转移瘤　体内任何部位的原发肿瘤的瘤细胞经血管、淋巴管或体腔侵入卵巢，形成与原发病类同的肿瘤，但两者没有解剖关系。其中库肯勃格瘤是一种特殊的胃肠道转移腺癌，肿瘤为实性、肾形、双侧、中等大小，多伴有腹水。镜下见典型的印戒细胞。

【临床表现】

1. 良性肿瘤　肿瘤生长缓慢，早期肿瘤小，多无症状，常于妇科检查时发现。肿瘤增大到一定程度，可致相应压迫症状。当肿瘤增大超出盆腔，患者可在下腹部扪及肿块。出现并发症如蒂扭转、破裂、感染时，可有急性下腹疼痛。妇科检查于子宫一侧或两侧可扪及圆形或类圆形囊性或实性包块，边界清楚，表面光滑，活动，与子宫无粘连。

2. 恶性肿瘤　早期多无症状，可于妇科检查时偶然发现。一旦出现症状常表现为腹胀、腹部肿块及腹水等。症状轻重取决于肿瘤大小、位置、侵犯邻近器官的程度及组织学类型、有无并发症等。肿瘤破坏卵巢组织可致月经失调；肿瘤浸润周围组织或压迫神经，引起腹痛、腰痛、下肢疼痛；若压迫盆腔静脉，可出现下肢浮肿；若为功能性肿瘤，则产生相应雌激素和雄激素过多症状；晚期患者出现发热、明显消瘦、严重贫血等恶病质征象。妇科检查，肿瘤多为双侧，实性或囊实性，表面凸凹不平，活动差，子宫直肠陷凹触及散在硬性结节，腹股沟、腋下、锁骨上可能扪及肿大的淋巴结。

【并发症】

1. 蒂扭转　是最常见的并发症，也是妇科常见的急腹症。瘤蒂长、活动度大、中等大小、重心偏于一侧的肿瘤如畸胎瘤最易发生蒂扭转。卵巢肿瘤的蒂由骨盆漏斗韧带、卵巢固有韧带和输卵管组成（图 17-6）。其主要症状是下腹剧痛，呈绞痛，伴恶心，呕吐。内诊检查可触及肿物，肿物张力大，不活动，瘤蒂处有明显压痛并有肌紧张。一经诊断须立即手术治疗。术时应在蒂根下方钳夹将肿瘤和瘤蒂一并切除，钳夹前切不可回复扭转，以防瘤栓脱落的危险。

2. 破裂　有自发性和外伤性破裂。囊肿破裂，囊液流入腹腔，致不同程度的腹痛及腹膜刺激征，有时因内出血导致休克。凡疑有破裂，应立即剖腹探查，术中尽量吸净囊液，并涂片行细胞学检查，彻底清洗盆、腹腔。切除的标本送病理学检查。

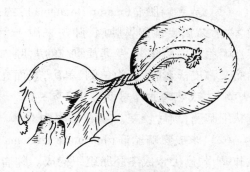

图 17-6　卵巢囊肿蒂扭转

3. 感染　少见。多因蒂扭转或肿瘤破裂后与肠管粘连引起，也可由邻近器官感染灶扩散而致。病人可出现发热、腹痛、腹部压痛、腹肌紧张等征象。应先适当应用抗生素控制感染后，再行手术切除肿瘤，但若感染不易控制者，应及时行手术治疗。

4. 恶变　多见于年龄较大妇女。恶变早期不易发现，若发现肿瘤生长迅速，尤其双侧性，应疑恶变，出现腹水则属晚期。因此，确诊为卵巢肿瘤者应尽早手术。

【恶性肿瘤转移途径】

主要以直接蔓延及腹腔种植为主。恶性肿瘤直接侵犯包膜，累及邻近器官，并广泛种植于腹膜及大网膜表面，形成多个结节和肿块。淋巴转移常经卵巢淋巴管向上达腹主动脉旁淋巴结；或从卵巢门淋巴管达髂内、髂外淋巴结，经髂总淋巴致腹主动脉旁淋巴结；或沿圆韧带进入髂外及腹股沟淋巴结。右膈下淋巴丛密集，故横膈为易受侵犯部位。血行转移少见，晚期可转移至肝及肺。

【恶性卵巢肿瘤临床分期】

采用 FIGO(2006 年)分期。(表 17-5)

表 17-5 原发性卵巢恶性肿瘤的分期(FIGO,2006 年)

分期	肿瘤范围
Ⅰ期	肿瘤局限于卵巢
Ⅰa	肿瘤局限于一侧卵巢,包膜完整,表面无肿瘤,腹水或腹腔冲洗液中不含恶性细胞
Ⅰb	肿瘤局限于两侧卵巢,包膜完整,表面无肿瘤,腹水或腹腔冲洗液中不含恶性细胞
Ⅰc	Ⅰa 或 Ⅰb 肿瘤,伴以下任何一种情况:包膜破裂,卵巢表面有肿瘤,腹水或腹腔冲洗液含恶性细胞
Ⅱ期	一侧或双侧卵巢肿瘤,伴盆腔内扩散
Ⅱa	蔓延和(或)转移到子宫和(或)输卵管
Ⅱb	蔓延到其他盆腔组织
Ⅱc	Ⅱa 或 Ⅱb 肿瘤,伴卵巢表面有肿瘤,或包膜破裂,或腹水或腹腔冲洗液含恶性细胞
Ⅲ期	一侧或双侧卵巢肿瘤,伴组织学证实的盆腔外的腹膜种植和(或)区域淋巴结转移,肝表面有转移;肿瘤局限于真骨盆,但组织学证实肿瘤细胞已扩散至小肠或大网膜
Ⅲa	显微镜下证实的盆腔外的腹腔转移
Ⅲb	腹腔转移灶直径≤2cm,淋巴结阴性
Ⅲc	腹腔转移灶直径>2cm 和(或)区域淋巴结转移
Ⅳ期	远处转移,除外腹腔转移(胸水有癌细胞,肝实质转移)

【诊断】

根据病史、症状、体征可初步诊断。如诊断困难时,需借助于辅助检查:

1. B 型超声检查 可了解盆腔肿块的位置、大小、形态及性质,有无腹水,明确肿物与子宫的关系,又可提示肿瘤性质,囊性或实性,良性或恶性,并能鉴别卵巢肿瘤、腹水和结核性包裹性积液。B 型超声检查的临床诊断符合率>90%,但直径<1cm 的实性肿瘤不易测出。

2. 细胞学检查 腹水或腹腔冲洗液找癌细胞对Ⅰ期患者进一步确定临床分期及选择治疗方法有意义,并可用以随访观察疗效。

3. 肿瘤标志物检查 ①血清 CA_{125}:卵巢上皮性癌 80% 患者血清中癌抗原 CA_{125} 高于正常,90% 患者 CA_{125} 水平高低与病情缓解、恶化相一致。②血清 AFP:卵巢内胚窦瘤(又称卵黄囊瘤)AFP 升高,有特异性诊断价值。③血清 HCG:原发性卵巢绒癌 HCG 升高,有特异性诊断价值。④性激素:颗粒细胞瘤、卵泡膜细胞瘤雌激素水平升高,睾丸母细胞瘤尿中 17-酮、17-羟类固醇升高。⑤血清 HE4:是继 CA_{125} 后被高度认可的卵巢上皮性癌肿瘤标志物,目前推荐其与 CA_{125} 联合应用来判断盆腔肿块的良、恶性。

4. 腹腔镜检查 在可疑部位进行多点活检,抽取腹腔液行细胞学检查,协助确诊。

5. 放射学检查 CT、MRI 检查可区别良、恶性肿瘤,还能显示肝、肺结节及腹膜后淋巴结转移。

【鉴别诊断】

1. 卵巢良性肿瘤与恶性肿瘤的鉴别(表 17-6)。

2. 盆腔炎性包块 有盆腔感染史,表现为发热、下腹痛。妇科检查附件区组织增厚、压痛。经抗生素治疗后症状缓解,包块缩小。B 型超声检查有助于鉴别。

表 17-6　卵巢良性肿瘤与恶性肿瘤的鉴别

鉴别内容	良性肿瘤	恶性肿瘤
病史	病程长,肿瘤生长缓慢	病程短,肿瘤生长迅速
体征	多单侧,活动,囊性,表面光滑,一般无腹水	多双侧,固定,实性或囊实性,表面结节状不平,常伴腹水且多血性
一般情况	良好	逐渐出现恶病质
B 型超声	液性暗区,可有间隔光带,边缘清晰	液性暗区内有杂乱光团、光点,肿块界限不清

3. 子宫肌瘤　浆膜下子宫肌瘤或肌瘤囊性变者易与卵巢实性或囊性肿瘤相混淆。但肌瘤常为多发,与子宫相连,多伴有月经改变。B 型超声检查可协助诊断。

4. 子宫内膜异位症　患者常有继发性、进行性加重的痛经、经量增多、不规则阴道流血、不孕等。妇科检查子宫直肠陷凹处与子宫骶骨韧带处可扪及结节,触痛明显。B 型超声检查、腹腔镜检查是有效的诊断方法。

5. 卵巢瘤样病变　滤泡囊肿和黄体囊肿最常见。多为单侧,直径<5cm,壁薄,暂行观察或口服避孕药,一般 2 个月内自行消失,若持续存在或长大,应考虑为卵巢肿瘤。

【治疗】

1. 良性卵巢肿瘤　一经确诊,尽早手术治疗。疑为卵巢瘤样病变,可做短期观察。应根据患者年龄、生育要求及对侧卵巢情况决定手术范围。年轻、单侧良性肿瘤应行患侧附件或卵巢切除术或卵巢肿瘤剥除术,保留对侧正常卵巢;即使双侧肿瘤,也应争取行卵巢肿瘤剥除术,保留正常卵巢组织。绝经后期妇女应行全子宫及双侧附件切除术。

2. 恶性卵巢肿瘤　以手术治疗为主,辅以化疗、放疗。

(1) 手术治疗:是治疗卵巢恶性肿瘤的主要手段,尤其是首次手术更重要。一经疑为恶性肿瘤,应尽早剖腹探查,根据探查结果,决定肿瘤分期及手术范围。对晚期病例应放弃既往仅做剖腹探查及取活组织检查的观点,尽量争取手术治疗。

手术范围:Ⅰa、Ⅰb 期应做全子宫及双侧附件切除术;Ⅰc 期及其以上同时行大网膜切除术。晚期卵巢癌(Ⅱ期及其以上)应行肿瘤细胞减灭术,手术目的是尽量切除原发病灶及转移灶,使肿瘤残余灶直径<2cm,必要时切除部分肠曲,行结肠造瘘、切除胆囊或脾等,现多主张同时常规行后腹膜淋巴结清扫术(包括腹主动脉旁及各组盆腔淋巴结)。符合下列条件的年轻患者可考虑保留对侧卵巢:①临床Ⅰa 期,肿瘤分化好;②肿瘤为临界恶性或低度恶性;③术中剖视对侧卵巢未发现肿瘤;④术后有条件严密随访。

(2) 化学药物治疗:为主要的辅助治疗。既可用于预防复发,也可用于手术未能全部切除者,患者可获暂时缓解,甚至长期存活。已无法施行手术的晚期患者,化疗可使肿瘤缩小,为以后手术创造条件。常用药物有铂类:顺铂和卡铂;烷化剂:环磷酰胺、紫杉醇、依托泊苷等。近年来多联合应用,以铂类药物为主药。早期患者常采用静脉化疗,晚期患者可采用静脉化疗或静脉腹腔联合化疗。

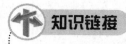 **知识链接**

腹腔内化疗

腹腔内化疗的优点在于药物可直接作用于肿瘤,局部浓度明显高于血浆浓度,不仅能控制腹水,又能使种植病灶缩小或消失,副反应较全身用药为轻。将顺铂100mg/ml置于生理盐水2000ml中,缓慢滴入腹腔,同时行静脉水化,使每小时尿量达100ml,静脉滴注硫代硫酸钠4g/ml,以减轻肾毒性反应。每3周重复疗程。通常应用6~8疗程化疗后,应行二次探查,目的在于判断治疗效果,早期发现复发。

（3）放射治疗:为手术和化疗的辅助治疗。无性细胞瘤对放疗最敏感,颗粒细胞瘤中度敏感,上皮性癌也有一定敏感性。无性细胞瘤即使是晚期病例,仍能取得较好疗效。放疗主要应用^{60}Co或直线加速器体外照射。

【预后及随访】

恶性卵巢肿瘤的预后与临床分期、组织学分类、患者年龄及治疗方案有关,尤以临床分期最重要。恶性卵巢肿瘤易复发,故应长期随访和监测。术后1年内每3个月1次;术后第2年后,每4~6个月1次;术后5年后,每年1次。随访内容:临床症状、体征、全身及盆腔检查,B型超声检查,必要时做CT或MRI检查,肿瘤标志物如CA_{125}、AFP、HCG测定等。

【预防】

1. 口服避孕药　口服避孕药是卵巢上皮性癌的保护因素,高危妇女可通过口服避孕药来预防卵巢癌的发生。

2. 正确处理附件包块　对实质性或囊实相间,或直径>8cm的囊性附件包块,尤其于绝经后发现或伴有消化道症状者,应提高警惕,及早明确诊断,有恶性征象时及早手术,切忌盲目随访观察。

3. 卵巢癌筛查　30岁以上妇女每年应行妇科检查,高危人群最好每半年检查1次。目前还缺乏有循证医学依据的卵巢癌筛查方案。应用CA_{125}检测,联合盆腔检查、盆腔B超用于筛查普通人群尚缺乏理想的特异性和敏感性。

4. 预防性卵巢切除　遗传性卵巢癌综合征(HOCS)家族成员是卵巢癌的高危人群,与BRCA基因突变密切相关。因此对BRCA基因突变者建议行预防性卵巢切除术。

5. 凡乳癌、胃肠癌等患者,治疗后应严密随访,定期做妇科检查。

【妊娠合并卵巢肿瘤】

妊娠合并卵巢囊肿较常见,以成熟囊性畸胎瘤、浆液性囊腺瘤、黏液性囊腺瘤居多。早期妊娠时因肿瘤嵌入盆腔可致流产;中期妊娠时易致蒂扭转;晚期妊娠时,若肿瘤较大可致胎位异常;分娩时可发生梗阻性难产、囊肿破裂。

早孕合并卵巢囊肿,应在严密观察下待妊娠3个月后行手术治疗,以免诱发流产。妊娠晚期发现,应待足月临产后处理。若发生产道梗阻,应行剖宫产术同时切除肿瘤;若发生合并症或疑为恶性肿瘤,应立即手术或尽早手术,其原则与非妊娠期相同。

（周梅玲）

复习思考题

1. 简述宫颈癌的诊断和治疗要点。
2. 如何诊断和治疗子宫肌瘤？
3. 子宫内膜癌的发病与哪些因素有关？如何诊断？
4. 卵巢肿瘤的并发症有哪些？发生蒂扭转后如何处理？

第十八章　妊娠滋养细胞疾病

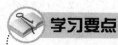

葡萄胎的诊断及治疗;侵蚀性葡萄胎、绒毛膜癌的诊断及治疗。

妊娠滋养细胞疾病(gestational trophoblastic disease,GTD)是一组来源于胎盘滋养细胞的疾病,包括葡萄胎、侵蚀性葡萄胎、绒毛膜癌及胎盘部位滋养细胞肿瘤。这几种疾病之间有一定联系,良性葡萄胎可能延续发展,经侵蚀性葡萄胎至绒癌。绒癌也可直接发生于葡萄胎、足月妊娠、流产或宫外孕后。

第一节　葡　萄　胎

葡萄胎可发生在生育期任何年龄,以 20~30 岁妇女多见。因妊娠后胎盘绒毛滋养细胞增生、绒毛间质水肿,形成大小不等的水泡,水泡间借蒂相连成串,形如葡萄而得名,又称水泡状胎块(hydatidiform mole)。分为完全性葡萄胎和部分性葡萄胎两类,完全性葡萄胎发生率较高。

【病因】

尚不完全清楚。现在研究认为与孕卵发育缺陷、病毒感染、营养缺乏、地域差异及种族等因素有关。

【病理】

大体观:水泡状组织大小不一,壁薄、透明,内含黏性液体,其间有细蒂相连,水泡间有血液及凝血块。由于滋养细胞增生,产生大量绒毛膜促性腺激素(HCG),刺激卵巢形成黄素化囊肿,囊肿表面光滑。镜下:滋养细胞呈不同程度增生,绒毛间质水肿,绒毛间质内血管消失。

【临床表现】

1. 停经后阴道流血　为最早、最常见的症状。多数患者在停经后 8~12 周出现不规则阴道流血,呈暗红色,量多少不定,逐渐增多,可反复流血导致贫血和感染,或突然大出血致休克甚至死亡。有时阴道大量流血可伴水泡状组织排出。

2. 子宫异常增大、变软　由于绒毛水肿及宫腔积血,大多数患者子宫大于相应孕周,少数患者因水泡退行性变,子宫与孕周相符或小于相应孕周。

3. 腹痛　由于葡萄胎增长迅速使子宫急速扩张,可引起子宫收缩产生阵发性腹痛,常于阴道流血前出现。若卵巢黄素化囊肿发生扭转或破裂,可出现急性腹痛。

4. 卵巢黄素化囊肿　常为双侧,也可单侧,大小不等,最大直径可达 20cm 以上。囊肿表面光滑,壁薄,囊液清亮或琥珀色,活动好,一般无症状,偶因急性扭转而致急性腹痛。当葡萄胎排空后,囊肿逐渐缩小,于 2~4 个月内自行消退。

5. 妊娠呕吐　患者妊娠呕吐出现较早,持续时间长,且症状较重。多发生于子宫异常增大或 HCG 水平异常升高者。

6. 妊娠高血压病征象　子宫增大迅速者,可较早出现高血压、水肿、蛋白尿等妊娠高血压征象。

7. 甲状腺功能亢进征象　约 7% 患者可出现轻度甲亢症状,葡萄胎清除后症状消失。

部分性葡萄胎可有完全性葡萄胎的大多数症状,程度较轻,与不全流产或过期流产相似,易误诊,需刮宫组织学检查方能确诊。

 知识链接

葡萄胎的自然转归

　　葡萄胎清空后 HCG 消退规律对预测其自然转归非常重要。正常情况下,葡萄胎清空后,血清 HCG 稳定下降,首次降至阴性的平均时间约为 9 周,最长不超过 14 周。若葡萄胎排空后 HCG 持续异常应考虑妊娠滋养细胞肿瘤。若出现下列情况之一视为高危葡萄胎:①HCG>100 000U/L;②子宫明显大于妊娠月份;③卵巢黄素化囊肿直径>6cm;④年龄大于 40 岁或重复葡萄胎。

　　完全性葡萄胎发生子宫局部侵犯和远处转移的几率为 15% 和 4%;部分性葡萄胎发生子宫局部侵犯的几率为 2%~4%,一般不发生转移。

【诊断】

根据病史、症状、体征诊断一般不困难,必要时借助于辅助检查。

1. 绒毛膜促性腺激素测定　葡萄胎时因滋养细胞高度增生,产生大量 HCG,血清 β-HCG>100 000U/L,有诊断价值。

2. 超声检查

(1) B 型超声检查:为目前最常用的辅助诊断方法。可见子宫明显增大,宫腔内充满弥漫分布的光点和小囊样无回声区,呈"落雪状"或"蜂窝状",无妊娠囊及胎儿结构。

(2) 超声多普勒:仅能听到子宫血流杂音,无胎心音。

3. 其他检查　包括胸部 X 线摄片、血常规、出凝血时间、血型和肝肾功能等。

【鉴别诊断】

1. 流产　不少病例最先被误诊为先兆流产。流产有停经史及阴道流血症状,妊娠试验可阳性,而葡萄胎患者子宫多大于同期妊娠子宫,HCG 水平异常升高。B 型超声检查可确诊。

2. 双胎妊娠　子宫大于相应孕周,HCG 水平稍高于正常,但无阴道流血症状,B 型超声检查可确诊。

3. 羊水过多　一般发生于妊娠晚期,若妊娠中期子宫增大迅速需注意鉴别。羊水过多无阴道流血,HCG 正常范围,B 型超声检查可确诊。

【治疗】

1. 清宫　葡萄胎确诊后应及时清除宫腔内容物。清宫前应注意有无休克、子痫前期、甲状腺功能亢进及贫血等合并症,出现时应先对症处理,稳定病情。清宫一般采用吸刮术,具有手术时间短、出血少,不易发生子宫穿孔等优点。术前做好输液、输血准备,术中充分扩张宫颈管,选用大号吸管吸引,待葡萄胎组织大部分吸出,子宫明显缩小后改用刮匙轻柔刮宫。为减少出血和预防穿孔,可在术中应用缩宫素静脉滴注(在充分扩张宫颈管和开始吸宫后使用）。子宫小于妊娠 12 周可以一次刮净,若大于妊娠 12 周或术中感到一次刮净有困难时,可于一周后再行第二次刮宫。每次刮出物均应取贴近宫壁的新鲜无坏死组织送病理检查。术后给抗生素预防感染。

2. 子宫切除术　适用于患者年龄大于 40 岁,无生育要求者,可切除子宫,保留附件。如子宫大于孕 14 周者,应先吸出宫腔内葡萄胎组织再切除子宫。术后仍应定期随访。

3. 黄素化囊肿的处理　因葡萄胎清除后可自行消退,一般不需处理。若囊肿过大可在B 超或腹腔镜下穿刺抽液,一旦发生蒂扭转需急诊手术切除。

4. 预防性化疗　适用于以下高危患者:①年龄大于 40 岁;②子宫明显大于停经月份;③黄素囊肿直径>6cm;④水泡细小,滋养细胞高度增生;⑤葡萄胎排出前 β-HCG>100 000IU/L;⑥葡萄胎清除后 HCG 持续不降或下降缓慢;⑦无条件随访者。一般选用氟尿嘧啶或放线菌素-D 单药化疗,采用多疗程化疗至 HCG 阴性。部分性葡萄胎不作预防性化疗。

【随访】

通过定期随访,可及早发现妊娠滋养细胞肿瘤并及时处理。

1. 随访时间　吸宫术后每周复查 1 次 HCG,直至持续 3 次均阴性,以后每个月 1 次共 6 个月,然后每 2 个月 1 次共 6 个月,自第一次阴性后共计 1 年。

2. 随访内容包括:①询问病史:了解有无不规则阴道流血、咳嗽、咯血症状;②妇科检查:注意阴道有无紫蓝色结节,子宫大小、质地,卵巢黄素化囊肿消退情况;③辅助检查:进行HCG 定量测定,必要时做盆腔 B 型超声检查、胸部 X 线检查或 CT 检查。

> **课堂互动**
>
> 葡萄胎清宫时可能的并发症有哪些？如何避免发生？

3. 随访注意事项　随访期间应避孕 1 年,HCG 呈对数下降者阴性后 6 个月可以妊娠,但 HCG 下降缓慢者必须延长避孕时间。妊娠后应在早孕期间做 B 型超声和 HCG 测定,以明确是否为正常妊娠,分娩后也需 HCG 随访至阴性。

避孕方法推荐使用避孕套或口服避孕药,不宜采用宫内节育器,以免子宫穿孔或混淆子宫出血的原因。

第二节　侵蚀性葡萄胎和绒毛膜癌

侵蚀性葡萄胎(invasive mole)是指葡萄胎组织侵入子宫肌层,甚至穿破子宫壁,转移至子宫外其他部位,少部分也可随血行转移至远处器官。多数在葡萄胎清除后 6 个月内发生,预后较好。绒毛膜癌(choriocarcinoma)是一种高度恶性肿瘤,早期可经血行转移至全身,破坏组织器官,引起出血、坏死,其50% 继发于葡萄胎后(多数发生于清宫后 1 年以上),另可继发于流产后、足月产后、异位妊娠之后。由于二者已具备肿瘤特性,故称其为"妊娠滋养细胞肿瘤"。

【病理】

1. 侵蚀性葡萄胎　大体检查可见大小不等的水泡状组织侵入子宫肌层,宫腔内可有或无原发病灶。若病灶侵蚀至子宫浆膜层,子宫表面可见紫蓝色结节,侵蚀较深时可穿透子宫浆膜层或阔韧带。镜下可见侵入肌层的水泡状组织与葡萄胎相似,可见绒毛结构及滋养细胞增生和分化不良。但绒毛结构也可退化,仅见绒毛阴影。

2. 绒毛膜癌 多原发于子宫,肿瘤常位于子宫肌层内,也可突向宫腔或穿透浆膜。肿瘤呈紫蓝色或棕褐色,单个或多个,质软而脆,极易出血,常伴坏死及感染。镜下见分化不良的滋养细胞极度增生,排列紊乱,广泛侵入子宫肌层和破坏血管,造成出血、坏死。无绒毛结构。

【临床表现】

1. 阴道流血 葡萄胎清宫术后或流产、足月产后,出现不规则或持续性阴道流血,量多少不定,呈暗红色。也可表现为一段时间的正常月经后再停经,然后又出现阴道出血。

2. 腹痛及腹腔内出血 一般无腹痛,若宫腔积血或癌组织侵蚀穿破宫壁或腹腔转移结节破裂均可致急性腹痛及腹腔内出血。

3. 转移灶症状 主要经血行转移。最常见转移部位是肺,约占80%,其次可转移至阴道、盆腔、脑、肝等其他器官。

（1）肺转移:常出现咳嗽、咯血、胸痛、胸闷、呼吸困难。

（2）阴道转移:可见阴道壁呈紫蓝色结节,破溃后引起大出血。

（3）脑转移:可致一过性脑缺血症状,继而发展为脑瘤期,出现头痛、喷射样呕吐、偏瘫甚至昏迷,重者因颅内压增高可致脑疝,是导致死亡的主要原因。

（4）其他转移:包括脾、肾、膀胱、消化道、骨等,其症状视转移部位而异。

4. 妇科检查 阴道壁可见紫蓝色结节,子宫增大、变软、形状不规则,有时可扪及黄素化囊肿。

【诊断】

1. 临床诊断 根据葡萄胎清除后或流产、足月产、异位妊娠后出现不规则阴道流血及转移灶症状,结合 HCG 测定等辅助检查可确诊妊娠滋养细胞肿瘤。常用辅助检查方法有:

（1）绒毛膜促性腺激素测定:为最重要的辅助检查方法。对于葡萄胎后妊娠滋养细胞肿瘤,凡符合下列标准之一且排除妊娠物残留或再次妊娠即可诊断:①HCG 测定 4 次高水平呈平台状态(±10%),并持续 3 周或更长时间,即 1,7,14,21 日;②HCG 测定 3 次上升(>10%),并至少持续 2 周或更长时间,即 1,7,14 日。

非葡萄胎后妊娠滋养细胞肿瘤的诊断标准:人工流产、自然流产、异位妊娠或足月产后 HCG 多在 4 周左右转为阴性,若超过 4 周仍持续高值,或一度下降后又上升,排除妊娠物残留或再次妊娠即可诊断妊娠滋养细胞肿瘤。

（2）B 型超声检查:可早期发现葡萄胎组织侵入子宫肌层。

（3）X 线胸片检查:诊断肺转移有价值。初为肺纹理增粗,以后发展为片状或小结节状阴影,典型表现为团块状或棉球状阴影。

（4）CT、MRI 检查:可发现肺、脑、肝等部位转移灶。

2. 组织学诊断 取子宫肌层或宫外转移病灶组织做病理检查,若任一病灶中见绒毛或退化的绒毛阴影,则诊断为侵蚀性葡萄胎;若仅见成片滋养细胞浸润及坏死出血,未见绒毛组织,则诊断为绒癌。若原发灶和转移灶诊断不一致,只要在任一组织切片中见有绒毛结构,均诊断为侵蚀性葡萄胎。

组织学证据对于妊娠滋养细胞肿瘤的诊断不是必需的,但有组织学证据时应以组织学诊断为准。

【治疗】

原则以化疗为主,手术和放射治疗为辅。

1. 化疗　目前常用的一线药有 5-氟尿嘧啶(5-Fu)、甲氨蝶呤(MTX)、放线菌素-D(Act-D)、更生霉素(KSM),也可选用环磷酰胺(CTX)、长春新碱(VCR)、顺铂(CDDP)等。低危患者首选单一药物化疗,高危患者首选联合化疗。

化疗药物的不良反应以造血功能障碍为主,其次有消化道反应、皮疹、脱发、肝、肾功能损害等,在治疗期间应定期做血常规、尿常规、出凝血时间、血小板、肝肾功能检查,注意有无出血倾向。注意口腔护理及食品卫生,加强营养,给高蛋白、高维生素、高热量饮食,防止口腔溃疡和伪膜性肠炎,必要时口服镇静剂或静脉补充营养。

停药指征:用药至临床症状、体征消失,HCG 每周测定 1 次,连续 3 次正常,再巩固治疗2~3 个疗程方可停药。

2. 手术治疗　病灶在子宫,化疗效果不理想或病灶穿破子宫致急腹症时,应在化疗的基础上行手术治疗。一般行全子宫切除术,保留一侧或双侧卵巢。若患者需保留生育功能,血 HCG 水平不高,病灶为单个,可考虑行病灶剜除术。肺转移局限于一侧,经化疗效果不显著者,可行肺叶切除术。

3. 放射治疗　主要用于肝、脑转移和肺部耐药病灶的治疗。

4. 耐药复发病例的治疗　治疗这类患者,是目前妊娠滋养细胞肿瘤治疗的难题。治疗策略有:①治疗前准确进行临床分期,给予恰当化疗方案,以减少耐药和复发。②采用有效药物组成联合化疗方案。对耐药和复发病例有效的药物有顺铂、卡铂、异环磷酰胺、博来霉素、紫杉醇等。③采用综合治疗和探索新的治疗方法,手术和放疗是有效的辅助治疗手段。随着放射介入技术的发展,超选择性动脉插管局部灌注化疗和栓塞治疗,对耐药和复发病灶均有显著疗效。

【随访】

治疗后应严密随访。第 1 次随访在出院后 3 个月,以后每 6 个月 1 次直至 3 年;以后每年 1 次直至 5 年,以后可每 2 年 1 次。随访内容及注意事项同葡萄胎。随访期间应严格避孕,于化疗停止≥12 个月方可妊娠。

第三节　胎盘部位滋养细胞肿瘤

胎盘部位滋养细胞肿瘤(placental site trophoblastic tumor,PSTT)是起源于胎盘种植部位的一种特殊类型的滋养细胞肿瘤,临床罕见。多数为良性经过,一般不发生转移。

【病理】

大体观:子宫局限性增大,肌层内有大小不一的结节,可突向宫腔或浆膜层。肿瘤切面呈黄褐色或黄色,有时可见局限性出血、坏死。显微镜检:肿瘤主要由中间型滋养细胞组成,无绒毛结构。肿瘤细胞呈单一或片状侵入子宫肌纤维之间,有灶性坏死和出血。

【临床表现】

多发生于生育年龄,继发于足月产、流产和葡萄胎,但葡萄胎相对少见,偶尔合并活胎妊娠。多表现为停经后不规则阴道流血或月经过多。妇科检查子宫均匀性或不规则增大。少数患者可发生宫外转移,累及肺、阴道、脑、肝、肾及盆腔、腹主动脉旁淋巴结。

【诊断】

根据病史及临床表现,借助血 β-HCG 测定、HPL 测定、B 型超声检查、组织学检查进行诊断。

【治疗】

1. 手术　为首选的治疗方法,原则是切除一切病灶,行全子宫及双侧附件切除术。年轻患者若病灶局限于子宫,卵巢外观正常,可考虑保留卵巢。

2. 刮宫加化疗　适用于年轻、需保留生育功能的低危患者。经反复刮宫清除宫腔内病灶后给予化疗。治疗后需严密随访,发现异常及时手术。

【随访】

随访要求及内容同侵蚀性葡萄胎和绒毛膜癌,因胎盘部位滋养细胞肿瘤患者血清或尿 β-HCG 通常不高,应重视临床表现和影像学检查。

(周梅玲)

复习思考题

1. 简述葡萄胎的临床表现、诊断要点。
2. 说出葡萄胎的治疗方法及随访内容。
3. 列出侵蚀性葡萄胎和绒毛膜癌病理及临床表现的不同之处。

第十九章　生殖内分泌疾病

学习要点

　　无排卵性功能失调性子宫出血的病因、病理生理及性激素治疗；继发性闭经的原因及诊断步骤；多囊卵巢综合征的内分泌特点、诊断标准及治疗原则；绝经综合征的防治。

第一节　功能失调性子宫出血

　　功能失调性子宫出血(dysfunctional uterine bleeding,DUB)简称功血，为妇科常见病。它是由于生殖内分泌轴功能紊乱引起的异常子宫出血，而全身及内外生殖器官无器质性病变。功血分排卵性和无排卵性两类，以无排卵性功血居多。

一、无排卵性功能失调性子宫出血

【病因和病理生理】

　　正常月经的发生是基于排卵后黄体生命期的结束，雌激素和孕激素的撤退，使子宫内膜皱缩坏死而脱落出血。正常月经的周期、持续时间和出血量，表现出明显的规律性和自限性。当机体受内部和外界许多因素，如精神过度紧张、恐惧忧伤、环境及气候骤变、代谢紊乱、慢性疾病、过度节食、过量运动、酗酒以及其他药物影响时，可通过大脑皮层和中枢神经系统引起下丘脑-垂体-卵巢轴的功能调节或靶细胞效应异常而导致月经失调。

　　无排卵性功血主要发生于青春期和绝经过渡期，也可发生于生育年龄。在青春期，下丘脑-垂体-卵巢轴激素间的反馈调节未臻成熟，大脑皮层对雌激素的正反馈作用存在缺陷，FSH持续在低水平，缺少促卵泡排出的LH高峰而无排卵；绝经过渡期妇女，卵巢功能不断衰退，对垂体促性腺激素的反应性低下，卵泡发育受阻不能排卵；育龄期妇女因各种因素干扰，也可发生无排卵。各种原因导致的无排卵均可使子宫内膜受单一雌激素刺激而无孕激素拮抗，进而引起雌激素撤退性出血或雌激素突破性出血。

　　雌激素撤退性出血是子宫内膜在单一雌激素刺激下持续增生，若多数生长卵泡退化闭锁，雌激素水平骤然下降，则内膜失去激素支持而剥脱出血。雌激素突破性出血有两种类型：一种是低水平雌激素维持在阈值水平，可发生间断性少量出血，内膜修复慢使出血时间延长；另一种是高水平雌激素维持在有效浓度，则引起长时间闭经，因无孕激素参与，内膜增厚但不牢固，易发生急性突破性出血，且血量汹涌。

　　无排卵性功血患者的异常子宫出血，还与子宫内膜出血自限机制存在缺陷有关。由于缺乏黄体酮拮抗，子宫内膜不受限制地增生，但无致密坚固的间质支持，组织脆弱，易自发溃破出血；无孕激素作用的子宫内膜中的血管不发生节段性收缩和松弛，子宫内膜不能同步脱落，致使一处修复，另一处又破裂出血，加之小动脉螺旋化欠缺收缩无力，造成流血时间长、流血量多且不易自止;多次组织的破损活化了纤维蛋白溶酶,引起更多的纤维蛋白裂解,子宫内膜纤溶亢进,凝血功能缺陷;此外,还与功血患者血管舒张因子 PGE_2 含量及敏感性增加有关。

【子宫内膜的病理变化】

无排卵性功血患者的子宫内膜因无孕激素作用,可呈不同程度的增生性改变,少数呈萎缩性改变。

1. 子宫内膜增生症

(1) 单纯型增生:为最常见的增生类型。增生涉及腺体和间质,呈弥漫性。镜下特点是腺体数目增多,腺腔囊性扩大,大小不一,细胞呈高柱状,但无异型性。间质细胞丰富。发展为子宫内膜腺癌的几率仅约1%。

(2) 复杂型增生:只涉及腺体,通常为局灶性。腺体增生拥挤且结构复杂:子宫内膜腺体高度增生,呈出芽状生长,腺体数目明显增多,出现背靠背,致使间质明显减少。腺上皮呈高柱状,复层或假复层排列,但无异型性改变。约3%可发展为子宫内膜癌。

(3) 不典型增生:即癌前期病变,腺上皮出现异型性改变。表现为腺上皮细胞增生,层次增多,排列紊乱,细胞核大、深染,有异型性。约23%发展为子宫内膜癌,此类改变已不属于功血的范畴。

2. 增生期子宫内膜 子宫内膜所见与正常月经周期中的增生期内膜无区别,只是在月经周期后半期甚至月经期,仍表现为增生期形态。

3. 萎缩型子宫内膜 子宫内膜萎缩菲薄,腺体少而小,腺管狭而直,腺上皮为单层立方形或低柱状细胞,间质少而致密,胶原纤维相对增多。

【临床表现】

无排卵性功血患者可有各种不同的临床表现。临床上最常见的症状是子宫不规则出血,特点是月经周期紊乱,经期长短不一,出血量时多时少,甚至大量出血。有时先有数周或数月停经,然后发生阴道不规则流血,血量往往较多,持续2~3周或更长时间,不易自止;有时则一开始即为阴道不规则流血,也可表现为类似正常月经的周期性出血。异常子宫出血的类型有:①月经过多:周期规则,但经期延长(>7日)或经量过多(>80ml);②子宫不规则出血过多:周期不规则,经期延长,经量过多;③子宫不规则出血:周期不规则,经期可延长而经量不太多;④月经过频:月经频发,周期缩短,<21天。

出血期无下腹疼痛或其他不适,出血多或时间长者常伴贫血。妇科检查子宫大小在正常范围,出血时子宫较软。

【诊断】

主要依据病史、体格检查、排卵测定及其他辅助检查。

1. 详细询问病史 应注意患者的年龄、月经史、婚育史及避孕措施,有无慢性病史如肝病、血液病、糖尿病以及甲状腺、肾上腺或垂体疾病等,有无精神紧张、情绪打击等影响正常月经的因素。了解病程经过,如发病时间、目前流血情况、流血前有无停经史及以往的治疗经过。

2. 体格检查 全身检查注意有无贫血、甲减、甲亢、多囊卵巢综合征及出血性疾病的体征;妇科检查以排除生殖系统器质性病变。

3. 辅助诊断

(1) 全血细胞计数:了解有无贫血及血小板减少。

（2）凝血功能检查：凝血酶原时间、血小板计数、出凝血时间等排除出、凝血功能障碍性疾病。

（3）尿妊娠试验或血 HCG 检测：有性生活史者应排除妊娠及妊娠相关疾病。

（4）盆腔 B 型超声检查：了解子宫内膜厚度，排除宫腔占位及其他器质性疾病。

（5）基础体温测定：基础体温呈单相型，提示无排卵（图 19-1）。

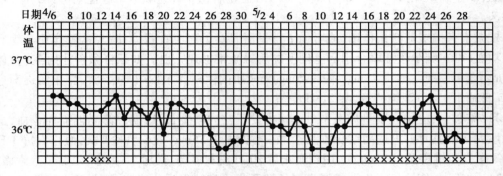

图 19-1　基础体温呈单相型（无排卵性功血）

（6）性激素测定：可测定血清黄体酮确定有无排卵；测血睾酮、催乳素及甲状腺功能排除其他内分泌疾病。

（7）诊断性刮宫：为排除子宫内膜病变和达到止血目的，必须进行全面刮宫，搔刮整个宫腔。诊刮时应注意宫腔大小、形态，宫壁是否光滑，刮出物的性质和量。为了确定排卵或黄体功能，应在经前期或月经来潮 6 小时内刮宫；不规则流血者可随时进行刮宫。对年龄大于 35 岁、药物治疗无效或存在子宫内膜癌高危因素的异常子宫出血患者，应行分段诊刮术。无性生活史者，若激素治疗失败或怀疑有器质性病变时，应经患者或其家属知情同意后行诊刮术。

（8）宫腔镜检查：在宫腔镜直视下选择病变区进行活检，可提高早期宫腔病变如子宫内膜息肉、子宫黏膜下肌瘤、子宫内膜癌的诊断率。

【鉴别诊断】

在诊断功血前，必须排除由生殖器官病变或全身性疾病所导致的生殖器官出血，须注意鉴别的有：

1. 全身性疾病　如血液病、肝损害、甲状腺功能亢进或低下等。

2. 异常妊娠或妊娠并发症　如流产、宫外孕、葡萄胎、子宫复旧不良、胎盘残留、胎盘息肉等。

3. 生殖道感染　如急性或慢性子宫内膜炎、子宫肌炎等。

4. 生殖道肿瘤　如子宫内膜癌、宫颈癌、绒毛膜癌、子宫肌瘤、卵巢肿瘤等。

5. 性激素类药物使用不当或宫内节育器引起的异常子宫出血。

【治疗】

功血的一线治疗是药物治疗，不同年龄应采取不同的方法。青春期及生育期以止血、调整周期、促排卵为主；绝经过渡期妇女止血后以调整周期、减少经量、防止内膜病变为原则。

1. 止血　根据出血量选择合适的药物和方法。少量出血者，用最低有效剂量，减少药物副作用；对大量出血患者，要求在性激素治疗 8 小时内见效，24～48 小时内出血基本停止，若 96 小时以上仍不止血,应考虑有器质性病变存在。

(1) 性激素:

1) 雌孕激素联合用药:联合使用性激素的止血效果优于单一药物,治疗青春期和生育期无排卵性功血常常有效。如出血不多、轻度贫血者,可于月经第 1 天口服复方低剂量避孕药,共 21 天,停药 7 日,28 天为一个周期。急性大出血,病情稳定,可用复方单相口服避孕药,如去氧孕烯炔雌醇片,8 ~ 12 小时 1 ~ 2 片,血止后每 3 日递减 1/3 量直至每日 1 片,共 21 日停药。

雄激素有拮抗雌激素作用,能增强子宫平滑肌及子宫血管张力,减轻盆腔充血。绝经过渡期功血,可在雌孕激素联合用药基础上加用雄激素加速止血。如三合激素注射液(黄体酮 12.5mg,苯甲酸雌二醇 1.25mg,睾酮 25mg)2ml 肌内注射,8 ~ 12 小时 1 次,血止后逐渐递减(每 3 日减量 1 次)至维持量,共 21 日停药。

2) 雌激素:应用大剂量雌激素可迅速促使子宫内膜生长,短期内修复创面而止血,适用于急性大量出血时。可选用结合雌激素(妊马雌酮)1.25mg,每 6 小时 1 次,血止后每 3 日递减 1/3 量直至维持量 1.25mg/d,用到血止后 20 日左右停药,最后 7 ~ 10 天须加孕激素撤退。

3) 孕激素:使处于增生期或增生过长的子宫内膜转化为分泌期,停药后内膜脱落,出现撤药性出血。由于此种内膜脱落较彻底,故又称"药物性刮宫"。适用于体内已有一定水平雌激素的患者。可选用对内膜作用效价高的炔诺酮(妇康片)5 ~ 7.5mg 口服,每 8 小时 1 次,2 ~ 3 天血止后再逐渐减量,每 3 日递减 1/3 量,直至维持量每日 2.5 ~ 5mg,持续用到血止后 20 日左右停药,停药后 3 ~ 7 日发生撤药性出血。

(2) 辅助治疗:

1) 一般治疗:加强营养,改善全身情况,贫血严重者需输血,流血时间长者给予抗生素预防感染。

2) 其他止血药:酚磺乙胺、维生素 K、氨甲环酸等可减少出血量,但不能赖以止血。

2. 调整月经周期 止血后应继续用药。青春期及生育期患者需恢复正常月经的内分泌调节,建立正常月经周期;绝经过渡期患者需预防子宫内膜增殖症,防止功血复发。一般连用 3 个周期。常用的方法有:

(1) 雌、孕激素序贯疗法:即人工周期,为模拟自然月经周期中卵巢的内分泌变化,将雌、孕激素序贯应用,使子宫内膜发生相应变化,引起周期性脱落。适用于青春期或生育期功血内源性雌激素水平较低者。雌激素自撤药性出血第 5 日起用药,生理替代全量为结合雌激素 1.25mg 或戊酸雌二醇 2mg,每晚 1 次,连服 20 日,服雌激素第 11 日加用甲羟孕酮,每日 10mg,共 10 天。连续服用 3 个周期为 1 个疗程。若正常月经仍未建立,应重复上述序贯疗法。若患者体内有一定的雌激素水平,雌激素可采用半量或 1/4 量(图 19-2)。

(2) 雌、孕激素合并应用:雌激素使子宫内膜再生修复,孕激素用以限制雌激素引起的内膜增生程度。常用口服避孕药,适用于生育年龄功血内源性雌激素水平较高者,尤其是有避孕需求的。于出血第 5 日起,每晚一片,连服 21 日,撤药性出血间隔 1 周,连用 3 个周期。

(3) 后半周期疗法:适用于青春期或活组织检查为增殖期内膜的功血。于月经周期后半期服用甲羟孕酮 10mg/d 或肌内注射黄体酮 20mg/d,连用 10 日以调节周期。3 个周期为 1 个疗程。

(4) 促排卵:适用于青春期功血和生育期功血尤其是不孕患者。青春期功血经调整周期治疗几个疗程后,通过雌、孕激素对中枢的反馈调节作用,部分患者可恢复自发排卵。青

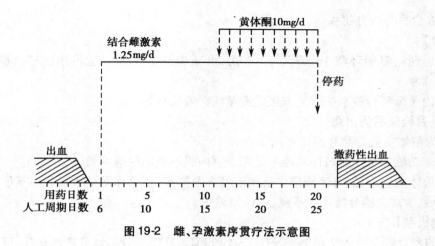

图 19-2　雌、孕激素序贯疗法示意图

春期一般不提倡使用促排卵药物,有生育要求的无排卵不孕患者,可针对病因促排卵,具体方法将在"闭经"(本章第二节)中介绍。

3. 手术治疗　以刮宫术最常用,既能明确诊断,又能迅速止血。绝经过渡期功血患者激素治疗前宜常规刮宫,最好在宫腔镜下行分段诊断性刮宫,以排除子宫内细微器质性病变。对青春期功血刮宫应持慎重态度。此外子宫切除术、子宫内膜电切术(电凝或激光行子宫内膜去除术)也可用于不同情况的治疗。

 知识链接

子宫内膜电切术

子宫内膜电切术是利用宫腔镜下电切割或激光切除子宫内膜,或采用滚动球电凝或热疗的方法,使子宫内膜凝固或坏死。适用于经量多的绝经过渡期功血和经激素治疗无效的无生育要求的生育年龄功血。优点:微创、有效,可减少月经量 80% ~ 90%,部分患者可达到闭经。缺点:除电切外,其他治疗后组织受热效应破坏影响病理诊断,故术前必须有明确的病理诊断,避免误诊和误切子宫内膜癌。

二、排卵性月经失调

排卵性月经失调较无排卵性功血少见,好发于生育期妇女。临床常见以下几种类型:

（一）月经过多

指月经周期规则、经期正常,但经量增多。育龄期女性约 19% 有月经过多。

【发病机制】

可能因子宫内膜纤溶酶活性过高或前列腺素血管舒缩因子比例失调所致。

【病理】

子宫内膜表现为分泌期形态,可能有间质水肿或腺体与间质发育不同步。

【临床表现】

一般表现为月经周期规则、经期正常,但经量增多,超过 80ml。

【诊断】

根据临床表现、妇科检查排除生殖器官器质性病变、内膜活检显示分泌反应、血清性激素测定正常,可做出诊断。应注意排除子宫肌瘤、子宫腺肌症、子宫内膜癌等器质性疾病和多囊卵巢综合征等内分泌疾病。

【治疗】

1. 止血药　氨甲环酸 1g，每天 2～3 次，可减少经量 54%。也可用酚磺乙胺、维生素 K 等。

2. 宫内孕激素释放系统或复方短效避孕药　效果良好。

（二）月经周期间出血

又分为黄体功能异常和围排卵期出血。

1. 黄体功能异常　分黄体功能不足和子宫内膜不规则脱落两类。

（1）黄体功能不足：月经周期中有卵泡发育及排卵，但黄体期孕激素分泌不足或黄体过早衰退，导致子宫内膜分泌反应不良、黄体期缩短。

【发病机制】

黄体的发育健全有赖于足够水平的 FSH 和 LH。神经内分泌调节功能紊乱，可导致卵泡期 FSH 缺乏，雌激素分泌减少，对垂体及下丘脑正反馈不足，致 LH 不足而使排卵后黄体发育不全，孕激素分泌减少，以致子宫内膜分泌反应不足。此外，生理性因素如初潮、分娩后及绝经前，也可能出现下丘脑-垂体-卵巢轴功能紊乱，导致黄体功能不足。

【病理】

子宫内膜的形态往往表现为腺体分泌不足，间质水肿不明显或腺体与间质发育不同步。或显示分泌反应落后 2 日。

【临床表现】

一般表现为月经周期缩短，因此月经频发。有时月经周期虽在正常范围内，但卵泡期延长，黄体期缩短，以致患者不易受孕或易于在孕早期流产。

【诊断】

病史中常诉月经周期缩短，不孕或早孕时流产。妇科检查生殖器官无器质性病变；基础体温呈双相型，但高温相<11 天（图 19-3）；子宫内膜显示分泌反应至少落后 2 天。

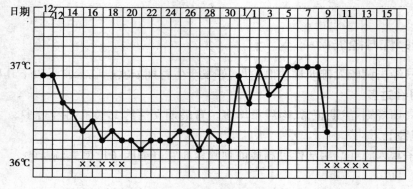

图 19-3　基础体温呈双相型（黄体期短）

【治疗】

1）促进卵泡发育：月经第 5 日起每日口服妊马雌酮 0.625mg，连续 5～7 日；或月经第 3～5 日开始每日口服氯米芬 50mg，连服 5 日。

2）黄体功能刺激疗法：于基础体温上升后开始，隔日肌内注射 HCG 1000～2000U，共 5

次,可使血浆黄体酮明显上升,延长黄体期。

3) 黄体功能补充疗法:自排卵后开始每日肌内注射黄体酮10mg,共10~14日,用以补充黄体分泌黄体酮的不足。

(2) 子宫内膜不规则脱落:月经周期中有排卵,黄体发育良好,但萎缩过程延长,导致子宫内膜不规则脱落。

【发病机制】

由于下丘脑-垂体-卵巢轴调节功能紊乱,或溶黄体机制失常,引起黄体萎缩不全,内膜持续受孕激素影响,以致不能如期完整脱落。

【病理】

正常月经第3~4日时,分泌期子宫内膜已全部脱落。黄体萎缩不全时,于月经期第5~6日仍能见到呈分泌反应的子宫内膜。常表现为混合型子宫内膜,即残留的分泌期内膜与出血坏死组织及新增生的内膜混合共存。

【临床表现】

表现为月经周期正常,但经期延长,长达9~10日,且出血量多。

【诊断】

除典型的临床表现外,基础体温呈双相型,但下降缓慢(图19-4)。在月经期第5~6日行诊断性刮宫,内膜病理检查可确诊。

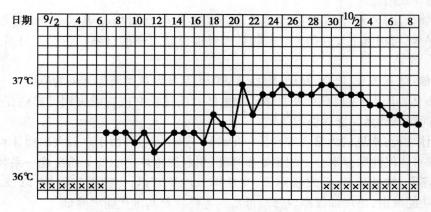

图19-4 基础体温呈双相型(黄体萎缩不全)

【治疗】

1) 孕激素:自下次月经前10~14日开始,每日口服甲羟孕酮10mg,连服10日。有生育要求者肌内注射黄体酮,无生育要求者可口服单相口服避孕药。

2) 绒促性素:用法同黄体功能不足,HCG有促进黄体功能的作用。

3) 复方短效避孕药:可抑制排卵,控制周期。

2. 围排卵期出血 两次月经中间,即排卵期,由于雌激素水平短暂下降,出现少量阴道流血,时有时无,也可表现为白带夹血丝,持续1~3天。治疗可口服短效避孕药。

第二节 闭 经

闭经(amenorrhea)为常见的妇科症状,表现为无月经或月经停止。分为原发性和继发性两类。原发性闭经指年龄超过 15 岁、女性第二性征已发育、月经还未来潮,或年龄超过 13 岁尚无女性第二性征发育者。继发性闭经指正常月经建立后月经停止 6 个月,或按自身原来月经周期计算停经 3 个周期以上者。青春期前、妊娠期、哺乳期及绝经后的月经不来潮属生理现象,本节不展开讨论。

【病因】

正常月经的建立和维持,有赖于下丘脑-垂体-卵巢轴的神经内分泌调节,以及靶器官子宫内膜对性激素的周期性反应和下生殖道通畅性,其中任何一个环节发生障碍均可导致闭经。

1. 原发性闭经　较少见,往往由于遗传学原因或先天性发育缺陷引起。

2. 继发性闭经　发生率明显高于原发性闭经。病因复杂,以下丘脑性闭经最常见,依次为垂体、卵巢及子宫性闭经。

(1) 下丘脑性闭经:最常见,以功能性原因为主。

1) 精神应激性:突然或长期的精神压抑、情感变化、环境气候改变等均可能引起神经内分泌障碍而导致闭经。

2) 药物性闭经:长期应用甾体类避孕药及某些药物如吩噻嗪衍生物(奋乃静、氯丙嗪)、利血平等,可引起继发性闭经。药物性闭经通常是可逆的,停药 3~6 个月后月经多可自然恢复。

3) 其他:体重改变、厌食、减肥、剧烈运动等也是导致该类闭经常见的原因。

(2) 垂体性闭经:主要病变在垂体。腺垂体器质性病变或功能失调可影响促性腺激素的分泌,继而影响卵巢功能而引起闭经。

1) 垂体梗死:常见的为希恩综合征(Sheehan syndrome)。由于产后大出血休克,导致垂体尤其是腺垂体促性腺激素分泌细胞缺血坏死,引起腺垂体功能低下而出现一系列症状,包括闭经、无泌乳、性欲减退、毛发脱落等,女性第二性征衰退,生殖器官萎缩,以及肾上腺皮质、甲状腺功能减退,出现如畏寒、嗜睡、低血压等症状及基础代谢率降低。

2) 垂体肿瘤:当位于蝶鞍内的腺垂体各种腺细胞发生催乳素腺瘤、生长激素腺瘤、促甲状腺激素腺瘤、促肾上腺皮质激素腺瘤以及无功能的垂体腺瘤时,可出现闭经及相应症状,如常见的催乳素细胞肿瘤引起闭经泌乳综合征。

(3) 卵巢性闭经:闭经的原因在卵巢。卵巢分泌的性激素水平低下,子宫内膜不发生周期性变化而导致闭经。

1) 卵巢早衰:女性 40 岁前由于卵巢内卵泡耗竭或因医源性损伤而发生的卵巢功能衰竭,称卵巢早衰。表现为继发性闭经,常伴围绝经期症状。

2) 卵巢功能性肿瘤:卵巢支持-间质细胞瘤,产生过量的雄激素抑制下丘脑-垂体-卵巢轴功能而闭经。颗粒-卵泡膜细胞瘤,因持续分泌雌激素抑制了排卵,使子宫内膜持续增生而闭经。

3) 多囊卵巢综合征:以长期无排卵及高雄激素为特征。临床表现为闭经、不孕、多毛和肥胖。

（4）子宫性闭经：闭经的原因在子宫。月经调节功能正常，由于子宫内膜受破坏或对卵巢激素不能产生正常的反应出现闭经。

1）Asherman 综合征（宫腔粘连）：为子宫性闭经中最常见原因。因人工流产刮宫过度或产后、流产后出血刮宫损伤引起闭经；子宫内膜结核、流产或产褥感染所致的子宫内膜炎，严重时也可造成闭经。

2）子宫切除或宫腔放射治疗后：因子宫内膜破坏而闭经。

（5）其他内分泌功能异常：甲状腺、肾上腺、胰腺等功能紊乱也可引起闭经。如甲状腺功能减退或亢进、肾上腺皮质功能亢进、肾上腺皮质肿瘤等。

【诊断】

闭经只是一种症状，诊断时必须首先寻找闭经原因，确定病变环节，然后再确定是何种疾病所引起。

1. 病史　详细询问月经史，包括初潮年龄、月经周期、经期、经量和闭经期限及伴随症状等。发病前有无任何导致闭经的诱因如精神因素、环境改变、体重增减、剧烈运动、各种疾病及用药情况等。已婚妇女须询问其生育史及产后并发症史。原发性闭经应询问第二性征发育情况，了解生长发育史，有无先天性缺陷或其他疾病及家族史。

2. 体格检查　检查全身发育状况，有无畸形。测量体重、身高，四肢与躯干比例，五官特征。观察精神状态、智力发育、营养和健康状况。妇科检查应注意内外生殖器官有无先天缺陷、畸形，女性第二性征如毛发分布、乳房发育是否正常，乳房有无乳汁分泌等。

3. 辅助检查　已婚妇女闭经须首先排除妊娠，再通过有选择的辅助检查明确诊断。

（1）功能试验

1）药物撤退试验：用于评估体内雌激素水平以确定闭经程度。

①孕激素试验：黄体酮注射液，每日肌内注射 20mg，连续 5 日；或口服甲羟孕酮，每日 10mg，连用 8～10 日。停药后 3～7 日出现撤药性出血（阳性反应），提示子宫内膜已受到一定水平的雌激素影响。若停药后无撤药性出血（阴性反应），应进一步行雌、孕激素序贯试验。

②雌、孕激素序贯试验：适用于孕激素试验阴性的闭经患者。每晚睡前服结合雌激素 1.25mg，连续 20 日，最后 10 日加用甲羟孕酮，每日口服 10mg，停药后 3～7 日发生撤药性出血者为阳性，提示子宫内膜功能正常，可排除子宫性闭经，引起闭经的原因是患者体内雌激素水平低落，应进一步寻找原因。无撤药性出血者为阴性，应重复 1 次试验，若仍无出血，提示子宫内膜有缺陷或被破坏，可诊断为子宫性闭经。

2）垂体兴奋试验：又称 GnRH 刺激试验，了解垂体对 GnRH 的反应性。注射 LHRH 后 LH 升高，说明垂体功能正常，病变在下丘脑；若经多次重复试验，LH 值无升高或升高不显著，说明病变在垂体。

（2）激素测定：测定血甾体激素如雌、孕激素及睾酮的含量及周期性变化，PRL、TSH、LH、FSH 等促性腺激素的含量与比例变化对诊断和鉴别诊断有重要的帮助。

（3）影像学检查：盆腔 B 超检查可观察盆腔有无子宫，子宫大小、形态及内膜情况，卵巢大小、形态、卵泡数目等。子宫输卵管造影可了解有无宫腔病变和宫腔粘连。CT 或 MRI 用于盆腔及头部蝶鞍区检查，了解盆腔肿块性质，诊断垂体微腺瘤、空蝶鞍等。

（4）宫腔镜检查：能精确诊断宫腔粘连。

（5）腹腔镜检查：能直视下观察卵巢、子宫大小、形态，对诊断多囊卵巢综合征等有价值。

（6）性染色体检查：对鉴别性腺发育不全病因及指导临床处理有重要意义。

（7）其他检查：主要为靶器官反应检查，包括基础体温测定、子宫内膜活检等。

4. 闭经的诊断步骤　首先区分是原发性闭经抑或继发性闭经。若为原发性闭经，首先检查乳房及女性第二性征、子宫的发育情况；若为继发性闭经，则按图 19-5 的诊断步骤进行。

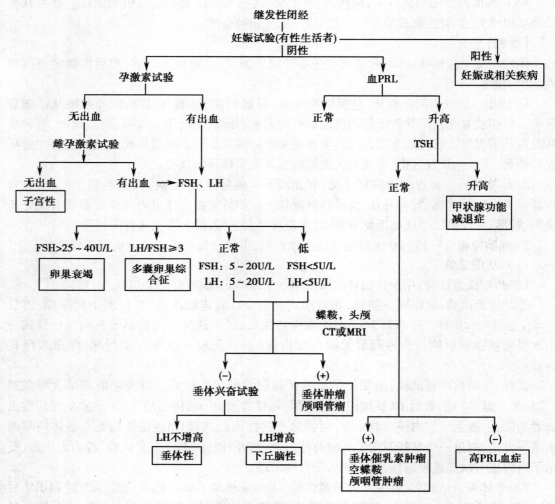

图 19-5　继发性闭经的诊断步骤

【治疗】

1. 全身治疗　积极治疗全身性疾病，增强体质，供给足够营养，保持标准体重。因应激或精神因素所致者，应进行耐心的心理治疗，消除精神紧张和焦虑。

2. 激素治疗　明确病变环节及病因后，可给予相应激素治疗以补充机体激素不足或拮抗其过多，达到治疗目的。

（1）性激素替代治疗：目的：①维持女性全身健康及生殖健康，包括心血管系统、骨骼、神经系统等；②维持性征和月经。主要的治疗方法有：

1）雌激素替代治疗:适用于无子宫者。结合雌激素 0.625mg/d 或微粒化 17-β 雌二醇 1mg/d,连用 21 日,停药 1 周后重复给药。

2）雌、孕激素人工周期疗法:适用于有子宫者,上述雌激素连服 21 日,最后 10 日同时给予甲羟孕酮 6~10mg/d。

3）孕激素疗法:适用于体内有一定内源性雌激素水平的闭经患者,可于月经周期后半期每日口服甲羟孕酮 6~10mg,共 10 日。

（2）促排卵:适用于有生育要求的患者。

1）氯米芬(CC):是最常用的促排卵药物。适用于有一定内源性雌激素水平的无排卵者。从月经第 5 日开始,每日 50~100mg,连用 5 日。

2）促性腺激素:适用于低促性腺激素闭经及氯米芬排卵失败者。促卵泡发育的制剂有:尿促性素(HMG)、绒促性素(HCG)。常用 HMG/HCG 联合用药促排卵。并发症为多胎和卵巢过度刺激综合征(OHSS)。

3）促性腺激素释放激素(GnRH):GnRH 是天然十肽,适用于下丘脑性闭经。

（3）溴隐亭:适用于单纯高 PRL 血症患者,每日 2.5~5mg。

（4）其他激素治疗:泼尼松或地塞米松等肾上腺皮质激素适用于先天性肾上腺皮质增生所致的闭经;甲状腺素适用于甲状腺功能减退引起的闭经。

3. 辅助生育技术　见第二十三章第一节不孕症。

4. 手术治疗　针对各种器质性病因,采用相应的手术治疗。如生殖器畸形可行手术切开或成形术,使经血流畅。Asherman 综合征(宫腔粘连)多采用宫腔镜直视下分离粘连,后加用大剂量雌激素和放置宫腔内支撑的治疗方法。卵巢肿瘤一经确诊应予手术治疗。

第三节　多囊卵巢综合征

多囊卵巢综合征(polycystic ovarian syndrome,PCOS)是一种常见的妇科内分泌疾病。临床特征是雄激素过多、持续无排卵和卵巢多囊变,常伴有胰岛素抵抗和肥胖。其病因可能与遗传及环境因素相互作用所致。

【病理】

1. 卵巢的变化　双侧卵巢均匀性增大,为正常妇女的 2~5 倍,包膜增厚坚韧,呈灰白色,切面可见卵巢白膜均匀性增厚,其下可见 ≥12 个囊性卵泡,直径在 2~9mm。镜下见白膜下含有很多闭锁卵泡和处于不同发育期的卵泡,但无成熟卵泡及排卵迹象。

2. 子宫内膜变化　PCOS 患者因无排卵,子宫内膜长期受雌激素刺激,呈现不同程度的增生性改变,如单纯型或复杂型增生,甚至不典型增生。长期持续无排卵增加子宫内膜癌的发生几率。

【病理生理】

PCOS 的主要内分泌特征包括:①雄激素过多;②雌酮过多;③促性腺激素比率失常;④胰岛素过多。产生以上变化的可能机制有:

1. 下丘脑-垂体-卵巢轴调节功能异常　由于垂体对 GnRH 敏感性增加,分泌过量 LH,刺激卵巢间质、卵泡膜细胞产生过量雄激素。卵巢内高雄激素抑制卵泡成熟,引起发育中的卵泡闭锁,不能形成优势卵泡,但很多小卵泡仍然分泌雌激素,因而 PCOS 患者兼有高雄激素和高雌激素,但以雄激素过多占优势。PCOS 时过多的雄激素主要是雄烯二酮和睾酮,尤其是游离睾酮增加;过多的雌激素主要是雌酮(E_1)增高,是雄烯二酮在周围组织中芳香化酶转化的结果,而雌二醇(E_2)处于早卵泡期水平。持续分泌的雌酮和卵巢小卵泡分泌的一定水平的雌二醇作用于下丘脑及垂体,对 LH 的分泌呈正反馈,对 FSH 的分泌呈负反馈,使 LH 分泌幅度及频率增加,LH 呈持续高水平,而 FSH 水平相对降低,LH/FSH 比例增大。LH 水平上升又促进卵巢分泌雄激素,进一步形成雄激素过多、持续无排卵的恶性循环。

2. 高胰岛素血症和胰岛素抵抗　PCOS 患者约 50% 存在胰岛素抵抗和高胰岛素血症。过量的胰岛素作用于垂体的胰岛素受体使 LH 分泌增加,并促进卵巢及肾上腺分泌雄激素,又可抑制肝脏性激素结合球蛋白(SHBG)的合成,使体内游离雄激素增加。

3. 肾上腺内分泌功能异常　50% 的 PCOS 患者中存在脱氢表雄酮(DHEA)及硫酸脱氢表雄酮(DHEAS)升高,可能与 PCOS 患者肾上腺中合成甾体激素的关键酶活性增加,以及肾上腺细胞对促肾上腺皮质激素(ACTH)敏感性增加及功能亢进有关。

【临床表现】

主要由于持续无排卵和雄激素过多引起。PCOS 好发于青春期及生育期妇女,常见的临床表现有:

1. 月经失调　为 PCOS 患者的主要症状,常表现为月经稀发或闭经,闭经前常有月经稀发或过少。也有少数表现为不规则出血。

2. 不孕　生育期妇女因排卵障碍及月经失调而不孕。

3. 多毛、痤疮　由高雄激素引起,可出现不同程度的多毛,表现为体毛丰盛,尤其是阴毛,分布常呈男性型。油脂性皮肤及痤疮也常见,与体内雄激素积聚刺激皮脂腺分泌有关。

4. 肥胖　50% 以上的 PCOS 患者肥胖(体重指数≥25),常呈腹型肥胖。肥胖与胰岛素抵抗、雄激素过多、未结合睾酮比例增加等有关。

5. 黑棘皮症　常在阴唇、颈背部、腋下、乳房下和腹股沟等处皮肤出现灰褐色色素沉着,呈对称性,皮肤增厚,质地柔软。

【辅助检查】

1. 基础体温测定　表现为单相。

2. B 型超声检查　双侧卵巢增大,包膜回声增强,轮廓较光滑,间质增生回声增强;一侧或两侧卵巢可见 12 个以上直径2～9mm 无回声区围绕卵巢边缘,称为项链征。连续监测未见主导卵泡发育及排卵迹象。

3. 诊断性刮宫　应选择月经前数日或月经来潮 6 小时内进行,子宫内膜呈不同程度增生性改变,无分泌期变化。

4. 腹腔镜检查　可见卵巢增大,包膜增厚,表面光滑,呈灰白色,有新生血管。包膜下显露多个卵泡,但无排卵征象(排卵孔、血体或黄体)。腹腔镜下取卵巢组织送病理检查,可明确诊断。

5. 激素测定

(1) 血清 FSH、LH 测定:血清 FSH 值偏低,LH 值升高,LH/FSH≥2～3。LH 无周期性排卵前峰值出现。

(2) 血清雄激素浓度测定:睾酮水平通常不超过正常范围上限的 2 倍,雄烯二酮常升高,DHEA、DHEAS 浓度正常或轻度升高。

(3) 尿 17-酮类固醇:正常或轻度升高,正常时提示雄激素来源于卵巢,升高时提示肾上腺功能亢进。

（4）血清雌激素测定：雌二醇为正常值或稍增高，其水平恒定，缺乏周期性变化，$E_1/E_2>1$，高于正常周期。

（5）血清催乳素（PRL）测定：部分患者血清 PRL 轻度增高。

（6）其他：腹型肥胖患者，应测空腹血糖及口服葡萄糖耐量试验（OGTT），还应测空腹胰岛素水平（正常<20mU/L）及葡萄糖负荷后血清胰岛素（正常<150mU/L）。

【诊断】

根据临床表现和辅助检查不难诊断。目前认为诊断 PCOS 的主要标准为：①稀发排卵或持续无排卵。②高雄激素的临床特征。③卵巢多囊改变：超声提示一侧或双侧卵巢直径 2~9mm 的卵泡≥12 个，和（或）卵巢体积≥10ml。④3 项中符合 2 项并排除其他高雄激素病因，如先天性肾上腺皮质增生、库欣综合征、分泌雄激素的肿瘤。

【鉴别诊断】

1. 卵泡膜细胞增殖症　临床表现和内分泌征象与 PCOS 相仿但更严重，睾酮水平高，DHEAS 正常。镜下表现为卵巢皮质有一群卵泡膜细胞增生。

2. 卵巢男性化肿瘤　如睾丸母细胞瘤、卵巢门细胞瘤等均可产生过量雄激素。多为单侧、实性肿瘤，B 超、CT 或 MRI 可以定位。

3. 肾上腺皮质增生或肿瘤　血清 DHEAS>18.2μmol/L 时，应与肾上腺皮质增生或肿瘤相鉴别。肾上腺皮质增生患者 ACTH 兴奋试验反应亢进，地塞米松抑制试验时抑制率≤0.70；肾上腺皮质肿瘤患者则对这两项试验均无明显反应。

【治疗】

1. 一般治疗　对肥胖的 PCOS 患者，应通过控制饮食、加强锻炼等降低体重和腰围，增加胰岛素敏感性，降低胰岛素、睾酮水平，可望恢复排卵及生育功能。

2. 药物治疗

（1）调整月经周期：

1）口服避孕药：避孕药中孕激素成分通过负反馈抑制 LH 的异常高分泌，减少卵巢产生雄激素，而雌激素成分使性激素结合球蛋白浓度增加，导致游离睾酮减少。常用口服短效避孕药，周期性服用 3~6 个月，可重复使用。能抑制毛发生长和治疗痤疮。

2）孕激素后半期疗法：能抑制 LH 过高分泌，甚至恢复排卵功能。

（2）降低血雄激素水平：

1）糖皮质激素：适用于 PCOS 雄激素过多为肾上腺来源或混合性来源者。常用地塞米松，每晚 0.25mg 口服，可有效抑制脱氢表雄酮硫酸盐浓度。剂量不宜超过 0.5mg/d，以免过度抑制垂体-肾上腺轴的功能。

2）螺内酯：是人工合成的 17-螺内酯甾类化合物，能抑制卵巢和肾上腺合成雄激素，并在毛囊竞争雄激素受体。抗雄激素剂量为每日 50~200mg，治疗多毛时需用药 6~9 个月。出现月经不规则者可与口服避孕药联合应用。

3）醋酸环丙孕酮：为 17-羟孕酮衍生物，有很强的抗雄激素作用，能抑制垂体促性腺激素的分泌，降低睾酮水平。

（3）改善胰岛素抵抗：二甲双胍可降低血胰岛素水平，纠正高雄激素状态，改善卵巢排卵功能，提高促排卵治疗的效果。肥胖及有胰岛素抵抗的患者可加用。

（4）诱发排卵：有生育要求者在上述基础治疗后，再行促排卵治疗。首选氯米芬，氯米芬抵抗者可用促性腺激素。诱发排卵时易发生卵巢过度刺激综合征，必须严密监测，加强预防措施。

3. 手术治疗

（1）腹腔镜手术：对 LH 和游离睾酮升高者效果较好。在腹腔镜下对多囊卵巢应用电凝或激光技术穿刺打孔，每侧卵巢打孔 4 个为宜，可获得 90% 的排卵率和 70% 的妊娠率，同时又能减少粘连形成。

（2）卵巢楔形切除术：将双侧卵巢楔形切除 1/3，以降低雄激素水平，减轻多毛症状，提高妊娠率。术后易发生卵巢周围粘连，现已少用。

第四节 绝经综合征

绝经综合征是指妇女绝经前后出现的因性激素波动或减少所致的一系列躯体及精神心理症状。除自然绝经外，两侧卵巢经手术切除或受放射线毁坏等导致的人工绝经，较自然绝经更易发生绝经综合征。

【内分泌变化】

1. 雌激素　卵巢功能衰退的最早征象是卵泡对 FSH 敏感性降低，FSH 水平升高。绝经过渡早期因 FSH 对卵泡的过度刺激，使雌二醇分泌过多，甚至可高于正常卵泡期水平。随着卵巢功能逐渐衰竭，卵泡完全停止发育后，雌激素水平则迅速下降。绝经后卵巢极少分泌雌激素，血液中低水平雌激素主要来自肾上腺皮质和来自卵巢的雄烯二酮转化成的雌酮（E_1）。

2. 孕酮　绝经过渡期卵巢尚有排卵功能，但卵泡期延长，孕酮减少。绝经后无孕酮分泌。

3. 雄激素　绝经后雄激素总体水平下降，其中雄烯二酮主要来自肾上腺，量约为绝经前的一半。睾酮主要来自卵巢间质，水平较绝经前增高。

4. 促性腺激素　绝经过渡期 FSH 升高，LH 仍在正常水平，FSH/LH<1。绝经后雌激素下降，刺激垂体分泌 FSH 和 LH，FSH 升高更显著，FSH/LH>1。卵泡闭锁导致雌激素和抑制素水平降低以及 FSH 水平升高，是绝经的主要信号。

5. 促性腺激素释放激素　绝经后 GnRH 分泌增多。

【临床表现】

1. 近期症状

（1）月经紊乱：绝经前妇女常出现月经紊乱，多为月经周期不规则，持续时间长及月经量增加或减少。

（2）血管舒缩症状：主要表现为潮热，因血管舒缩功能不稳定所致，是雌激素降低的特征性症状。特点是反复出现短暂的面部和颈胸部皮肤阵阵发红，伴有轰热，继而出汗。严重时影响工作、生活和睡眠，是绝经后需性激素补充治疗的主要原因。

（3）自主神经失调症状：常出现心悸、失眠、眩晕、头痛、耳鸣等。

（4）精神神经症状：常表现为注意力不集中、情绪波动大及记忆力减退等。

2. 远期症状

（1）泌尿生殖道症状：泌尿生殖道逐渐萎缩，阴道干涩疼痛，性交困难，尿急、尿痛、排尿困难，以及反复发生阴道感染、尿路感染。

（2）骨质疏松：50 岁以上的妇女约 50% 患有骨质疏松症，其发生与雌激素下降有关。

（3）心血管疾病：绝经后妇女糖脂代谢异常，易发生动脉硬化、冠心病。可能与雌激素缺乏有关。

（4）阿尔茨海默病：绝经后妇女比老年男性患病风险高。可能与雌激素缺乏有关。

【诊断】

根据病史及临床表现,不难诊断。实验室检查有助于诊断。

1. FSH 值及 E_2 值测定　绝经过渡期血 FSH>10U/L,提示卵巢储备功能下降。FSH>40U/L 且 E_2<10~20pg/ml 提示卵巢功能衰竭。

2. 氯米芬兴奋试验　月经第 5 日起服用氯米芬,每日 50mg,共 5 日,停药第 1 日测定血 FSH,若 FSH>12U/L,提示卵巢储备功能下降。

【治疗】

1. 一般治疗　心理疏导,必要时可选用适量镇静药如夜晚服用艾司唑仑 2.5mg,谷维素 20mg,每日 3 次。为预防骨质疏松,老年妇女应坚持体格锻炼,增加日晒时间,摄入足量蛋白质及含钙丰富的食物,并补充钙剂。

2. 激素补充治疗　补充雌激素可控制绝经过渡期症状及疾病。适用于因雌激素缺乏所致各种症状、预防存在高危因素的骨质疏松及心血管疾病等,须排除妊娠、不明原因的子宫出血、胆囊疾病及肝脏疾病、乳癌病史、血管栓塞性疾病或血栓倾向等禁忌证。

（1）制剂:主要是雌激素,可辅以孕激素。单一雌激素治疗仅适用于子宫切除者,单用孕激素适用于绝经过渡期无排卵功血时。应予最小有效剂量。

1）雌激素:常用①戊酸雌二醇:每日口服 0.5~2mg;②结合雌激素:每日服 0.3~0.625mg;③尼尔雌醇:每两周服 1~2mg。

2）孕激素:常用醋酸甲羟孕酮或天然孕激素制剂。

（2）治疗方案

1）单用雌激素:适用于已行子宫切除术的妇女。

2）雌孕激素联合:分序贯用药及联合用药。两种用药方法又各有周期性及连续性用药两种方法,前者停药后有周期性出血,适用于绝经早期、年龄较轻者;后者不发生撤药性出血,但可发生不规则淋漓出血,适用于绝经多年、年龄较长的妇女。

（3）副作用及危险性

1）雌激素:剂量过大时可引起乳房胀、白带多、头痛、水肿、色素沉着等。

2）孕激素:副作用包括抑郁、易怒、乳腺痛和水肿,患者常不易耐受。

3）单一雌激素的长期应用使子宫内膜癌和子宫内膜增生过长的危险增加。

3. 其他药物　可给予盐酸帕罗西汀改善潮热和精神神经症状;补充钙剂、维生素 D 等减缓骨质疏松。

第五节　痛　　经

痛经指行经前后或经期出现下腹疼痛、坠胀,伴有腰酸或其他不适,症状严重,影响日常生活者。分原发性与继发性痛经两类,前者生殖器官无器质性病变,占痛经 90% 以上;后者由盆腔器质性疾病引起。本节仅叙述原发性痛经。

【病因】

原发性痛经的发生与行经时子宫内膜前列腺素（PG）含量增高有关。患者子宫内膜和经血中 $PGF_{2\alpha}$ 和 PGE_2 含量较正常妇女均明显增高,$PGF_{2\alpha}$ 含量高可使子宫平滑肌强力收缩,造成子宫缺血缺氧而出现痛经,是引起痛经的主要原因。内源性缩宫素、内啡肽等物质增加也参与痛经发生。此外,该病还受精神神经因素影响。无排卵者内膜不受孕激素影响,含前列腺素浓度很低,通常不发生痛经。

【临床表现】

特征是:①青春期多见,常在初潮后 1~2 年内发病;②疼痛多从来潮后开始,最早出现在经前 12 小时,以行经第 1 天最重,2~3 天后缓解;③疼痛常呈痉挛性,可伴有头晕、恶心、呕吐、腹泻等症状,严重时面色苍白、出冷汗;④疼痛多位于下腹部耻骨上,可放射至腰骶部和大腿内侧;⑤妇科检查无阳性体征。

【诊断】

根据经期下腹疼痛、妇科检查无异常可做出诊断。注意需排除子宫内膜异位症、盆腔炎症等引起的继发痛经。

【治疗】

1. 一般治疗　重视心理干预,消除紧张顾虑可缓解疼痛。充足睡眠、适量运动有助于减轻疼痛。

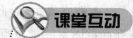

课堂互动

下丘脑性闭经常见的原因有哪些?

2. 药物治疗

(1) 前列腺素合成酶抑制剂:常用布洛芬、酮洛芬等,从月经来潮起,连服 2~3 天,有效率可达 80%。

(2) 口服避孕药:适用于要求避孕的痛经妇女。

(刘志宏)

❓复习思考题

1. 无排卵性功血的出血有何特点? 如何诊治?
2. 原发性闭经与继发性闭经的概念是什么?
3. 多囊卵巢综合征的内分泌特点、诊断标准及治疗原则。
4. 简述如何防治绝经综合征。
5. 如何诊治原发性痛经?

第二十章 子宫内膜异位症和子宫腺肌病

学习要点

子宫内膜异位症和子宫腺肌病的定义、临床表现、诊断;子宫内膜异位症目前的治疗方法。

当具有生长功能的子宫内膜组织出现在子宫体以外的部位时称子宫内膜异位症(endo-metriosis,EMT),简称内异症。异位子宫内膜虽可生长在远离子宫的身体任何部位,但绝大多数病变出现在盆腔内生殖器官和其邻近器官的腹膜面,故临床常称盆腔子宫内膜异位症。子宫内膜亦可出现和生长在子宫肌层称子宫腺肌病(adenomyosis)。子宫腺肌病与子宫内膜异位症可合并存在。两者虽同为异位内膜引起的疾病,但它们在组织发生学方面不同,临床表现亦有差异,故在本章内分别介绍。

第一节 子宫内膜异位症

子宫内膜异位症是目前常见妇科疾病之一。在妇科剖腹手术中,约5%~15%患者发现有此病;在因不孕而行腹腔镜检查患者中,25%~35%有内膜异位症存在。此病一般见于生育年龄妇女,以25~45岁妇女居多。

初潮前无发病者,绝经后或切除卵巢后异位内膜组织可逐渐萎缩吸收,妊娠或使用性激素抑制卵巢功能可暂时阻止此病的发展,故子宫内膜异位症的发病与卵巢的周期性变化有关,是激素依赖性疾病。流行病学调查还发现妇女直系亲属中患此病的可能性较对照组明显增加,提示此病与遗传有关,可能为多基因遗传。

异位子宫内膜可出现在身体不同部位,但绝大多数位于盆腔内,以卵巢、宫骶韧带最常见。

【发病机制】

子宫内膜异位症为良性病变,但具有类似恶性肿瘤的远处转移、侵袭及种植生长能力。其发病机制尚未完全阐明,目前有下列学说。

1. 异位种植学说 1921年Sampson最早提出,经期时经血中所含内膜腺上皮和间质细胞可随经血逆流,经输卵管进入腹腔,种植于卵巢和邻近的盆腔腹膜,并在该处继续生长和蔓延,以致形成盆腔子宫内膜异位。临床上,先天性阴道闭锁或宫颈狭窄等经血潴留患者常并发子宫内膜异位症,说明经血逆流可导致内膜种植;剖宫取胎术后继发腹壁切口子宫内膜异位症或分娩后会阴切口出现子宫内膜异位症,无疑都是术时将子宫内膜带至切口直接种植所致。此外,猕猴实验亦证实其经血直接流入腹腔可在盆腔内形成典型的子宫内膜异位症。故目前内膜种植学说已为人们所公认,但无法解释盆腔外的子宫内膜异位症。

2. 淋巴及静脉播散学说 不少学者通过光镜检查在盆腔淋巴管和淋巴结中发现有子

宫内膜组织,有学者在盆腔静脉中也发现有子宫内膜组织,因而提出子宫内膜可通过淋巴或静脉播散,并认为远离盆腔部位的器官如肺、手或大腿的皮肤和肌肉发生的子宫内膜异位症可能是通过淋巴或静脉播散的结果。

3. 体腔上皮化生学说　Meyer 提出卵巢表面上皮、盆腔腹膜都是由胚胎期具有高度化生潜能的体腔上皮分化而来,上述由体腔上皮分化而来的组织,在反复受到经血、慢性炎症或持续卵巢激素刺激后,均可被激活而衍化为子宫内膜样组织,以致形成子宫内膜异位症。但迄今为止,仅有动物实验证实此学说。

4. 免疫学说　证据证明免疫调节异常在内异症的发生、发展的环节起重要作用,表现为免疫监视功能、免疫杀伤细胞的细胞毒作用减弱而不能有效清除异位内膜。

5. 诱导学说　未分化的腹膜组织在内源性生物化学因素诱导下可发展成为子宫内膜组织。在兔的实验中支持这一理论,但在人类中未得到证实。该学说实际上是体腔上皮化生学说的延伸。

6. 其他　目前有关子宫内膜异位症发病机制的学说甚多,如炎症因素、在位内膜决定论、环境因素等。

【病理】

子宫内膜异位症的主要病理变化为异位子宫内膜随卵巢激素的变化而发生周期性出血,伴有周围纤维组织增生、囊肿和粘连形成,以致在病变区出现紫褐色斑点或小泡,最后发展为大小不等的紫蓝色实质结节或包块,但可因病变发生部位和程度不同而有所差异。

卵巢子宫内膜异位症最多见,约80%患者病变累及一侧卵巢,双侧卵巢同时波及者约为50%。病变早期在卵巢表面上皮及皮层中可见紫褐色斑点或小泡,随着病变发展,卵巢内的异位内膜可因反复出血而形成单个或多个囊肿,称为卵巢子宫内膜异位囊肿。囊肿内含暗褐色糊状陈旧血,状似巧克力液体,故又称为卵巢巧克力囊肿。囊肿大小不一,一般直径多在 5~6cm 以下,但最大者直径可达 10~20cm 左右。在宫骶韧带、直肠子宫陷凹和子宫后壁下段的病灶往往表现为有散在紫褐色出血点或颗粒状散在结节。由于出血及纤维化,可以使病灶部位与子宫和周围器官产生严重粘连。

当肉眼观察正常的盆腔腹膜,在镜下发现子宫内膜的腺体和间质时称镜下内异症。镜下内异症可能在内异症的组织发生和治疗后复发方面起重要作用。有报道称在正常腹膜活检中,有 10%~15% 妇女有镜下内异症。内异症一般极少发生恶变。

【临床表现】

1. 症状　因人而异,且可因病变部位不同而出现不同症状。约25%患者无明显不适。

(1) 痛经和持续下腹痛:继发性痛经是子宫内膜异位症的典型症状,且多随局部病变加重而逐年加剧。疼痛多位于下腹部及腰骶部,可放射至阴道、会阴、肛门或大腿,常于月经来潮前 1~2 日开始,经期第一日最剧,以后逐渐减轻,至月经干净时消失。疼痛的程度与病灶大小并不一定成正比。如较大的卵巢子宫内膜异位囊肿可能疼痛较轻,而散在的盆腔腹膜小结节病灶反可导致剧烈痛经。偶有周期性腹痛出现稍晚而与月经不同步者。少数患者诉长期下腹痛,至经期更剧。也有 27%~40% 患者无痛经,因此痛经不是子宫内膜异位症的诊断必需症状。

(2) 月经失调:15%~30% 患者有经量增多、经期延长、月经淋漓不尽或经前点滴出血。月经失调可能与卵巢无排卵、实质病变、黄体功能不足或同时合并有子宫腺肌病或子宫肌瘤有关。

（3）不孕：正常妇女不孕率约为15%，内膜异位症患者可高达40%。重度子宫内膜异位症患者不孕的原因可能与盆腔内器官和组织广泛粘连和输卵管蠕动减弱，以致影响卵子的排出、摄取和受精卵的运行有关。盆腔解剖无明显异常的轻症患者导致的不孕还可能与黄体期功能不足、未破卵泡黄素化综合征及自身免疫反应等因素有关。

（4）性交痛：性交时由于宫颈受到碰撞及子宫的收缩和向上提升，可引起疼痛，一般表现为深部性交痛，多见于直肠子宫陷凹有异位病灶或因病变导致子宫后倾固定的患者，且以月经来潮前性交痛更为明显。

（5）其他特殊症状：肠道子宫内膜异位症患者可出现腹痛、腹泻或便秘，甚至有周期性少量便血。严重的肠道内膜异位症可因直肠或乙状结肠肠腔受压而出现肠梗阻症状。异位内膜侵犯膀胱肌壁可在经期引起尿痛和尿频，但多因严重的痛经症状所掩盖而被忽略。异位内膜侵犯和压迫输尿管时，可出现一侧腰痛和血尿，但极罕见。此外，身体其他任何部位有内膜异位种植和生长时，均可在病变部位出现周期性疼痛、出血或块物增大，典型病例如剖宫取胎术后的腹壁瘢痕子宫内膜异位，术后每当经期时出现腹部瘢痕疼痛，并可在瘢痕深部扪到剧痛的包块，月经净后疼痛缓解，但下次经期时又复发，且随时日延长，包块逐渐增大，腹痛亦多加剧。

（6）除上述各种特殊症状外，卵巢子宫内膜异位囊肿破裂时，陈旧的暗黑色黏稠血液流入腹腔可引起突发性剧烈腹痛，伴恶心、呕吐和肛门坠胀。疼痛多发生在经期前后、性交后或腹压增加时，其症状类似输卵管妊娠破裂，但无腹腔内出血。

2. 体征　除巨大的卵巢子宫内膜异位囊肿可在腹部扪及囊块和囊肿破裂时可出现腹膜刺激征外，一般腹部检查均无明显异常。典型的盆腔子宫内膜异位症在盆腔检查时，可发现子宫多后倾固定，直肠子宫陷凹、宫骶韧带或子宫后壁下段等部位扪及触痛性结节，在子宫的一侧或双侧附件处扪到与子宫相连的囊性偏实不活动包块，往往有轻压痛。若病变累及直肠阴道膈，可在阴道后穹隆部扪及甚至可看到隆起的紫蓝色斑点、小结节或包块。

【诊断】

凡育龄妇女有继发性痛经进行性加重和不孕史，盆腔检查时扪及盆腔内有触痛性结节或子宫旁有不活动的囊性包块，即可初步诊断为子宫内膜异位症。但临床上尚需借助下列辅助检查，特别是腹腔镜检查和活组织病检方能最后确诊和确定期别。

1. 影像学检查　B型超声检查常用，阴道和腹部B超是诊断卵巢异位囊肿和膀胱、直肠内异症的重要手段。其诊断敏感性和特异性达96%以上。B型超声可确定卵巢子宫内膜异位囊肿的位置、大小和形状，显示与周围脏器特别是与子宫粘连的情况。显示囊肿内容物呈囊性、混合性或实性，但以囊性最多见。由于囊肿的回声图像并无特异性，故不能单纯根据B超图像确诊。此外，盆腔CT及MRI对盆腔内异症的诊断价值与B型超声相当，但检查费用较高。

2. CA₁₂₅值测定　子宫内膜异位症患者血清CA125值可能升高，严重患者更为明显。还可用于监测内膜异位症病变活动情况，若药物或手术治疗有效时，CA125值下降，复发时又升高。动态监测血清CA125值有助于评估疗效、预测复发。

3. 腹腔镜检查　是目前国际公认诊断子宫内膜异位症的最佳方法，特别是对盆腔检查和B型超声检查均无阳性发现的不孕或腹痛患者更是唯一手段，在腹腔镜下对可疑病变进行活检即可确诊。此外，子宫内膜异位症的临床分期也只有在腹腔镜检或剖腹探查的直视下方可确定。

【鉴别诊断】

子宫内膜异位症易与下列疾病相混淆,应予鉴别:

1. 卵巢恶性肿瘤 患者一般情况差,病情发展迅速,腹痛、腹胀为持续性。检查除扪及盆腔内包块外,常发现有腹水。B超图像显示肿瘤包块以实性或混合性居多,形态多不规则。血清CA125值多显著升高。凡诊断不明确时,应尽早腹腔镜或剖腹探查。

2. 盆腔炎性包块 以往多有急性盆腔感染和反复感染发作史,疼痛不仅限于经期,平时亦有腹部隐痛,且可伴有发热。抗生素治疗有效。

3. 子宫腺肌病 痛经症状与子宫内膜异位症相似,甚至更剧烈。子宫多呈均匀性增大,且质地较正常子宫硬。经期检查时,子宫压痛明显。应注意此病亦可与子宫内膜异位症合并存在。

【治疗】

可分为手术治疗和非手术治疗两大类,选择时应根据患者年龄、症状、病变部位、对生育的要求、随访及诊治条件等不同情况加以全面考虑而决定。常用方法如下:

1. 期待疗法 适用于病变轻微、无症状或症状轻微患者,一般可每数月随访1次。若经期有轻微疼痛时,可给予对症治疗,如吲哚美辛、布洛芬等。一旦妊娠,病变组织多坏死、萎缩,分娩后症状可缓解,甚至病变完全消失,且不再复发。期待疗法期间,若患者症状和体征加剧时,应改用其他较积极的治疗方法。

2. 药物治疗 由于妊娠和闭经可避免发生痛经和经血逆流,并能导致异位内膜萎缩退化,故采用性激素治疗导致患者假孕或假绝经已成为临床上治疗内膜异位症的常用药物疗法。主要适用于:①慢性盆腔痛、经期痛经症状明显、有生育要求及无卵巢囊肿或囊肿较小者;②有手术禁忌证的重症患者;③作为手术的辅助治疗等。目前临床上采用的性激素疗法如下:

(1) 短效避孕药:此疗法适用于有痛经症状,但暂无生育要求的轻度子宫内膜异位症患者。按周期服用,可抑制排卵起到避孕作用,且可使子宫内膜和异位内膜萎缩,痛经缓解,经量减少。服法与一般短效口服避孕药相同。

(2) 高效孕激素:孕激素是治疗内异症的首选药。原理是大量高效孕激素造成类似妊娠的人工闭经以治疗子宫内膜异位症,故称假孕疗法。各种制剂疗效相似,常用的有:甲羟孕酮30mg/d连续应用6个月。副反应有不规则点滴出血、乳房胀、体重增加、恶心、轻度抑郁等。一般停药数月后,月经恢复正常,痛经缓解,受孕率增加。

(3) 达那唑:适用轻度或中度子宫内膜异位症但痛经明显或要求生育的患者。可使子宫内膜萎缩导致患者短暂闭经,故称假绝经疗法。用法为200mg,每日2~3次,从月经第一日开始,持续用药6个月。由于达那唑大部分在肝内代谢,已有肝功能损害者不宜服用。用药期间,转氨酶显著升高时应停药,停药后即可迅速恢复正常。副反应有恶心、头痛、潮热、体重增加、性欲减退、多毛等。

(4) 孕三烯酮:又名内美通,是19-去甲睾酮甾体类药物,有抗孕激素、抗雌激素和抗性腺作用,也是一种假绝经疗法。治疗内膜异位症的疗效和副反应与达那唑相同,但副反应远较达那唑低,对肝功能影响较小。注意孕妇忌服。由于此药在血浆内半衰期长达28小时,每周仅需用药两次,每次2.5mg,于月经第一日开始服药,连续用药6个月。服药后50%~100%患者发生暂时闭经。

(5) 米非司酮:是孕激素受体调节剂。每日口服25~100mg,可以抑制内异症,但长期疗效有待证实。

（6）促性腺激素释放激素激动剂（GnRH-a）：长期连续应用 GnRH-a,使垂体分泌的促性腺激素减少从而导致卵巢分泌的激素显著下降,出现暂时性绝经,故一般称此疗法为"药物性卵巢切除"。目前临床上应用的多为亮丙瑞林缓释剂或戈舍瑞林缓释剂。用法为月经第一日皮下注射亮丙瑞林 3.75mg 或皮下注射戈舍瑞林 3.6mg,以后每隔 28 日再注射 1 次,共 3~6 次。用药第二个月后一般可达到闭经,其疗效与达那唑、孕激素治疗相近,均可缓解痛经症状和提高受孕率。

3. 手术治疗　适用于:①药物治疗后症状不缓解,局部病变加剧或生育功能仍未恢复者;②卵巢内膜异位囊肿较大,特别是迫切希望生育者。目前认为腹腔镜确诊、手术+药物为内异症的金治疗标准。根据手术范围的不同,可分为保留生育功能、保留卵巢功能和根治性手术 3 类。

（1）保留生育功能手术:适用于年轻有生育要求的患者,特别是采用药物治疗无效者。手术范围为尽量切净或灼除内膜异位灶,但保留子宫和双侧、一侧或至少部分卵巢组织。手术可经腹腔镜或剖腹直视下进行。该术式术后复发率约 40%。

（2）保留卵巢功能手术:此手术适用于年龄在 45 岁以下,且无生育要求的重症患者。手术范围将盆腔内病灶及子宫予以切除,以杜绝子宫内膜再经输卵管逆流种植和蔓延的可能性,但要保留至少一侧卵巢或部分卵巢以维持患者卵巢功能。少数患者在术后仍有复发,复发率 5%。

（3）根治性手术:适用于 45 岁以上近绝经期的重症患者。手术范围将子宫、双侧附件及盆腔内所有内膜异位病灶予以切除,术后不用雌激素补充治疗者,几乎不复发。

4. 药物与手术联合治疗　手术治疗前可先用药物治疗 3~6 个月以使内膜异位灶缩小、软化,从而有可能适当缩小手术范围和有利于手术操作。术后亦可给予药物治疗 6 个月以便残留的内膜异位灶萎缩退化,从而降低术后复发率。

【预防】

月经期应避免不必要的妇科检查,积极治疗子宫颈管狭窄粘连等能使经血排出受阻的疾患。人工流产吸宫术时,注意负压不宜过高或突然将吸管从宫腔抽出,以防止经血逆流入腹腔种植。剖宫产术时,注意保护切口,缝合也不要穿透子宫内膜,还应避免在月经期做各种开腹或阴道手术,以免因手术操作引起内膜碎屑的种植。口服避孕药可降低发病风险。

第二节　子宫腺肌病

当子宫内膜腺体及间质侵入和扩散至子宫肌层时,称为子宫腺肌病。此病多发生于 30~50 岁经产妇,约有半数患者同时合并子宫肌瘤,约 15% 患者合并子宫内膜异位症。虽然对尸检及因病切除子宫的标本做连续切片检查,发现 10%~47% 的子宫肌层中有子宫内膜组织,但其中仅 65% 有临床症状。

【病因】

一般认为多次妊娠和分娩时子宫壁的创伤和慢性子宫内膜炎可能是导致此病的主要原因。此外,由于子宫内膜基底膜下缺乏黏膜下层,且子宫腺肌病常合并有子宫肌瘤和子宫内膜增生过长,故有人认为基底层子宫内膜侵入肌层可能与高雌孕激素的刺激有关。

【病理】

病灶一般为弥漫性,且多累及后壁。子宫常呈均匀性增大,一般不超过 3 个月妊娠子宫大小,剖面无肌瘤明显且规则的漩涡状结构,仅在肌壁中见到粗厚的肌纤维带和微囊腔,腔中偶可见陈旧血液。少数子宫内膜也可能局限于肌层形成结节或团块,类似肌壁间肌瘤,称子宫腺肌瘤。腺肌瘤不同于肌瘤,其周围无包膜存在,因而难以将其自肌层剥出。镜检见肌层内有呈岛状分布的异位内膜腺体与间质。

【临床表现及诊断】

1. 临床表现 约 35% 患者无任何临床症状。凡 30 岁以上的经产妇,出现经量增多、经期延长以及逐年加剧的进行性痛经,疼痛位于下腹正中,检查时子宫呈均匀性增大或有局限性结节隆起,质硬而有压痛,经期压痛尤为显著时,应首先考虑为子宫腺肌病。B 型超声检查可在肌层中见到种植内膜所引起的不规则强回声。

2. 诊断 本病的诊断为临床诊断,要认真询问病史和妇科检查。影像学检查虽有帮助但非特异性,可选择 B 型超声、MRI 等辅助检查。

> **课堂互动**
>
> 子宫内膜异位症目前的治疗方法有哪些?

【治疗】

治疗应视患者症状、年龄和对生育的要求而定。目前无根治性有效药物,若患者症状轻、有生育要求或已近绝经期,可试用达那唑、孕三烯酮治疗;年轻或希望生育的子宫腺肌瘤患者,也可试行腺肌瘤挖除术,但术后易复发;若患者长期剧烈痛经、无生育要求或药物治疗无效者,则应行全子宫切除术,卵巢是否保留取决于患者年龄和卵巢有无病变。

(周晓娜)

❓ 复习思考题

1. 子宫内膜异位症和子宫腺肌病的定义?
2. 子宫内膜异位症和子宫腺肌病的诊断?
3. 子宫内膜异位症目前的治疗方法有哪些?

第二十一章 女性生殖器官发育异常

学习要点

女性生殖器官发育异常的常见类型及处理原则。

女性生殖器官在发生学上,由胚胎时期两侧中肾管又称米勒氏管,头端各自发育成两条输卵管,中部及尾部互相融合形成子宫及阴道上段,原始的泌尿生殖窦则形成阴道的中下段。女性生殖器官在胚胎期发育形成过程中,若受到某些内在或外在因素的干扰,可导致发育异常。女性生殖器官发育异常包括处女膜闭锁,阴道、子宫、输卵管发育异常,两性畸形等,常合并泌尿系统畸形。

一、处女膜闭锁

处女膜闭锁(imperforate hymen)又称无孔处女膜,系泌尿生殖窦上皮未能贯穿前庭部所致。临床上较常见。

【临床表现与诊断】

处女膜闭锁的女婴在新生儿期多无临床表现,偶有幼女因大量黏液潴留在阴道内,导致处女膜向外凸出而确诊。绝大多数患者至青春期因逐渐加剧的周期性下腹痛,但无月经来潮时始被发现,严重者伴便秘、肛门坠胀、尿频或尿潴留等症状。检查时可见处女膜向外膨隆,表面呈紫蓝色,无阴道开口。当用食指放入肛门内,可扪到阴道内有球状包块向直肠前壁突出;行直肠-腹部诊可在下腹部扪及位于阴道包块上方的另一较小包块(为经血潴留的子宫),压痛明显。如用手往下按压此包块时,可见处女膜向外膨隆更明显。盆腔 B 型超声检查可发现子宫及阴道内有积液。

【治疗】

确诊后应立即进行手术。先用粗针穿刺处女膜正中膨隆部,抽出褐色积血证实诊断后,即将处女膜做"X"形切开,引流积血,切除多余的处女膜瓣,使切口呈圆形,再用3-0肠线缝合切口边缘黏膜,以保持引流通畅和防止创缘粘连。积血大部分排出后,常规检查宫颈是否正常,但不宜进一步探查宫腔以免引起上行性感染。术后置导尿管 1～2 日,外阴部置消毒会阴垫,每日擦洗外阴 1～2 次直至积血排净为止。术后给予抗感染药物。

二、阴道发育异常

1. 先天性无阴道 为双侧副中肾管发育不全的结果,几乎均合并无子宫或仅有始基子宫,个别患者仍有发育正常的子宫,患者卵巢一般正常。多系青春期后一直无月经来潮,或因婚后性交困难而就诊。检查可见外阴和第二性征发育正常,但无阴道口或仅在阴道外口处见一浅凹陷,有时可见到由尿生殖窦内陷所形成的约2cm短浅阴道盲端。直肠-腹部诊和盆腔 B 型超声检查无子宫,约 15% 合并泌尿道畸形。若有发育正常的子宫,至青春期时因宫腔积血而出现周期性腹痛,直肠-腹部诊可扪及增大而有压痛的子宫。

治疗方法:①对希望结婚的先天性无阴道患者,可行人工阴道成形术。手术可在性生活开始前进行。有短浅阴道者亦可采用机械扩张法,即用由小到大的阴道模型,局部加压扩张,以逐渐加深阴道长度,直至能满足性生活要求为止。②对有发育正常的子宫的患者,在初潮时即行人工阴道成形术,同时引流宫腔积血以保存子宫生育功能。无法保留子宫者,应予切除。

2. 阴道闭锁　为尿生殖窦未参与形成阴道下段所致。闭锁位于阴道下段,长约 2～3cm,其上多为正常阴道。症状与处女膜闭锁相似,但无阴道开口亦不向外膨隆,肛查扪及向直肠凸出的阴道积血包块,其位置较处女膜闭锁高。治疗应尽早手术。

3. 阴道横膈　为两侧副中肾管会合后的尾端与尿生殖窦相接处未贯通或部分贯通所致。横膈可位于阴道内任何部位,但以上、中段交界处为多见,完全性横膈较少见,多数是隔的中央或侧方有一小孔,月经血可自小孔排出。临床上多因性生活不满意而就医。一般应将横膈切开并切除其多余部分,最后缝合切缘糙面以防粘连形成。术后短期放置模型防止挛缩。若分娩时发现横膈阻碍胎先露部下降,则行手术切开后胎儿即能经阴道娩出。

4. 阴道纵隔　为双侧副中肾管会合后,其纵隔未消失或未完全消失所致。有完全纵隔和不完全纵隔两种。完全纵隔形成双阴道,常合并双宫颈、双子宫。不完全纵隔,阴道上段左右相通。治疗可行手术切除。

三、子宫发育异常

子宫发育异常是女性生殖器官异常中最常见的一种,有以下常见种类:

1. 先天性无子宫或始基子宫

(1) 先天性无子宫:系两侧副中肾管中段及尾段未发育,常合并无阴道,但卵巢发育正常,故不影响女性第二性征的发育。

(2) 始基子宫:系两侧副中肾管会合不久即停止发育所引起。始基子宫又称痕迹子宫,子宫仅长约 1～3cm,无宫腔。

2. 子宫发育不良　又称幼稚子宫,系副中肾管会合后短时间内即停止发育所致。子宫小,有时极度前屈或后屈。宫颈相对较长,宫体与宫颈之比为 1:1 或 2:3。患者的月经量较少,一般婚后无生育。直肠-腹部诊可扪及小而活动的子宫。治疗方法:宜及早选用雌激素做周期性治疗,促进发育。

3. 子宫发育畸形

(1) 双角子宫和鞍状子宫:因宫底部融合不全而呈双角称双角子宫;宫底部稍下陷而呈鞍状称鞍状子宫。双角子宫一般无症状,但妊娠时易发生胎位异常。若双角子宫出现反复流产时,应行子宫整形术。

(2) 纵隔子宫:两侧副中肾管融合不全,可在宫腔内形成纵隔,纵隔子宫易发生流产、早产和胎位异常;若胎盘粘连在隔上,可出现产后胎盘滞留。纵隔子宫外形正常,可经子宫输卵管碘油造影或宫腔镜检查确诊。对不孕和有反复流产的纵隔子宫患者,可在腹腔镜监视下通过宫腔镜切除纵隔,术后宫腔内放置金属 IUD,以防创面粘连,数月后取出 IUD 即可。

(3) 单角子宫:仅一侧副中肾管发育而成为单角子宫。未发育侧的卵巢、输卵管、肾亦往往同时缺如。妊娠可发生在单角子宫,但流产、早产较多见。

（4）残角子宫：一侧副中肾管发育正常，另一侧发育不全形成残角子宫。检查时易将残角子宫误诊为卵巢肿瘤。多数残角子宫与对侧正常宫腔不相通，仅有纤维带相连。若残角子宫内膜无功能，一般无症状，不需治疗；若内膜有功能且与正常宫腔不相通时，往往因宫腔积血而出现痛经，甚至并发子宫内膜异位症。若妊娠发生在残角子宫内，人工流产时无法刮到，至妊娠 16～20 周时往往破裂而出现典型的输卵管妊娠破裂症状，若不及时手术切除破裂的残角子宫，患者可因大量内出血而死亡。

四、输卵管、卵巢发育异常

1. 输卵管发育异常 输卵管发育异常临床较少见，几乎均为手术时偶然发现。输卵管发育异常可能是不孕的原因之一，亦可能导致输卵管妊娠。输卵管发育异常有：单侧缺失、双侧缺失或单侧（偶尔双侧）副输卵管、输卵管发育不全、闭塞或中段缺失等。

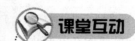

课堂互动

常见子宫发育异常有哪些？

2. 卵巢发育异常 卵巢发育异常亦少见，有单侧卵巢缺失、双侧卵巢缺失以及卵巢分裂为几个部分等。

（王圣洁）

复习思考题

1. 如何诊断处女膜闭锁？
2. 常见的阴道发育异常有哪些？
3. 常见的子宫发育异常有哪些？

第二十二章 女性盆底功能障碍性疾病

学习要点

阴道壁脱垂的病因、临床分度、诊断及治疗;子宫脱垂的病因、临床分度、诊断及治疗。

由于骨盆底有坚韧的肌肉和筋膜支托,子宫两侧及后方又有韧带与骨盆壁相连,正常时宫颈外口位于坐骨棘水平以上。当盆底肌和筋膜以及子宫韧带因损伤而发生撕裂,或因退化、创伤等其他原因引起其张力减低导致支持功能薄弱时,子宫及其相邻的膀胱和直肠可发生向下移位,临床上分别称子宫脱垂、阴道前壁脱垂和阴道后壁脱垂。治疗与否取决于是否影响生活质量。

女性生殖道因损伤与其相邻的泌尿道或肠道相通时,则形成尿瘘或粪瘘。手术是最主要的治疗方法。

第一节 阴道壁脱垂

一、阴道前壁脱垂

阴道前壁脱垂常伴有膀胱膨出和尿道膨出,以膀胱膨出居多,常伴有不同程度的子宫脱垂。阴道前壁脱垂可以单独存在,也常与阴道后壁脱垂并存。

【病因及病理】

膀胱底部和尿道紧贴阴道前壁。阴道前壁主要由耻骨膀胱宫颈筋膜及泌尿生殖膈的深筋膜支持,对维持膀胱、尿道的正常位置也起重要作用。若分娩时上述筋膜、韧带过度伸展或撕裂,产后过早参加体力劳动,致使阴道支持组织不能恢复正常,膀胱及与其紧邻的阴道前壁上 2/3 段即可向下膨出,形成阴道前壁脱垂伴膀胱膨出。

【临床分度】

根据屏气下膨出最大限度来判定,临床上将阴道前壁脱垂分 3 度:

Ⅰ度　阴道前壁形成球状物,向下突出,达处女膜缘,但仍位于阴道内;

Ⅱ度　阴道壁展平或消失,部分阴道前壁脱出至阴道口外;

Ⅲ度　阴道前壁全部脱出至阴道口外。

【临床表现】

轻者无明显症状。重者自觉下坠、腰酸,并有块状物自阴道脱出。长久站立、激烈活动后或腹压增加时块状物增大,下坠感更明显。若仅有阴道前壁合并膀胱膨出,尿道膀胱后角变锐,常导致排尿困难而有尿潴留,甚至继发尿路感染。若膀胱膨出合并尿道膨出、阴道前壁完全膨出,尿道膀胱后角消失,当咳嗽、用力屏气等腹压增加时有尿液溢出,称压力性尿失禁。

【诊断】

根据病史和临床表现不难诊断。检查时常发现阴道前壁呈半球形隆起,触之柔软,该处黏膜变薄透亮,皱襞消失。当患者用力屏气时,可明显见到膨出的阴道前壁,若同时见尿液溢出,表明合并膀胱膨出及尿道膨出。导尿可扪及金属导尿管位于膨出的块物内。

【处理】

无症状的轻度患者不需治疗。症状明显的重度患者应行阴道前壁修补术,加用生物补片能够加强修补,减少复发。合并压力性尿失禁应同时行膀胱颈悬吊手术或阴道无张力尿道中段悬吊带术。

【预防】

根据病因采取预防措施。预防和治疗增加腹压的疾病;正确处理产程,提高产科质量,产后避免过早参加重体力劳动,产后保健操有助于骨盆底肌肉及筋膜张力的恢复。

二、阴道后壁脱垂

阴道后壁脱垂常伴有直肠膨出。阴道后壁脱垂可以单独存在,也常合并阴道前壁脱垂。

【病因及病理】

阴道后壁脱垂较阴道前壁脱垂少见。阴道分娩时损伤是致病的主要原因。常由于分娩过程中第二产程延长,直肠阴道间筋膜以及耻骨尾骨肌纤维长时间受压而过度伸展或撕裂,导致直肠前壁似盲袋向阴道后壁凸出,成为伴直肠膨出的阴道后壁脱垂。年迈体弱以及长期便秘、排便时用力向下屏气引起腹压增加可加剧其膨出程度。若损伤发生在较高处的耻骨尾骨肌纤维,可引起直肠子宫陷凹疝,疝囊内往往有肠管,故又名肠膨出。

【临床表现】

阴道后壁脱垂轻者多无明显不适症状,脱垂重者有自觉下坠、腰痛及排便困难感觉,有时需用手指推压膨出的阴道后壁方能排出粪便。

【诊断】

检查时可见阴道后壁呈半球状块物膨出,肛诊时指端向前可进入凸向阴道的盲袋内。患者多伴有陈旧性会阴裂伤。

【治疗】

轻者不需治疗,因重者多伴有阴道前壁脱垂,故应行阴道前后壁修补术及会阴修补术。

【预防】

同阴道前壁脱垂。

第二节 子 宫 脱 垂

子宫从正常位置沿阴道下降,宫颈外口达坐骨棘水平以下,甚至子宫全部脱出于阴道口以外,称子宫脱垂(uterine prolapse),子宫脱垂常伴有阴道前壁和后壁脱垂。近年来,随着我国妇女保健工作的深入开展,其发病率已有显著下降。

【病因】

1. 分娩损伤　为子宫脱垂最主要的病因。分娩过程中,由于盆底肌、筋膜以及子宫韧带过度伸展,甚至出现撕裂可导致子宫脱垂。或产妇过早参加重体力劳动,使得尚未修复的组织再次受压,过高的腹压可将未复旧后倾的子宫推向阴道而发生脱垂。多次分娩会增加盆底组织损伤的机会。

2. 长期腹压增加　在上述不利的解剖条件下,加上长期慢性咳嗽、排便困难、经常超重负荷(肩挑、举重、蹲位、长期站立)、盆腹腔内巨大肿瘤或大量腹水、腹型肥胖的患者等,均可使腹腔内压力增加,促成子宫脱垂的发生。

3. 盆底组织发育不良或退行性变　绝经后妇女因雌激素水平下降,盆底组织萎缩退化,也可发生子宫脱垂或使脱垂程度加重。子宫脱垂偶见于未产妇,甚至处女。主要为先天性盆底组织发育不良所致,常合并有其他脏器下垂,如胃下垂等。

4. 医源性损伤　没有充分纠正手术所造成的盆腔支持结构的损伤。

【临床分度】

检查时以患者平卧用力向下屏气时子宫下降的最低点为分度标准,将子宫脱垂分为3度:

Ⅰ度轻型:宫颈外口距处女膜缘<4cm,未达处女膜缘。重型:宫颈外口已达处女膜缘,在阴道口可见到宫颈。

Ⅱ度轻型:宫颈口已脱出阴道口外,宫体仍在阴道内。重型:宫颈及部分宫体已脱出于阴道口外。

Ⅲ度:宫颈及宫体全部脱出至阴道口外。

【临床表现】

轻症患者多无自觉症状。重症患者常有以下表现:

1. 有肿物自阴道脱出　Ⅱ度患者在行走、劳动、下蹲或排便等腹压增加活动时,有块状物自阴道口脱出,开始时块状物在平卧休息时可变小或消失,逐渐发展至需用手推送才能将其还纳至阴道内。严重者即使用手协助也难以回纳,长时期脱出在外,患者行动极不方便,长期摩擦可导致宫颈溃疡,甚至出血。溃疡继发感染时,有脓血分泌物渗出。

2. 下腹及腰骶部坠痛　由于脱垂子宫的韧带牵拉会引起程度不等的腰骶部疼痛或下坠感。行走、劳累时加重。

3. 重症子宫脱垂患者多伴有重度阴道前壁脱垂,容易出现尿潴留,还可发生压力性尿失禁。

子宫脱垂很少引起月经失调。子宫若能还纳通常不影响受孕,受孕后随妊娠发展,子宫可逐渐上升至腹腔不再脱垂,多数能经阴道分娩。

【体征】

子宫脱垂患者的宫颈及阴道黏膜多明显增厚,宫颈肥大,不少患者宫颈显著延长。

【诊断】

根据病史和检查诊断不难。除诊断子宫脱垂外,还须分度,同时了解有无合并阴道前、后壁脱垂及会阴陈旧性裂伤程度。还应判断患者有无压力性尿失禁。

【鉴别诊断】

子宫脱垂应与下列疾病相鉴别：

1. 阴道壁囊肿　壁薄,囊性,界限清楚,位置固定不变,不能移动。

2. 子宫黏膜下肌瘤或宫颈肌瘤　为鲜红色球状块物,质硬,表面找不到宫颈口,但在其周围或一侧可扪及被扩张变薄的宫颈边缘。

3. 宫颈延长　单纯宫颈延长者宫体位置多无明显下移。用子宫探针探测宫颈外口至宫颈内口的距离,即可确诊。

【治疗】

除非合并有压力性尿失禁需进行矫治,否则无症状的子宫脱垂患者不需治疗。有症状者可采用保守治疗或手术治疗,治疗方案应个体化。因子宫脱垂多为老年患者,治疗以安全、简单和有效为原则。

1. 盆底肌肉锻炼和物理疗法　可适用于所有的子宫脱垂患者,重度手术可辅以盆底肌肉锻炼治疗。嘱咐患者收缩肛门运动,用力收缩盆底肌肉3秒以上后放松,每次10~15分钟,每日2~3次。也可使用辅助生物反馈治疗。

2. 子宫托　子宫托是一种支持子宫和阴道壁使其维持在阴道内不脱出的工具。常用的有喇叭形、环形和球形3种,适用于各度子宫脱垂和阴道前后壁脱垂者。但重度子宫脱垂伴盆底肌明显萎缩以及宫颈或阴道壁有炎症和溃疡者均不宜使用,经期和妊娠期停用。应教会患者自己能够熟练使用子宫托。

 知识链接

放置子宫托的注意事项

1. 绝经后妇女一般在应用子宫托前4~6周开始应用阴道雌激素霜剂,并最好在放托的过程中长期使用。

2. 子宫托的大小应因人而异,以放置后不脱出又无不适感为宜。

3. 子宫托应在每晨起床后放入,每晚睡前取出,并洗净放置于清洁杯内备用。久置不取可发生子宫托嵌顿,甚至引起压迫坏死性尿瘘和粪瘘。

4. 放托后应每3~6个月复查1次。

3. 手术治疗　治疗目的是缓解症状,修复缺陷的盆底支持组织,有满意的性功能。应根据患者年龄、生育要求及全身健康情况加以选择。

（1）曼氏手术:包括阴道前后壁修补术、主韧带缩短及宫颈部分切除术。适用于年龄较轻,宫颈延长者。

（2）经阴道子宫全切除及阴道前后壁修补术:适用于年龄较大、不需保留子宫的患者。但重度子宫脱垂患者的术后复发几率高。

（3）阴道封闭术:分阴道半封闭和全封闭术。适用于年老体弱不能耐受较大手术、不需保留性交功能者。该手术将阴道前后壁各切除相等大小的黏膜瓣,然后将阴道前后壁剥离创面相对缝合以封闭大部分阴道,术后失去性交功能。

（4）子宫悬吊术:可采用缩短圆韧带,或利用一些生物材料制成各种吊带,通过腹腔镜把吊带一端缝于子宫,另一端固定于骶前组织,达到悬吊子宫和阴道的目的。

【预防】

鼓励计划生育,防止生育过多、过密;正确处理产程,避免产程延长;提高助产技术,保护好会阴;正确掌握剖宫产指征,有指征者应及时剖宫产终止妊娠;避免产后过早参加重体力劳动;积极预防治疗咳嗽、便秘;指导产后保健康复。

第三节 生殖道瘘

生殖道瘘是指生殖道与其邻近器官间有异常通道。主要有尿瘘和粪瘘。

一、尿瘘

尿瘘(urinary fistula)是指生殖道与泌尿道之间形成的异常通道。根据泌尿生殖瘘的发生部位,可分为膀胱阴道瘘、膀胱宫颈瘘、尿道阴道瘘、膀胱尿道阴道瘘、膀胱宫颈阴道瘘及输尿管阴道瘘等。临床上以膀胱阴道瘘最多见。

【病因】

曾经产伤因素占首位,多因难产处理不当所引起。如今在发达国家已经不存在,仅发生在医疗条件落后的地区。产伤所致的尿瘘有坏死型和创伤型两类。此外妇科手术损伤、膀胱结核、生殖器放射治疗后、晚期生殖道或膀胱癌肿、宫旁或尿道旁注射硬化剂、长期放置子宫托、膀胱结石以及先天性输尿管口异位畸形等也可导致尿瘘。

【临床表现】

1. 漏尿 为主要表现。漏尿出现的时间迟早与病因相关。分娩时压迫及手术时组织剥离过度所致的坏死型尿瘘,多在产后及手术后3~7日开始漏尿。手术直接损伤者术后立即开始漏尿。漏尿的表现形式与瘘孔部位、大小及病人的体位有关,如膀胱阴道瘘通常不能控制排尿,尿液均由阴道流出;尿道阴道瘘仅在膀胱充盈时才漏尿;一侧性输尿管阴道瘘因健侧尿液仍可进入膀胱,在漏尿同时仍有自主排尿;膀胱阴道瘘或膀胱宫颈瘘瘘孔大者,则完全失去自控性排尿;瘘孔极小或瘘道曲折迂回者,变更体位后会出现漏尿。

2. 其他 尿液长期浸渍刺激还可合并外阴、臀部及大腿内侧皮炎引起皮肤瘙痒或烧灼痛、尿路感染、下腹部不适等。

【诊断】

询问病史,找出尿瘘发生的原因,并仔细进行妇科检查以明确瘘孔的部位、大小及其周围瘢痕情况,还应了解阴道有无狭窄,尿道是否通畅以及膀胱的容积、大小等,制定合理的治疗方案。疑难者需辅助以亚甲蓝试验、膀胱镜、输尿管镜检查、排泄性尿路造影、肾显像等检查手段帮助确诊。

【治疗】

均需手术修补治疗。结核、癌肿所致尿瘘者,术前应先针对病因进行治疗。产后和妇科手术后7日内发生的尿瘘,经放置导尿管或(和)输尿管导管后,偶有自行愈合的可能。年老体弱不能耐受手术者,考虑采用尿收集器或阴道内用吸塞保守治疗。

【预防】

针对病因,绝大多数尿瘘均可预防,其中提高产科质量,预防产伤所致的尿瘘更重要。要认真进行产前检查,严密观察产程进程,正确处理异常分娩,防止第二产程延长和滞产。经阴道手术助产时,术前必须先导尿,小心使用手术器械,术后常规检查生殖泌尿道有无损伤。对产程长、膀胱及阴道受压过久、疑有损伤可能者,产后应留置导尿管持续开放 10 日,保持膀胱空虚,有利于改善局部血运和防止尿瘘形成。

二、粪瘘

粪瘘是指肠道与生殖道之间有异常通道,致使粪便由阴道排出,以直肠阴道瘘居多。本病大多由产伤引起,也可以因会阴切开缝合时,肠线穿透直肠黏膜或长期放置子宫托不取出、生殖道癌肿晚期破溃、放疗不当等所致。

【临床表现与诊断】

表现为患者大便及气体不由自主地从阴道排出。检查时,可发现阴道后壁与直肠之间存在瘘孔。其表现方式与瘘孔大小有关。

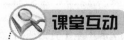

课堂互动

子宫脱垂的临床表现有哪些? 有哪些治疗方法? 怎样放置子宫托?

【治疗】

均需手术修补治疗。注意消除发病病因,手术或产伤引起的粪瘘应及时修补。

(周晓娜)

❓复习思考题

1. 导致子宫脱垂的原因有哪些?
2. 如何判断子宫脱垂的程度?

第二十三章　不孕症与辅助生殖技术

 学习要点

> 不孕症的定义；男女引起不孕不育的原因；女性不孕症的特殊检查；常用的促排卵药物；常见的输卵管阻塞的治疗方法；人工授精及体外授精-胚胎移植的概念；卵巢过度刺激综合征的原因及临床表现。

第一节　不　孕　症

女性凡有正常性生活，未避孕一年未妊娠者称不孕症，男性称不育症。未避孕且从未妊娠者称原发性不孕；曾有过妊娠而后未避孕连续一年不孕者称继发性不孕。我国不孕症发病率 7% ~ 10% 。

【原因】

导致不孕的因素可能在女方、男方或不明原因。女方因素占 40% ，男方因素占 30% ~ 40% ，男女双方因素占 10% ~ 20% 。

1. 女性不孕因素　以排卵障碍和输卵管因素居多。

（1）排卵障碍：占 25% ~ 35% 。以下原因均可引起卵巢功能紊乱，导致不排卵。①下丘脑-垂体-卵巢轴功能紊乱，包括下丘脑、垂体器质性病变或功能障碍，如高催乳素血症等；②卵巢病变，如持续性无排卵、黄素化卵泡不破裂综合征、先天性卵巢发育异常、卵巢早衰、卵巢功能减退、多囊卵巢综合征、卵巢功能性肿瘤、卵巢对促性腺激素不敏感综合征等；③甲状腺及肾上腺功能异常，均可影响卵巢功能导致不孕。

（2）输卵管因素：是不孕症最常见的因素。输卵管阻塞或输卵管通而不畅约占女性不孕因素的 1/2 。慢性输卵管炎引起伞端闭锁或输卵管黏膜破坏，可使输卵管闭塞，导致不孕。此外，输卵管异常、子宫内膜异位症、输卵管发育不良、盆腔炎性疾病后遗症、结核性盆腔炎等也可影响输卵管蠕动而致不孕。

（3）子宫因素：子宫畸形、子宫内膜炎、子宫内膜息肉、子宫内膜结核、子宫黏膜下肌瘤、宫腔粘连或子宫内膜分泌不良等均可影响受精卵着床，而致不孕；子宫内膜异位症的典型症状是盆腔痛和不孕，与不孕的确切关系尚不完全清楚，可能与子宫腔免疫机制紊乱导致排卵、输卵管功能、受精等多环节对妊娠的影响。

（4）宫颈因素：宫颈炎症、肿瘤、宫颈黏液分泌异常、宫颈黏液免疫环境异常，均影响精子穿过，造成不孕。

2. 男性不育因素　以生精障碍与输精障碍居多。

（1）精液异常：性功能正常，先天或后天原因所致精液异常，主要表现为无精、少精、弱精、精子发育停滞、畸精症或精液液化不全等。

（2）精子运送障碍：输精管阻塞，妨碍精子通过。外生殖器发育不良或勃起障碍、早泄、不射精、逆行射精等使精子不能正常射入阴道内,造成男性不育症。

（3）免疫因素:在男性生殖道免疫屏障被破坏的条件下,精子及精浆在体内产生抗精子抗体(antisperm antibody,AsAb),使射出的精子凝集而不能穿过宫颈黏液。

3. 不明原因的因素　属于男女双方都有可能存在的因素。可能的原因包括:

（1）免疫因素:①同种免疫:精子、精浆或受精卵抗原物质经破坏的天然屏障进入血液循环,产生抗体,使精子和卵子不能结合或受精卵不能着床;②自身免疫:某些不孕妇女血液中存在多种自身抗体,可能阻止精子和卵子结合而影响受孕。

（2）其他:潜在的卵母细胞质量异常、植入失败、隐形输卵管因素、遗传因素等。但目前的检查无法检测确诊。

【检查步骤与诊断】

通过对男女双方全面检查找出导致不孕的原因,是诊断不孕症的关键。

1. 男方检查

（1）病史询问:既往有无慢性疾病史,如结核、腮腺炎、睾丸炎等;性生活是否正常;性交频率;有无勃起或射精障碍;既往发育情况、手术史、职业、不良习惯或药物治疗史及家族史等。

（2）体格检查:除全身检查外,注意检查第二性征及外生殖器的发育情况,有无畸形或病变。

（3）实验室检查:重点是精液常规检查,是首选的检查项目。根据精液检测手册(WHO,2010 年第 5 版进行)。

2. 女方检查

（1）询问病史:初诊时应详细询问与不孕有关的病史。如不孕年限、月经史、白带情况、生育史、盆腔症状、近期辅助检查和治疗经过等。

（2）体格检查:除全身检查外,注意检查第二性征及内外生殖器的发育情况,有无畸形、炎症、包块、触痛及乳房泌乳等。

（3）女性不孕特殊检查:

1）卵巢功能检查:包括排卵监测及性激素检查。常用的方法有:B 型超声连续监测卵泡发育及排卵情况;基础体温(BBT)测定;女性激素测定如卵泡刺激素(FSH)、黄体生成激素(LH)、雌二醇(E_2)、催乳激素(PRL)、睾酮(T)、孕酮(P)测定等。测定孕酮应在黄体中期进行,反映是否排卵和黄体功能;其余五项应在月经周期第 2~3 天进行,反映卵巢基础状态。

2）输卵管通畅试验:常用方法有输卵管通液术、子宫输卵管造影、子宫输卵管超声造影、宫腔镜下输卵管插管通液。上述方法不仅有诊断价值,对轻度输卵管粘连还可起到疏通治疗作用。输卵管通液术准确性差,诊断价值有限;子宫输卵管造影能明确阻塞部位,是目前应用最广、诊断价值最高的方法;子宫输卵管超声造影对诊断宫腔的形态和占位敏感性高,其临床意义尚有争议。

3）宫腔镜检查:观察子宫腔内情况,能发现子宫内膜息肉、黏膜下肌瘤、宫腔粘连、子宫畸形等病变。宫腔镜下还可以行输卵管插管通液检查输卵管的通畅度。

4）腹腔镜检查:对盆腔内病变可给予更详细的资料。直接观察子宫、输卵管、卵巢有无病变;并可行输卵管通亚甲蓝液,直视下确定输卵管是否通畅或阻塞部位。

【女性不孕的治疗】

不孕与卵巢生理年龄的关系是不孕最重要的因素之一,选择恰当的治疗方案应充分估计到女性卵巢的生理年龄。

1. 一般治疗 引起不孕症的原因很多,首先应改善全身状况,增强体质,纠正营养不良和贫血;戒烟、戒毒、不酗酒;解除焦虑;掌握性知识,学会预测排卵期,在排卵前 2~3 天至排卵后 24 小时内进行性生活,性交频率适中,以增加受孕机会。对体重超重者减轻体重至少 5%~10%。

2. 生殖器器质性病变治疗

(1) 慢性输卵管炎及阻塞

1) 一般疗法:对卵巢功能良好、不孕年限不长、生育要求不迫切的年轻患者先给予中药活血化瘀,口服或保留灌肠,同时配合超短波、离子透入等促进局部血液循环,有利于炎症消除。

2) 输卵管内注药:应在月经干净 2~3 日后进行。用地塞米松磷酸钠注射液 5mg,庆大霉素 4 万 U,加于 0.9% 氯化钠注射液 20ml,在 150mmHg 压力下经宫腔缓慢注入,能减轻输卵管局部充血、水肿,溶解或软化粘连。

3) 输卵管成形术:对以上治疗无效者,可行输卵管吻合、造口等手术来达到再通目的,手术效果取决于伞端组织保留和完整程度。对较大积水,主张近端结扎远端造口,阻断积水对子宫内膜环境的干扰,为辅助生殖技术创造条件。

(2) 卵巢肿瘤:有内分泌功能的卵巢肿瘤可影响排卵;较大卵巢肿瘤可造成输卵管扭曲,导致不孕。对性质不明的卵巢肿瘤倾向于手术探查,明确性质后进行不孕治疗。

(3) 子宫病变:子宫内膜息肉、黏膜下肌瘤、宫腔粘连、子宫纵隔等影响宫腔环境,造成不孕,可在宫腔镜下进行切除、分离粘连或矫形手术。

(4) 子宫内膜异位症:常致盆腔粘连、输卵管不通畅、子宫内膜对胚胎容受性下降及明显免疫性反应。应先进行腹腔镜诊断和治疗,中、重度者术后辅以抗雌激素药物治疗,重症和复发者给于辅助生殖技术帮助妊娠。

(5) 阴道炎:严重的阴道炎应先对病原菌进行治疗。

(6) 生殖系统结核:活动期应行抗结核治疗,并严格避孕。常需借助辅助生殖技术妊娠。

3. 诱发排卵 对于无排卵者,可采用药物诱发排卵。

(1) 氯米芬:为首选促排卵药。适用于体内有一定雌激素水平和下丘脑-垂体反馈机制健全的患者。于月经周期第 5 天起,每日口服 50mg(最大剂量 150mg/日),连用 5 天。3 个周期为一疗程,排卵率高达 70%~80%。妊娠率仅为 20%~30%。用药后应行超声监测排卵,卵泡成熟后用绒促性素(HCG)5000U 一次肌注,36~40 小时后自发排卵。排卵后加用黄体酮 20~40mg/d 肌注,或 HCG 2000U 隔 3 日一次肌注,或地屈孕酮片 20mg/d 口服,共 12~14 日。

(2) 绒促性素(HCG):具有类似 LH 的作用,当卵泡发育到接近成熟时一次注射 HCG5000~10000U,模拟内源性 LH 峰值作用,诱导排卵。

(3) 尿促性素(HMG):系从绝经后妇女尿中提取,又称绝经后促性腺激素,每安瓿含 FSH 和 LH 各 75U,能促使卵泡生长发育成熟。从月经周期第 2~3 天起,每日或隔日肌注 HMG75~150U,用药期间需 B 型超声监测卵泡发育和监测血雌激素水平,一旦卵泡发育成熟即停用 HMG,给予 HCG5000~10000U 一次肌注,促进排卵及黄体形成。

(4) 溴隐亭:为多巴胺受体激动剂,能抑制垂体分泌催乳激素。适用于高泌乳血症导致的排卵障碍。从小剂量(1.25mg/d)开始,如无反应,一周后改为2.5mg/d,分两次口服,一般用药直至血催乳激素降至正常水平后继续用药1～2年,每3～6个月复查血清(PRL)水平。恢复排卵率为75%～80%,妊娠率为60%。

4. 黄体功能不全的治疗 于月经期第20天开始,每日肌注黄体酮10～20mg,连用10天,促进或补充黄体分泌功能。

5. 免疫性不孕的治疗 对抗精子抗体阳性者,目前缺乏有效的治疗方法及疗效指标。对抗磷脂抗体综合征阳性者,可采用泼尼松加阿司匹林治疗。

6. 辅助生殖技术 包括人工授精、体外授精-胚胎移植及其衍生技术等(见下节)。

第二节 辅助生殖技术

辅助生殖技术(assisted reproductive techniques,ART)是指在体外对配子和胚胎采用显微操作技术,帮助不孕夫妇受孕的一组方法,包括人工授精、体外授精-胚胎移植、卵细胞浆内单精子显微注射及其他衍生技术等。

【人工授精】

人工授精(artificial insemination,AI)是指通过非性交的方式将精子放入女性生殖道内使其受孕的一种方法。包括使用丈夫精液人工授精(artificial insemination with husband sperm,AIH)和用供精者精液人工授精(artificial insemination by donor,AID)。按国家法规,目前AID精子来源一律由卫生部认定的人类精子库提供和管理。

目前临床上常用的人工授精方法为宫腔内人工授精(IUI):将精液洗涤处理后去除精浆,取0.3～0.5ml精子悬浮液,在女方排卵期间,用导管将精液经过宫颈管注入宫腔内授精。人工授精可在自然周期和促排卵周期进行。需要注意的是促排卵周期有可能发生多胎妊娠和卵巢过度刺激综合征。

【体外授精及胚胎移植】

体外授精-胚胎移植(in vitro fertilization and embryo transfer,IVF-ET)技术是指从妇女卵巢内取出卵子,在体外与精子受精后,培养一段时间,再将发育到卵裂期或胚囊期的胚胎移植到宫腔内,使其着床发育成胎儿的全过程,通常被称为"试管婴儿"。1978年7月25日英国学者Steptoe和Edwards采用该项技术诞生了世界第一例"试管婴儿"。我国大陆于1988年在北京诞生第一例"试管婴儿"。

1. 适应证 输卵管性不孕症、原因不明的不孕症、排卵异常、子宫内膜异位症、宫颈因素、男性因素不孕等不孕症患者,通过常规治疗无效者。

2. 具体步骤 ①药物促排卵;②监测卵泡发育;③阴道B型超声介导下取卵;④配子体外受精及胚胎体外培养;⑤胚胎移植和黄体支持。

3. 常见并发症

(1)多胎妊娠:在IVF-ET中,多胎率可达30%,主要是由于促排卵药物的应用及多个胚胎移植所致(在IVF-ET中为了增加妊娠成功率,每次移植2～3个胚胎),多胎妊娠对母儿都不利,可增加流产、早产、母体孕产期各种并发症的发生率,围生儿死亡率增高,所以应限制移植的胚胎数目,若三胎及三胎以上妊娠,可在孕早期施行选择性胚胎减灭术。

(2)卵巢过度刺激综合征:是一种严重的医源性疾病,在接受促排卵药的患者中约20%发生不同程度的卵巢过度刺激综合征。其原因与多个卵泡发育、血清雌二醇过高有关,可导致血管通透性增加和血流动力学的病理生理改变,HCG 应用可能加重病情。轻度表现为腹部胀满、卵巢增大;重度表现为腹部膨胀、大量腹水、重要脏器血栓形成、低蛋白血症、肝肾功能损害、电解质紊乱等,严重者可引起死亡。

【卵细胞浆内单精子注射】

卵细胞浆内单精子注射(intra-cytoplasmic sperm injection,ICSI)是将精子直接注射到卵细胞浆内,获得正常卵子受精和卵裂过程的一种方法。主要用于治疗重度少、弱、畸形精子症的男性不育症,对于多次 IVF-ET 失败的患者也是该方法的适应证。主要操作步骤:药物促排卵和卵泡监测,阴道超声介导下取卵,去除卵丘

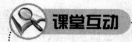

课堂互动

说说输卵管性不孕有哪些治疗方法?

颗粒细胞,卵母细胞浆内单精子显微注射授精,胚胎体外培养,胚胎移植和黄体支持。

【胚胎植入前遗传学诊断】

胚胎植入前遗传学诊断(pre-implantation genetic diagnosis,PGD),是从体外受精第 3 日的胚胎或第 5 日的囊胚取 1~2 个卵裂球或部分细胞进行细胞和分子遗传学检测,检出带致病基因和异常核型胚胎,将正常基因和核型胚胎移植,得到健康下一代的技术。主要解决有严重遗传性疾病风险和染色体异常夫妇的生育问题。

辅助生殖技术因涉及大量伦理、法规和法律问题,需要严格管理和规范。

(周晓娜)

❓复习思考题

1. 简述男女不孕不育症的原因。
2. 简述女性不孕症的特殊检查。
3. 常用的促排卵药物有哪些?
4. 输卵管通畅性的检查方法有哪些?
5. 简述人工授精及体外授精-胚胎移植的概念。
6. 简述卵巢过度刺激综合征的原因及临床表现。

学习要点

　　各种避孕措施的避孕原理;宫内节育器放置(取出)的方法及副反应;甾体避孕药的适应证和禁忌证;人工终止妊娠的方法及注意事项;输卵管结扎术的方法及注意事项。

　　计划生育(family planning)指有计划的节制生育,调控人口出生增长。我国是人口众多国家,实施计划生育是国家的基本国策。计划生育也是妇女生殖健康的重要内容。做好计划生育工作,有利于我国社会经济建设可持续增长,有利于提高人口素质确保妇女儿童身心健康。计划生育工作包括晚婚、晚育、少生、优生。避孕方法知情选择,是开展计划生育工作优质服务的关键。

第一节　工　具　避　孕

　　利用工具改变宫腔内环境或阻止精子进入阴道,从而达到避孕的目的,称工具避孕。

一、宫内节育器

　　宫内节育器(IUD)是一种安全、有效、简便、经济、可逆的避孕工具。我国约有70%的妇女使用宫内节育器。

　　(一)种类

　　1. 惰性宫内节育器(第一代 IUD)　由惰性原料如金属、硅胶、塑料等制成。国内主要为不锈钢单环及其改良品。因带器妊娠率及脱落率高,我国已于1993年淘汰。

　　2. 活性宫内节育器(第二代 IUD)　内含有活性物质如铜离子、激素药物及磁性物质等,以提高避孕效果,减少副反应。分为含铜 IUD 和含药 IUD。

　　(1) 含铜宫内节育器:目前我国最常用。用聚乙烯材料为支架,形态有 T 形、V 形、宫形等。依据含铜的表面积多少,又有 TCu-220(T 形,含铜表面积 220mm^2)、TCu-380A、VCu-200 等不同。铜在宫腔内持续释放,具有较强抗生育作用。含铜宫内节育器避孕效果与含铜表面积成正比。避孕有效率在90%以上。

　　1) 带铜 T 形宫内节育器(TCu-IUD):T 形,在其纵臂或横臂上缠绕细铜丝或套以铜管。带铜丝的一般放置 5~7 年,含铜套的可放置 10~15 年。TCu-IUD 带尾丝,利于检查与取出。

　　2) 带铜 V 形宫内节育器(VCu-UD):V 形支架,外套硅橡胶管,其斜臂或横臂缠绕铜丝或套铜管。分为大、中、小号三种规格。放置年限为 5~7 年。带器妊娠率和脱落率均较低,但子宫出血等发生率较高,故取出率也较高。

3）宫铜 IUD：形态如宫腔形状，分大、中、小号，无尾丝。放置 20 年左右。在我国四川省应用广泛。

4）母体乐(MLCu-375)：伞状，两弧形臂上各有 5 个小齿。铜丝表面积为 $375mm^2$，可放置 5~8 年。1995 年引入我国。

5）含铜无支架 IUD：又称吉妮 IUD，是一种新型宫内节育器，由国外引进。将 6 个铜套串联在一根尼龙线上，顶端一个结将其固定于子宫肌层防脱落。铜的表面积为 $330mm^2$，有尾丝。可放置 10 年。

（2）含药宫内节育器：

1）含孕激素 T 形宫内节育器：如左炔诺孕酮 IUD(LNG-IUD)，又称曼月乐(Mirena)。采用 T 形支架，缓释药物总量 52mg 储存在纵管中，管外包有聚二甲基硅氧烷的膜控制药物释放，每日释放左炔诺孕酮 20μg。孕激素使子宫内膜变化不利于受精卵着床，宫颈黏液变稠不利于精子穿透，部分妇女排卵受抑制。可有闭经和点滴出血等副反应发生，取器后恢复正常。放置时间为 5 年，有效率达 99% 以上。

2）含其他活性药物宫内节育器：含吲哚美辛 IUD，通过每日释放吲哚美辛，减少放置 IUD 后月经过多等副反应发生。其他如含锌、磁、止血药、前列腺素合成酶抑制剂及抗纤溶药物等，均处于研究阶段。

第三代宫内节育器体积偏小，质地柔韧、容易放置，且能减少出血、疼痛等副反应，降低脱落率和其他并发症。如比利时妇产科医生 1984 年发明了吉妮系列 IUD，是目前唯一无支架活性含铜宫内节育器，1997 年在中国上市。

（二）作用机制

节育器避孕的作用机制尚未完全明确，一般认为 IUD 抗生育作用是异物致子宫局部组织反应影响受精卵着床，活性 IUD 避孕机制还与活性物质有关。

1. 改变宫腔内环境：IUD 放入宫腔后致子宫内膜发生无菌性炎性反应，分泌的炎性细胞有毒害胚胎的作用。铜离子可致精子头尾分离，影响精子获能。

2. 干扰着床 长期异物刺激子宫内膜产生的前列腺素，改变输卵管蠕动且增强宫缩，使受精卵运行与子宫内膜发育不同步影响着床。子宫内膜受压缺血及吞噬细胞导致局部纤溶酶活性增加，使囊胚溶解吸收。释放的铜离子则干扰子宫内膜酶系统，也不利受精卵着床。

3. 含孕激素 IUD 作用 通过释放孕激素，可使子宫内膜腺体萎缩和间质蜕膜化而阻止着床。使宫颈黏液稠密，不利于精子穿透。

（三）宫内节育器放置术

1. 适应证 凡育龄妇女要求放置 IUD 而无禁忌证者均可放置。

2. 禁忌证

（1）妊娠或妊娠可疑者。

（2）生殖道急性炎症：如各种阴道炎、急性盆腔炎等。

（3）宫腔大小异常：宫腔大于 9.0cm 或小于 5.5cm 者。

（4）生殖器官肿瘤：如宫颈肌瘤、子宫肌瘤、卵巢囊肿等。

（5）宫颈内口过松或严重子宫脱垂者。

（6）生殖器官畸形：如双角子宫、双子宫双阴道等。

（7）人工流产出血多，疑有妊娠物残留或感染可能者。中期妊娠引产术、分娩后或剖宫产术后子宫收缩不良有出血或潜在感染者。

（8）严重全身性疾病：如心力衰竭、出血性疾病或各种疾病的急性期。

（9）有铜过敏史者。

（10）近三月内有月经失调及阴道不规则流血者。

3. 放置时间　月经干净后 3~7 天内无性交者；产后 42 天，恶露已净，会阴伤口愈合，子宫恢复正常者；哺乳期或短期停经放置应先排除早孕；人工流产后可立即放置；自然流产或中期妊娠引产来月经后；剖宫产后 6 个月。含孕激素的节育器在月经第 3 天放置；无保护性生活 5 日内放置是紧急避孕措施之一。

4. 术前检查　详细询问病史并行全面体格检查，尤其是妇科检查，如存在禁忌证，应治愈后再放置。经检查不适合放置者，指导选用其他避孕方法。

5. 选择节育器　根据宫腔深度及宽度选择节育器的大小。以 T 形 IUD 为例，依其横臂宽度（mm）分为 26、28、30 号三种。若宫腔深度大于 7cm 者用 28 号，小于 7cm 者用 26 号。

6. 放置方法

（1）受术者排空膀胱，取膀胱截石位。

（2）双合诊确定子宫大小、位置及附件情况。

（3）常规消毒外阴、阴道；铺无菌巾。

（4）阴道窥器暴露宫颈，消毒宫颈及阴道穹隆。

（5）用宫颈钳夹持宫颈前唇并稍向外牵拉，以子宫探针探测宫腔方向和深度，选择合适的节育器。

（6）用放置器将 IUD 推送入宫腔，IUD 的上缘必须抵达子宫底部。如宫颈管过紧，可用扩宫器扩张至 4~5 号后再放置。带尼龙尾丝节育器放置后在距宫颈口 2cm 处剪断尾丝。

（7）观察无出血和其他异常，即可取下宫颈钳和阴道窥器。

7. 注意事项

（1）术前查清子宫位置和大小。术中严格无菌操作，节育器切勿接触外阴和阴道。操作要轻柔。

（2）术后休息 3 天。1 周内避免重体力劳动，2 周内禁盆浴和性交。若有少量阴道流血或轻微腰酸腹胀，数日内多自然消失，不需处理。若出血多且有腹痛，应查明原因后处理。

（3）术后第 1、3、6、12 月随访，以后每年复查 1 次。行盆腔透视或 B 超检查。

（四）宫内节育器取出术

1. 适应证

（1）生理情况　放置期限已满需更换新节育器者；计划再生育者；绝经过渡期停经 1 年以内者；要求改换其他避孕方法或绝育者；

（2）病理情况　带器妊娠、确有 IUD 嵌顿或异位者；有不规则阴道流血或其他症状经治疗无效者。

2. 禁忌证　并发生殖道炎症，应治愈后方可取出；全身情况不佳或疾病急性期，待病情好转后再取出。

3. 取出时间　常规于月经干净后 3~7 天取出。带器妊娠者，可在人工流产时取出。子宫不规则出血，可随时取出，同时行诊断性刮宫，刮出物送病理检查。

4. 取出方法　术前准备同放置术。有尾丝者，用血管钳夹住尾丝轻轻牵拉取出。无尾丝者,用取环钩或取环钳取出 IUD。取器困难者,可在 B 超引导下或宫腔镜下取出。

5. 注意事项 取器前应行 B 超检查或 X 线检查确定节育器位置及类型。取器后两周内禁止性交与盆浴。取出 IUD 后应采取其他避孕措施。

（五）副作用

1. 不规则阴道出血 为经量增多、经期延长或周期中点滴出血。一般无需治疗,3～6 个月后逐渐恢复。

2. 腰酸、腹坠 可能为节育器大小、形态不符或位置过低所致。用解痉药对症处理,如无效可以更换其他节育器。

（六）并发症及其防治

1. 感染 术中无菌操作不严或节育器尾丝余留阴道导致上行感染。一旦发生感染,应取出节育器并给予抗感染治疗。

2. 节育器嵌顿 节育器放置时损伤宫壁,或所选用的节育器过大放置后导致 IUD 部分嵌入子宫肌壁。一经诊断应及时取出,取出困难者应在 B 超或宫腔镜下取出。术前选择与宫腔大小相适应的节育器,规范操作技能。

3. 节育器异位 多由于节育器过大过硬、操作不当,子宫壁薄软,致 IUD 置于宫腔外。一经确诊,应经腹或腹腔镜取出节育器。

4. 节育器脱落 操作不规范或 IUD 与宫腔大小、形态不符,IUD 材质支撑力度过小及月经过多均可造成 IUD 脱落。故在放置后第一年应定期随访。

5. 带器妊娠 IUD 未放至宫腔的正常位置,或位置下移或异位脱落而导致带器妊娠。一旦确诊,行人工流产同时取出 IUD。

二、阴茎套

是目前世界上最常用、最无害的男用避孕法,故又称安全套。由优质乳胶制成,薄型筒状,顶端有小囊,容积约 1.8ml。分 29mm、31mm、33mm、35mm 四种规格。避孕可靠性为 93%～95%。

1. 避孕作用 射精时精液排在套内,阻止精子进入阴道,达到避孕目的。除避孕外,还可预防 HIV 及性传播疾病。

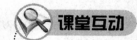

课堂互动

放置宫内节育器的并发症有哪些? 如何防治?

2. 使用方法 使用者选择合适的型号,使用前充气检查有无破损,排去前端小囊内空气,然后套在阴茎上,射精后在阴茎未全软缩前,捏住套口同阴茎一起抽出。

第二节 药物避孕

药物避孕是女性使用人工合成的甾体激素达到避孕的方法,避孕效果高效显著。甾体避孕药的激素成分是雌激素和孕激素。

一、短效口服避孕药

由雌激素和孕激素配伍而成。不同配方雌激素成分均为炔雌醇,孕激素成分有所不同。制剂有糖衣片、纸型片及滴丸三种。

【种类及成分】

1. 复方炔诺酮片(口服避孕片1号)　每片含炔诺酮0.6mg,炔雌醇0.035mg。

2. 复方甲地孕酮片(口服避孕片2号)　每片含甲地孕酮1mg,炔雌醇0.035mg。

3. 复方避孕片(口服避孕片0号)　每片含炔诺酮0.3mg,炔雌醇0.035mg。

4. 左炔诺孕酮三相片　1~6片每片含左炔诺孕酮0.05mg、炔雌醇0.03mg;7~11片每片含左炔诺孕酮0.075mg、炔雌醇0.04mg;12~21片每片含左炔诺孕酮0.125mg、炔雌醇0.03mg。

5. 复方去氧孕烯片　每片含去氧孕烯0.15mg,炔雌醇0.03mg。

6. 炔雌醇环丙孕酮片　每片含环丙孕酮2mg,炔雌醇0.035mg。

【用法】

复方炔诺酮片、复方甲地孕酮片从月经来潮第5天开始服药,每晚1片,连服22天,停用7天后服第2个周期。复方去氧孕烯片、炔雌醇环丙孕酮片从月经来潮第1天开始服药,每晚1片,连服21天,停用7天后服第2个周期。若漏服,应在12小时内补服。若漏服2片,补服后要加用其他避孕措施。若漏服3片,应停药,待出血后服用下一个周期。

【作用机制】

1. 抑制排卵　药物负反馈干扰丘脑下部-垂体-卵巢轴的正常功能,抑制下丘脑释放GnRH并影响垂体对GnRH反应,减少垂体分泌FSH和LH,影响卵泡发育且无排卵前的LH高峰,从而抑制排卵。

2. 改变宫颈黏液性状　孕激素使宫颈黏液量少黏稠,不利于精子穿透,影响受精。

3. 干扰着床　抑制子宫内膜增殖,使子宫内膜与胚胎发育不同步影响受精卵着床。

4. 改变输卵管功能　在雌激素和孕激素的作用下,输卵管液体分泌、纤毛上皮功能及肌肉节段运动均受到影响,改变了受精卵在输卵管内的正常运动,干扰受精卵着床。

【适应证及禁忌证】

1. 适应证　育龄期健康妇女要求避孕者均可使用。

2. 禁忌证　①严重心血管疾病、血栓性疾病;②急、慢性肝炎或肾炎;③恶性肿瘤、癌前病变、子宫或乳房肿块者;④内分泌疾病如糖尿病需用胰岛素控制者、甲状腺功能亢进者;⑤月经稀少或年龄>45岁者;⑥哺乳期服药会影响乳汁分泌,不宜服用;⑦年龄>35岁的吸烟妇女不宜长期服用;⑧严重偏头痛反复发作者;⑨精神病患者。

【副作用及处理】

1. 类早孕反应　部分妇女服药初期,可出现头昏、乏力、恶心、呕吐等类似早孕反应的症状,轻者可自然减轻或消失。若反应较重,可服用维生素B_6对症处理或采用其他避孕措施。

2. 不规则阴道出血　称突破出血。多发生在漏服药后,少数人虽未漏服也能发生。若在服药前半周期出血,每晚加服炔雌醇0.005~0.015mg;若在服药后半周期出血,每晚加服1片避孕药。若出血量如月经量,可停药,5天后再开始下一周期用药。

3. 月经影响　服药后可使月经变规则,经期缩短,经量减少,痛经减轻或消失。一般在停药后3天左右月经来潮。若无月经来潮,应排除妊娠后于停药第7日当天晚上开始服用下一个周期的药物。若连续3个月无月经来潮,应停药查明原因。

4. 体重变化　有些妇女服药后出现体重增加。可能是避孕药中雌激素的水钠潴留,孕激素的弱雄激素活性促体内合成代谢引起。可以更换第三代口服避孕药。

5. 色素沉着 极少数妇女颜面部皮肤出现淡褐色色素沉着。第三代口服避孕药能改善原有的皮肤痤疮。

二、长效口服避孕药

由长效雌激素和人工合成的孕激素配伍制成。长效雌激素被胃肠道吸收后储存于脂肪组织内,缓慢释放起到长效避孕作用。孕激素促使子宫内膜转化为分泌期引起撤退性出血。服药1次避孕1个月,有效率达98%。

【制剂】

复方左旋18甲长效避孕片,复方炔雌醚长效避孕片等。

【用法】

在月经来潮的第5天服第1片药,5天后加服1片药,以后按第1次服药日期每月服1片。

【副作用】

长效口服避孕药因激素含量大,副作用明显如类早孕反应、月经失调等,现已少用。若停药,应在下一个月经周期第5天开始,口服短效避孕药,连续3个周期,作为过渡,以免发生撤药性不规则出血。

三、注射用长效避孕药

长效避孕针:适用于口服避孕药有明显胃肠反应者。目前有单孕激素和雌、孕激素复方制剂两种,有效率达98%。雌、孕激素复方制剂肌内注射1次可避孕1个月,首次于月经周期第5天和第12天各肌内注射1支,以后在每次月经周期第10~12天肌内注射1支。单孕激素制剂醋酸甲羟孕酮避孕针,每隔3个月肌内注射1次,避孕效果好。单孕激素制剂对乳汁影响小,哺乳期妇女可选用。长效避孕针可出现月经周期紊乱、闭经等副作用。

四、探亲避孕药

除双炔失碳酯外均为孕激素制剂或雌、孕激素复合制剂。服用时间不受经期限制,适用于夫妇分居两地短期使用的避孕药。通过抑制排卵、改变子宫内膜的形态和功能、使宫颈黏液变稠等发挥避孕作用。制剂有炔诺酮、甲地孕酮、炔诺孕酮探亲避孕片以及非孕激素制剂双炔失碳酯片。于探亲当日开始服用,每日1次,至探亲结束。

五、其他类型避孕药

1. 皮下埋植剂 1987年引入我国,是一种缓释系统避孕剂,避孕效果达99%以上。国产皮下埋植剂为左炔诺孕酮硅胶棒Ⅰ型和Ⅱ型,Ⅰ型与国外相同,每根含左炔诺孕酮36mg,6根总量216mg,使用年限5~7年。Ⅱ型每根含左炔诺孕酮75mg,2根总量150mg,使用年限3~5年。近年采用单根硅胶棒,含依托孕烯68mg,使用年限3年。用法:于月经周期7天内植入左上臂内侧皮下。副作用:个别妇女使用后有不规则阴道出血或闭经,随放置时间延长逐渐减轻或消失。症状严重者,可用止血药或雌激素治疗。

2. 缓释阴道避孕环 一种新型阴道避孕工具,为医用硅胶阴道环,环内含甲地孕酮250mg称甲硅环。1次放置,避孕1年,经期不需取出。

第三节　其他避孕法

一、安全期避孕法

安全期避孕法又称自然避孕。妇女依据自身月经周期,通过测量基础体温、观察宫颈黏液推测排卵日期,避开排卵前后 4~5 天的易孕期而避孕的方法。女性排卵的时间一般在下次月经来潮前 14 天左右,但易受气候、环境、情绪与健康状态等因素影响,出现排卵提前或推迟,故安全期避孕失败率较高。

二、紧急避孕

在无防护性生活或避孕失败后的几小时或几日内,为了防止非意愿性妊娠而采用的补救措施。避孕方法包括放置 IUD 与口服紧急避孕药。

1. 放置宫内节育器　在无保护性性生活后 5 天内,于子宫腔内放置节育器,有效率可达 95% 以上。此法特别适合要求长期工具避孕而又无禁忌证者。

2. 口服紧急避孕药

（1）激素类药物:在无保护性性生活后 3 天内,口服复方左炔诺孕酮避孕片,首剂 4 片,12 小时后再服 4 片;或服用左炔诺孕酮片,在无保护性性生活后 3 天内,首剂 1 片,12 小时后再服 1 片。

（2）非激素类药物:米非司酮为抗孕激素制剂。在无保护性性生活后 120 小时内,口服米非司酮 10mg 或 25mg 1 片即可。避孕效果达 85% 以上。

（3）副反应:激素类药物服药后可出现恶心、呕吐、不规则阴道流血,非激素类药物副反应少而轻。紧急避孕药物仅对 1 次无保护性生活有效,激素类紧急避孕药激素用量大,副作用也随之加大,不能取代常规避孕。

三、免疫避孕

通过机体的免疫防御机制达到避孕目的,称免疫避孕。这种新型生育调节方法日益受到重视,如抗精子疫苗、基因免疫避孕法等,目前正处于研究状态,尚未在临床应用。

第四节　输卵管绝育术

输卵管绝育术是采用手术方法阻断或结扎输卵管,从而使精子和卵子不能相遇结合,达到永久性不孕的目的。方法有结扎、黏堵、金属夹等,途径可经腹壁或经阴道行输卵管绝育术,另外腹腔镜下输卵管结扎技术已日渐成熟。经腹壁小切口抽芯包埋输卵管法,成功率高并发症少,是目前最常用的方法。

【适应证】

已婚妇女,自愿要求做绝育手术而无禁忌证者;患有严重疾病不宜妊娠者。

【禁忌证】

1. 各种疾病的急性期。

2. 各种感染,如盆腔炎、腹壁感染等。

3. 24小时内两次体温超过37.5℃。

4. 全身状况不佳,如心力衰竭、血液病等不能耐受手术者。

5. 严重的神经症患者。

【手术时间】

非孕妇女月经干净后3~4日;人工流产或分娩后,宜在48小时内手术;哺乳期或闭经妇女,则应排除早孕后再行手术。

【术前准备】

详细询问病史,进行全身体格检查及妇科检查,检验血常规、出凝血时间、肝功能及白带常规。按妇科腹部手术前常规准备。解除受术者的思想顾虑和紧张情绪。

【手术步骤】

1. 准备 受术者排空膀胱后取平卧位,常规消毒腹部皮肤,切口处行局部浸润麻醉。

2. 切口 选取下腹部正中,耻骨联合上3~4cm,行长约2cm纵切口或横切口。产后结扎则在宫底下2cm处做切口。逐层切开腹壁,切腹膜时注意勿损伤膀胱和肠管。

3. 寻找输卵管

(1)钳取法:术者左手食指经切口伸入腹腔,沿宫底后方滑向一侧宫角,摸到输卵管后,右手将卵圆钳伸入轻夹输卵管,逐渐将输卵管提至切口处。

(2)钩取法:子宫后位时用输卵管钩取出输卵管较好。将输卵管钩移至子宫底部,然后转向一侧子宫角后下方,钩端朝前方上提出输卵管。

(3)指板法:摸清子宫位置,子宫后位者应扶成前位,食指置于输卵管峡部,另一手执指板贴食指进入盆腔,指尖与板尖夹住输卵管,共同滑向输卵管壶腹部,轻轻取出输卵管。

4. 结扎输卵管 我国目前多采用抽心包埋法。用两把组织钳钳夹输卵管峡部长约3cm的浆膜,注意避开血管,在此段浆膜下注入0.5%利多卡因1ml使之膨隆,在膨隆的浆膜上行2cm切口,用蚊式止血钳游离出输卵管,以细丝线结扎后剪去一小段,再以4号细丝线分别结扎输卵管两侧断端,用1号丝线连续缝合浆膜层,将输卵管近侧残端包埋于浆膜内,远端留置于浆膜外,检查无出血后送回腹腔。同法处理对侧。

5. 清点器械、纱布无误后缝合腹壁各层。

【术后处理】

密切观察生命体征。局部浸润麻醉不需禁食,鼓励尽早下床活动防止肠粘连。术后2周内禁止性生活。

【并发症的防治】

1. 近期并发症

(1)感染:体内原有感染尚未控制,手术用品或无菌操作不严格均可导致感染。一旦出现感染应针对病因选用有效的抗生素积极治疗。

(2)损伤:多为膀胱与肠管损伤,不多见。手术时必须熟悉解剖层次,操作轻柔,术中发现损伤,应立即修补。

(3)出血及血肿:多见于提取输卵管用力过猛或输卵管系膜血管断裂所致。提取输卵管时应轻柔,术中应严格止血,缝合应选择输卵管系膜无血管区。

2. 远期并发症

(1)月经异常 少数妇女术后可出现月经异常如阴道不规则出血,多为短暂现象,可渐自恢复,必要时可酌情治疗。

（2）肠粘连：多因术中反复寻找输卵管，导致肠管、大网膜等损伤所致，根据粘连程度酌情按外科处理。

（3）输卵管再通：绝育术后有 1%～2% 的再通率。多因手术时误扎或漏扎输卵管，引起输卵管再通。

（4）神经官能症　多因精神因素，对手术有思想顾虑等引起。要耐心细致地做思想工作，打消顾虑，使其恢复正常。

第五节　人工终止妊娠术

人工流产指因意外妊娠、疾病等原因而采用人工或药物方法终止妊娠，为避孕失败的补救措施。早期妊娠终止的方法有药物流产和手术流产。

一、药物流产

服用药物而非手术终止早孕的方法。目前最常用的药物是米非司酮配伍米索前列醇，米非司酮是一种合成类固醇的抗孕激素制剂，与孕酮竞争蜕膜的孕激素受体，阻断孕酮活性而终止妊娠。米索前列醇为前列腺素类似物，可软化宫颈促进子宫收缩。二者配伍终止早孕完全流产率在 90% 以上。

【适应证】

1. 停经在 49 日内，确诊为早孕，本人自愿，年龄在 40 岁以下的健康妇女。

2. 确定为宫内妊娠的。

3. 手术流产高危险因素者如瘢痕子宫、哺乳期、严重盆腔畸形者。

4. 连续多次人工流产术，对手术流产有恐惧心理的妇女。

【禁忌证】

1. 米非司酮禁忌证　肾上腺疾病及其他内分泌疾病、血液病、血管栓塞性疾病、肝或肾疾病等。

2. 米索前列醇禁忌证　青光眼、哮喘、癫痫、过敏体质者。

3. 带器妊娠。

4. 异位妊娠。

5. 其他：妊娠剧吐、长期服用抗结核、抗癫痫、抗抑郁及抗前列腺素药物等。

【服用方法】

常用的方法是米非司酮 25mg，每日口服 2 次，连续 3 日，于第 4 日上午口服米索前列醇 0.6mg，1 次服完。服药后应严密观察，可出现恶心、呕吐、腹泻等胃肠症状，由于子宫收缩产生下腹痛，主要的副作用是出血时间过长和出血量过多，极少数甚至发生大出血需急诊手术终止妊娠。故药物流产要有医生指导，在具备抢救条件的正规医疗机构开展。

二、手术流产

手术流产术是指妊娠 14 周以内，采用手术方法终止妊娠者。包括负压吸引术和钳刮术。

（一）负压吸引术

利用负压将宫腔内的妊娠物吸出，称为负压吸引术。目前国内外广泛开展，所用器械为电动负压吸引器、膜式电动吸引器。

【适应证】

1. 妊娠 10 周以内要求终止妊娠而无禁忌证者。

2. 患有各种严重疾病不宜继续妊娠者。

【禁忌证】

1. 各种疾病急性期,或全身情况不良,不能耐受手术者。

2. 生殖系统炎症。

3. 术前两次体温在 37.5℃ 以上者。

【术前准备】

询问病史,常规全身体检及妇科检查,尿或血 HCG 测定,B 超检查确诊。行阴道分泌物常规、血常规及凝血方面检查。术前测体温、脉搏、血压。

【手术步骤】

1. 受术者排空膀胱,取膀胱截石位。

2. 消毒外阴及阴道,铺无菌巾。

3. 妇科检查明确子宫大小、位置及附件有无异常。

4. 用窥器扩张阴道暴露宫颈并行消毒,用宫颈钳钳夹宫颈前唇。

5. 探测宫腔。用子宫探针顺子宫方向轻轻探测宫腔深度,据此选择吸管。

6. 扩张宫颈。用扩宫器由小到大逐号扩张宫颈管。一般至比选用的吸管大半号或 1 号。

7. 吸管吸引。将吸管与负压吸引器相连接,顺宫腔方向轻轻送入宫底,不应超过探针所测得的深度。按孕周大小适当调整负压,一般控制在负压 400～500mmHg 左右,按顺时针方向吸刮宫腔 1～2 圈。当橡皮管内有振动感时说明已吸到胚胎组织,此时负压瓶内可见组织物。若橡皮管被胚胎组织堵住吸不动时,可将吸管慢慢退至宫口,使少量空气进入,可将管腔内容物吸进瓶内。必要时,可用卵圆钳将堵塞吸管口的胚胎组织夹出。宫壁有粗糙感且明显缩小,提示宫腔内组织已吸刮干净,折叠捏紧橡皮管慢慢取出吸管。

8. 检查宫腔是否吸净。为避免胚胎组织残留,用小刮匙轻轻搔刮子宫双角及宫腔四壁。用探针再次探测宫腔深度,与术前比较宫腔深度缩小程度。

9. 取下宫颈钳,用棉球或纱布擦净宫颈口和阴道血迹,取下窥器,术毕。观察吸出物的多少与停经周数是否相符,过滤吸出物,检查有无绒毛。若未见绒毛需送病理检查。

【注意事项】

1. 严格无菌操作。

2. 正确检查子宫位置及大小,操作轻柔,尤其是哺乳期子宫壁薄而柔软,要特别小心以防子宫穿孔。

3. 扩张宫口用力均匀勿粗暴,以免宫颈内口撕裂。

4. 若应用静脉麻醉,应有麻醉医师实施和监护。

5. 若受术者要求同时放置 IUD,吸宫术结束时宫腔深度 10cm 以内者,可按常规操作放置。

【术后处理】

1. 术后观察 1～2 小时,若应用静脉麻醉则苏醒无异常方可离去。

2. 术后回家休息半月,2 周内禁盆浴,1 个月内禁性生活。

3. 若有发热、腹痛、阴道出血量多者,随时就诊。

4. 指导避孕方法。

（二）钳刮术

适用于妊娠 10～14 周。手术前行宫颈准备，如术前 12 小时宫颈管内插放无菌导管，使之自动缓慢扩张，也可于术前阴道放置或口服米索前列醇 200μg 软化宫颈。术中应充分扩张宫颈，一般扩至 8～12 号至卵圆钳能通过为止。先用卵圆钳夹破胎膜让羊水流尽，再钳夹胎儿、胎盘，术中可辅助吸刮，方法同负压吸宫术。术后应检查刮出物是否与妊娠周数相符，胎儿是否完整，以防胚胎组织残留。

（三）人工流产并发症及处理

1. 人工流产综合反应　受术者在人工流产过程中出现恶心呕吐、面色苍白、出冷汗、血压下降、心动过缓或心律失常，重者可晕厥或抽搐。由于宫颈和子宫受机械性刺激引起迷走神经兴奋所致，亦与孕妇精神紧张及手术操作有关。症状出现后立即停止手术，给予吸氧，大多可自行恢复。严重者静脉注射阿托品 0.5～1mg，可有效缓解。术前应给予精神安慰，术中操作应轻柔，吸宫时选择适当负压，吸净后勿反复吸刮宫壁。

2. 术中出血　多发生于妊娠月份较大时，可因子宫收缩不良出血较多。扩张宫颈后，于宫颈注射缩宫素，迅速清除宫腔内组织，严重时应及时补液、输血等。

3. 子宫穿孔　为人工流产最严重的并发症。与手术操作及子宫情况有关。如术前未查清子宫位置及大小，探针、扩宫器、吸管未顺宫腔弯度插入或用力过猛，尤其在哺乳期、子宫有瘢痕、子宫畸形等情况时易发生穿孔。穿孔部位多发生在峡部及宫角处，可导致内出血、感染、脏器损伤等严重后果。当手术时器械进入宫腔突有无底感，或其深度明显超过检查时所测深度时，即可诊断子宫穿孔。若穿孔小症状不明显，且手术已完成，给予缩宫素和抗生素。若胚胎组织未吸净，可在 B 超或腹腔镜下，由经验丰富的医师避开穿孔部位行清宫术；尚未行吸宫操作者，可等待 1 周后再清除宫腔内容物，严密观察有无腹痛、阴道流血及血压脉搏的变化。若穿孔大特别是内出血增多或疑内脏损伤时，应立即剖腹探查或腹腔镜检查，根据情况进行相应处理。

4. 术后感染　常见为急性子宫内膜炎、附件炎、盆腔炎等，甚至发展为败血症、感染性休克。卧床休息，支持疗法，给予足量抗生素控制感染，宫腔内残留妊娠物者按感染性流产处理。

5. 吸宫不全　为人工流产术后部分妊娠组织物残留宫腔。是人工流产后常见并发症，与手术者技术不熟练或子宫体过度屈曲有关。若术后流血量较多而无感染征象，立即行刮宫术，术后抗感染。若流血不多，先抗感染，然后行刮宫术。若流血量较多伴有感染，先用卵圆钳夹出大块残留组织，同时给予大量抗生素，待感染控制后再行清宫。

6. 漏吸或空吸　确定为宫内妊娠，但术时未吸到胚胎及胎盘绒毛，术后妊娠继续者，称为漏吸。子宫畸形及位置异常，或早期妊娠胚胎组织过小等容易发生漏吸。确属漏吸，应再次行负压吸引术。误诊为宫内妊娠行人工流产术，称为空吸。吸出组织肉眼未见绒毛或胚胎组织，应送病理检查，排除异位妊娠。

7. 羊水栓塞　很少见，因宫颈损伤、胎盘剥离使血窦开放，羊水进入血液循环导致，其症状及严重性不如晚期妊娠发病凶猛。治疗见于第十二章第三节。

8. 远期并发症　宫颈或宫腔粘连、月经失调、继发性不孕等。

（冯　玲）

复习思考题

1. 我国计划生育内容是什么？
2. 宫内节育器的放置时间和禁忌证是什么？
3. 药物避孕的原理是什么？副作用及处理？
4. 人工流产的适应证和禁忌证有哪些？
5. 人工流产的并发症及防治措施有哪些？
6. 病案分析

（1）女,31 岁。人工流产后术后 7 天,发热伴小腹疼痛 5 天。体温 38.5℃,痛苦面容,腹痛拒按,子宫略大、压痛,宫颈举痛,宫颈口见少许脓性分泌物流出。白细胞 1.5×10^9/L。此患者可能出现了什么问题？依据是什么？

（2）李女士,28 岁,停经 49 天,诊断为早期妊娠。在行人工流产负压吸宫术时突然出现面色苍白、出汗、头晕、胸闷。查体:T 36.5℃,血压 80/50mmHg,脉搏 52 次/分。最可能的原因是什么？应给予如何处理？

第二十五章 妇女保健

学习要点

妇女保健工作的任务;针对女性各阶段特点开展妇女各期保健;妇女保健统计指标。

妇女保健学是一门以维护和促进妇女健康为目的的学科。它以女性群体为服务和研究对象,运用现代医学与社会医学的理论与方法技能,融汇临床医学、预防医学、心理学等多学科知识,以生殖健康为核心,积极开展青春期、围婚期、生育期、围生期、围绝经期及老年期保健工作,防治结合,促进妇女身心健康。

一、妇女保健工作的任务

1. 做好婚前检查,加强孕期保健,开展优生、优育工作。

2. 提高产科质量。实行并推广科学接生,降低孕产妇和围生儿死亡率。

3. 健全妇女疾病保健制度,定期进行妇科常见病及恶性肿瘤的普查普治工作,制定预防措施。宣传性传播疾病相关知识,增强自我防范意识,控制性病传播。

4. 加强"经期、孕期、产褥期、哺乳期、围绝经期"劳动保护,维护妇女权益。

5. 开展计划生育技术及其指导工作。

6. 加强女性心理保健,保障身心健康。

7. 做好有关妇女保健的资料统计分析和各项科研工作。

二、妇女各期保健

(一)青春期保健

青春期是指月经初潮到生殖器官逐渐发育成熟的阶段,世界卫生组织规定青春期为10~19岁。生理特点是体格发育、生殖器官发育、第二性征出现、月经来潮,心理健康发育的阶段。青春期保健要注重健康与行为方面的保健指导。分为三级预防:

1. 一级预防 营养均衡,保证身体生长发育的需要;培养良好的生活习惯和卫生习惯,注意经期卫生,保证充足的睡眠,加强身体锻炼和适当的劳动,经期不做剧烈运动,远离烟酒;加强健康教育,开展心理卫生指导和性教育及性心理卫生指导,明白自身生理、心理、社会行为特点,懂得自重自爱,学会自我保护,增强自我保护意识,减少非意愿性妊娠,预防性传播疾病。

2. 二级预防 通过学校保健普及定期体格检查,早期发现各种疾病和行为异常,减少危险因素对身心的伤害。

3. 三级预防 包括对青春期女性疾病的治疗与康复。

(二)婚前保健

对即将结婚的男女双方在结婚登记前进行保健服务。包括婚前医学检查、婚前卫生咨询、婚前卫生指导。婚前医学检查是通过医学手段发现可能影响结婚和生育的疾病,及时诊治并提出有利于健康和子代素质的医学意见。婚前卫生指导是对服务对象进行以生殖健康为核心,与结婚和生育有关的保健知识的宣传教育。婚前卫生咨询促进服务对象改变不利于健康的行为,保障健康生育。对某些疾病急性期限内、双方为直系血亲、严重的遗传性疾病等情况,医师在提出"不宜结婚"、"不宜生育"和"暂缓结婚"等医学意见时,应充分尊重服务对象的意愿,耐心、细致地讲明科学道理,达到母婴健康,优生优育的目的。

(三)生育期保健

生育期是指 18 岁后开始历时 30 年左右。主要是维护生殖功能的正常,保证母婴安全,降低孕产妇死亡率和围生儿死亡率。生育期保健工作分为三级预防,以加强一级预防为重点。

1. 一级预防　普及孕产期保健和计划生育技术指导。

2. 二级预防　预防孕育或节育导致的各种疾病,做到早发现、早预防、早治疗。

3. 三级预防　提高对高危孕产妇的管理水平,降低孕产妇死亡率及围生儿死亡率。

(四)围生期保健

是指从妊娠前开始历经妊娠期、分娩期、产褥期、哺乳期,为孕产妇和胎儿及早期新生儿的健康开展全方位的保健措施,降低围生儿及孕产妇死亡率,确保母婴安全。

1. 孕前期保健　指导夫妻双方选择最佳的受孕时期,有计划妊娠。年龄小于 18 岁大于 35 岁为妊娠高危因素。孕前选择适当的避孕方法,使用长效避孕药避孕者需改为工具避孕半年后再受孕。积极治疗对妊娠有影响的疾病,避免接触有毒有害的物质。有不良孕产史者做好孕前准备。最佳的身体心理状态、良好的社会环境对妊娠也很重要。

2. 孕早期保健　保健重点在防病防畸。早孕期是胚胎、胎儿分化发育阶段,各种生物、物理、化学等因素及孕妇本身疾病,都会导致胎儿致畸或发生流产。尽早确诊早孕并进行高危妊娠的初筛,注意营养,避免病毒感染,戒烟戒酒,避免接触有害的化学物质及放射线,患病用药要遵医嘱防药物致畸,保持室内空气清新,心情愉快,注意休息,适当活动。

3. 孕中期保健　妊娠中期是胎儿生长发育较快的时期。应仔细评估妊娠早期各种影响因素对胎儿有无损伤,进行产前诊断及产前治疗,积极预防各种并发症。加强营养,适当补充铁剂与钙剂。监测胎儿发育有无异常及生长发育指标,防范生殖道感染,以减少妊娠晚期、产时及产后高危风险。

4. 孕晚期保健　妊娠晚期是胎儿生长发育最快的时期。此期营养要均衡,定期开展产前检查,评估胎儿生长发育指标,监测胎盘功能,进行胎儿宫内安危监护,防治妊娠并发症如妊娠期高血压疾病等,及时发现并矫正胎位异常,指导孕妇做好分娩的心理准备及乳房准备,为母乳喂养打下良好基础。

5. 分娩期保健　指分娩和接产时的各种保健和处理。重点是做到"五防、一加强",即:防出血(防治宫缩乏力,及时娩出胎盘,产后 2 小时严密观察产妇)、防感染(严格无菌操作,防治产褥期感染等)、防滞产(评估胎儿大小及胎位,注意产道情况,观察产程进展)、防窒息(作好抢救新生儿窒息准备,及时处理胎儿窘迫)、防产伤(提高产科操作技能,动作轻柔),加强产时监护和产程处理。

6. 产褥期保健　产褥期保健在初级保健机构进行,应分别在产后 3 日、14 日、28 日行产后访视(见第六章正常产褥第二节"产褥期的临床表现、处理及保健")。

7. 哺乳期保健　指产后产妇用自己的乳汁喂养婴儿的时期,通常为 1 年。保护、促进和支持母乳喂养是此时的重点。宣传母乳喂养的优点,指导母乳喂养方法,产后提倡早期哺乳。母乳喂养的好处有:①母乳是婴儿理想的天然食品,营养丰富,适合婴儿消化、吸收;②用母乳喂养婴儿省时、省力、经济、方便;③母乳含有多种免疫物质,能增强婴儿的抗病能力,预防疾病;④通过母乳喂养,母婴皮肤频繁接触,增加母子感情;⑤哺乳吸吮刺激还有助于促进子宫复旧。哺乳期保持乳房清洁,防止乳腺炎发生。注意预防母乳不足。指导产妇采取避孕措施,用药要慎重。

(五)围绝经期保健

围绝经期是指妇女 40 岁左右开始出现内分泌、生物学变化及临床表现直至绝经后 1 年的时期。围绝经期保健的主要目的是,提高自我保健意识和生活质量。部分妇女此期间可出现一系列躯体和精神心理症状,应加强保健。其内容有:①了解此期生理变化、心理特点及常见症状;②学会自我调整,保持心情愉悦;③提倡科学和健康的生活方式,重视营养摄入和合理膳食,适度运动;④保持外阴清洁,预防生殖器感染,注意劳动保护,防止子宫脱垂;⑤围绝经期是妇科肿瘤的好发年龄,应定期体检,接受妇科常见疾病及肿瘤普查;⑥防治围绝经期综合征、骨质疏松、心血管疾病等。近年来,在医师的指导下应用性激素替代疗法、补充钙剂等起到了良好的效果,使生活质量得到了明显提高。指导避孕至停经 12 个月以后。

(六)老年期保健

国际老年学会规定 65 岁以上为老年期。老年期是人一生中生理改变较明显的时期,老年期的妇女容易患某些疾病,例如萎缩性阴道炎、子宫脱垂、妇科肿瘤、骨质疏松、脂代谢紊乱、老年性痴呆等。应定期进行系统的体格检查,加强身体锻炼,合理补充激素类药物,有利于延年益寿。

三、妇女保健统计指标

(一)孕产期保健统计指标

1. 孕产期保健工作统计指标

(1) 产前检查覆盖率=期内接受 1 次及以上产前检查的孕妇数/期内孕妇总数×100%

(2) 产前检查率=期内产前检查总人次数/期内孕妇总数×100%

(3) 产后访视率=期内产后访视的产妇数/期内分娩的产妇总数×100%

(4) 住院分娩率=期内住院分娩的产妇数/期内分娩的产妇总数×100%

2. 孕产期保健质量指标

(1) 高危孕妇发生率=期内高危孕妇数/期内孕(产)妇总人数×100%

(2) 妊娠期高血压疾病发生率=期内患病人数/期内孕妇总数×100%

(3) 产后出血率=期内产后出血人数/期内产妇总数×100%

(4) 产褥感染率=期内产褥感染人数/期内产妇总人数×100%

(5) 会阴破裂率=期内会阴破裂人数/期内产妇总数×100%

3. 孕产期保健效果指标

(1) 围生儿死亡率=(孕 28 足周以上死胎、死产数+生后 7 日内新生儿死亡数)/孕 28 足周以上死胎、死产数+活产数×1000‰

(2) 孕产妇死亡率=年内孕产妇死亡数/年内孕产妇总数×10 万/10 万

(3) 新生儿死亡率=期内生后 28 日内新生儿死亡数/期内活产数×1000‰

(4) 早期新生儿死亡率=期内生后 7 日内新生儿死亡数/期内活产数×1000‰

（二）妇女病普查普治统计指标

1. 妇女病普查率＝期内（次）实查人数/期内（次）应查人数×100%

2. 妇女病患病率＝期内患病人数/期内受检查人数×10万/10万

3. 妇女病治愈率＝治愈例数/患妇女病总例数×100%

（三）计划生育统计指标

1. 人口出生率＝某年出生人数/该年平均人口数×1000‰

2. 人口死亡率＝某年死亡人数/该年平均人口数×1000‰

3. 人口自然增长率＝年内人口自然增长数/同年平均人口数×1000‰

4. 计划生育率＝符合计划生育的活胎数/同年活产总数×100‰

5. 节育率＝落实节育措施的已婚育龄夫妇任一方人数/已婚育龄妇女数×100‰

6. 绝育率＝男和女绝育数/已婚育龄妇女数×100‰

（冯　玲）

❓复习思考题

1. 妇女保健工作任务是什么？

2. 妇女各期保健的内容有哪些？

第二十六章 妇产科常用特殊检查

学习要点

生殖道细胞学检查、女性内分泌激素测定、活组织检查、肿瘤标志物检查的方法及其临床应用价值；输卵管通畅检查、超声检查、腔镜检查的方法及其临床应用价值。

第一节 生殖道细胞学检查

生殖道脱落上皮细胞包括阴道上段、宫颈阴道部、子宫、输卵管及腹腔的上皮细胞，其中以阴道上段、宫颈阴道部的上皮细胞为主。阴道上皮细胞受雌、孕激素的影响出现周期性变化，因此，检查生殖道脱落细胞既可协助诊断生殖器不同部位的恶性肿瘤，观察其治疗效果，又可反映体内性激素水平，是一种实用、简便、经济的辅助诊断方法。但生殖道脱落细胞检查发现恶性肿瘤细胞只能作为初步筛选，不能确诊，需要进一步做相关的检查。

一、生殖道细胞学检查取材、制片

（一）涂片种类及标本采集

采集标本前 24 小时内禁止阴道检查、阴道灌洗、阴道用药及性生活，取标本的用具必须无菌干燥。

1. 阴道涂片 主要目的是了解卵巢或胎盘功能。在阴道侧壁上 1/3 处用小刮板轻轻刮取浅层细胞做涂片（避免将深层细胞混入而影响诊断），薄而均匀地涂于玻片上，立即置于 95% 乙醇中固定。

2. 宫颈刮片 是筛查早期宫颈癌的重要方法。取材应在宫颈外口鳞-柱状上皮交接处，以宫颈外口为圆心，用木质铲形小刮板轻轻刮取一周，取出刮板，均匀地涂于玻片上。注意应避免损伤组织引起出血而影响检查结果。

3. 宫颈管涂片 怀疑宫颈管癌，或绝经后的妇女由于宫颈鳞-柱状上皮交接处退缩到宫颈管内，为了了解宫颈管情况，可行此项检查。先轻轻擦去宫颈表面的分泌物，然后用小型刮板进入宫颈管内，轻轻刮取一周做涂片。但最好使用"细胞刷"获取宫颈管上皮，取材效果优于棉拭子。方法是将"细胞刷"置于宫颈管内，达宫颈外口上方 10mm 左右，在宫颈管内旋转 360° 后取出，旋转"细胞刷"将附着于小刷子上的细胞均匀地涂布于玻片上，立即固定或洗脱于保存液中。

4. 宫腔吸片 疑宫腔内有恶性病变时，可采用宫腔吸片，较阴道涂片及诊刮阳性率高。选择直径 1～5mm 不同型号塑料管，一端连于干燥无菌的注射器，用大镊子将塑料管另一端送入宫腔内达宫底部，上下左右转动方向，同时轻轻抽吸注射器，将吸出物涂片、固定、染色。注意取出吸管时停止抽吸，以免将宫颈管内容物吸入。还可用宫腔灌洗法，即用注射器将

10ml 无菌生理盐水注入宫腔,轻轻抽吸洗涤内膜面,然后收集洗涤液,离心后取沉渣涂片。

（二）染色方法

细胞学染色常用巴氏染色法,该法既可用于检查雌激素水平,也可用于筛查癌细胞。

二、生殖道脱落细胞在内分泌检查方面的应用

临床上常用 4 种指数即成熟指数、嗜伊红细胞指数、致密核细胞指数和角化指数来代表体内雌激素水平。成熟指数(maturation index, MI)是阴道细胞学卵巢功能检查最常用的一种。若表层细胞百分率高称右移,表示雌激素水平升高;若底层细胞百分率高称左移,提示雌激素水平下降。

三、生殖道脱落细胞涂片在妇科疾病诊断中的应用

（一）生殖内分泌疾病

功能失调性子宫出血,阴道涂片表现为中度至高度雌激素影响,但也有较长期处于低度至中度雌激素影响。闭经患者涂片表现不同程度雌激素低落,或持续雌激素轻度影响,提示垂体或下丘脑或其他全身性疾病引起的闭经。涂片见中层和底层细胞多,表层细胞极少或无,无周期性变化,提示病变在卵巢,如卵巢早衰。阴道涂片检查见有正常周期性变化,提示闭经原因在子宫及其以下部位,如子宫内膜结核、宫颈宫腔粘连等。

（二）生殖道感染性疾病

1. 常见的有乳酸杆菌、球菌、放线菌和加德纳尔菌等。

2. 特异性感染细胞　细菌性阴道病在涂片中可见炎性阴道细胞核呈豆状核,核破碎和核溶解,上皮细胞核周有空晕。衣原体性宫颈炎在宫颈涂片上可见感染细胞肥大多核,化生的细胞胞浆内有球菌样物及嗜碱性包涵体。HPV 感染后的鳞状上皮细胞具有典型的细胞学改变,在涂片标本中见到挖空细胞、不典型角化不全细胞及反应性外底层细胞。

四、生殖道脱落细胞在妇科肿瘤诊断中的应用

（一）宫颈/阴道细胞学诊断的报告形式

主要有两种:分级诊断和描述性诊断。临床常用巴氏 5 级分类法,是目前我国多数医院采用的报告形式。

1. 巴氏分类法

巴氏 I 级:正常。为正常阴道细胞涂片。

巴氏 II 级:炎症。细胞核增大,核染色质分布尚均匀,但染色质较粗。

巴氏 III 级:可疑癌。主要是有核异质现象,表现为核形不规则或双核,大而深染。对不典型细胞,性质尚难肯定。

巴氏 IV 级:高度可疑癌。细胞有恶性特征,但在涂片中恶性细胞较少。

巴氏 V 级:癌。具有多量的典型癌细胞。

2. TBS 分类法及其描述性诊断内容

1991 年国际癌症协会对宫颈/阴道细胞学的诊断报告正式采用了 TBS(the Bethesda system)分类法。我国近年来普遍推荐应用 TBS 分类法及其描述性诊断。TBS 描述性诊断报告主要包括以下内容:

（1）感染:原虫、真菌、细菌、病毒等,提示诊断感染性疾病。

（2）反应性细胞学改变：细胞对炎症、损伤、放疗和化疗的反应性改变；对激素治疗的反应性改变以及对宫内节育器（IUD）引起上皮细胞的反应性改变。

（3）鳞状上皮细胞异常：①不典型鳞状上皮细胞，不排除高度鳞状上皮细胞内病变（high-grade squamous intraepithelial lesions，HSILs）。②低度鳞状上皮细胞内病变（low-grade squamous intraepithelial lesions，LSILs），宫颈上皮内瘤变（CIN）Ⅰ级。③高度鳞状上皮内病变：包括 CIN Ⅱ、CIN Ⅲ 和原位癌。④鳞状细胞癌。

（4）腺上皮细胞改变：①不典型腺上皮细胞（AGC）；②腺原位癌（AIS）；③腺癌。

（5）其他恶性肿瘤。

（二）PAPNET 电脑抹片系统

即计算机辅助细胞检测系统（computer-assisted cytology test，CCT），近年在宫颈癌早期诊断中得到广泛应用。其原理是 PAPNET 系统将电脑及神经网络软件结合，可以通过经验来鉴别正常与不正常的巴氏涂片。当计算机阅读数千个正常与异常细胞图片后，便能检出它从未见过的异常细胞。在检测中心，计算机筛选出最可疑细胞由细胞学专职人员做出最后诊断。

第二节　女性内分泌激素测定

女性生殖内分泌激素包括下丘脑、垂体、卵巢分泌的激素。下丘脑-垂体-卵巢轴是一个完整的神经内分泌系统，各器官间的激素水平相互调节、相互制约。因此，测定下丘脑-垂体-卵巢轴各激素的水平，对于某些疾病的诊断、疗效的观察、预后的估计以及生殖生理和避孕药物作用机制的研究具有重要意义。

一、下丘脑促性腺激素释放激素测定

下丘脑合成释放促性腺激素释放激素（gonadotropin-releasing hormone，GnRH）。由于外周血流中 GnRH 的含量很少，半衰期又短，故测定 GnRH 有困难，目前主要采用 GnRH 刺激试验（即垂体兴奋试验）、氯米芬试验了解下丘脑和垂体的功能以及其生理病理状态。

GnRH 刺激试验

【原理】

黄体生成素释放激素（luteinizing hormone releasing hormone，LHRH）能刺激垂体合成释放促性腺激素。给受试者注射外源性 LHRH 后在不同时相抽取外周血测定促性腺激素含量，可以了解垂体功能。促性腺激素水平升高，说明垂体功能良好；促性腺激素水平不升高，说明垂体反应性差，功能不良。结果分正常反应、活跃反应、延迟反应、无反应或低弱反应。

【临床意义】

1. 青春期延迟　试验呈正常反应。

2. 下丘脑功能减退　可能出现正常反应或延迟反应。

3. 垂体功能减退　试验呈无反应或低弱反应。见于希恩综合征、垂体手术或放射治疗垂体组织遭到破坏。

4. 卵巢功能不全　GnRH 兴奋试验呈活跃反应，卵泡刺激素（（follicle stimulating hormone，FSH）、黄体生成素（LH）基值均>30U/L。

5. 多囊卵巢综合征　GnRH 兴奋试验呈现活跃反应，LH/FSH≥3。

二、垂体促性腺激素测定

【来源及生理作用】

促卵泡激素（FSH）和黄体生成激素（LH）是腺垂体分泌的促性腺激素。FSH 的生理作用主要是促进卵泡成熟及分泌雌激素。LH 的生理作用主要是促进排卵和黄体生成，以促使黄体分泌孕激素和雌激素。

【临床应用】

1. 测定 LH 峰值　可以了解排卵情况，估计排卵时间，有助于不孕症的治疗。

2. 测定 LH/FSH 比值　如 LH/FSH>3，可以协助诊断多囊卵巢综合征。

3. 协助判断闭经原因　FSH 及 LH 水平低于正常值，提示闭经原因在腺垂体或下丘脑。FSH 及 LH 水平均高于正常，病变在卵巢。

4. 诊断性早熟　有助于区分真性和假性性早熟。真性性早熟由促性腺激素分泌增多引起，FSH 及 LH 呈周期性变化。假性性早熟的 FSH 及 LH 水平较低，且无周期性变化。

三、垂体催乳激素测定

【来源及生理作用】

催乳激素（prolactin，PRL）由腺垂体催乳激素细胞分泌。PRL 的主要功能是促进乳房发育及泌乳，与卵巢类固醇激素共同作用促进分娩前乳房导管及腺体发育。PRL 还参与机体的多种功能，特别是对生殖功能的调节。

【临床应用】

1. 垂体肿瘤患者伴 PRL 异常增高时，应考虑有垂体催乳激素瘤。

2. 闭经、不孕及月经失调患者，需除外高催乳激素血症，故无论有无泌乳均应测 PRL。

3. PRL 水平升高还见于长期哺乳、性早熟、卵巢早衰、黄体功能欠佳、原发性甲状腺功能低下、神经精神刺激、药物作用（如避孕药、大量雌激素、氯丙嗪、利血平等）因素等。

4. PRL 水平降低多见于垂体功能减退、单纯性催乳激素分泌缺乏症等。

四、雌激素测定

【来源及生理作用】

妇女未妊娠时体内雌激素主要由卵巢产生，妊娠后体内雌激素主要由卵巢、胎盘产生，少量由肾上腺产生。雌激素（estrogen，E）有三种：雌酮（estrone，E_1）、雌二醇（estradiol，E_2）及雌三醇（estriol，E_3）。雌激素中 E_2 活性最强，是卵巢产生的主要激素之一；绝经后妇女体内的雌激素以雌酮为主；E_3 是雌酮和雌二醇的降解产物，妊娠期间胎盘产生大量 E_3，测血或尿中 E_3 水平可了解胎儿-胎盘功能状态。

【临床应用】

1. 监测卵巢功能　测定血 E_2 或 24 小时尿总雌激素水平。

（1）诊断无排卵：雌激素无周期性变化，常见于无排卵性功能失调性子宫出血、多囊卵巢综合征、某些绝经后子宫出血。

（2）判断闭经原因：①雌激素水平呈正常的周期性变化，表明卵泡发育正常，提示为子宫性闭经；②若雌激素水平偏低，闭经原因可能是卵巢功能低下，考虑原发或继发性卵巢功能低下或受药物影响而抑制,也可见于高催乳激素血症、下丘脑-垂体功能失调等。

（3）监测卵泡发育:应用药物诱导排卵时,测定血中 E_2 水平是监测卵泡发育、成熟的指标之一,用以指导 HCG 用药及确定取卵时间。

（4）诊断性早熟:临床多以 8 岁以前出现第二性征发育诊断性早熟,血 E_2 水平升高>275pmol/L 为诊断性早熟的激素指标之一。

2. 监测胎儿-胎盘单位功能　正常妊娠 29 周尿雌激素迅速增加,足月妊娠 E_3 排出量平均为 88.7nmol/24h 尿。若妊娠 36 周后尿中 E_3 排出量连续多次均<37nmol/24h 尿或骤减>30% ~40%,提示胎盘功能减退。若 E_3<22.2nmol/24h 尿或骤减>50%,提示胎盘功能显著减退。

五、孕激素测定

【来源及生理作用】

人体孕激素由卵巢、肾上腺皮质和胎盘产生。妊娠 6 周内孕激素主要来自卵巢黄体,妊娠中晚期则主要由胎盘分泌。妊娠期间血清孕酮水平随孕期增加而稳定上升。

孕酮的作用主要是进一步使子宫内膜增厚,血管和腺体增生,有利于胚胎着床;抑制子宫收缩,有利于胚胎及胎儿在宫腔内生长发育;降低母体免疫排斥反应。同时孕酮还能促进乳腺腺泡发育,为产后泌乳做准备。

【临床应用】

1. 了解黄体功能　黄体功能不足时,黄体期血孕酮水平低于生理值;黄体萎缩不全时,月经来潮 4 ~5 日血孕酮仍高于生理水平。

2. 监测排卵　血孕酮水平>15.9nmol/L,提示有排卵。孕酮水平下降,见于无排卵性月经或无排卵性功能失调性子宫出血、原发性或继发性闭经、多囊卵巢综合征、口服避孕药或长期使用 GnRH 激动剂。

3. 观察胎盘功能　妊娠期胎盘功能减退时,血中孕酮水平下降。先兆流产时,孕酮值若有下降趋势有可能流产。单次血清孕酮水平≤15.6nmol/L(5ng/ml),提示为死胎。

4. 孕酮替代疗法的监测　孕早期切除黄体侧卵巢后,应用天然孕酮替代疗法时应监测血清孕酮水平。

六、雄激素测定

【来源】

女性体内的雄激素主要有睾酮和雄烯二酮,大部分来自肾上腺皮质,小部分来自卵巢。睾酮主要由卵巢和肾上腺分泌的雄烯二酮转化而来,其生物活性介于活性很强的睾酮和活性很弱的脱氢表雄酮之间。血清中的脱氢表雄酮主要由肾上腺皮质产生。绝经前,血清睾酮是卵巢雄激素来源的标志,绝经后雄激素主要来自肾上腺皮质。

【临床应用】

1. 多囊卵巢综合征　患者血清雄激素可能正常,也可能升高。若治疗前雄激素水平升高,治疗后应下降。可作为评价疗效的指标之一。

2. 高催乳激素血症　有雄激素过多症状和体征,常规雄激素测定在正常范围者,应测定血清催乳激素水平。

3. 应用雄激素制剂或具有雄激素作用的内分泌药物如达那唑等,用药期间有时需做雄激素测定。

4. 卵巢男性化肿瘤　可在短期内出现进行性加重的雄激素过多症状。

5. 女性多毛症　测血清睾酮水平正常时,多系毛囊对雄激素敏感所致。

6. 肾上腺皮质增生或肿瘤时,血清雄激素异常升高。

7. 两性畸形的鉴别　女性假两性畸形,睾酮水平在女性正常范围内;男性假两性畸形及真两性畸形,则在男性正常范围内。

七、人绒毛膜促性腺激素测定

【来源及生理作用】

人绒毛膜促性腺激素(human chorionic gonadotropin,HCG)由合体滋养层细胞产生,少数情况下肾上腺、肺及肝脏肿瘤也可产生 HCG。

正常妊娠时,排卵后的第6日受精卵滋养层形成时开始产生 HCG,约1日后能测到血浆HCG,以后迅速升高,在排卵后14日约达 100u/L,妊娠8~10周达峰值(50 000~100 000U/L),以后迅速下降,在妊娠中晚期,HCG 仅为高峰时的10%。

临床常测定特异的 β-HCG 浓度。

【临床应用】

1. 诊断早期妊娠　可用于早早孕诊断。目前应用广泛的早早孕诊断试纸方便、快捷。此法可检出尿中 HCG 最低量为25U/L。

2. 滋养细胞肿瘤的诊断和监测

3. 异位妊娠　血、尿 β-HCG 维持在低水平,每隔2~3日测定 β-HCG1 次,无成倍上升应怀疑异位妊娠。

4. 性早熟和肿瘤　卵巢未成熟畸胎瘤、无性细胞瘤分泌 HCG 导致性早熟。

第三节　产前诊断常用检查方法

产前诊断(prenatal diagnosis)又称出生前诊断(antenatal diagnosis)或宫内诊断(intrauterine diagnosis),指在出生前对胎儿的先天性缺陷和遗传性疾病进行诊断,包括一些相应的疾病筛查,对胎儿宫内治疗及选择性流产具有一定的指导意义。

一、孕妇外周血检查

唐氏综合征占整个新生儿染色体病的90%,具有较高的致残率和致死率,缺乏有效的治疗方法。目前,主要通过产前筛查和产前诊断减少患儿出生。

筛查标志物　产前筛查孕妇血清甲胎蛋白(alpha-fetoprotein,AFP)、人绒毛膜促性腺激素(human chorionic gonadotropin,HCG)、游离雌三醇(unconjugated estriol,uE$_3$)、抑制素 A(inhibin A)、妊娠相关性血浆蛋白(pregnancy associated plasma protein-A,PAPP-A)等。高危孕妇应在知情选择的基础上进行羊水或脐血染色体核型分析,以明确诊断。

(1) 早孕期筛查:早孕期筛查可联合检测孕妇血清 β-HCG、PAPP-A 以及超声监测胎儿颈项后透明带厚度(nuchal translucency,NT)。

（2）中孕期筛查:我国多采用三联生化检查,即在孕中期(孕龄 15～22 周)检测孕妇血清 AFP、HCG、uE$_3$。将血生化检查结果、实际孕龄(实际孕龄根据标准超声切面测量的胎儿双顶径进行测算)、孕妇年龄、体重、孕产次、有无吸烟史等信息,采用专用分析软件进行综合分析,计算胎儿患唐氏综合征的危险度。血清生化指标中增加 inhibin A 可能有助于提高检出率。

二、介入性宫内取材检查

宫内取材应慎重,应有明确的适应证,并在知情同意的基础上进行。因为该操作具有一定的创伤性,可能导致羊膜腔感染、胎儿丢失等并发症,绒毛取材还可能导致胎儿肢体畸形。检查完毕后应注意观察有无胎心变化和产兆,必要时使用宫缩抑制剂。

1. 绒毛检查　一般选择孕龄 6～9 周在超声引导下进入宫腔取材。检查内容:①细胞遗传学检查:如唐氏综合征等;②基因病诊断:如苯丙酮尿症等;③酶学检查:先天性代谢病;④宫内感染病原学检查。

2. 羊水检查　羊水检查是经羊膜腔穿刺取羊水进行羊水成分分析的一种出生前的诊断方法。通过羊水检查可判断胎儿性别、了解胎儿有无遗传性或先天性疾病,还可了解胎儿各脏器的成熟度等。

3. 脐血检查　一般选择孕龄 18 周后,在超声引导下对胎儿、胎盘、脐带准确定位,确定穿刺点后穿刺取材,孕龄 22～25 周时穿刺成功率最高。检查内容同绒毛检查。

4. 胎儿镜检查　多在孕龄 18～20 周进行。胎儿镜经腹壁进入羊膜腔,可观察胎儿外形和体表结构,并可进行胎血采集和胎儿组织活检,进行产前诊断或宫内输血治疗。因流产率较高,应严格掌握适应证(详见第三十四章"胎儿镜检查")。

三、超声诊断

超声检查能动态观察胎儿体格发育状态和有无先天畸形。目前主要用于检查有无下列异常:①中枢神经系统发育异常:如脑积水、无脑儿、脊柱裂、脑膜膨出、脊膜膨出、小头畸形等。②消化系统发育异常:如腹裂畸形、脐膨出、消化道闭锁(食管闭锁、幽门狭窄或闭锁、肛门闭锁)等。③泌尿系统发育异常:如多囊肾、肾发育不全、肾盂积水、肾缺如等。④心血管系统发育异常:如室间隔缺损、房间隔缺损等。⑤胎儿骨骼发育异常:多指(趾)畸形、短肢畸形、无指(趾)畸形、缺指(趾)畸形等。⑥羊水过多、羊水过少、胎儿水肿等。⑦胎儿唇裂、腭裂、眼距宽、小下颌等。(详见本章"影像学检查")

第四节　女性生殖器官活组织检查

生殖器官活组织检查简称活检,是自生殖器官病变处或可疑部位取小部分组织做病理学检查。常用的取材方法有局部活组织检查、诊断性宫颈锥形切除、诊断性刮宫。绝大多数的活检可以作为诊断的最可靠依据。

一、宫颈活组织检查

【适应证】

1. 宫颈脱落细胞学涂片检查巴氏 Ⅲ 级或 Ⅲ 级以上;宫颈脱落细胞学涂片检查巴氏 Ⅱ

级,经抗感染治疗后仍为Ⅱ级;TBS分类鳞状上皮细胞异常者。

2. 阴道镜检查时阳性或反复可疑阳性者。

3. 疑有宫颈癌或慢性特异性炎症,需进一步明确诊断者。

【方法】

患者取膀胱截石位,阴道窥器暴露宫颈,将宫颈黏液及分泌物用干棉球揩净,局部消毒。用活检钳在宫颈外口鳞-柱状上皮交接处、病变处或可疑病变处取材,可疑宫颈癌者选3、6、9、12点4处取材。为提高取材准确率,可在阴道镜检下行定位活检,或在宫颈阴道部涂以碘溶液,在碘不着色区取材。局部用带尾棉球压迫止血,嘱患者24小时后自行取出。固定送检。

【注意事项】

1. 月经前期不宜做活检,以免与活检处出血相混淆,且月经来潮时创口不易愈合,有增加内膜在切口种植的机会。

2. 妊娠期原则上不做活检,以避免发生流产或早产,但临床高度怀疑宫颈恶性病变者仍应检查。

3. 患有阴道炎症者应治愈后再取活检。

二、诊断性刮宫

诊断性刮宫简称诊刮,是刮取子宫内膜和内膜病灶行活组织检查,做出病理学诊断,是诊断宫腔疾病最常采用的方法。同时怀疑宫颈管有病变时需分段诊刮,即对宫颈管及宫腔分别进行诊断性刮宫。

（一）一般诊断性刮宫

【适应证】

1. 不孕症或闭经,了解子宫内膜改变。

2. 怀疑子宫内膜结核者,诊刮有助于确诊。

3. 子宫异常出血或阴道排液需证实或排除宫颈管癌、子宫内膜癌等。

4. 功能失调性子宫出血长期多量出血或流产宫腔内有组织残留时,彻底刮宫有助于诊断,并有迅即止血效果。

【禁忌证】

各种病原体所致的急性阴道炎、急性宫颈炎,急性或亚急性盆腔炎性疾病。

【方法】

受检者排尿后,取膀胱截石位,消毒外阴,宫颈及宫颈外口。用宫颈钳夹持宫颈前唇或后唇,用探针测量宫颈管及宫腔深度。将刮匙送达子宫底部,自上而下沿宫壁刮取内膜组织（避免来回刮）,夹出组织,置于无菌纱布上。收集全部组织,固定于10%甲醛溶液中送检。检查申请单要注明末次月经时间。

（二）分段诊断性刮宫

【适应证】

区分子宫内膜癌及宫颈管癌。分段诊刮适用于绝经后子宫出血或老年患者疑有子宫内膜癌,或需要了解宫颈管是否被侵犯时。

【方法】

先不探查宫腔深度,以免将宫颈管组织带入宫腔混淆诊断。用小刮匙自宫颈内口至外口顺序刮宫颈管一周,将所刮取组织置纱布上,然后刮匙进入宫腔刮取子宫内膜。刮出的宫颈管组织及宫腔内膜组织分别装瓶、固定,送病理检查。

（三）诊刮时注意事项

1. 不孕症或功能失调性子宫出血患者,应选在月经前或月经来潮 6 小时内刮宫,以判断有无排卵或了解黄体功能。

2. 疑子宫内膜结核者,应于经前 1 周或月经来潮 6 小时内取材。刮宫时要特别注意刮取子宫两角部内膜,因该部位阳性率较高。

3. 术者在操作时应注意避免过度刮宫伤及子宫内膜基底层,造成子宫内膜炎或宫腔粘连,甚至导致闭经。

4. 刮宫的主要并发症有出血、感染和子宫穿孔。术中严格无菌操作,动作轻柔,术后 2 周内禁性生活及盆浴,以防感染。

5. 若刮出物肉眼观察未见明显癌组织时,应全面刮宫,以防漏诊。若肉眼观察高度怀疑为癌组织时,刮出物以够用为度,不应过度刮宫,以防出血、癌扩散或子宫穿孔。

第五节 输卵管通畅检查

一、输卵管通液术

输卵管通液术(hydrotubation)是通过导管向宫腔内注入液体,根据注液阻力大小、有无回流及注入液体量和患者的感觉等判断输卵管是否通畅。此方法既可检查输卵管是否通畅,对于轻度的输卵管粘连又有一定的治疗功效。由于操作简便,无需特殊设备而广泛应用于临床。

【适应证】

1. 不孕症患者,疑有输卵管阻塞者。

2. 检验和评价输卵管再通术或输卵管成形术的效果。

3. 对输卵管黏膜轻度粘连有疏通作用。

【禁忌证】

1. 内外生殖器炎症急性期。

2. 体温高于 37.5℃。

3. 月经期或有不规则阴道流血。

4. 严重的全身性疾病,如心、肺功能异常等。

5. 可疑妊娠。

【术前准备】

1. 时间:月经干净后 3~7 日。

2. 术前 3 日禁性生活。

3. 术前半小时肌内注射阿托品 0.5mg,以预防输卵管痉挛。

4. 患者排空膀胱。

【方法】

1. 患者取膀胱截石位。

2. 双合诊了解子宫位置及大小,常规消毒外阴、阴道,铺无菌巾。

3. 放置阴道窥器充分暴露宫颈,再次消毒阴道穹隆及宫颈。

4. 以宫颈钳钳夹宫颈前唇,沿宫腔方向置入宫颈导管,并使其与宫颈外口紧密相贴。

5. 用 Y 形管将宫颈导管与压力表、注射器相连,压力表应高于 Y 形管水平,以免液体进入压力表。

6. 将注射器与宫颈导管相连,并使宫颈导管内充满 0.9% 氯化钠注射液或抗生素溶液(庆大霉素 8 万 U、地塞米松 5mg、透明质酸酶 1500U、注射用水 20ml,可加用 0.5% 利多卡因 2ml 以减少输卵管痉挛)。排出空气后沿宫腔方向将其置入宫颈管内,缓慢推注液体,压力不超过 160mmHg。

7. 观察推注时阻力大小、经宫颈注入的液体是否回流、患者下腹部是否疼痛等。

【结果评定】

1. 输卵管通畅　顺利推注液体 20ml,无阻力,压力维持在 60 ~ 80mmHg 以下;或开始稍有阻力,随后阻力消失,无液体回流,患者也无不适感。

2. 输卵管通而不畅　推注液体有阻力,再经加压推注又能注入,说明有轻度粘连已被分离,患者感轻微腹痛。

3. 输卵管阻塞　注入液体 5ml 即感有阻力,压力持续上升而不见下降,患者感下腹胀痛,停止推注后液体又回流至注射器内。

【注意事项】

1. 所用无菌液体温度以接近体温为宜,以免液体过冷造成输卵管痉挛。

2. 注入液体时必须使宫颈导管紧贴宫颈外口,防止液体外漏。

3. 术后 2 周禁盆浴及性生活,酌情给予抗生素预防感染。

二、子宫输卵管造影

子宫输卵管造影(hysterosalpingography,HSG)是通过导管向宫腔及输卵管注入造影剂,行 X 线透视及摄片,根据造影剂在宫腔、输卵管及盆腔内的显影情况了解宫腔形态、输卵管是否通畅或阻塞部位。该检查损伤小,诊断准确率达 80%,且具有一定的治疗作用。

【适应证】

1. 了解宫腔形态,确定有无子宫黏膜下肌瘤、子宫内膜息肉,有无宫腔粘连及异物,有无子宫畸形及宫颈内口是否松弛等。

2. 了解输卵管是否通畅及其形态、阻塞部位。

3. 内生殖器结核非活动期。

【禁忌证】

1. 内、外生殖器急性或亚急性炎症。

2. 严重的全身性疾病,如心、肺功能异常等。

3. 妊娠期,月经期,产后、流产后、刮宫术后 6 周内。

4. 碘过敏者。

【术前准备】

1. 造影时间:月经干净后 3 ~ 7 日。

2. 术前 3 日禁性生活。

3. 做碘过敏试验。

4. 术前半小时肌内注射阿托品 0.5mg。

5. 术前排空膀胱,便秘者术前行清洁灌肠,以使子宫保持正常位置,避免出现外压假象。

6. 造影剂 目前常用碘造影剂:76% 泛影葡胺和 40% 碘化油。76% 泛影葡胺为水剂,吸收快,检查时间短,但子宫输卵管边缘部分显影欠佳,细微病变不易观察,有的患者在注药时有刺激性疼痛;40% 碘化油为油剂,刺激小,过敏少,密度大,显影效果好,但吸收慢,检查时间长,易引起异物反应,形成肉芽肿或形成油栓。

【方法】

1. 患者取膀胱截石位,常规消毒外阴、阴道,铺无菌巾。

2. 检查子宫位置及大小。以阴道窥器扩张阴道,充分暴露宫颈,再次消毒宫颈及阴道穹隆,用宫颈钳钳夹宫颈前唇,探针探查宫腔。

3. 将 40% 碘化油充满宫颈导管,排出宫颈导管内空气,沿宫腔方向将其置入宫颈管内。缓慢推注碘化油,在 X 线透视下观察碘化油流经宫腔及输卵管情况并摄片。24 小时后再摄盆腔平片,以观察腹腔内有无游离碘化油。若用泛影葡胺液造影,应在注射后立即摄片,10 ~ 20 分钟后第二次摄片,观察泛影葡胺液流入盆腔情况。

【结果评定】

1. 正常子宫、输卵管 宫腔呈倒三角形,双侧输卵管显影形态柔软,24 小时后摄片盆腔内见散在造影剂。

2. 宫腔异常 子宫黏膜下肌瘤可见宫腔充盈缺损;子宫内膜结核内膜呈锯齿状不平,宫腔失去原有的倒三角形态;子宫畸形时有相应显示。

3. 输卵管异常 输卵管发育异常,可见过长或过短的输卵管、异常扩张的输卵管、输卵管憩室等;输卵管不通,24 小时后盆腔 X 线摄片盆腔内未见散在造影剂;输卵管积水见输卵管远端呈气囊状扩张;输卵管结核时显示输卵管形态不规则、僵直或呈串珠状,有时可见钙化点。

【注意事项】

1. 宫颈导管插入不要太深,以免损伤子宫,甚至导致子宫穿孔。

2. 碘化油充盈宫颈导管时必须排尽空气,以免空气进入宫腔造成充盈缺损,引起误诊。

3. 注碘化油时推注不可过快,用力不可过大,防止损伤输卵管。

4. 注入碘化油后,如果子宫角圆钝,输卵管不显影,则考虑输卵管痉挛,可保持原位,肌注阿托品 0.5mg 或针刺合谷、内关穴,20 分钟后再透视、摄片;或停止操作,下次摄片前先使用解痉药物。

5. 如果发现造影剂进入异常通道,同时患者出现咳嗽,要警惕发生油栓的可能,应立即停止操作,取头低脚高位,严密观察。

6. 术后 2 周禁盆浴及性生活,可酌情给予抗生素预防感染。

三、妇科内镜输卵管通畅检查

近年随着妇科内镜的临床应用,逐渐开展了腹腔镜直视下输卵管通液检查、宫腔镜下经输卵管口插管通液检查和腹腔镜联合检查等方法,其中腹腔镜直视下输卵管通液检查准确率达 90% ~ 95%,但腹腔镜仍是创伤性手术,故并不推荐作为常规检查方法。

第六节 妇科肿瘤标志物检查

肿瘤标志物(tumor marker)是肿瘤细胞异常表达所产生的蛋白抗原或生物活性物质,可在肿瘤患者的组织、血液或体液及排泄物中检测出,有助于肿瘤诊断、鉴别诊断及监测。

1. 癌抗原125 CA_{125}在多数卵巢浆液性囊腺癌表达阳性,阳性准确率可达80%以上,是目前世界上应用最广泛的卵巢上皮性肿瘤标志物,在临床上广泛应用于鉴别诊断盆腔肿块,检测卵巢癌治疗后病情进展以及判断预后等,特别在监测疗效方面相当敏感。常用血清检测阈值为35kU/L。

CA_{125}对宫颈腺癌及子宫内膜癌的诊断也有一定敏感性。子宫内膜异位症患者血CA_{125}水平增高,但很少超过200kU/L。治疗有效时CA_{125}降低,复发时有升高。

2. 甲胎蛋白 甲胎蛋白(alpha-fetoprotein,AFP)是胚胎期的蛋白产物,但在出生后某些器官恶性病变时可以恢复合成AFP的能力,如肝癌细胞和卵巢的生殖细胞肿瘤。AFP对卵巢恶性生殖细胞肿瘤尤其是内胚窦瘤的诊断及监视有较高价值。血清正常值为<10μg/L。

3. 癌胚抗原 癌胚抗原(carcinoembryonic antigen,CEA)属于一种肿瘤胚胎抗原,多种妇科恶性肿瘤如宫颈癌、子宫内膜癌、卵巢上皮性癌、阴道癌及外阴癌等,CEA均表达阳性,因此CEA对肿瘤类别无特异性标记功能。但借助CEA测定手段,动态监测跟踪各种妇科肿瘤的病情变化和观察治疗效果有较高的临床价值。血浆正常阈值因测定方法不同而有出入,一般不超过2.5μg/L,当CEA>5μg/L时视为异常。

第七节 超 声 检 查

超声检查因其诊断准确且对人体损伤小、可重复,广泛应用于妇产科领域。

一、超声检查的种类

(一) B型超声检查

B型超声检查是应用二维超声诊断仪,将探头所在部位脏器或病灶的断面形态及其与周围器官的关系,以强弱不等的光点、光团、光环或光带,显示在荧屏上,并可做动态观察和照相。有经腹壁超声检查及经阴道超声检查两种。

1. 经腹壁超声检查 检查时要求膀胱适度充盈,形成良好的"透声窗",便于观察盆腔内脏器和病变。

2. 经阴道超声检查 经阴道超声检查不必充盈膀胱,图像分辨率高,尤其对肥胖患者或盆腔深部器官的观察,阴道超声效果更佳。但对较大的超出盆腔的包块无法获得完整图像。无性生活史者不宜选用。

(二) 彩色多普勒超声检查

彩色多普勒属于脉冲波多普勒,是一种面积显像技术,在同一面积内有很多声束发射和被接收回来,用计算机编码技术,构成一幅血流显像图。在妇产科领域中常用3个指标来评估血管收缩期和舒张期血流状态,即阻力指数(resistance index,RI)、搏动指数(pulsation index,PI)和收缩期/舒张期(systolic plase/diastolic phase,S/D)。

（三） 三维超声诊断法

三维超声诊断法（3-dimenasion ultrasound imaging,3-DUI）可显示超声的立体图像,使胎儿表面结构显示更清晰更直观,并能得到传统 2D 超声不能获得的切面。三维超声诊断法对心脏、大血管等许多脏器在方位观察上有突出的优越性。

二、超声检查在产科领域中的应用

1. B 型超声检查　通过 B 型超声可以检测胎儿发育是否正常,有无胎儿发育畸形,可确定胎盘位置、检测胎盘成熟度以及羊水量等。

（1）早期妊娠:妊娠 5 周时宫腔内可见圆形光环,为妊娠囊。妊娠 5~6 周时,在妊娠囊内可见强回声光环,为卵黄囊。妊娠 6~7 周时,妊娠囊内见胚芽,胚芽径线 2mm 时可见原始心管搏动。妊娠 8 周胚胎初具人形,此时可测量顶臀长（crown-rump length,CRL）,以估计胎儿的孕周。

（2）中晚期妊娠:

1）胎儿主要的生长径线测量:表示胎儿生长发育的径线有双顶径（biparietal diameter,BPD）、胸径（thoracal diameter,TD）、腹径（abdominal diameter,AD）和股骨长度（femur length,FL）等,其中 BPD 表示胎儿总体发育情况。若 BPD≥8.5cm,提示胎儿成熟。

2）估计胎儿体重:体重是判断胎儿成熟度的一项重要指标。很多超声仪器中带有根据多参数（BPD、AC、FL）推算胎儿体重的公式。

3）胎盘定位及成熟度检查:妊娠 12 周后胎盘显示为轮廓清晰的半月形弥漫光点区。根据胎盘发育成熟中结构的变化,将胎盘成熟度进行分级:0 级为未成熟,多见于中孕期;Ⅰ级为开始趋向成熟,多见于孕 29~36 周;Ⅱ级为成熟期,多见于孕 36 周以后;Ⅲ级为胎盘已成熟并趋向老化,多见于孕 38 周以后。

4）检测羊水量:单一羊水最大暗区垂直深度>7cm 时为羊水过多;<3cm 为羊水过少。羊水指数法（Amniotic fluid index,AFI）,则为测量四个象限最大羊水深度相加之和,若 AFI>20cm 为羊水过多;AFI<5cm 为羊水过少。

（3）异常妊娠:

1）鉴别胎儿是否存活:若胚胎停止发育则见妊娠囊变形,胚芽退化枯萎;胎死宫内表现为无胎心及胎动,胎儿轮廓不清,脊柱变形,颅骨重叠,羊水暗区减少等。

2）判断异位妊娠:宫腔内无妊娠囊,在一侧附件区探及形状不规则、边界不十分清楚的包块。若在包块内探及圆形妊娠囊,囊内见到胚芽或原始心管搏动,则能在破裂或流产前确诊。若已破裂或流产,则在直肠子宫陷凹或腹腔内可见液性暗区。

3）诊断葡萄胎和多胎妊娠。

4）判断前置胎盘和胎盘早剥。

（4）诊断胎儿畸形:可探测无脑儿、脑积水、唇裂、脊柱裂、多囊肾等。

2. 彩色多普勒超声检查

（1）母体血流:子宫动脉血流阻力升高预示子宫-胎盘血流灌注不足。

（2）胎儿血流:若脐动脉血流阻力升高,提示胎儿窘迫、胎儿生长受限,或与子痫前期有关;若脐动脉血流在舒张末期消失进而出现舒张期反流,提示胎儿处于濒危状态。

（3）胎儿心脏超声:彩色多普勒可以从胚胎时期原始心管一直监测到分娩前的胎儿心脏。

3. 三维超声扫描技术　利用三维超声扫描技术,可以观察胎儿发育,诊断胎儿异常。有助于诊断胎儿唇裂、腭裂、脑畸形、耳朵和颅骨异常、心脏异常等。三维超声透明成像模式可以显示脊柱连续性和生理弯曲。此外,三维超声可以用于测量胎儿器官体积大小和估计胎儿体重。

三、超声检查在妇科领域的应用

1. B 型超声检查

（1）子宫肌瘤:目前腹部超声能分辨直径 0.5cm 的子宫前壁肌瘤,并可对肌瘤进行较精确定位。

（2）子宫腺肌病和腺肌瘤:子宫腺肌病的声像图像呈现为子宫均匀性增大,子宫断面回声不均;子宫腺肌瘤,呈现子宫不均匀增大,其内散在小蜂窝状无回声区。

（3）卵巢肿瘤:经阴道超声检查可发现盆腔深部小肿块,显示其内部细微结构方面有明显优势,已成为早期筛查卵巢癌的重要辅助项目。

（4）盆腔炎性疾病:盆腔炎性包块与周围组织粘连,境界不清;积液或积脓时为无回声或回声不均。

（5）监测卵泡发育:正常卵泡每日增长 1.6mm,排卵前卵泡直径约达 20mm。通常自月经周期第 10 日开始连续监测卵泡大小,以了解卵泡发育及排卵情况。

（6）探测宫内节育器:能准确显示宫内节育器在宫腔内的位置及节育器的形状。

（7）介入超声的应用:在阴道超声引导下对盆腔囊性肿块进行穿刺;对成熟卵泡进行采卵;选择性胚胎减灭术。

2. 彩色多普勒超声检查　彩色多普勒超声能很好判断盆、腹腔肿瘤的边界,显示肿瘤内部血流分布,尤其是卵巢恶性肿瘤及滋养细胞肿瘤,其内部血流信息明显增强,有助于诊断。

3. 三维超声扫描技术　可以较清晰地显示盆腔脏器及可能病变组织的立体结构,图像逼真、清晰,有助于盆腔脏器疾患的诊断,特别是良、恶性肿瘤的诊断和鉴别诊断。

第八节　内　镜　检　查

内镜检查(endoscopy)是用连接于摄像系统和冷光源的内窥镜,窥视人体体腔及脏器内部,已用于妇产科疾病的诊断和治疗。常用的内镜有阴道镜(colposcope)、宫腔镜(hysteroscope)、腹腔镜(laparoscope),此外还有胎儿镜(fetoscope)、输卵管镜(falloposcope)和羊膜镜(amnioscope)。

一、阴道镜检查

阴道镜检查是利用阴道镜将被观察的局部上皮放大 10～40 倍,以观察肉眼看不到的微小病变,在可疑部位行定位活检,以提高宫颈疾病确诊率,也用于外阴皮肤和阴道黏膜的相应病变和相关疾病的观察。阴道镜分为光学阴道镜和电子阴道镜两种。

【适应证】

1. 宫颈刮片细胞学检查巴氏Ⅲ级或Ⅲ级以上,或 TBS 提示 AGS 阳性以上和(或)高危型 HPV-DNA 阳性者。

2. 肉眼观察有可疑癌变,可疑病变处指导性活检。

3. 有接触性出血,肉眼观察宫颈无明显病变者。

4. 阴道和外阴病变:阴道和外阴上皮内瘤样变、早期阴道癌、阴道腺病、梅毒、结核、尖锐湿疣等。

5. 宫颈、阴道及外阴病变治疗后复查和评估。

【禁忌证】

1. 外阴、阴道、宫颈急性炎症期。

2. 局部活动性出血。

【检查方法】

1. 阴道镜检查前应排除阴道感染性疾病。检查前 24 小时内应避免阴道、宫颈操作及治疗。

2. 患者取膀胱截石位,将镜头放置距外阴 10cm 的位置,镜头对准宫颈,先用低倍镜观察宫颈外形、颜色、血管及有无白斑。

3. 用 3% 醋酸(蒸馏水 97ml+纯冰醋酸 3ml)棉球浸湿宫颈表面,可更清楚地观察病变表面的形态和境界。

4. 碘试验 涂复方碘液(碘 30g、碘化钾 0.6g,加蒸馏水至 100ml),使富含糖原的正常鳞状上皮着色,呈深棕色,称为碘试验阳性;柱状上皮、未成熟化生上皮、不典型增生上皮及癌变上皮不含糖原,涂碘后均不着色,称为碘试验阴性。观察不着色区域的分布,在可疑病变部位或异常图像部位取多点活检送病理检查。

5. 40% 三氯醋酸(蒸馏水 60ml+纯三氯醋酸 40ml) 使尖锐湿疣呈刺状突起,与正常黏膜界限清楚。

【结果判断】

异常阴道镜图像几乎均出现在转化区内,碘试验均为阴性。

1. 上皮变化 若出现白色上皮、白斑,应常规取活组织检查,病理学检查可为化生上皮、不典型增生或有恶性病变。

2. 血管改变 血管异常增生可发现点状血管、镶嵌、异型血管等图像,病理学检查可以从不典型增生至原位癌。

3. 早期宫颈浸润癌 醋白上皮增厚,结构不清;局部血管异常增生,管腔扩大,走向紊乱,形态特殊;涂 3% 醋酸后,表面呈玻璃样水肿或熟肉状。碘试验阴性或着色极浅。

二、宫腔镜检查与治疗

宫腔镜是一种用于宫腔及宫颈管疾病检查和治疗的内镜。宫腔镜检查是应用膨宫介质扩张宫腔,通过光导玻璃纤维束和柱状透镜将冷光源经宫腔镜导入宫腔内,直视下观察宫颈管、宫颈内口、子宫内膜及输卵管开口,以便针对病变组织直观准确取材并送病理检查。大多数宫腔和宫颈病变可以在宫腔镜下同时进行手术治疗。

【适应证】

1. 异常子宫出血的诊断。

2. 不孕症、复发性流产寻找宫内因素。

3. 宫腔粘连、宫颈管异常的治疗。

4. 子宫腔内异物取出,如嵌顿性节育环、流产残留等。

5. 子宫黏膜下肌瘤、子宫内膜息肉、子宫内膜及子宫纵隔切除。

【禁忌证】

1. 绝对禁忌证

(1) 生殖道急性感染;

(2) 心、肝、肾衰竭急性期及其他不能耐受手术者;

(3) 近 3 个月内有子宫手术史或子宫穿孔史者。

2. 相对禁忌证

(1) 月经期及活动性子宫出血者;

(2) 宫颈裂伤或松弛,灌流液大量外漏者;

(3) 宫颈瘢痕,不能充分扩张者。

【操作步骤】

1. 检查时间以月经净后 1 周内为宜;术前禁食 6 ~ 8 小时。

2. 膨宫液 使用单极电切或电凝时,膨宫液体必须选用非导电的 5% 葡萄糖液,双极电切或电凝则可选用 0.9% 氯化钠液,后者可减少过量低渗液体灌注导致的过度水化综合征。

3. 受检者取膀胱截石位,消毒外阴、阴道,宫颈。宫颈钳夹持宫颈,探针了解宫腔方向和深度,扩张宫颈至大于镜体外鞘直径半号。排空灌流管内气体后,边向宫腔内冲入膨宫液(5% 的葡萄糖液),边将宫腔镜缓缓插入宫腔。冲洗宫腔内血液至液体清净,调整液体流量,使宫腔内压达到所需压力,宫腔扩展即可看清宫腔和宫颈管。

【术后随访及处理】

1. 宫腔镜检查可在门诊进行,术后观察 30 分钟,酌情给予抗生素预防感染。

2. 宫腔镜手术后,按硬膜外或静脉麻醉术后常规处理。注意阴道流血情况,流血多者,静脉注射或滴注缩宫素;应用抗生素 3 ~ 5 天以预防感染。

【并发症】

1. 损伤和出血 警惕宫颈裂伤、子宫穿孔和出血。一经发现,应立即处理。

2. 低钠水中毒 大量葡萄糖液吸收入血循环,导致血容量过多及低钠血症,严重者可引起死亡。手术过程中,必须严格测量出入宫腔的液体量,进入血液循环量不应超过 1L。

3. 其他 心脑综合征、术后宫腔粘连等。

三、腹腔镜检查与治疗

腹腔镜手术是在密闭的盆、腹腔内进行检查或治疗的内镜手术。20 世纪 80 年代后期,由于腹腔镜设备、器械不断更新,腹腔镜手术范围逐渐扩大,有诊断性腹腔镜手术和手术性腹腔镜手术。

【适应证】

1. 怀疑子宫内膜异位症,腹腔镜是确诊的金标准方法。并可行病灶电凝或切除,剥除卵巢巧克力囊肿,分离粘连等。

2. 不明原因的急、慢性腹痛和盆腔痛的诊断。

3. 了解腹盆腔肿块部位、性质或取活检诊断。

4. 不孕、不育查找病因及治疗。

5. 输卵管妊娠的治疗。

6. 双侧输卵管结扎术。

7. 卵巢良性肿瘤、子宫肌瘤切除手术。

8. 多囊卵巢综合征:行卵巢打孔术替代楔形切除术。

9. 子宫切除手术。

【禁忌证】

1. 绝对禁忌证

(1) 严重心肺功能不全,不能耐受麻醉者。

(2) 凝血系统功能障碍。

(3) 大的腹壁疝或膈疝。

(4) 绞窄性肠梗阻。

(5) 弥漫性腹膜炎。

(6) 腹腔内广泛粘连。

(7) 腹腔内大出血。

2. 相对禁忌证

(1) 过度消瘦或过度肥胖。

(2) 既往有腹膜炎病史或下腹部手术史。

(3) 盆腔肿块过大,超过脐水平。

(4) 妊娠时间超过 16 周。

【术前准备】

1. 肠道、泌尿道、阴道准备、腹部皮肤准备,尤应注意脐孔的清洁。

2. 麻醉选择　诊断性腹腔镜可选用局麻或硬膜外麻醉,手术性腹腔镜多采用静脉全麻。

【操作步骤】

患者取仰卧位,常规消毒腹部及外阴、阴道,放置导尿管和举宫器(无性生活史者不用举宫器)。切开脐孔下缘皮肤 10 ~ 12mm,用气腹针穿刺进入腹腔,充入 CO_2,使腹腔内压力达 12mmHg,拔去气腹针。用套管针从切口处穿刺,将腹腔镜自套管针鞘送入腹腔,即可见盆腔内器官。按顺序常规检查盆腔内各器官。检查后根据盆腔疾病进行输卵管通液、病灶活检等进一步检查。如需行腹腔镜手术,根据不同的手术种类选择下腹部不同部位穿刺,形成 2 ~ 3 个放置手术器械的操作孔,插入必要的器械进行操作。

【并发症】

1. 出血性损伤　术中出血、腹壁血管损伤、腹膜后大血管损伤。

2. 脏器损伤　主要是肠管、膀胱及输尿管损伤。

3. 与气腹相关的并发症　如皮下气肿、气胸和气体栓塞等。

4. 其他并发症　腹腔镜切口疝、体位摆放不当导致的神经损伤等。

以上并发症多因手术操作不熟练、电器械使用不当或周围组织粘连导致解剖结构异常等所致,手术者应熟悉手术操作和解剖,若损伤,应及时发现并进行处理。

(赵　萍)

复习思考题

1. 简述宫颈刮片的方法和临床应用。
2. 简述诊断性刮宫的适应证和注意事项。
3. 描述输卵管通液术的结果评定。
4. B型超声诊断羊水量异常的指标是什么？
5. 简述阴道镜检查的适应证。
6. 宫腔镜检查的并发症有哪些？
7. 腹腔镜检查与治疗的并发症有哪些？

第二十七章 妇产科常用手术

 学习要点

会阴切开缝合术的操作方法及注意事项;胎头吸引术的操作方法及注意事项;产钳术的操作方法及注意事项;前庭大腺囊(脓)肿造口术的操作方法及术后处理。

第一节　会阴切开缝合术

会阴切开缝合术是在胎儿经阴道分娩时,为减少会阴阻力,避免会阴严重裂伤而施行的一种手术。方式有会阴侧斜切及正中切开两种(图27-1)。

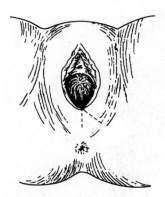

图27-1　会阴切开两种术式

【适应证】

1. 阴道助产术,如产钳术、胎头吸引术、臀位牵引术时。

2. 子宫收缩乏力,第二产程延长者,胎儿宫内窘迫、妊娠高血压疾病、妊娠合并心脏病等,为缩短第二产程。

3. 防止会阴严重裂伤,如会阴过紧、会阴体过长、会阴坚韧、胎儿过大。

4. 预防早产儿颅内出血。

【麻醉】

阴部神经阻滞及局部浸润麻醉。通常选用左侧斜切开。在切开术前,阻滞左侧阴部神经,术者左手指在阴道内触及左坐骨棘做引导,右手持带长针头(10cm)的注射器(20号),内有0.5%普鲁卡因30ml。先在肛门与坐骨结节中间偏坐骨结节处注射一小皮丘,再向坐骨棘内下方刺入,回抽无血后,注射10ml,然后边退针边注药5~10ml,将针退至皮下,沿切口做扇形局部浸润麻醉(图27-2)。做会阴切开术时,只阻滞切开侧阴部神经即可;若行臀位牵引术、产钳术等助娩手术,应行双侧阻滞,以使会阴组织松弛。

【切开】

术者左手食指和中指伸入胎先露和阴道侧后壁之间,保护胎儿并指示切口位置,右手持会阴切开剪刀自会阴后联合处斜向左下方与正中线成45°(会阴高度膨隆时,应采用60°~70°),剪刀刃应紧贴阴道黏膜,且与皮肤垂直,于宫缩会阴绷紧时,一次全层剪开(注意皮肤与黏膜切口长度一致),切口长约4~5cm(图27-3)。渗血用纱布压迫止血,小动脉出血时应予结扎。

【缝合】

胎儿及胎盘娩出后,检查产道其他部位有无裂伤,阴道内暂填一带尾纱布卷,以防宫腔血液外流影响视野,依解剖层次逐层缝合。以左手示、中指撑开阴道壁,暴露阴道黏膜切口,

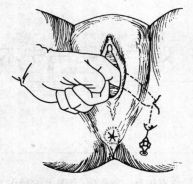

图27-2 阴部神经阻滞麻醉

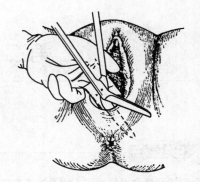

图27-3 会阴侧斜切开

用中号圆弯针,用1-0号可吸收线或1-0铬制肠线从切口顶端稍上方开始间断或连续缝合切缘黏膜和黏膜下组织,直至处女膜环处(图27-4)。以同样针线间断缝合肌层,对称缝合恢复原解剖关系,注意要对合整齐,勿留死腔(图27-5),再以同样针线间断缝合皮下脂肪(图27-6),最后用中号弯角针,1-0丝线间断缝合皮肤(图27-7),如实记录缝合皮肤针数。

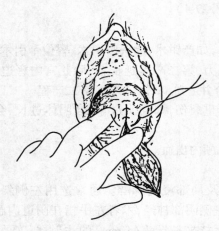

图27-4 间断缝合阴道黏膜

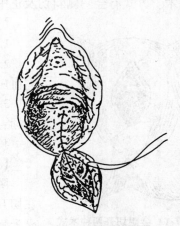

图27-5 间断缝合肌层

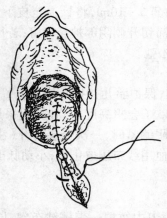

图27-6 缝合皮下脂肪

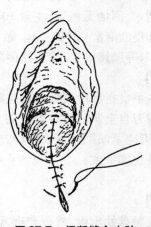

图27-7 间断缝合皮肤

【注意事项】

术后取出阴道内纱布卷,常规做阴道检查,了解有无空洞。肛门检查,若有肠线穿过直肠黏膜,应立即拆除,重新缝合。

【术后处理】

保持外阴清洁干燥,用消毒液棉球擦洗外阴 2 或 3 次/天,尤其排便后应擦洗外阴。术后 5 天或 6 天拆线。

第二节　胎头吸引术

胎头吸引术是用胎头吸引器(图 27-8)置于胎头上,形成一定负压后,进行牵引或旋转,协助胎儿娩出的手术。

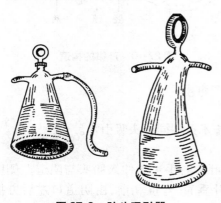

图 27-8　胎头吸引器

【适应证】

1. 宫缩乏力,第二产程延长者。

2. 母婴合并症需缩短第二产程。如妊娠高血压疾病、妊娠合并心脏病、瘢痕子宫不宜过度用力者,胎儿宫内窘迫。

【术前准备】

术前必须做详细的阴道检查。胎头吸引术只适用于头先露、活胎、宫口开全、胎膜已破、头盆相称的病例,双顶径在坐骨棘水平以下。

【手术步骤】

1. 放置吸引器　应先检查胎头吸引器,确保无损坏,无漏气。以左手分开阴唇和阴道后壁,右手持吸引器,先将其下缘沿阴道后壁放入,再将吸引器紧贴胎头,全部滑入,要用一手中指、食指沿吸引器边缘扪胎头是否与开口端紧密连接,注意避开胎头的囟门和骨缝,仔细检查吸引器与胎头之间是否夹有宫颈组织或阴道壁,同时调整吸引器使其弯度向上,牵引横柄与胎头矢状缝一致。

2. 抽气形成负压　用 50~100ml 注射器慢慢抽出空气(负压应控制在 500mmHg 以下,一般以 400mmHg 为宜),使胎头在由小至大的负压下,逐渐形成产瘤,以减少胎头血肿的形成。抽吸后,用止血钳夹住橡皮管,稍等待 2 分钟(图 27-9)。

3. 牵引　宫缩时,嘱产妇向下屏气,术者手持牵引柄沿骨盆轴方向,按分娩机制进行牵引。先向下向外牵引,当胎头枕部达耻骨联合下缘时,术者上提吸引器,使胎头仰伸娩出。注意用力均匀,不要过猛,配合宫缩及腹压,宫缩间歇时暂停牵引,当胎头娩出后,即可解除负压,取下吸引器,继之娩出胎体。

【注意事项】

1. 胎头吸引术可诱发胎儿颅脑损伤,必须严格掌握其适应证和条件。宫缩乏力,产道阻力较大,枕后位及巨大儿时,牵引易滑脱,胎儿娩出时间较长,并发症较多。

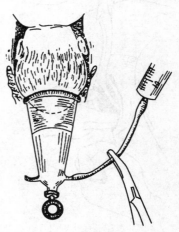

图 27-9　抽吸负压形成产瘤

2. 牵引时间不宜过长,一般以 15 分钟内结束分娩为宜。

3. 牵引时如若漏气、滑脱,可重新放置,但发生 2 次者,应改用产钳术。

4. 术后常规检查宫颈、阴道有无裂伤。新生儿按高危儿护理。

第三节　产　钳　术

产钳术是应用产钳牵引胎头助娩胎儿的手术。产钳术是解决难产的重要手段。产钳的种类有数种,目前常用的一种为短弯型,分为左下叶和右上叶,每叶长 20~25cm,分匙部、胫部、锁部及柄部,为适应产道的弯曲和胎头的弧度,产钳有 2 个弯曲,骨盆弯和胎头弯(图 27-10)。产钳的作用:一是牵引,二是旋转。其适应证与胎头吸引术相同,但胎头吸引术失败时,可改用产钳术,臀位后出胎头困难时也可用产钳。当胎头双顶径和胎头骨质部分已达到坐骨棘水平以下时,可以采用低位产钳术,若部分胎头于宫缩时可露于阴道口施行的产钳术称为出口产钳术。

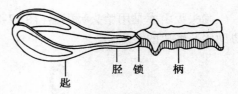

图 27-10　产钳的构造

【术前准备】

产妇取膀胱截石位,消毒、铺巾、导尿、阴道检查,施术条件同胎头吸引术。

【手术步骤】

1. **放置产钳**　放置钳叶前,术者应先鉴定左右钳叶。右手 4 指伸入胎头与阴道左侧壁之间触摸胎耳,左手以执笔式握住产钳柄左叶,使钳叶垂直,弯度朝前,由阴道口左后方插入,沿右手掌与胎头之间,慢慢滑入,同时将钳柄下移至水平位,钳匙置放于胎耳前方,由助手固定产钳左叶位置;然后术者再以右手持钳柄,左手 4 指置于胎头与阴道右后壁之间,以同法放置产钳右叶(图 27-11)。

2. **合拢钳锁**(图 27-12)　原则是第二叶依循第一叶,切忌强行扣合,避免夹住宫颈、脐带和胎儿组织。

3. **检查产钳放置状况**　检查产钳是否放置于胎儿面颊部位,深浅程度,有无偏斜,以及产钳及胎头之间有无软组织夹入。

4. **牵拉**　术者双手握住钳柄向外、向下试行牵拉,使胎头俯屈,胎头拨露时取水平位牵拉(图 27-13),当枕部达耻骨联合下缘时,钳柄上提,使胎头仰伸,逐渐出头(图 27-14),当胎头额部娩出后,即可取下产钳,先松开锁部,取下产钳右叶,再取出左叶,按分娩机制逐步娩出胎体。

【注意事项】

1. 胎位一定要检查清楚后再上产钳,以防发生并发症,如软产道损伤、眼球压伤、头面部软组织损伤、胎儿颅内出血。

2. 牵引不可过快、过猛、左右摇晃,用力要均匀,忌全身用力,宫缩时徐徐牵拉,间歇时停止牵引,并将两钳柄部

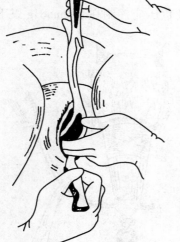

图 27-11　置右叶产钳

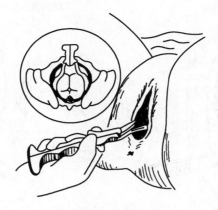

图 27-12 产钳扣合

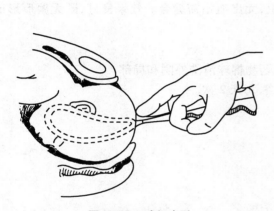

图 27-13 试行牵引

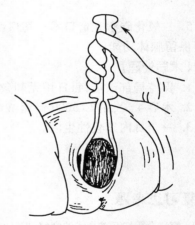

图 27-14 渐向前上方牵引

稍分开,以减少钳匙对胎头的挤压,同时要听胎心。

3. 牵引方向应循产轴牵引,胎头通过会阴要慢、稳,以防损伤阴道软组织,牵引困难时一定要及时查明原因。

4. 术后处理同胎头吸引术。

第四节 前庭大腺囊(脓)肿造口术

前庭大腺囊或脓肿是女性外阴部常见疾病。由于炎症致使腺体导管阻塞,分泌物潴留,在小阴唇内侧形成囊肿,继发感染时形成脓肿。治疗方法有多种,现多行造口术,方法简单,出血少,恢复快,并能保持腺体的功能。

【手术步骤】

1. 常规冲洗外阴、阴道,预定切口,切开前再重新消毒切口部位,局部麻醉。

2. 取囊肿或脓肿的突出点,以该点为中心,在囊肿皮肤与黏膜交界处,略偏黏膜侧,纵行切开,接近囊肿全长,深至囊腔,放出囊液(图 27-15)。

3. 消除囊内容物后,用生理盐水冲洗囊腔。

4. 用 2-0 可吸收线将囊肿壁外翻缝合,与周围皮肤行间断缝合,形成囊口(图 27-16)。

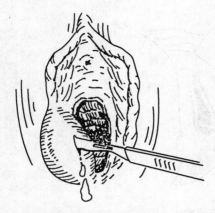

图 27-15　在皮肤黏膜交界处切口

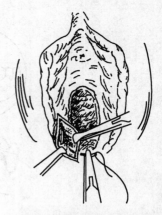

图 27-16　外翻缝合囊肿壁

5. 二氧化碳激光造口术　切口部位同上,无出血不需缝合。效果良好,既无瘢痕形成,又可保留腺体功能。

【术后处理】

1. 保持局部清洁,每日用无刺激性消炎药物棉球清洗外阴和局部。

2. 术后 4 天,用 1:5000 高锰酸钾液坐浴,每天 2 次。

3. 一个月内禁止性生活。

（赵　萍）

复习思考题

1. 简述会阴切开缝合术的麻醉、切开及缝合的方法。
2. 简述胎头吸引术的适应证、注意事项。
3. 简述产钳术的适应证、注意事项。

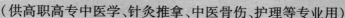

《西医妇产科学》教学大纲

(供高职高专中医学、针灸推拿、中医骨伤、护理等专业用)

一、课程性质和任务

妇产科学是一门研究妇女一生各期生殖系统的变化以及与妊娠有关的生理和病理特点,研究妇女保健和疾病防治的临床医学学科。它包括产科学、妇科学、妇女保健、计划生育和优生。《西医妇产科学》是医学专业的专业课程,其任务是通过课堂理论教学、实训、见习及实习等教学方法,使学生掌握本学科的基础理论、基本知识和基本技能,掌握妇产科常见疾病和多发疾病的发生发展规律、诊治方法及妇女保健、计划生育措施,为学生今后从事临床妇产科和其他临床学科的工作奠定理论和实践基础。

二、课程教学目标

【知识教学目标】

掌握产科与妇科的基本理论、基本知识,掌握妇产科常见疾病和多发疾病的发生发展规律、诊治方法及妇女保健、计划生育措施。能完整地理解妇产科学的理论体系,做到思路开阔,融会贯通。

【能力培养目标】

掌握产科与妇科的基本技能,熟练掌握孕期检查、接生助产、妇科检查、宫颈癌筛查、清宫、流产、引产、上环、取环等基本操作技能,并能进行妇女卫生保健、计划生育的宣传工作。

【素质教育目标】

在教学过程中,注重职业素质教育,重视医德医风、诚信意识培养。培养学生良好的职业道德,树立全心全意为患者服务的医德医风;培养学生较强的语言表达能力,医患沟通能力;培养学生实事求是的科学态度;培养学生创新思维能力,分析和解决问题的能力;培养学生良好的团队协作精神。

三、教学内容和要求

第一章 绪 论

【知识教学目标】

1. 掌握学习妇产科学的方法。

2. 了解妇产科学的研究范畴。

3. 了解妇产科学领域的新进展。

【能力培养目标】

1. 认识到做一名合格的妇产科医生应具备的基本素质。

2. 能说出妇产科学的研究范畴及妇产科学领域的新进展。

【素质教育目标】

培养学生良好的职业道德,树立全心全意为患者服务的医德医风,实事求是严谨务实的工作作风。

【教学内容】

1. 妇产科学的概念与范畴。

2. 妇产科学的特点。

3. 妇产科学领域的近代进展。

4. 妇产科学的学习方法。

【教学方法】

理论讲授、实例教学

【参考学时】

0.5(理论)

第二章 女性生殖系统解剖和生理

【知识教学目标】

1. 掌握女性内、外生殖器的解剖及与邻近器官的关系,卵巢的周期性变化,卵巢分泌的激素及激素的生理作用,子宫内膜的周期性变化。

2. 熟悉女性骨盆的形态与组成、女性骨盆的结构,盆腔血管的分布,月经的表现及内分泌调节机制。

3. 了解妇女一生各阶段的生理特点,盆腔淋巴的分布与回流及神经的分布。

【能力培养目标】

培养学生分析和解决问题的能力,能将女性生殖系统的解剖、生理知识应用于临床医疗。

【素质教育目标】

培养学生用实事求是的科学态度,良好的团结协作精神。

【教学内容】

第一节 女性生殖系统解剖

1. 外生殖器 阴阜、大阴唇、小阴唇、阴蒂和阴道前庭的解剖。

2. 内生殖器 阴道、子宫、输卵管及卵巢的解剖。

3. 内生殖器邻近器官 尿道、膀胱、输尿管、直肠、阑尾与内生殖器的解剖关系。

4. 血管、淋巴及神经 动脉、静脉、淋巴的走行分布,神经支配。

5. 骨盆 组成,分界,类型。

6. 骨盆底组织 外层、中层、内层的解剖。

第二节 女性生殖系统生理

1. 妇女一生各阶段的生理特点 胎儿期、新生儿期、儿童期、青春期、性成熟期、绝经过渡期、绝经后期的生理特点。

2. 月经及月经期的临床表现 月经、月经周期的概念,月经初潮,经期及经量,月经血的特征,月经期的症状。

3. 卵巢功能及其周期性变化 卵巢的功能,卵巢功能的周期性变化。

4. 卵巢性激素的生理作用 雌激素、孕激素、雄激素的生理作用。

5. 子宫内膜的周期性变化 增殖期,分泌期,月经期。

6. 月经周期的调节机制 下丘脑生殖调节激素,腺垂体生殖激素,下丘脑-垂体-卵巢轴的关系及其对月经周期的调节机制。

【教学方法】

理论讲授、模型演示、实训指导。

【参考学时】

3(理论2,实践1)

第三章 妊娠生理和妊娠诊断

【知识教学目标】

1. 掌握早、中、晚妊娠诊断方法,胎产式、胎先露和胎方位的概念。

2. 熟悉胎儿附属物的形成及其功能,妊娠期母体各系统的变化。

3. 了解卵子的受精、受精卵的输送、发育、着床的过程。

【能力培养目标】

具有正确诊断早、中、晚期妊娠的能力。

【素质教育目标】

培养学生独立思考、综合判断的能力。

【教学内容】

第一节 妊娠生理

1. 受精及受精卵的发育、输送与着床。

2. 胎儿附属物　胎盘、胎膜、脐带、羊水的形成及功能。

3. 妊娠期母体的变化　生殖系统、乳房、循环系统、血液系统、呼吸系统、泌尿系统、消化系统、内分泌系统、皮肤、骨骼、关节和韧带、新陈代谢的变化。

4. 胚胎、胎儿发育特征　妊娠 4 周末、8 周末、12 周末、16 周末、20 周末、24 周末、28 周末、32 周末、36 周末、40 周末胚胎、胎儿的发育特征。

第二节　妊娠诊断

1. 早期妊娠的诊断　病史与症状、体征、辅助检查。

2. 中、晚期妊娠的诊断　病史与症状、体征、辅助检查。

3. 胎姿势、胎产式、胎先露、胎方位的概念。

【教学方法】

理论讲授、观看录像、课堂讨论、案例分析。

【参考学时】

4（理论 2，实践 2）

第四章　产 前 保 健

【知识教学目标】

1. 掌握围生期的概念及产前检查的时间、内容和方法；妊娠期用药原则。

2. 熟悉胎儿生物物理监测、胎盘功能、胎儿成熟度监测及宫内诊断的方法和意义；妊娠期常见症状及其处理。

3. 了解孕期常用药物分类等级；遗传咨询步骤及原则；产前诊断的常用方法。

【能力培养目标】

1. 能推算预产期，能正确进行腹部四步触诊、骨盆测量及胎心听诊。

2. 能对孕妇进行孕期营养及卫生指导，介绍孕期用药原则及孕期用药分类情况。

3. 具有识别和筛选高危妊娠的能力。

【素质教育目标】

1. 树立预防为主的观念，检查认真、手法规范轻柔，关心体贴孕妇。

2. 培养在基层开展围产期保健工作的能力，降低高危因素，降低孕产妇、胎儿、新生儿患病率和死亡率。

【教学内容】

第一节　孕妇监护与管理

1. 孕妇监护　产前检查的时间和次数，产前检查的内容和方法。

2. 孕妇管理　孕产期系统保健的三级管理，高危妊娠的筛查、监护和管理。

第二节　胎儿健康状况评估

1. 胎儿宫内监护　确定是否是高危儿，胎儿宫内监护的时间和内容。

2. 胎盘功能检查　胎动监测，孕妇尿雌三醇、血清人胎盘生乳素测定，缩宫素激惹试验，阴道脱落细胞检查。

3. 胎儿成熟度检查　计算胎龄，估算胎儿大小，B 超检测胎头双顶径值，羊水检查。

4. 胎儿先天畸形及其遗传性疾病的宫内诊断。

第三节　孕期指导及常见症状的处理

1. 营养指导　各种营养素合理科学的摄取及补充。

2. 卫生指导　活动与睡眠、衣着与卫生、性生活指导。

3. 用药指导　孕期用药原则，药物对胎儿的危害性分级（五级）。

4. 常见症状及处理　消化系统症状及处理，贫血、下肢肌肉痉挛、便秘、下肢及外阴静脉曲张等的预防及处理。

第四节　遗传咨询、产前筛查与产前诊断

1. 遗传咨询　遗传咨询的意义、对象、步骤、类别和对策、必须遵循的原则。

2. 产前筛查　非整倍体染色体异常、神经管畸形、先天性心脏病的筛查。

3. 产前诊断　产前诊断的对象、疾病及常用方法，胎儿染色体病、胎儿结构畸形的产前诊断。

【教学方法】

理论讲授、课堂讨论、技能训练。

【参考学时】

4（理论2、实训2）

第五章 正 常 分 娩

【知识教学目标】

1. 掌握的临产诊断标准。

2. 掌握分娩的临床经过及处理。

3. 熟悉决定分娩的四个因素。

4. 熟悉枕先露的分娩机制。

【能力培养目标】

1. 会观察产程情况，能对产程做出正确的判断和处理。

2. 能独立完成顺产接生。

【素质教育目标】

培养学生的服务意识，严谨的工作作风，良好的医患沟通能力，分析解决问题的能力。

【教学内容】

第一节 影响分娩的因素

1. 产力 子宫收缩力、腹肌及膈肌收缩力、肛提肌收缩力生理特点及在产程中作用。

2. 产道 骨产道的特征及其对产程的影响，软产道组成及其对产程的影响。

3. 胎儿 胎儿大小、胎位、胎儿畸形对产程的影响。

4. 精神心理因素对产程的影响。

第二节 枕先露的分娩机制

1. 分娩机制的概念。

2. 枕左前位分娩机制 衔接、下降、俯屈、内旋转、仰伸、复位及外旋转、胎肩胎体娩出。

第三节 分娩的临床经过及处理

1. 先兆临产、临产的诊断与产程分期。

2. 第一产程 临床经过、处理。

3. 第二产程 临床经过、处理。

4. 第三产程 临床经过、处理。

【教学方法】

理论讲授、观看录像、案例分析、实训练习。

【参考学时】

6（理论4，实践2）

第六章 正 常 产 褥

【知识教学目标】

1. 掌握产褥期的定义、临床表现及处理原则。

2. 熟悉产褥期母体各系统的生理变化。

3. 了解母乳喂养的优点、方法及异常情况的处理。

【能力培养目标】

1. 具有指导产后保健及促进康复的能力。

2. 具有指导母乳喂养的能力。

【素质教育目标】

体贴关心产妇，培养良好的沟通能力。

【教学内容】

第一节 产褥期母体的变化

1. 生殖系统 子宫、阴道、外阴、盆底组织的变化。

2. 乳腺　产后泌乳。

3. 其他系统　血液循环系统、消化系统、泌尿系统、内分泌系统、腹壁的变化。

第二节　产褥期的临床表现、处理及保健

1. 产褥期的临床表现　生命体征、子宫复旧、产后宫缩痛、恶露、褥汗。

2. 产后 2 小时内的处理。

3. 产褥期处理　饮食、大小便的护理，子宫复旧的观察，会阴及乳房的护理。

4. 产褥期保健　活动与康复锻炼，计划生育指导，产后访视与产后健康检查。

【教学方法】

理论讲授。

【参考学时】

1（理论）

第七章　妊娠期病理

【知识教学目标】

1. 掌握妊娠早期、晚期出血性疾病的临床表现、诊断、鉴别诊断及处理方法。

2. 掌握妊娠期高血压疾病的临床表现、诊断、鉴别诊断及处理方法。

3. 熟悉早产、过期产的临床表现、诊断及处理方法。

【能力培养目标】

1. 能对流产、异位妊娠进行正确的诊断及处理。

2. 能对前置胎盘、胎盘早期剥离进行正确的诊断及处理。

3. 能识别妊娠期高血压疾病，会初步处理。

4. 对早产和过期妊娠能及时诊断、处理。

【素质教育目标】

1. 启发学生思维，提高学生临床分析的能力。

2. 提高学生独立临床工作的能力。

3. 培养学生医患沟通能力。

【教学内容】

第一节　流产

1. 病因　胚胎因素，胎盘因素，母体方面，环境因素，免疫因素。

2. 病理变化　早期流产、晚期流产的病理变化。

3. 临床表现及分类　先兆流产、难免流产、不全流产、完全流产、稽留流产、复发性流产、流产合并感染的临床表现。

4. 诊断　病史、症状、体征、辅助检查。

5. 鉴别诊断　与异位妊娠、葡萄胎、功能失调性子宫出血、子宫肌瘤的鉴别，各型流产的鉴别。

6. 治疗　各类型流产的治疗方法。

第二节　早产

1. 早产的病因、临床表现。

2. 早产的诊断及防治。

第三节　过期妊娠

1. 过期妊娠的原因。

2. 过期妊娠的病理　胎盘、羊水、胎儿的病理结局。

3. 对母儿的影响　对围生儿的影响，对母体的影响。

4. 过期妊娠诊断　核实孕周，胎盘功能检查，B 型超声检查观察胎心、胎动、胎盘及羊水量情况，脐血流仪检查判断胎儿宫内安危。

5. 过期妊娠处理　终止妊娠（引产或剖宫产）。

第四节　异位妊娠

1. 病因　慢性输卵管炎、输卵管发育或功能异常、输卵管妊娠史或手术史等。

2. 病理 输卵管妊娠的结局,输卵管妊娠子宫的变化。

3. 临床表现 症状(停经,腹痛,阴道流血,晕厥与休克),体征(腹部检查、妇科检查体征)。

4. 诊断 症状、体征、辅助检查(妊娠试验,超声检查,阴道后穹隆穿刺术,腹腔镜检查,子宫内膜病理检查)。

5. 鉴别诊断 与流产、急性盆腔炎、急性阑尾炎、黄体破裂、卵巢囊肿蒂扭转等。

6. 处理 手术治疗,药物治疗。

第五节 前置胎盘

1. 病因 子宫内膜病变,受精卵发育迟缓,胎盘异常。

2. 分类 完全性前置胎盘、部分性前置胎盘、边缘性前置胎盘,凶险性和非凶险性前置胎盘。

3. 临床表现 症状、体征。

4. 诊断 病史与临床表现,超声检查,产后检查胎盘与胎膜。

5. 鉴别诊断 与胎盘早剥、胎盘边缘血窦破裂及宫颈病变等相鉴别。

6. 对母儿的影响 产后出血、产后感染、胎儿窘迫或胎死宫内等。

7. 预防 防止多产,避免多次刮宫,加强孕期管理。

8. 处理 期待疗法,终止妊娠,预防产后出血及感染。

第六节 胎盘早期剥离

1. 病因 血管病变、宫腔内压力骤然改变、机械性因素、外伤、仰卧位低血压综合征等。

2. 病理及类型 显性剥离、隐性剥离及混合性剥离。

3. 临床表现 Ⅰ度、Ⅱ度、Ⅲ度的症状、体征。

4. 诊断 病史和症状、体征、辅助检查。

5. 鉴别诊断 Ⅰ度胎盘早剥与前置胎盘鉴别,Ⅱ度、Ⅲ度胎盘早剥与先兆子宫破裂相鉴别。

6. 并发症 弥散性血管内凝血(DIC)、产后出血、急性肾衰竭、胎儿宫内死亡、羊水栓塞。

7. 处理 纠正休克、终止妊娠、防治并发症。

8. 胎盘早剥的预防。

第七节 妊娠期高血压疾病

1. 病因 免疫因素,血管内皮细胞受损,遗传因素,营养缺乏。

2. 高危因素 初产妇、孕妇年龄小于 18 岁或大于 40 岁、慢性高血压、慢性肾炎、糖尿病、妊娠期高血压病史及家族史等。

3. 病理生理变化及对母儿的影响 全身小血管痉挛,脑、肾脏、心血管、肝脏、血液、子宫胎盘血流灌注不足导致的病理生理变化及对母儿的影响。

4. 分类与临床表现 妊娠期高血压、轻度子痫前期、重度子痫前期、子痫的临床表现。

5. 诊断 病史、症状、体征及辅助检查。

6. 鉴别诊断 与慢性肾炎合并妊娠鉴别,子痫昏迷患者与癫痫、脑炎、脑肿瘤、脑血管畸形破裂出血、糖尿病高渗性昏迷、低血糖昏迷等鉴别。

7. 预测 平均动脉压测定、翻身试验、血液流变学试验、尿钙测定、酸测定。

8. 治疗 妊娠期高血压的治疗,子痫前期的治疗,子痫的治疗。

9. 预防 加强孕妇健康教育,坚持定期产前检查,指导孕妇合理饮食。

【教学方法】

理论讲授、课堂讨论、案例分析。

【参考学时】

9(理论 7,实训 2)

第八章 胎儿异常与羊水量异常

【知识教学目标】

1. 掌握胎儿窘迫的诊断及处理方法。

2. 熟悉巨大胎儿、双胎、胎儿生长受限的诊断及处理方法,羊水过多、羊水过少的诊断及处理方法。

3. 熟悉常见胎儿畸形的特点、筛查方法和处理原则。

4. 了解死胎常见的病因、诊断与处理要点。

【能力培养目标】

1. 能对胎儿窘迫进行正确的诊断及处理。

2. 能对巨大胎儿、双胎、羊水过多(过少)进行正确的诊断及处理。

3. 能对胎儿生长受限进行正确的诊断及处理。

【素质教育目标】

1. 培养学生实事求是的工作态度。

2. 培养学生的临床思维方法,分析和解决问题的能力。

3. 培养学生良好的医患沟通能力。

【教学内容】

第一节　巨大胎儿

1. 巨大胎儿的定义。

2. 巨大胎儿发生的高危因素。

3. 巨大胎儿对母儿的影响。

4. 巨大胎儿的诊断　病史及临床表现,腹部检查,B型超声检查。

5. 巨大胎儿的处理　妊娠期处理,分娩期处理,新生儿处理。

第二节　多胎妊娠

1. 多胎妊娠的定义。

2. 双胎的类型及特点　双卵双胎、单卵双胎的特点。

3. 双胎妊娠的诊断　病史及临床表现,产科检查,B型超声检查,绒毛膜性判断。

4. 双胎妊娠的并发症　孕妇并发症,围生儿并发症。

5. 双胎妊娠的处理　妊娠期处理,分娩期处理,分娩后处理。

第三节　胎儿生长受限

1. 胎儿生长受限的定义。

2. 胎儿生长受限的病因　母体因素,胎儿因素,胎盘因素,脐带因素。

3. 胎儿生长受限的分类　内因性均称型FGR、外因性不均称型FGR、外因性均称型FGR。

4. 胎儿生长受限的诊断　诊断的临床指标,辅助检查方法。

5. 胎儿生长受限的处理　查找病因,孕期治疗,胎儿宫内监测,产科处理。

第四节　胎儿畸形及死胎

1. 胎儿畸形　脑积水、无脑儿、脊柱裂、联体双胎的诊断及处理。

2. 死胎　病因、临床表现、诊断及处理。

第五节　胎儿窘迫

1. 胎儿窘迫的定义。

2. 胎儿窘迫的病因　母体因素,胎盘、脐带因素,胎儿因素,难产处理不当。

3. 胎儿窘迫的临床表现及诊断　急性胎儿窘迫、慢性胎儿窘迫的临床表现及诊断依据。

4. 胎儿窘迫的处理　急性胎儿窘迫、慢性胎儿窘迫的处理。

第六节　羊水量异常

1. 羊水过多　病因,临床表现,诊断,鉴别诊断,治疗。

2. 羊水过少　病因,临床表现,诊断,治疗。

【教学方法】

理论讲授、课堂讨论。

【参考学时】

3(理论)

第九章　妊娠合并内外科疾病

【知识教学目标】

1. 掌握心脏病孕妇早期心衰表现,妊娠合并重型肝炎的早期识别及处理原则,GDM及妊娠期贫血的诊断标准,妊娠期阑尾炎的特点及处理原则。

2. 熟悉心脏病孕妇妊娠、分娩期处理,HBV 母婴传播阻断方法,GDM 的处理原则,妊娠期贫血的分类及治疗。

3. 了解妊娠合并心脏病的种类及防治,妊娠合并肝炎的鉴别诊断,GDM 对母儿的影响,妊娠期缺铁性贫血及巨幼细胞贫血的临床表现及诊断,妊娠期阑尾炎的鉴别诊断。

【能力培养目标】

1. 能及早识别、正确处理妊娠常见内、外科疾病。

2. 指导孕妇提高对妊娠常见内、外科疾病的防范意识及早识别。

【素质教育目标】

1. 培养学生关爱孕妇,强化服务意识。

2. 启发学生思维,提高学生临床分析的能力。

3. 培养学生医患沟通能力。

【教学内容】

第一节　妊娠合并心脏病

1. 妊娠、分娩对心脏病的影响。

2. 心脏病对妊娠的影响。

3. 妊娠合并心脏病的种类。

4. 妊娠合并心脏病的诊断及心力衰竭的诊断。

5. 妊娠合并心脏病的防治　未妊娠期、妊娠期、分娩期及产褥期的处理,绝育和再妊娠的问题。

第二节　妊娠合并病毒性肝炎

1. 病毒性肝炎对妊娠的影响。

2. 妊娠合并肝炎的临床表现及诊断。

3. 鉴别诊断　与妊娠剧吐引起的肝损害、妊娠期高血压疾病引起的肝损害、妊娠急性脂肪肝鉴别,与妊娠肝内胆汁淤积症、药物性肝损害等疾病鉴别。

4. 预防　孕前咨询,乙肝病毒母婴传播阻断,加强围生保健,做好孕期监护。

5. 妊娠合并病毒性肝炎的处理　非重型肝炎、重型肝炎的处理。

第三节　妊娠合并糖尿病

1. 妊娠期糖代谢的特点。

2. 妊娠对糖尿病的影响。

3. 糖尿病对妊娠的影响　对孕妇、胎儿、新生儿的影响。

4. GDM 的诊断　病史、临床表现、实验室检查。

5. 妊娠合并糖尿病的处理　不宜妊娠指标,妊娠期管理,分娩时机与方式的选择,分娩期处理,产后产妇及新生儿处理。

第四节　妊娠合并贫血

1. 妊娠期贫血的诊断标准。

2. 妊娠期缺铁性贫血　病因、诊断及防治。

3. 妊娠期巨幼细胞贫血　病因、诊断及防治。

第五节　妊娠合并急性阑尾炎

1. 妊娠期阑尾位置的改变。

2. 妊娠期阑尾炎特点。

3. 诊断及鉴别诊断　妊娠早期、妊娠中期、妊娠晚期急性阑尾炎的诊断及鉴别诊断。

4. 治疗　给予大剂量广谱抗生素,尽快行手术治疗,有产科指征者可同时行剖宫产,需继续妊娠者保胎。

5. 预后　妊娠早期,预后良好。妊娠越晚,越易误诊造成阑尾化脓及穿孔,甚至发生弥漫性腹膜炎、休克,造成孕妇死亡率增高。

【教学方法】

理论讲授、课堂讨论。

【参考学时】

4（理论）

第十章　妊娠合并感染性疾病

【知识教学目标】

1. 掌握妊娠合并梅毒、淋病、尖锐湿疣、艾滋病的诊断及防治。

2. 熟悉妊娠合并梅毒、淋病、尖锐湿疣、艾滋病对妊娠、分娩及胎儿的影响。

3. 了解妊娠合并梅毒、淋病、尖锐湿疣、艾滋病的病因、传播途径。

【能力培养目标】

1. 能对妊娠合并梅毒、淋病、尖锐湿疣、艾滋病的预防进行指导。

2. 能对妊娠合并淋病、尖锐湿疣进行正确的诊断及治疗。

3. 能对妊娠合并梅毒、艾滋病进行初步诊断。

【素质教育目标】

1. 培养学生良好的职业道德。

2. 培养学生实事求是的科学态度。

3. 培养学生分析和解决问题的能力。

【教学内容】

第一节　淋病

1. 淋病的定义。

2. 淋病的传播途径　直接传播、间接传播途径。

3. 淋病对妊娠、分娩、胎儿及新生儿的影响。

4. 淋病的临床表现及诊断　症状、体征、实验室检查。

5. 淋病的治疗　抗生素治疗，性伴侣应同时进行治疗。

6. 淋病的治愈标准。

7. 淋病的预防措施。

第二节　梅毒

1. 梅毒的定义。

2. 梅毒的传播途径　性交传播，垂直传播。

3. 梅毒对胎儿、婴幼儿的影响。

4. 梅毒的临床表现及诊断　症状、体征、实验室检查。

5. 梅毒的治疗　孕妇早期梅毒、孕妇晚期梅毒、先天梅毒的治疗。

第三节　尖锐湿疣

1. 尖锐湿疣的定义。

2. 尖锐湿疣的病因　HPV病毒的致病性及孕妇对HPV病毒的易感性。

3. 尖锐湿疣对孕妇、胎儿、新生儿的影响。

4. 尖锐湿疣的诊断　症状、体征、实验室检查。

5. 尖锐湿疣的治疗　不同孕周、不同病情患者的治疗方法。

第四节　获得性免疫缺陷综合征

1. 获得性免疫缺陷综合征的定义。

2. 获得性免疫缺陷综合征的传播途径　性传播，血液传播。

3. 获得性免疫缺陷综合征的对胎儿、新生儿的影响。

4. 获得性免疫缺陷综合征的诊断　流行病学病史、临床表现、实验室检查。

5. 获得性免疫缺陷综合征的治疗　抗病毒药物，免疫调节药物，孕产妇应用奇多夫定（ZDV）治疗。

6. 获得性免疫缺陷综合征的预防。

【教学方法】

理论讲授、观看录像、课堂讨论。

【参考学时】

2（理论）

第十一章 异常分娩

【知识教学目标】

1. 掌握协调性宫缩乏力的诊断及处理。

2. 掌握狭窄骨盆的分类、诊断及处理。

3. 掌握持续性枕后位、枕横位诊断及处理。

4. 熟悉不协调性宫缩乏力的处理原则，急产的概念及处理。

5. 熟悉臀先露、肩先露的诊断及及处理。

6. 了解不协调性子宫收缩过强的分类及处理，软产道异常的分类，臀先露的原因、对母儿的影响。

【能力培养目标】

1. 能及时发现难产因素，识别产程异常。

2. 能及时正确处理异常产程。

【素质教育目标】

1. 培养学生高度的职业责任感。

2. 启发学生思维，提高学生临床分析的能力。

3. 培养学生的医患沟通能力。

【教学内容】

第一节 产力异常

1. 子宫收缩乏力 病因、临床表现、对母儿的影响、预防及处理。

2. 子宫收缩过强 协调性子宫收缩过强、不协调性子宫收缩过强的诊断及处理。

第二节 产道异常

1. 骨产道异常 狭窄骨盆的分类，狭窄骨盆的诊断，对母儿及产程的影响，分娩时处理。

2. 软产道异常 阴道异常、宫颈异常、子宫异常的诊断及处理。

第三节 胎位异常

1. 持续性枕后位、枕横位 原因，诊断，分娩机制，对母儿的影响，处理。

2. 臀先露 原因，临床分类，诊断，分娩机制，对母儿的影响，处理。

3. 肩先露 原因，诊断，对分娩的影响，处理。

第四节 异常分娩的诊治要点

1. 原因 产力异常，产道异常，胎儿异常。

2. 临床表现及诊断 母体方面的表现，胎儿方面的表现，产程曲线异常。

3. 处理 一般处理，产科处理。

【教学方法】

理论讲授、课堂讨论、观看录像及实训操作。

【参考学时】

5（理论3，实训2）

第十二章 分娩期并发症

【知识教学目标】

1. 掌握产后出血的概念、病因、诊断及处理。

2. 掌握子宫破裂的诊断及处理。

3. 熟悉羊水栓塞的病理、诊断及处理。

4. 了解脐带脱垂、胎膜早破的诊断及处理。

【能力培养目标】

1. 具备正确处理产程，预防分娩并发症的能力。

2. 能及早识别分娩并发症，并给予及时正确的处理。

【素质教育目标】

1. 培养学生独立思考、综合判断的能力。

2. 提高学生独立临床工作的能力。

3. 培养学生的医患沟通能力。

4. 培养学生高尚的职业道德。

【教学内容】

第一节　产后出血

1. 产后出血的概念。

2. 产后出血的病因　子宫收缩乏力,胎盘因素,软产道裂伤,凝血功能障碍。

3. 产后出血的临床表现及诊断　子宫收缩乏力性出血、胎盘因素出血、软产道裂伤出血、凝血功能障碍出血的临床表现及诊断。

4. 产后出血的治疗　子宫收缩乏力性出血、胎盘因素出血、软产道裂伤出血、凝血功能障碍出血的处理,失血性休克的治疗。

5. 产后出血的预防　重视产前保健,正确处理产程,加强产后观察。

第二节　子宫破裂

1. 子宫破裂的病因　胎先露部下降受阻,瘢痕子宫,子宫收缩剂使用不当,产科手术创伤。

2. 临床表现　先兆子宫破裂、子宫破裂的临床表现。

3. 诊断　病史、症状、体征,B超。

4. 处理　先兆子宫破裂、子宫破裂的处理。

5. 子宫破裂的预防。

第三节　羊水栓塞

1. 羊水栓塞的原因　好发因素、诱因。

2. 病理生理改变　肺动脉高压,过敏性休克,弥散性血管内凝血,急性肾衰竭。

3. 羊水栓塞的临床表现　循环呼吸衰竭及休克,弥散性血管内凝血,急性肾衰竭。

4. 羊水栓塞的诊断　临床表现,相关检查。

5. 羊水栓塞的治疗　抗休克、抗过敏,解除肺动脉高压,纠正缺氧及心衰,防治DIC,预防肾衰,预防感染,产科处理。

第四节　脐带先露与脐带脱垂

1. 脐带先露的病因、诊断、处理、预防。

2. 脐带脱垂的病因、诊断、处理、预防。

第五节　胎膜早破

1. 胎膜早破的病因。

2. 胎膜早破的临床表现及诊断。

3. 胎膜早破的治疗。

4. 胎膜早破的预防。

【教学方法】

理论讲授、课堂讨论。

【参考学时】

2

第十三章　产褥期并发症

【知识教学目标】

1. 掌握产褥感染的临床表现及诊治,晚期产后出血的临床表现及诊治。

2. 熟悉产褥感染与产褥病率的概念,晚期产后出血的病因。

3. 了解产褥感染的诱因、病原体种类及感染途径。

4. 产褥期抑郁症的诊断、鉴别诊断及治疗。

【能力培养目标】

1. 能及早预防、及时诊断、正确处理产褥期并发症。

2. 会对产褥期产妇进行心理指导及康复指导。

【素质教育目标】

1. 培养学生高尚的职业道德,提高学生人文素养。

2. 提高学生独立临床工作的能力。

3. 培养学生的医患沟通能力。

【教学内容】

第一节　产褥感染

1. 诱因、病原体种类及感染途径。

2. 类型及临床表现　急性外阴、阴道、宫颈炎,急性子宫内膜炎、子宫肌炎,急性盆腔结缔组织炎、急性输卵管炎,急性盆腔腹膜炎及弥漫性腹膜炎,血栓静脉炎,脓毒血症及败血症的临床表现。

3. 诊断　病史,体格检查,辅助检查,确定病原体。

4. 鉴别诊断　与上呼吸道感染、急性乳腺炎、泌尿系统感染的鉴别。

5. 治疗　支持疗法,脓肿切开引流,胎盘胎膜残留处理,抗生素的应用及血栓静脉炎的治疗。

6. 产褥感染的预防。

第二节　晚期产后出血

1. 病因及临床表现　胎盘、胎膜残留,蜕膜残留,子宫胎盘附着面复旧不全,感染,剖宫产术后子宫切口裂开,产后子宫滋养细胞肿,子宫黏膜下肌瘤等导致的晚期产后出血及其临床表现。

2. 诊断　依据病史、症状、体征及辅助检查进行诊断。

3. 治疗及预防　不同原因晚期产后出血的防治措施。

第三节　产褥期抑郁症

1. 临床表现　情绪改变,自我评价降低,创造性思维受损,主动性降低,对生活缺乏信心,自杀倾向等。

2. 诊断　美国精神病学会在《精神疾病的诊断与统计手册》一书中制定的产褥期抑郁症诊断标准。

3. 鉴别诊断　与器质性精神障碍或精神活性物质和非成瘾物质所致抑郁鉴别。

4. 治疗　心理治疗,药物治疗。

【教学方法】

理论讲授、课堂讨论。

【参考学时】

2(理论)

第十四章　妇科病史采集及体格检查

【知识教学目标】

1. 掌握妇科病史的采集方法、病史内容及妇科病历书写规范。

2. 掌握妇科检查方法。

3. 熟悉妇科检查的注意事项。

4. 了解妇科常见症状的诊断与鉴别。

【能力培养目标】

1. 能正确、科学、全面采集病史。

2. 能独立进行妇科检查的操作。

3. 能规范书写妇科病历。

【素质教育目标】

1. 培养良好的服务态度及高尚的职业道德。

2. 培养良好的医患沟通能力。

3. 尊重保护患者隐私。

【教学内容】

第一节　妇科病史

1. 妇科病史的采集方法。

2. 妇科病史的内容　一般项目、主诉、现病史、月经史、婚育史、既往史、个人史、家族史。

3. 妇科病历书写规范。

第二节　体格检查

1. 全身检查　体温、脉搏、呼吸、血压;身高、体重;精神状态、神志、发育、体态、毛发分布、头部器官、颈部、乳房、心、肺、肝、肾、脊柱及四肢。

2. 腹部检查　视诊、触诊、叩诊、听诊。

3. 盆腔检查　基本要求,检查内容及方法(外阴检查、阴道窥器检查、双合诊、三合诊、直肠-腹部诊)。

4. 盆腔检查的记录　按顺序记录:外阴、阴道、宫颈、宫体、附件的检查结果。

第三节　妇科常见症状的鉴别要点

1. 阴道流血　常见原因及鉴别要点。

2. 白带异常　常见原因及鉴别要点。

3. 下腹疼痛　常见原因及鉴别要点。

4. 下腹部肿块　常见原因及鉴别要点。

5. 外阴瘙痒　常见原因及鉴别要点。

【教学方法】

理论讲授、模型示教、技能训练。

【参考学时】

2(实训2)

第十五章　外阴上皮内非瘤样病变

【知识教学目标】

1. 熟悉外阴鳞状上皮增生的临床表现、诊断与处理方法。

2. 熟悉外阴硬化性苔藓的临床表现、诊断与处理。

3. 了解其他外阴皮肤病的特征。

【能力培养目标】

1. 具有诊断与处理外阴上皮内非瘤样病变的能力。

2. 能对外阴上皮内非瘤样病变进行预防指导。

【素质教育目标】

1. 培养学生分析与解决问题的能力。

2. 培养高尚医德医风。

3. 培养自学能力,终身学习的观念。

【教学内容】

1. 外阴鳞状上皮细胞增生　病因、病理、临床表现、诊断、鉴别诊断与处理。

2. 外阴硬化性苔藓　病因、病理、临床表现、诊断、鉴别诊断与处理。

3. 外阴硬化性苔藓合并鳞状上皮增生　病因、病理、临床表现、诊断、鉴别诊断与处理。

4. 其他外阴皮肤病　外阴白癜风、外阴白化病、继发性外阴色素减退疾病的诊断及治疗。

【教学方法】

自学为主。

【参考学时】

0.5

第十六章　女性生殖系统炎症

【知识教学目标】

1. 掌握各种阴道炎、宫颈炎、盆腔炎的临床表现、诊断及防治措施。

2. 熟悉外阴炎、前庭大腺炎的临床表现、防治措施。

3. 了解女性生殖器炎症的病因,生殖器结核的临床表现、诊断及防治措施。

【能力培养目标】

1. 能对女性生殖系统炎症进行正确的诊断及处理。

2. 能对好发人群进行预防指导。

【素质教育目标】

1. 培养学生高尚的职业道德。

2. 培养学生实事求是的科学态度。

3. 培养学生分析和解决问题的能力。

4. 培养学生的医患沟通能力。

【教学内容】

第一节　外阴炎及阴道炎

1. 非特异性外阴炎　病因、临床表现及治疗。

2. 前庭大腺炎　病因、病理、临床表现及治疗。

3. 前庭大腺囊肿　病因、临床表现及治疗。

4. 滴虫性阴道炎　病因、传播方式、临床表现、诊断及治疗。

5. 外阴阴道假丝酵母菌病　病原体、诱发因素、传染途径、临床表现、诊断及治疗。

6. 细菌性阴道病　病因、临床表现、诊断及治疗。

7. 萎缩性阴道炎　病因、临床表现、诊断及治疗。

8. 婴幼儿外阴阴道炎　病因、病原体、临床表现、诊断及治疗。

第二节　子宫颈炎症

1. 急性子宫颈炎　病因、病原体、临床表现、诊断及治疗。

2. 慢性子宫颈炎　病理、临床表现、诊断、鉴别诊断及治疗。

第三节　盆腔炎性疾病

1. 病原体及其致病特点　外源性病原体,内源性病原体。

2. 感染途径　沿生殖道黏膜上行蔓延,经淋巴系统蔓延,经血循环传播,直接蔓延。

3. 盆腔炎性疾病的高危因素。

4. 病理　急性子宫内膜炎及子宫肌炎、急性输卵管炎、输卵管积脓、输卵管卵巢脓肿、急性盆腔腹膜炎、急性盆腔结缔组织炎、败血症及脓毒血症、肝周围炎的病理表现。

5. 临床表现　症状,体征。

6. 诊断　病史、症状、体征及实验室检查。

7. 鉴别诊断　盆腔炎性疾病应与输卵管妊娠流产或破裂、卵巢囊肿蒂扭转或破裂、急性阑尾炎等急腹症相鉴别。

8. 治疗　抗生素药物治疗,手术治疗,性伴侣的治疗。

9. 盆腔炎性疾病后遗症　临床表现、诊断及防治。

第四节　生殖器结核

1. 传染途径　血行传播,直接蔓延,淋巴传播(较少见),性交传播(极罕见)。

2. 病理　输卵管结核、子宫内膜结核、卵巢结核、宫颈结核、盆腔腹膜结核的病理表现。

3. 临床表现　症状(不孕、月经失调、下腹坠痛、发热、盗汗、乏力、食欲缺乏、体重减轻等),体征(腹部、妇科检查体征)。

4. 诊断　症状、体征、辅助检查。

5. 鉴别诊断　与子宫内膜异位症、盆腔炎性疾病后遗症、卵巢恶性肿瘤鉴别。

6. 治疗　抗结核药物治疗为主,休息营养为辅(抗结核药物治疗,支持疗法,手术治疗)。

7. 预防　做好卡介苗接种,增强体质,积极防治肺结核、肠结核及淋巴结结核等。

【教学方法】

理论讲授、观看录像、课堂讨论、案例分析。

【参考学时】

4（理论3，实践1）

第十七章　女性生殖系统肿瘤

【知识教学目标】

1. 掌握宫颈上皮内瘤变、宫颈癌、子宫肌瘤、子宫内膜癌、卵巢肿瘤的临床表现、诊断和防治措施。

2. 熟悉宫颈癌、子宫肌瘤、子宫内膜癌、卵巢肿瘤的发病因素。

【能力培养目标】

1. 能对高危人群进行防癌知识宣传与指导。

2. 能对女性生殖系统肿瘤做到"早发现、早诊断、早治疗"。

【素质教育目标】

1. 培养学生高尚的职业道德，严谨务实的工作作风。

2. 启发学生思维，提高学生临床分析的能力，综合判断的能力。

3. 培养学生的医患沟通能力，良好的协作精神。

【教学内容】

第一节　宫颈上皮内瘤变

1. 发病相关因素　人类乳头状瘤病毒感染，性行为，分娩次数，吸烟等。

2. 组织发生和发展　正常宫颈上皮的生理特点，宫颈上皮内瘤变的发生、发展。

3. 病理　CIN Ⅰ、CIN Ⅱ、CIN Ⅲ的病理表现。

4. 临床表现　症状、体征。

5. 诊断　临床表现，辅助诊断方法（子宫颈细胞学检查、高危型 HPV DNA 检查、阴道镜检查、子宫颈活组织检查）。

6. 治疗　CIN Ⅰ、CIN Ⅱ、CIN Ⅲ的治疗。

7. 妊娠合并子宫颈上皮内瘤变的处理。

第二节　宫颈癌

1. 病因　同"子宫颈上皮内瘤变"。

2. 组织发生和发展　CIN 形成后继续发展，异型细胞突破上皮下基底膜，累及间质，则形成宫颈浸润癌。

3. 病理　鳞状细胞浸润癌，腺癌，鳞腺癌及其他病理类型（神经内分泌癌、未分化癌、间叶肿瘤、淋巴瘤、黑色素瘤）。

4. 转移途径　直接蔓延、淋巴转移，血行转移（极少见）。

5. 临床分期　采用国际妇产科联盟（FIGO，2009 年）修订的临床分期。

6. 临床表现　不同阶段宫颈癌的症状、体征。

7. 诊断　早期病例"三阶梯"的诊断程序，确诊后临床分期的诊断方法。

8. 鉴别诊断　与子宫颈柱状上皮异位或宫颈息肉、宫颈结核、子宫内膜异位症、宫颈乳头状瘤相鉴别。

9. 治疗　手术治疗，放射治疗，手术及放射综合治疗，化疗。

10. 预防　加强防癌知识宣传，开展防癌普查普治，及时诊断和治疗 CIN。

11. 预后及随访。

12. 宫颈癌合并妊娠的处理。

第三节　子宫肌瘤

1. 病因　与雌激素、孕激素有关。

2. 分类　肌壁间肌瘤、浆膜下肌瘤、黏膜下肌瘤三类。

3. 病理　巨检、镜检的病理特征。

4. 肌瘤变性　玻璃样变、囊性变、红色样变、肉瘤变、钙化。

5. 临床表现　症状、体征。

6. 诊断　病史、症状、体征及辅助检查（B 型超声检查、探针探测宫腔、宫腔镜、腹腔镜、子宫输卵管碘油造影等）。

7. 鉴别诊断 与妊娠子宫、卵巢肿瘤、盆腔炎性包块、子宫腺肌病、子宫畸形、子宫内膜癌、子宫颈癌鉴别。

8. 治疗 随访观察,药物治疗、手术治疗。

9. 子宫肌瘤合并妊娠的处理。

第四节 子宫内膜癌

1. 病因 两种发病机制:雌激素依赖型、非雌激素依赖型。

2. 病理 巨检、镜检的病理特征。

3. 转移途径 直接蔓延、淋巴转移为主,晚期可经血行转移。

4. 临床分期 国际妇产科联盟(FIGO,2009 年)手术-病理分期,国际妇产科联盟(FIGO,1983 年)临床分期法。

5. 临床表现 不同阶段内膜癌的症状、体征。

6. 诊断 病史、症状、体征,病理组织学检查、影像学检查、血清 CA125 检测。

7. 鉴别诊断 与围绝经期功能失调性子宫出血、萎缩性阴道炎、子宫黏膜下肌瘤或内膜息肉、宫颈癌、子宫肉瘤鉴别。

8. 治疗 手术治疗,放疗,化疗及其他药物治疗。

9. 预防与随访。

第五节 卵巢肿瘤

1. 发病的高危因素 遗传和家族因素、环境因素、内分泌因素。

2. 组织学分类 采用世界卫生组织(WHO)2003 年制定的组织学分类法。

3. 病理 常见病理类型浆液性肿瘤、黏液性肿瘤、畸胎瘤、颗粒细胞瘤、纤维瘤、卵巢转移瘤的病理特征。

4. 临床表现 良性肿瘤、恶性肿瘤的症状、体征。

5. 并发症 卵巢囊肿蒂扭转、破裂、感染、恶变的临床表现及处理。

6. 恶性肿瘤转移途径 直接蔓延、腹腔种植、淋巴转移、血行转移。

7. 恶性卵巢肿瘤临床分期 采用 FIGO(2006 年)分期。

8. 诊断 病史、症状、体征、辅助检查(B 型超声检查、细胞学检查、肿瘤标志物检查、腹腔镜检查、放射学检查)。

9. 鉴别诊断 卵巢良性肿瘤与恶性肿瘤的鉴别,与盆腔炎性包块、子宫肌瘤、子宫内膜异位症、卵巢瘤样病变。

10. 治疗 良性卵巢肿瘤的治疗,恶性卵巢肿瘤的治疗。

11. 预防 口服避孕药,正确处理附件包块,卵巢癌筛查,预防性卵巢切除。

12. 妊娠合并卵巢肿瘤的处理。

【教学方法】
理论讲授,课堂讨论,案例分析。

【参考学时】
8(理论 4,实训 4)

第十八章 妊娠滋养细胞疾病

【知识教学目标】
1. 掌握葡萄胎的病理特点、临床表现、诊断(包括实验室检查)及治疗措施。
2. 熟悉侵蚀性葡萄胎、绒毛膜癌的病理特点、临床表现、诊断及治疗方法。
3. 熟悉妊娠滋养细胞疾病的鉴别诊断。

【能力培养目标】
1. 能对葡萄胎进行正确的诊断及处理。
2. 会鉴别侵蚀性葡萄胎和绒毛膜癌,并进行初步处理。

【素质教育目标】
1. 培养学生高尚的职业道德。

2. 培养学生综合判断的能力,分析和解决问题的能力。

3. 培养学生的医患沟通能力。

【教学内容】

第一节　葡萄胎

1. 病因、病理　发病相关因素,病理特征。

2. 临床表现　症状、体征。

3. 诊断　病史、症状、体征诊断,辅助检查。

4. 鉴别诊断　与流产、双胎妊娠、羊水过多鉴别。

5. 治疗　清宫,子宫切除术,黄素化囊肿的处理,预防性化疗。

6. 随访　随访时间、随访内容、随访注意事项。

第二节　侵蚀性葡萄胎和绒毛膜癌

1. 病理　侵蚀性葡萄胎、绒毛膜癌的病理特征。

2. 临床表现　症状、体征。

3. 诊断　病史、症状、体征、组织学诊断。

4. 治疗　化疗,手术,放射治疗。

5. 随访　随访时间、随访内容、随访注意事项。

第三节　胎盘部位滋养细胞肿瘤

1. 病理特征。

2. 临床表现　症状、体征。

3. 诊断　病史、临床表现、辅助检查。

4. 治疗　手术、刮宫加化疗。

5. 随访　随访时间、随访内容、随访注意事项。

【教学方法】

理论讲授、课堂讨论、案例分析。

【参考学时】

2(理论)

第十九章　生殖内分泌疾病

【知识教学目标】

1. 掌握无排卵性功血的治疗原则,闭经的分类及定义,继发性闭经的病因,多囊卵巢综合征的临床表现及诊断标准。

2. 熟悉无排卵性功血的病因、病理生理及临床表现,黄体功能异常的发病机制、临床表现及诊治,继发性闭经的诊断步骤及闭经的治疗原则,多囊卵巢综合征的辅助检查及治疗原则,绝经综合征的临床表现及治疗原则,原发性痛经的病因及诊治。

3. 了解无排卵性功血时子宫内膜的病理变化,无排卵性功血的诊断及鉴别诊断,月经过多的临床表现及诊治,绝经过渡期的内分泌变化,围排卵期出血的临床表现及治疗。

【能力培养目标】

进一步熟悉生殖轴的内分泌基础知识及发生异常时的病理生理变化。

【素质教育目标】

强化对内分泌基础知识的掌握,提高逻辑思维能力。

【教学内容】

第一节　功能失调性子宫出血

1. 无排卵性功能失调性子宫出血　病因、病理、临床表现、诊断、鉴别诊断及治疗。

2. 排卵性功能失调性子宫出血　月经过多的临床表现及诊治,黄体功能异常(黄体功能不足和子宫内膜不规则脱落)的发病机制、病理变化、临床表现、诊断及治疗。

3. 围排卵期出血的发病机制、临床表现及治疗。

第二节　闭经

1. 闭经的分类及定义。

2. 继发性闭经的病因　下丘脑性闭经、垂体性闭经、卵巢性闭经、子宫性闭经的发生原因。

3. 闭经的诊断　病史、体格检查(全身及妇科检查)、辅助检查(功能试验、激素测定、影像学检查、宫腹腔镜、性染色体检查及基础体温、内膜活检等)。

4. 闭经的治疗　全身治疗,激素治疗,辅助生殖技术及手术治疗。

第三节　多囊卵巢综合征

1. 多囊卵巢综合征的病理及病理生理改变(卵巢的变化、子宫内膜变化)。

2. 多囊卵巢综合征的临床表现　症状、体征。

3. 多囊卵巢综合征的辅助检查　基础体温、B超、诊断性刮宫、腹腔镜检查及激素测定。

4. 多囊卵巢综合征的诊断　诊断依据:临床表现、辅助检查。

5. 鉴别诊断　卵泡膜细胞增殖症、卵巢男性化肿瘤、肾上腺皮质增生或肿瘤等鉴别。

6. 多囊卵巢综合征的治疗　一般治疗,药物治疗(调整月经周期、降低血雄激素水平、改善胰岛素抵抗、促排卵),手术治疗(腹腔镜手术及卵巢楔形切除术)。

第四节　绝经综合征

1. 绝经过渡期的内分泌变化　雌激素、孕酮、雄激素、促性腺激素、促性腺激素释放激素的分泌特征。

2. 绝经综合征的临床表现　近期症状、远期症状。

3. 绝经综合征的诊断　诊断依据:病史、临床表现及实验室检查(FSH 值及 E_2 值测定、氯米芬兴奋试验)。

4. 绝经综合征的治疗　一般治疗(心理疏导,必要时可选用适量镇静药),激素补充治疗,对症治疗。

第五节　痛经

1. 原发性痛经的病因。

2. 原发性痛经的临床表现。

3. 原发性痛经的诊断　痛经特征(无阳性体征)。

4. 原发性痛经的治疗　心理干预,充足睡眠、适量运动,药物治疗。

【教学方法】

理论讲授、课堂讨论,观看录像。

【参考学时】

6(理论4,实验2)

第二十章　子宫内膜异位症和子宫腺肌病

【知识教学目标】

1. 掌握子宫内膜异位症和子宫腺肌病的临床表现、诊断方法及治疗原则。

2. 熟悉子宫内膜异位症和子宫腺肌病发病的相关因素。

3. 了解子宫内膜异位症和子宫腺肌病的发病机理。

【能力培养目标】

1. 能对子宫内膜异位症和子宫腺肌病进行正确的诊断及防治。

2. 能规范进行各种诊疗操作,预防医源性内膜异位症的发生。

【素质教育目标】

1. 培养学生高尚的职业道德,关爱病人。

2. 启发学生思维,培养学生独立思考、综合判断的能力。

3. 培养学生的医患沟通能力。

【教学内容】

第一节　子宫内膜异位症

1. 发病机制　异位种植学说,淋巴及静脉播散学说,体腔上皮化生学说免疫学说,诱导学说等。

2. 病理　异位病灶的病理特征。

3. 临床表现　症状、体征。

4. 诊断 症状、体征、辅助检查(影像学检查、CA125 值测定、腹腔镜检查)。

5. 鉴别诊断 与卵巢恶性肿瘤、盆腔炎性包块、子宫腺肌病鉴别。

6. 治疗 期待疗法、药物治疗、手术治疗。

7. 预防 阻断异位种植的预防措施。

第二节 子宫腺肌病

1. 病因 与高雌、孕激素的刺激有关。

2. 病理 大体观、镜检观的病理表现。

3. 临床表现 症状、体征。

4. 诊断 病史、症状、妇科检查及相关辅助检查(B 型超声、MRI 等)。

5. 治疗 药物治疗,腺肌瘤挖除术,全子宫切除术。

【教学方法】

理论讲授、课堂讨论。

【参考学时】

2(理论)

第二十一章 女性生殖器官发育异常

【知识教学目标】

1. 掌握处女膜闭锁的诊断。

2. 熟悉处女膜闭锁的临床表现及治疗,阴道、子宫及输卵管、卵巢发育异常的常见种类。

3. 了解各类发育异常的治疗。

【能力培养目标】

1. 能够识别各种女性生殖器官发育异常。

2. 能够正确处理各种女性生殖器官发育异常。

【素质教育目标】

1. 提高创造性思维能力。

2. 培养学生高尚的职业道德,尊重患者隐私。

【教学内容】

1. 处女膜闭锁 临床表现及诊治。

2. 阴道发育异常 种类、临床表现及治疗。

3. 子宫发育异常 种类、临床表现及治疗。

4. 输卵管、卵巢发育异常的种类。

【教学方法】

理论讲授、课堂讨论、案例分析。

【参考学时】

0.5(理论)

第二十二章 女性盆底功能障碍性疾病

【知识教学目标】

1. 掌握阴道壁脱垂、子宫脱垂的诊断及防治措施。

2. 熟悉子宫脱垂的定义、临床分度和临床表现。

3. 了解生殖道瘘的发病原因及防治措施。

【能力培养目标】

1. 能对阴道壁脱垂、子宫脱垂进行诊断及处理。

2. 能指导子宫脱垂患者早期应用子宫托。

3. 能对阴道壁脱垂、子宫脱垂进行预防指导。

【素质教育目标】

1. 培养学生高尚的职业道德,关爱病人,尊重病人隐私。

2. 培养学生独立思考、综合判断的能力,独立临床工作的能力。

3. 培养学生的医患沟通能力,良好的协作精神。

【教学内容】

第一节　阴道壁脱垂

1. 阴道前壁脱垂　病因、病理、临床分度、临床表现、诊断、处理及预防。

2. 阴道后壁脱垂　病因、病理、临床分度、临床表现、诊断、处理及预防。

第二节　子宫脱垂

1. 病因　分娩损伤,长期腹压增加,盆底组织发育不良或退行性变,医源性损伤。

2. 临床分度　Ⅰ度(轻型、重型)、Ⅱ度(轻型、重型)、Ⅲ度的分度标准。

3. 临床表现　症状、体征。

4. 诊断　症状、体征。

5. 鉴别诊断　与阴道壁囊肿、子宫黏膜下肌瘤或宫颈肌瘤、宫颈延长相鉴别。

6. 治疗　盆底肌肉锻炼和物理疗法,子宫托,手术治疗。

7. 预防　针对病因的预防措施。

第三节　生殖道瘘

1. 尿瘘　病因、临床表现、诊断、治疗及预防。

2. 粪瘘　病因、临床表现、诊断、治疗及防预防。

【教学方法】

理论讲授、课堂讨论。

【参考学时】

2(理论)

第二十三章　不孕症与辅助生殖技术

【知识教学目标】

1. 掌握不孕症的检查程序、诊断及治疗方法。

2. 熟悉不孕症的病因。

3. 了解辅助生殖技术的基本原理及进展。

【能力培养目标】

1. 能不孕症进行诊断及初步治疗。

2. 能独立完成输卵管通畅检查的操作。

【素质教育目标】

1. 培养学生高尚的职业道德,良好的协作精神。

2. 培养学生分析和解决问题的能力。

3. 培养学生的医患沟通能力。

【教学内容】

第一节　不孕症

1. 不孕症的定义。

2. 原因　女性不孕因素,男性不育因素,不明原因的因素。

3. 检查步骤与诊断　男方检查的内容、方法、结果判断,女方检查的内容、方法、结果判断。

4. 女性不孕的治疗　一般治疗,生殖器质性病变治疗,诱发排卵,黄体功能不全的治疗,免疫性不孕的治疗,辅助生殖技术助孕。

第二节　辅助生殖技术

1. 人工授精　定义,操作流程。

2. 体外授精及胚胎移植　适应证,具体步骤,常见并发症的防治。

3. 卵细胞浆内单精子注射　适应证,主要操作步骤。

4. 胚胎植入前遗传学诊断。

【教学方法】

理论讲授、课堂讨论、案例分析。

【参考学时】

2(理论)

第二十四章 计 划 生 育

【知识教学目标】

1. 掌握宫内节育器的避孕原理、适应证、禁忌证、副反应及并发症的防治。

2. 掌握甾体避孕药的成分、避孕原理、副反应及其安全性。

3. 掌握人工流产术适应证、禁忌证及并发症的防治;药物流产的原理、适应证和禁忌证。

4. 熟悉输卵管绝育术适应证、禁忌证及并发症的防治。

5. 了解计划生育的重要意义及其他避孕措施。

【能力培养目标】

1. 能开展计划生育宣教、技术指导和咨询服务,指导育龄妇女知情选择合适的节育方法。

2. 具备计划生育手术的操作能力。

【素质教育目标】

培养良好的服务态度和协作精神,具有较强服务意识,确保手术安全与健康。

【教学内容】

第一节 工具避孕

1. 宫内节育器 宫内节育器的种类、避孕原理,IUD放置术与取出术的适应证、禁忌证、操作要点与注意事项、副作用及并发症的防治。

2. 阴茎套 避孕作用,使用方法。

第二节 药物避孕

1. 短效口服避孕药 种类、用法、作用机制、适应证、禁忌证、副作用及处理。

2. 长效口服避孕药 种类、用法及副作用。

3. 注射用长效避孕药 适应证、用法及副作用。

4. 探亲避孕药 适应证、用法及副作用。

5. 其他类型避孕药 皮下埋植剂、缓释阴道避孕环的用法。

第三节 其他避孕法

1. 安全期避孕法。

2. 紧急避孕 放置宫内节育器,口服紧急避孕药。

3. 免疫避孕法。

第四节 输卵管绝育术

1. 输卵管绝育术的适应证、禁忌证、手术时间、术前准备及手术步骤。

2. 输卵管绝育术的术后处理及并发症的防治。

第五节 人工终止妊娠术

1. 药物流产的作用机制、适应证、禁忌证、副作用及其防治。

2. 手术流产 负压吸引术、钳刮术的适应证、禁忌证、术前准备、手术步骤、注意事项及术后处理。

3. 人工流产术并发症及其处理。

【教学方法】

理论讲授、模型示教、技能训练。

【参考学时】

3(理论1、实验2)

第二十五章 妇 女 保 健

【知识教学目标】

1. 掌握妇女各期保健工作的重点内容。

2. 熟悉妇女保健工作任务。

3. 了解妇女保健工作相关统计指标。

【能力培养目标】

1. 能够协助基层组织建立妇女保健机构。

2. 开展妇女保健指导和健康教育工作。

【素质教育目标】

1. 培养勇于奉献的精神,立足基层开展卫生宣教工作,预防疾病发生。

2. 培养学生的团结协作精神。

3. 培养学生的自学能力。

【教学内容】

1. 妇女保健工作的任务。

2. 妇女各期保健　青春期、围婚期、生育期、围生期、围绝经期及老年期保健。

3. 妇女保健统计指标　孕产期保健统计指标、妇女病普查普治统计指标、计划生育统计指标。

【教学方法】

自学为主。

【参考学时】

0.5(自学)

第二十六章　妇产科常用特殊检查

【知识教学目标】

1. 熟悉妇产科常用特殊检查的临床应用。

2. 了解妇产科常用特殊检查的方法。

【能力培养目标】

1. 能正确选择、应用妇产科特殊检查。

2. 能对妇产科特殊检查结果进行正确的分析。

【素质教育目标】

1. 培养学生高尚的职业道德,实事求是的科学态度。

2. 培养学生的医患沟通能力。

3. 培养学生综合判断的能力,分析和解决问题的能力。

【教学内容】

第一节　生殖道细胞学检查

1. 生殖道细胞学检查　涂片种类、标本采集、染色方法。

2. 生殖道脱落细胞在内分泌检查方面的应用。

3. 生殖道脱落细胞涂片在妇科疾病诊断中的应用。

4. 生殖道脱落细胞在妇科肿瘤诊断中的应用。

第二节　女性内分泌激素测定

1. 下丘脑促性腺激素释放激素测定的原理、临床意义。

2. 垂体促性腺激素测定　垂体促性腺激素的来源及生理作用,垂体促性腺激素测定的临床应用。

3. 垂体催乳激素测定　垂体催乳激素的来源及生理作用,垂体催乳激素测定的临床应用。

4. 雌激素测定　雌激素的来源及生理作用,雌激素测定的临床应用。

5. 孕激素测定　孕激素的来源及生理作用,孕激素测定的临床应用。

6. 雄激素测定　雄激素的来源,雄激素测定的临床应用。

7. 人绒毛膜促性腺激素测定　人绒毛膜促性腺激素的来源及生理作用,人绒毛膜促性腺激素测定的临床应用。

第三节　产前诊断常用检查方法

1. 孕妇外周血检查　血清甲胎蛋白、人绒毛膜促性腺激素、游离雌三醇、抑制素 A、妊娠相关性血浆蛋白等。

2. 介入性宫内取材检查　绒毛检查、羊水检查、脐血检查、胎儿镜检查。

3. 超声诊断。

第四节　女性生殖器官活组织检查

1. 宫颈活组织检查　适应证、方法及注意事项。

2. 诊断性刮宫　一般诊断性刮宫的适应证、禁忌证及方法,分段诊断性刮宫的适应证及方法,诊刮时注意事项。

第五节　输卵管通畅检查

1. 输卵管通液术　适应证、禁忌证、术前准备、方法、结果评定及注意事项。

2. 子宫输卵管造影　适应证、禁忌证、术前准备、方法、结果评定及注意事项。

3. 妇科内镜输卵管通畅检查。

第六节　妇科肿瘤标志物检查

1. 癌抗原 125 检测的临床应用。

2. 甲胎蛋白检测的临床应用。

3. 癌胚抗原检测的临床应用。

第七节　超声检查

1. 超声检查的种类　B 型超声检查、彩色多普勒超声检查、三维超声检查。

2. 超声检查在产科领域中的应用。

3. 超声检查在妇科领域的应用。

第八节　内镜检查

1. 阴道镜检查　适应证,禁忌证、检查方法、结果判断。

2. 宫腔镜检查与治疗　适应证、禁忌证、操作步骤、术后随访、并发症及处理。

3. 腹腔镜检查与治疗　适应证、禁忌证、术前准备、操作步骤、并发症及防治。

【教学方法】

自学。

【参考学时】

2(课外自学)

第二十七章　妇产科常用手术

【知识教学目标】

1. 熟悉会阴切开缝合术、胎头吸引术、产钳术、前庭大腺囊(脓)肿造口术操作要点。

2. 熟悉会阴切开缝合术、胎头吸引术、产钳术、前庭大腺囊(脓)肿造口术的适应证、禁忌证。

3. 了解会阴切开缝合术、胎头吸引术、产钳术、前庭大腺囊(脓)肿造口术的术前准备及术后处理。

【能力培养目标】

1. 能独立完成会阴切开缝合术、胎头吸引术、产钳术、前庭大腺囊(脓)肿造口术。

2. 能对术后产妇或患者进行康复处理。

【素质教育目标】

1. 培养学生高尚的职业道德,认真负责的工作作风。

2. 培养学生独立临床工作的能力。

3. 培养学生的医患沟通能力。

【教学内容】

第一节　会阴切开缝合术

1. 会阴切开缝合术的适应证。

2. 会阴切开缝合术的麻醉方法。

3. 会阴切开缝合术的操作方法。

4. 会阴切开缝合术的注意事项及术后处理。

第二节　胎头吸引术

1. 胎头吸引术的适应证。

2. 胎头吸引术的术前准备。

3. 胎头吸引术的操作步骤。

4. 胎头吸引术的注意事项。

第三节　产钳术

1. 产钳术的术前准备。

2. 产钳术的操作步骤。

3. 产钳术的注意事项。

第四节　前庭大腺囊(脓)肿造口术

1. 前庭大腺囊(脓)肿造口术的手术步骤。

2. 前庭大腺囊(脓)肿造口术的术后处理。

【教学方法】

课外自学。

【参考学时】

2(课外自学)

四、使用说明

1. 本大纲适用于高职高专中医学、针灸推拿、中医骨伤、护理等专业。各院校可根据不同要求对教学目标、教学内容及教学时间做适当的调整。

2. 积极改革教学方法,教、学、做三位一体。坚持启发性教学和以问题为中心的教学方法,以学生为主体,充分调动学生的学习积极性与主动性。坚持理论联系实际,采用角色扮演、病案讨论、实训室操作、临床见习等方法将书本知识与临床实践密切结合,培养学生解决问题和动手操作的能力。

3. 教学中要充分利用多媒体、影像等现代教育技术,加强直观教学。

4. 注意改革考核手段和方法,采用课堂提问、课堂讨论、平时测验、实训操作及理论考试等综合评价学生成绩,鼓励学生在学习和应用方面的创新精神。

主要参考书目

1. 丰有吉,沈铿.妇产科学[M].第2版.北京:人民卫生出版社,2011.
2. 谢幸,苟文丽.妇产科学[M].第8版.北京:人民卫生出版社,2013.
3. 葛秦生.实用女性生殖内分泌学[M].北京:人民卫生出版社,2008.
4. 陈灏珠,林果为,王吉耀.实用内科学[M].第14版.北京:人民卫生出版社,2013.
5. 葛秦生,连利娟.生殖内分泌与妇科疾病诊治手册[M].北京:科学技术文献出版社,2002.
6. 顾美皎,戴钟英,魏丽惠.临床妇产科学[M].北京:人民卫生出版社,2001.
7. 庄广伦.现代辅助生殖技术[M].北京:人民卫生出版社,2005.